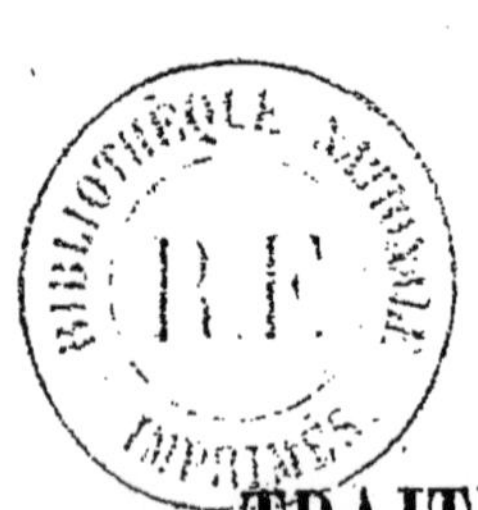

TRAITEMENT DE LA SYPHILIS

DU MÊME AUTEUR

Leçons cliniques sur la syphilis étudiée plus particulièrement chez la femme, 1 vol., 2e édit., 1881 (*épuisé*).

La syphilis du cerveau, 1 vol., 1879 (*épuisé*).

De l'ataxie locomotrice d'origine syphilitique, 1882 (*épuisé*).

Leçons sur la période préataxique du tabès d'origine syphilitique, 1885, 1 vol.

Leçons sur la syphilis vaccinale, 1 vol., 1889.

Syphilis et mariage, 2e édit., 1 vol., 1890.

La syphilis héréditaire tardive, 1891, 1 vol. avec 31 figures.

L'hérédité syphilitique, 1 vol., 1891.

En guérit-on? 1906.

Pour en guérir, 1907.

Pour nos fils quand ils auront 18 ans, 1 plaq. (60e mille).

COLLECTION CHOISIE DES ANCIENS SYPHILIGRAPHES :

FRACASTOR. — **La Syphilis** (1530). — **Le Mal français** (1546). Traduction et notes, par ALFRED FOURNIER.

JEAN DE VIGO. — **Le Mal français** (1514). Traduction et commentaires par ALFRED FOURNIER.

JACQUES DE BÉTHENCOURT. — **Nouveau carême de pénitence et purgatoire d'expiation à l'usage des malades affectés du Mal français ou mal vénérien** (1527). Traduction et commentaires par ALFRED FOURNIER.

J. FERNEL D'AMIENS. — **Le meilleur traitement du mal vénérien.** Traduction, préface et notes, par M. le docteur LE PILEUR, médecin adjoint de Saint-Lazare.

JOSEPH GRUNBECK. — **De la mentulagre ou Mal français.** Traduction par le docteur CORLIEU, bibliothécaire adjoint de la Faculté de Paris.

DE VILLALOBOS. — **Sur les contagieuses et maudites Bubas** Salamanque, 1498. Traduction et commentaires par le docteur E. LANQUETIN.

TRAITEMENT

DE

LA SYPHILIS

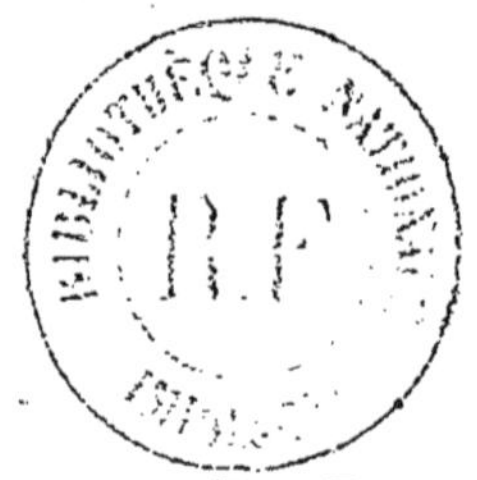

PAR

LE PROFESSEUR ALFRED FOURNIER

MEMBRE DE L'ACADÉMIE DE MÉDECINE
MÉDECIN HONORAIRE DE L'HÔPITAL SAINT-LOUIS

TROISIÈME ÉDITION, REVUE ET AUGMENTÉE

PARIS
VIGOT FRÈRES, ÉDITEURS
23, PLACE DE L'ÉCOLE-DE-MÉDECINE, 23

1909

PRÉFACE

Le propre de cette troisième édition de mon livre sur le *Traitement de la Syphilis* sera ceci : un effort tenté en vue de *prévenir dans la syphilis ce que l'art est encore impuissant à guérir.* Je m'explique.

Grâce à deux admirables remèdes nous sommes, à de rares exceptions près, à peu près maîtres de la syphilis quant à ses œuvres propres, j'entends quant à ses manifestations d'ordre syphilitique. Mais la syphilis, je l'ai démontré de vieille date, ne fait pas que de la syphilis. Elle fait aussi et souvent, bien souvent, de la parasyphilis qui, elle, n'obéit plus aux agents spécifiques à la façon des affections syphilitiques vraies. De telle sorte qu'en raison de ses manifestations à la fois multiples et particulièrement graves, cette parasyphilis a déplacé, si je puis ainsi dire, le pronostic de la maladie. Jadis ce pronostic incombait de tout son poids à la syphilis ; de nos jours il a basculé pour se porter sur la parasyphilis, laquelle, de par la multiplicité de ses accidents et surtout de par sa néfaste triade (composée, comme l'on sait, du tabès, de la paralysie générale et de la leucoplasie cancérogène), est devenue depuis ces dernières années l'effroi, l'épouvantail des malades, non moins que le désespoir des médecins.

On conçoit que l'avènement de la parasyphilis sur la scène clinique ait modifié la conception qu'on pouvait se faire d'un livre sur le traitement de la syphilis. Autrefois on ne demandait à un tel livre que l'exposé des méthodes grâce auxquelles on guérissait tout ce qui était censé composer la syphilis. On est devenu plus exigeant de nos jours, où l'on demande en plus à ce livre ce qu'il convient de faire pour *prévenir* ce que l'on est, dans la syphilis, impuissant à guérir. Tâche supplémentaire et complémentaire, à coup sûr bien autrement complexe et difficile que l'œuvre pseudo-principale dont elle semble n'être qu'une annexe.

Mon devoir était d'aborder cette tâche, et je n'y ai pas manqué.

Or, une étude prolongée de la question m'a conduit aux quatre convictions que voici :

1° Que multiples et graves, souvent même très graves sont les éventualités parasyphilitiques auxquelles restent exposés les malheureux malades en dépit des ressources de la thérapeutique ; — mais que cependant ces éventualités ne sauraient être considérées comme fatales, inéluctables, et que certaines même pourraient être conjurées par des ressources d'ordre différent, telles que celles de l'hygiène. A preuve, par exemple, la leucoplasie cancérogène, pour laquelle la proscription du tabac aboutit presque sûrement à la suppression de la maladie.

2° Que nous tous, médecins, nous avons eu de vieille date un grand tort, celui de nous obstiner à ne voir que la syphilis dans la syphilis et à ne la combattre que par les seuls agents antisyphilitiques. Cette confiance exclusive en deux remèdes « spécifiques » nous a conduits à perdre de vue certaines considérations, certaines indications, certaines mesures prophylactiques qui, elles aussi et parfois elles surtout, auraient pu être pour nos malades du plus utile secours.

Bien certainement, en effet, le traitement de la syphilis n'est pas contenu tout entier dans l'administration plus ou moins intense, plus ou moins savante, plus ou moins prolongée, du mercure et de l'iodure. Bien certainement il comprend en outre dans son cadre la recherche et l'exclusion de *tout ce qui peut nuire au malade*, la recherche et l'exclusion de toutes les causes capables de servir d'occasions, de prétextes, de sollicitations à ce qu'on appelle les « décharges » de la maladie, décharges soit infectieuses, soit parasyphilitiques, n'importe.

3° Que, les affections nerveuses constituant les pires dangers et les dangers les plus fréquents de la maladie (puisqu'elles constituent à elles seules environ le tiers de tout le tertiarisme), il y a indication formelle à soumettre le système nerveux du syphilitique à une surveillance spéciale, à le préserver de toute stimulation susceptible d'aiguiller sur lui une décharge de la maladie, à le sauvegarder de tout surmenage, bref à constituer pour lui, — cela surtout à l'usage de cette catégorie de malades que nous qualifions à l'avance de prédisposés, de prédestinés aux catastrophes nerveuses, de « candidats à la paralysie générale ou au tabes », — une *hygiène antinerveuse prophylactique*, voire, si possible, une *thérapeutique antinerveuse*, où l'hydrothérapie, par exemple, aurait à prendre place.

4° Qu'enfin il n'y aurait pas sûrement exagération à placer l'espoir d'un *supplément de sauvegarde* pour nos malades dans une série de réformes ou d'innovations thérapeutiques basées sur les considérations suivantes :

I. — D'une façon générale, le mercure n'ayant, à l'instar du vaccin, qu'une portée préservatrice limitée, nécessité manifeste d'en continuer, d'en proroger l'action préventive par une série de cures qui, intervenant à des étapes successives de la maladie, constituent, si je puis ainsi parler, autant de revaccinations spécifiques ;

II. — D'où, comme seconde conséquence, indication de renoncer au vieux traitement routinier qui localise *tout* le traitement de la syphilis dans les premières années de la maladie, et bien au contraire de l'étaler plus logiquement sur une longue série d'années ;

III. — Indication non moins rationnelle de *cures complémentaires* ou *cures de renforcement*, à mettre en œuvre dans une période plus avancée de la maladie ;

IV. — Enfin, avantage logique (mais restant soumis au contrôle de l'expérience) à placer ces cures de renforcement à la période qui constitue par excellence la *phase périlleuse* de la maladie, c'est-à-dire à la période où le sujet syphilitique est particulièrement menacé par l'imminence des trois pires manifestations spécifiques, à savoir syphilis cérébrale, paralysie générale et tabes ; — période que j'ai essayé de déterminer par la statistique et que la statistique m'a montrée comprise environ entre la cinquième et la dixième année de l'évolution morbide.

Puissé-je sur de telles bases, à la fois rationnelles et empiriques, être parvenu enfin à réaliser quelque progrès thérapeutique !

A. FOURNIER.

TRAITEMENT DE LA SYPHILIS

Messieurs,

Je me propose d'aborder devant vous l'étude du traitement de la syphilis.

Le seul énoncé de ce programme vous dit assez l'importance du sujet qui va nous occuper.

Certes, il me faudra toute une série de conférences pour discuter les questions nombreuses, difficiles et complexes, qui composent un tel programme. Cette perspective ne m'effraie pas cependant. Car nul sujet n'offre un intérêt d'ordre plus pratique. Et, d'autre part, j'ai d'autant plus à cœur d'étudier ce sujet devant vous qu'il n'est pas de ceux auxquels initie un stage même assidu et prolongé dans nos cliniques hospitalières.

Et, en effet, ce qu'on apprend à l'hôpital, c'est le traitement de tels ou tels accidents de la syphilis, mais *ce n'est pas le traitement de la syphilis,* ce n'est pas le traitement de la syphilis en tant que diathèse, en temps que maladie essentiellement longue, chronique par excellence, exigeant une cure qui embrasse plusieurs années. Pourquoi? Parce qu'à l'hôpital nous ne voyons et n'avons à traiter que des épisodes de la syphilis, si je puis ainsi parler; — parce qu'à peine guéris, voire simplement soulagés de leurs accidents actuels, nos malades s'empressent de nous quitter et nous échappent ; — parce que nous n'avons pas de lits à donner (et nous en aurions, les accepteraient-ils ?) à des sujets « qui n'ont plus rien », comme ils le disent, qui sont en apparence guéris, bien qu'en réalité ils aient encore besoin d'un long traitement pour arriver à la guérison.

A l'hôpital, nous effaçons des accidents, mais rien de plus. *A l'hôpital, dans l'état actuel des choses, nous ne traitons pas la syphilis.*

Car, traiter la syphilis, ce n'est pas seulement combattre et guérir les manifestations d'un jour, voire d'une période de la maladie ; c'est aussi et surtout attaquer la maladie d'ensemble, l'attaquer patente et latente, s'en prendre à son principe même, au principe de ses déterminations actuelles et futures ; c'est instituer, en cette visée, une médication de longue haleine, chronique à force d'être prolongée, et seule suffisante à réaliser des effets *préventifs*, c'est-à-dire à protéger le malade dans l'avenir, à le sauvegarder non pas seulement dans sa personne, mais jusque dans sa postérité.

Cela, je le répète, nous ne le faisons pas à l'hôpital quant à présent — quant à présent, car bientôt, j'en ai l'espoir, une réforme qui s'impose et se prépare nous permettra de le faire. — Mais, en ville, c'est autre chose. En ville, les clients qui viennent se confier à nous ne réclament pas seulement nos soins pour les accidents d'un jour ; ils veulent que « nous les traitions », ils nous demandent de « les guérir ». Or, c'est à nous de leur faire comprendre ce qu'est la syphilis et quel doit être le traitement qui pourra les en guérir ; c'est à nous, par nos conseils, par notre autorité, de leur imposer le traitement et tout le traitement que nous jugeons nécessaire en l'espèce. Pour n'y pas réussir toujours, ni même le plus souvent, il n'en est pas moins vrai que nos efforts en ce sens sont assez fréquemment couronnés de succès.

Aussi bien, est-ce en ville seulement qu'on a la possibilité matérielle de traiter la syphilis comme il convient, et cela parce qu'en ville on a affaire, non pas à des malades *de passage* comme à l'hôpital, mais à des clients *permanents*, si je puis ainsi dire, à des clients qu'on peut suivre, dont on peut enregistrer l'histoire quant aux symptômes morbides et quant à la série des traitements prescrits, par conséquent sur lesquels on peut juger à longue échéance de l'effet heureux ou insuffisant de telles ou telles médications. C'est en ville seulement que, pour ma part, j'ai fait l'apprentissage de ce qu'on peut appeler un traitement *de la syphilis ;* c'est là seulement que j'ai appris ce que j'en sais aujourd'hui. Eh bien, ce que j'en sais, le peu que j'en sache encore (car le sujet est énorme et n'a guère été jusqu'ici scruté, fouillé, approfondi comme il convient à ce point de vue spécial), je vais essayer de vous le transmettre.

Vous l'avez compris à l'avance, tout autre chose est de traiter un accident de la syphilis et de traiter la syphilis.

Pour traiter un accident de la syphilis, il suffit d'en établir le diagnostic et de lui appliquer le remède que l'expérience a démontré le meilleur en l'espèce. Tandis que le traitement de la syphilis, celui qui vise non pas un accident, mais toute une maladie, est bien autrement ample, compréhensif et complexe. Celui-ci comporte nombre de questions des plus diverses, toutes difficiles, controversables et controversées. Il comporte même, dirai-je, des questions majeures, générales, d'où peut dépendre le succès ou l'insuccès de la médication. Laissez-moi, pour vous convaincre, vous en citer quelques-unes à titre de spécimens :

Existe-t-il ou non un traitement abortif de la syphilis ? — Quand faut-il commencer le traitement de la syphilis ? — Convient-il de traiter seulement la syphilis au cours de ses périodes d'activité morbide, ou bien faut-il, en plus, la traiter dans ses phases d'accalmie ? — Comment diriger le traitement, à savoir d'une façon continue ou par cures intermittentes ? — Quand y a-t-il indication à prescrire le mercure ? — Quand y a-t-il indication à prescrire l'iodure ? — A quelle époque faire intervenir le traitement mixte ? — Quel est, des divers modes d'administration du mercure, le mode préférable en tant que méthode usuelle, courante, de traitement ? — A quel terme, et sur quelles indications convient-il de cesser le traitement ? — Pourrait-il être utile, à titre préventif, de revenir de temps à autre au traitement dans les stades avancés de la maladie, et cela même en l'absence de tout accident ? Etc., etc.

Eh bien, toutes ces questions relatives au traitement de la syphilis considérée d'ensemble, considérée en tant que maladie, sont précisément celles que je me propose d'envisager devant vous, dans les conférences qui vont suivre.

Ces questions, je n'ai certes pas la prétention de les juger toutes et de vous donner, à propos de chacune d'elles, une solution définitive. Mais j'ai la volonté et l'ambition de les poser toutes, de les discuter toutes, et de vous dire quel est à leur sujet l'état de la science actuelle, comme aussi ce que m'en a appris personnellement une expérience déjà longue.

FAUT-IL TRAITER LA SYPHILIS ?

DOCTRINE DE L'EXPECTATION.

RÉSULTATS DÉPLORABLES DE LA MÉTHODE EXPECTANTE. — STATISTIQUES.

Au seuil même de cet exposé se présente et s'impose une question préalable, qui, si elle était résolue en un certain sens, me déchargerait par avance du labeur que j'entreprends, et cela en rendant inutile tout ce qui va suivre.

Cette question n'est autre que la suivante : *Faut-il traiter la syphilis?* Y a-t-il avantage à traiter la syphilis ?

Et, en effet, pour quelques médecins (bien peu nombreux, à

la vérité) la syphilis guérirait d'elle seule, spontanément, à l'instar d'autres affections qui, abandonnées à leur évolution propre, s'épuisent et guérissent sans qu'on y fasse rien. Elle guérirait seule, assurent les confrères en question, sous la seule influence du temps et du traitement, par le fait d'une « dépuration spontanée ».

Ce serait donc en pure perte, d'après cette doctrine, que l'on s'évertue à combattre la syphilis par telles ou telles influences thérapeutiques.

Bien plus, pour les mêmes médecins, traiter la syphilis constituerait une pratique dangereuse. Car la traiter, avancent-ils, c'est « s'exposer à nuire aux malades », c'est « risquer de troubler le cours naturel de la maladie, c'est risquer d'en contrarier les tendances spontanées par des perturbations artificielles ; et, au total, c'est l'empêcher de guérir ».

Messieurs, si de telles doctrines, si de tels paradoxes n'avaient été déjà cent fois combattus comme constituant une double offense au sens commun et à l'observation clinique, j'aurais le devoir d'en instituer ici un examen approfondi et une réfutation en règle ; car il en découle, comme bien vous pensez, des conséquences pratiques d'une gravité considérable. Mais, véritablement, la cause est entendue, le procès est jugé. Je me bornerai donc, sans entrer dans les détails, à vous exposer d'une façon très rapide les considérants majeurs qui ont exclu, banni de la science de semblables hérésies.

Quels arguments lesdites doctrines invoquent-elles en leur faveur ? Elles parlent vaguement, sans énoncer de faits précis, de syphilis restées « inoffensives », s'étant réduites *sponte suâ* soit à quelques accidents secondaires sans importance, soit même au chancre, au chancre seul, sans accidents consécutifs ?

Mais, dans les cas en question, la syphilis, d'abord, a-t-elle été péremptoirement démontrée ? — Puis, combien de temps, sur ces malades, est-elle restée inoffensive ? — A-t-on observé, suivi ces malades tout le temps qui eût été rigoureusement nécessaire à démontrer leur immunité, c'est-à-dire pendant 10, 15, 20, 30 ans et plus (puisque la nocivité possible de la syphilis n'est pas inférieure à ces longues échéances chronologiques) ? — Non ! Aucune de ces garanties essentielles ne se trouve dans les faits qu'on a produits.

Ces faits d'ailleurs seraient-ils authentiques qu'ils n'en resteraient pas moins, au nom de l'observation générale, absolument et extraordinairement exceptionnels. Combien pourrait-on en citer ? Ce ne serait pas moi, en tout cas, qui aurais l'heur d'en produire un seul.

Certes, je ne voudrais pas nier la possibilité de ces syphilis dites *abortives*, parce qu'on n'a pas le droit de nier un fait pour la raison qu'on ne l'a jamais vu se produire. Mais, si ce fait, sans être commun, n'était que rare, franchement j'aurais eu bien mauvaise chance de n'en pas rencontrer un seul exemple depuis cinquante ans.

Ce que j'ai vu, au contraire, comme tout le monde, et ce que je vois chaque jour est ceci, à savoir : les syphilis abandonnées à leur évolution propre aboutissant tout d'abord à une pléiade d'accidents qui, pour n'avoir rien de grave, n'en sont pas moins fort importuns, puis, plus tard, à des accidents plus sérieux, souvent graves, parfois mortels, qui composent ce qu'on appelle le *tertiarisme*.

Toute syphilis livrée à son évolution propre court-elle donc fatalement au tertiarisme ? Ici encore, je me garderai de toute affirmation absolue. Mais ce que j'ai le droit et le devoir de déclarer est ceci :

D'une part, je ne connais guère d'exemples de sujets syphilitiques qui, ayant abandonné leur maladie à son évolution spontanée, n'aient pas tôt ou tard soldé leur imprudence par quelque accident tertiaire, plus ou moins sérieux.

Et, d'autre part, je n'ai pas rencontré dans ma pratique de ville (je ne parle que de celle-là) moins de 241 sujets qui, n'ayant absolument subi aucun traitement pour leur syphilis, n'ayant jamais absorbé un atome de mercure ou d'iodure, ont été affectés de manifestations tertiaires de divers ordres, je pourrais dire de tout ordre. En serait-il ainsi, un seul praticien aurait-il pu rencontrer dans sa seule clientèle 241 cas de ce genre, si le propre de la syphilis était, comme on a osé le dire, de guérir *sponte suâ*, de « s'épurer naturellement par les seules forces de la nature » ?

Puis, que de lamentables exemples ne pourrais-je emprunter à la statistique en question ! Laissez-moi vous en citer au moins quelques-uns, car j'ai à cœur de vous montrer quelle responsabilité encourent les médecins qui, de parti pris, confient le salut de leurs malades au bon vouloir de la maladie.

Un jeune étudiant en droit, de bonne constitution et d'excellente santé, contracte, en 1865, un chancre induré, bientôt suivi de quelques accidents secondaires légers. Par indifférence, il ne se traite pas. — Sept ans plus tard, il est pris d'accidents cérébraux, que l'on attribue à de « l'anémie cérébrale », et auxquels on n'oppose que l'hydrothérapie. Les dits symptômes s'aggravent, et force est bien de reconnaître finalement une syphilis cérébrale, qui aboutit à la démence et à la mort.

Un de nos confrères prend la syphilis. Imbu de la fantaisiste doctrine d'après laquelle la maladie est vouée de nature à une dépuration spontanée, il ne se traite pas. Tout d'abord, il en est quitte pour quelques accidents légers. — Quatre ans après, il est affecté d'une choroïdite, qu'il s'obstine à considérer comme de nature « rhumatismale ». Il perd à peu près la vue. — Puis entrent en scène des accidents extrêmement graves de syphilis cérébrale, lesquels aboutissent en quelques mois à un dénouement mortel.

Une jeune mariée reçoit la syphilis de son mari, qui, « pour ne pas ébruiter les choses », commet l'indignité d'écarter toute consultation médicale et, somme toute, livre sa femme aux dangers de l'expectation absolue. Tout se passe bien, d'abord; rien autre que quelques accidents légers qui s'évanouissent *sponte suâ* et sans dommage. Mais, dix ans plus tard, surgissent des lésions gommeuses qui, non traitées encore, détruisent intégralement tout le voile palatin, les piliers, une partie du palais osseux et du pharynx.

Même histoire, mais plus navrante encore. Une jeune femme reçoit la syphilis de son mari, n'est pas traitée (toujours pour la même raison), et aboutit, quelques années plus tard, aux accidents que voici : destruction gommeuse du voile palatin; — nécrose du frontal ; — lésions du squelette nasal, avec nécroses multiples, jetage, ozène, etc. ; — puis horrible syphilide phagédénique qui laboure une partie du visage, dévore une moitié de la lèvre supérieure, et détruit absolument le nez.

Dernier exemple, car je n'en finirais pas si j'avais à énumérer tous les cas de cet ordre qu'il m'a été donné d'observer, et cela rien que dans la clientèle de ville. — Un jeune homme de 21 ans, fort, bien portant, contracte la syphilis et ne s'en traite pas. Onze mois après, il est affecté d'une paraplégie qui, minutieusement étudiée par plusieurs de mes collègues et par moi, est rapportée d'un accord unanime à la syphilis. Très rapidement, trois eschares gigantesques se produisent, et cela presque d'un jour à l'autre, sur le sacrum et les deux trochanters. Mort en l'espace de quelques semaines.

Et voilà, messieurs, comment la syphilis « s'épure naturellement », suivant le dire de quelques-uns de nos confrères ; voilà de quelle façon elle se termine « sous le seul effort de la nature médicatrice » !

Voulez-vous encore un complément à la démonstration que je poursuis ? Je l'emprunterai à *l'influence héréditaire* de la syphilis.

Chacun sait comment cette influence se traduit sur les descendants des sujets syphilitiques qui ne se sont pas traités ou qui ne se sont qu'insuffisamment traités. Cette influence est invariablement néfaste au cours des premières années de l'infection et peut même se prolonger sous une forme sévère jusqu'à des étapes avancées de la diathèse.

Ce qu'elle produit est ceci : soit l'avortement, soit l'accouchement avant terme d'enfants morts ou moribonds, soit la naissance à terme d'enfants syphilitiques, le plus habituellement destinés à une mort rapide.

Très souvent même cette influence se continue, s'étend sur toute une série de grossesses. C'est ainsi qu'on a vu — et ce fait est d'observation courante, presque journalière — des femmes syphilitiques ou même des femmes saines conjointes à des maris syphilitiques aboutir deux fois, trois fois, quatre fois, cinq fois, six fois, sept fois de suite, voire davantage encore, soit à l'avortement, soit à l'expulsion avant terme d'enfants morts ou voués à une mort prochaine.

Eh bien, est-ce que pareilles choses s'observent chez les malades qui se sont traités, j'entends chez les malades qui se sont bien et longuement traités? Non, mille fois non!

S'il est un fait actuellement démontré et véritablement irrécusable, c'est que le traitement antisyphilitique constitue par excellence un correctif, un neutralisant de l'influence héréditaire de la syphilis.

Pour ma seule part, je pourrais citer plusieurs centaines d'observations relatives à des sujets syphilitiques qui, après s'être soumis à un traitement sérieux, se sont mariés et sont devenus pères d'enfants vivants, sains, bien constitués, bien portants.

Et tout le monde a vu de ces faits-là. Et tout le monde est d'accord aujourd'hui pour reconnaître que ces calamités navrantes de fausses couches multiples, de morts multiples d'enfants nouveau-nés, ne s'observent jamais que comme résultats de syphilis négligées, abandonnées à leur évolution propre, au total *non traitées* ou *insuffisamment traitées*.

Que si le moindre doute pouvait subsister sur ce point en vos esprits, il serait dissipé par cette autre donnée de l'observation clinique, celle-ci vraiment faite comme à dessein pour la démonstration que je poursuis.

Il est des cas où l'on a pu comparer, dans des ménages syphilitiques, les résultats d'une série de grossesses, les unes antérieures et les autres postérieures à l'intervention du traitement. Or, qu'a-t-on vu dans les cas de cet ordre? Ceci : les grossesses antérieures au traitement se terminer d'une façon néfaste, à savoir par des avortements, des naissances d'enfants morts ou ne venant au monde que pour mourir, etc.; — et les grossesses postérieures au traitement amener des enfants à terme, bien vivants, et continuant à vivre.

Quantité de cas de ce genre ont été publiés dans la science. Comme exemples, je vous citerai les deux suivants :

Un de nos confrères contracte la syphilis. Il se marie, n'ayant fait qu'un traitement très court ou, pour mieux dire, ne s'étant pas traité. Sa femme, restée saine, devient enceinte trois fois et avorte trois fois, sans aucune cause qui légitime ces accidents. Alors, il s'inquiète, il se rappelle son ancienne syphilis, bref il se traite, sérieusement et longtemps. Surviennent trois nouvelles grossesses, qui amènent des enfants vivants, sains, actuellement âgés de 6, 5 et 4 ans.

Autre fait de même ordre, dont je puis vous garantir l'authenticité absolue dans tous ses détails, car il est relatif à une famille amie, que je traite depuis bien longtemps et dont les moindres incidents morbides sont venus à ma connaissance.

J'étais tout jeune docteur, lorsqu'un jour je rencontre, par hasard, un ancien camarade de collège que j'avais perdu de vue depuis longtemps. Nous causons, et ledit camarade me conte ses chagrins : « Je suis désolé, me dit-il ; ma femme vient de faire, ce matin même, une *quatrième* fausse couche, à quelques mois de grossesse ; et, ce qu'il y a de pis, c'est que toutes ces fausses couches se sont produites sans la moindre cause qui les puisse expliquer, sans accidents, sans chute, sans imprudence. Ce ne peut être ma faute, à moi ; car tu vois si je suis solide et bâti pour avoir des héritiers. Cela ne peut dépendre évidemment que de ma femme ; et, bien qu'elle soit grande, forte en apparence, bien constituée, je commence à croire, à mon grand chagrin, qu'elle ne me donnera jamais d'enfants. »

Un souvenir alors me traverse l'esprit, et je réplique : « Mais, dis-moi, peut-être bien ta femme, que tu accuses, n'est-elle pas responsable, comme tu sembles le croire, de ces multiples fausses couches ; peut-être bien serait-ce toi le vrai coupable. Car je t'ai connu, il y a quelques années, au quartier Latin, avec une belle vérole que tu ne me paraissais pas soigner d'une façon bien exemplaire. A ta place, je me traiterais, je reprendrais du mercure. »

Bien que donné pour ainsi dire à l'aventure, en pleine rue, le conseil fut suivi, et le traitement spécifique repris avec intensité. Car, en me quittant, mon ami n'eut rien de plus pressé que de courir chez son ancien pharmacien, où il fit une formidable provision de pilules de Ricord dont il se gorgea pendant toute une année. Or, quinze mois plus tard, sa femme accouchait à terme d'un enfant vivant, lequel a aujourd'hui près d'une quarantaine d'années. Et, depuis lors, elle a eu trois autres grossesses qui n'ont pas été moins heureuses.

Ainsi donc, quatre fausses couches *avant* l'intervention du traitement, et quatre grossesses heureuses *après* le traitement. Inutile de commenter un tel fait.

Mais il y a plus, et, avec le témoignage qu'il me reste encore à produire, la démonstration va prendre une précision quasi-mathématique. Écoutez bien ceci :

Une influence provisoire, même simplement *provisoire*, du traitement spécifique, a pu quelquefois conjurer *provisoirement* les effets de l'hérédité syphilitique.

Ainsi, il peut suffire, pour qu'un enfant naisse sain de parents syphilitiques, qu'*au moment de la procréation* les parents se soient trouvés soumis à l'influence du mercure.

Quelque singulier que paraisse un tel fait au premier abord, il n'en est pas moins authentique. Il ressort en toute évidence d'un certain nombre d'observations bien étudiées et irréfutables.

Tel est, par exemple, le cas suivant, qui a été relaté par Turhmann (de Schœnfeld) et qu'on peut qualifier en l'espèce d'observation modèle :

Une femme syphilitique commence par avoir sept grossesses, pendant lesquelles elle ne se traite pas. Sept fois elle accouche d'enfants syphilitiques qui ne tardent pas à mourir.

Devenue enceinte une huitième et une neuvième fois, elle se traite au cours de ces deux grossesses. Chaque fois elle accouche d'un enfant *sain*, bien portant.

Survient une dixième grossesse. Cette fois, cette femme, se considérant comme guérie, ne se traite pas. Elle accouche d'un enfant *syphilitique*, qui meurt à six mois.

Finalement, une onzième grossesse, dans le cours de laquelle intervient le traitement, amène un enfant sain.

Ce fait aurait été inventé de toutes pièces, imaginé théoriquement pour les besoins de la cause, qu'en vérité il ne saurait être plus démonstratif.

Enfin, interrogez la statistique et comparez les quotients de mortalité infantile par *hérédité syphilitique* dans le camp des sujets traités et dans le camp des sujets non traités.

La mortalité infantile héréditairement issue de sujets qui, ayant eu le malheur de contracter la syphilis, ont eu le bon sens de s'en traiter et la patience de s'en traiter longuement, est vraiment minime. Elle ne dépasse pas, dans les statistiques que j'ai instituées sur ce sujet et publiées ailleurs [1], le chiffre de 3 pour 100.

Or, quelle est-elle dans le camp des indifférents, des négligents, qui n'ont opposé à la syphilis, pour tout traitement, que l'expectation pure et simple ? Dans ces conditions elle devient formidable, comme vous allez en juger.

Certes, il est très rare de nos jours (fort heureusement) de rencontrer des sujets qui, ne s'étant pas traités de leur syphilis, n'ayant absolument rien fait contre elle, n'en ont pas moins eu l'audace de se marier, en dépit des dangers de divers genres qu'ils importaient avec eux dans le mariage. Cependant, il est des téméraires ou des cyniques de ce genre. J'en ai trouvé quatorze pour ma part, et voici quel a été le sort de leurs enfants.

Ces quatorze individus, après avoir ou non communiqué la syphilis à leur femme, sont devenus pères quarante-cinq fois, et ces quarante-cinq grossesses ont abouti aux résultats suivants :

Enfants survivants (dont 6 affectés de syphilis). .	8
Fausses couches ou naissances d'enfants mort-nés.	29
Enfants morts peu de temps après leur naissance. .	8
Total. . . .	45

C'est-à-dire, au total, 37 morts sur 45 grossesses. Quotient de mortalité: 82 pour 100. — Quelle effroyable proportion !

Et comparez cela maintenant au quotient de mortalité correspondante (3 pour 100) chez les sujets traités !

N'est-ce pas là, Messieurs, la démonstration *mathématique* que je vous promettais tout à l'heure ?

Si je ne devais me borner, j'aurais encore, avant d'épuiser ce sujet, à aborder nombre d'autres considérations de même ordre, toutes tendant à établir les dangers de la syphilis abandonnée à son évolution propre et les bienfaits d'un traitement rationnel aboutissant à atténuer, à amoindrir, voire à exclure tout ou partie de ces dangers.

Mais, en vérité, je crois ce supplément de démonstration actuellement superflu. Ce qui précède a dû vous convaincre. Donc, je n'insisterai pas davantage, et je conclurai, sur ce premier point de notre sujet, par les deux propositions suivantes:

1° *Abandonnée à son évolution propre, à ses tendances naturelles, la syphilis est essentiellement féconde en dangers de divers genres;*

1. Voy. A. Fournier, *L'hérédité syphilitique*, 1891.

2° *Il ressort de l'expérience générale que ces dangers peuvent être atténués, amoindris, voire conjurés sinon toujours, au moins dans la très grande majorité des cas, par un ensemble de médications composant ce qu'on appelle le traitement de la syphilis.*

Donc, au total, il y a tout intérêt, tout avantage pour les malades à bénéficier de ces ressources thérapeutiques; donc, il nous faut, médecins, *traiter* la syphilis.

FAUT-IL TRAITER TOUTES LES SYPHILIS?

VÉROLES GRAVES, VÉROLES FORTES, VÉROLES FAIBLES. EXISTE-T-IL UN CRITÉRIUM PERMETTANT D'ESTIMER LA QUALITÉ D'UNE SYPHILIS NAISSANTE ET SON PRONOSTIC D'AVENIR ?

Nous n'en avons pas fini, Messieurs, avec la question préalable qui vient de nous occuper. Car, au point où nous en sommes de cette discussion, certains partisans « mitigés » de la doctrine expectante interviennent pour nous dire :

« Soit ! D'une façon générale, vous avez raison. Oui, d'une façon générale, il convient de s'occuper de la vérole et de la traiter. Mais distinguons ! Il y a vérole et vérole. Il y a des véroles *graves*, destinées à aboutir aux plus lamentables catastrophes, voire à la mort. Il y a des véroles *fortes*, produisant des accidents sérieux qu'il importe de prévenir. Mais il y a aussi des véroles *faibles, douces*, qui se bornent à quelques accidents éphémères et bénins, au delà desquels elles restent silencieuses, et qui vraiment n'ont que faire d'un traitement, cela parce qu'elles guérissent seules. Eh bien, soyons logiques. Les véroles graves, traitons-les énergiquement et longtemps ; pas de discussion possible sur ce point. Les véroles fortes, traitons-les aussi ; c'est prudent, c'est rationnel, c'est indiqué. Mais les véroles faibles, laissons-les tranquilles : laissons-les guérir de leur propre mouvement ; contre celles-ci tout traitement a pour le moins le tort d'être superflu. »

Voilà, répondrai-je, un programme déjà bien plus sage et bien autrement médical que celui de l'*expectation quand même*, de l'expectation appliquée de parti pris et indistinctement à tous les cas. Mais discutons maintenant ledit programme.

Avez-vous, oui ou non, dirai-je aux partisans de ce programme, les éléments d'un critérium qui vous permette de déterminer la *qualité* d'une syphilis naissante ? Pouvez-vous préjuger ce que sera, à échéance de 10, 15, 20 ans, telle ou telle syphilis?

Pouvez-vous nous dire, par exemple : « Voilà une syphilis qui aura son étape tertiaire ; tenons-nous en méfiance contre elle, et traitons-la en conséquence » ? Ou bien, inversement : « Voilà une syphilis qui restera indéfiniment bénigne ; nous n'avons rien à en redouter pour l'avenir ; laissons-la donc évoluer à sa guise » ? Si vous êtes en mesure de répondre catégoriquement à ces deux questions (qui, à la vérité, n'en font qu'une), c'est-à-dire d'instituer sur des bases solides ce qu'on pourrait appeler l'horoscope de la syphilis ou, dans un langage plus scientifique, le *diagnostic prévisionnel* de la syphilis, nous sommes tout disposés à accepter votre programme, c'est-à-dire à ne pas traiter ceux de nos malades sur lesquels vous pronostiquerez une vérole bénigne ; car, bien entendu, nous ne traitons pas nos malades pour le plaisir de les traiter, mais en vue et avec l'espérance de leur être utiles, et nous nous abstiendrions bien volontiers de traiter ceux qui n'ont que faire de notre intervention.

Donc, en définitive, voyons sur quels signes repose votre appréciation des éventualités d'avenir d'une syphilis donnée, car tout est là en l'espèce.

Eh bien, Messieurs, on a cherché et laborieusement cherché à élucider le problème en question ; on a fait de nombreux et louables efforts pour déterminer si telle syphilis qui vient de naître sera, dans un avenir plus ou moins éloigné, une syphilis bénigne ou une syphilis grave, une syphilis destinée à rester silencieuse après quelques éclats initiaux ou bien à se traduire par quelque catastrophe tertiaire. A quoi, somme toute, a-t-on abouti dans cette voie ?

On a cru trouver tout ou partie de la solution du problème dans certaines considérations empruntées à la forme du chancre, à son incubation, à la qualité de la première poussée secondaire et des poussées ultérieures, etc., etc. Ainsi, on a dit :

« Les syphilis bénignes et destinées à rester bénignes sont celles qui proviennent par contagion d'un accident de forme secondaire ; — qui ont une incubation longue ; — qui débutent par un chancre superficiel, bénin d'allure, à induration peu accentuée ; — qui préludent à la période secondaire par une poussée simplement érythémateuse, par une première syphilide bénigne ; qui, au delà, évoluent par des poussées largement espacées et de caractère toujours bénin, etc.

Et, inversement, les syphilis graves ou destinées à devenir graves sont celles qui procèdent de la contagion d'un chancre ; — qui n'ont qu'une incubation courte ; — qui s'annoncent par un chancre ulcéreux, fortement induré ; — qui entrent dans la période secondaire par une première poussée de caractère suppuratif, ulcéreux, croûteux ; — qui se continuent au delà par des poussées de même ordre, se succédant à intervalles rapprochés, etc. »

Qu'y a-t-il de vrai, de fondé, dans tout cela ? Inutile de dire quel intérêt pratique se rattache à de telles questions, qui vont en conséquence exiger de nous un examen approfondi.

I. — Tout d'abord, existe-t-il une relation forcée, voire seulement habituelle, entre la *provenance* d'une syphilis et son degré d'intensité ? Est-il démontré que toute syphilis née de la contagion d'un chancre doive être une syphilis *forte ?* Et surtout (car cela est plus important en l'espèce) est-il avéré que toute syphilis dérivée par contagion d'un accident secondaire soit astreinte à n'être dans le présent et l'avenir qu'une syphilis *faible ?*

Pour qu'un tel fait pût être accepté, il faudrait qu'il reposât sur un nombre considérable d'observations — et d'observations complètes, *de longue haleine* — permettant d'établir un parallèle démonstratif entre les syphilis dérivées du chancre et les syphilis dérivées d'une contagion secondaire ? Or, où sont les observations de ce genre ? Vous les chercheriez vainement dans la science, Messieurs. Nous n'avons même pas les premiers éléments d'une statistique sérieuse à ce sujet [1].

Que la cause contaminante exerce une influence sur les symptômes et l'intensité de la syphilis, cela, rigoureusement, serait possible ; mais cela, dans l'état actuel de nos connaissances, n'est en rien démontré. Les avis d'ailleurs sont plus que partagés à ce point de vue, et la plupart des syphiligraphes inclinent à penser qu'il est peu de compte à tenir de l'origine d'une syphilis pour apprécier l'intensité probable de ses manifestations ultérieures [2]. Pour ma part, je n'ai pas vu de notable différence jusqu'ici entre la vérole née du chancre et la vérole née d'un accident secondaire. Je puis même affirmer que cette dernière, en maintes et maintes occasions, s'est présentée à moi sous une allure grave, avec les manifestations les plus

1. La doctrine qui soutient cette loi de concordance entre l'origine et l'intensité de la syphilis ne se montre pas toujours conséquente avec elle-même. L'un de ses partisans, par exemple, commence par insister sur « la bénignité relative de la syphilis transmise par des lésions secondaires ». Puis, comme corollaire bien inattendu, il signale plus loin la gravité particulière que prend la syphilis chez les nourrices infectées par leurs nourrissons. « Il m'a paru, dit-il, que, chez les nourrices infectées de la sorte, la maladie présentait plus de gravité, tant par la forme et l'étendue de ses lésions que par sa résistance au traitement et par une plus grande tendance à récidiver. » S'il est cependant une syphilis qui dérive d'une contagion secondaire, n'est-ce pas celle des nourrices?

2. « J'en suis arrivé, dit M. Rollet (*Traité des maladies vénériennes*, Paris, 1865), et je crois que c'est l'avis qui finira par prévaloir, à *tenir peu de compte de l'origine de la syphilis*, et à me préoccuper beaucoup plus du malade qui en est affecté que de celui qui l'a transmise. »

alarmantes. C'est ainsi, à n'en citer que deux exemples, qu'on observe parfois des syphilis graves chez les nourrices et les jeunes mariées, bien que, dans l'un et l'autre cas, ces syphilis soient issues d'accidents secondaires d'un nourrisson hérédo-syphilitique ou d'un mari anciennement contaminé au cours de sa vie de garçon.

D'ailleurs, serait-il avéré, le signe que nous discutons actuellement ne trouverait en pratique que de bien rares applications, et pour cause. Tous les médecins, en effet, qui se sont occupés de *confrontations*, c'est-à-dire qui ont pris à tâche d'instituer un parallèle entre la maladie du sujet qui transmet la contagion et la maladie du sujet qui reçoit cette contagion, tous ces médecins, dis-je, savent par expérience combien il est difficile de remonter à l'origine d'une affection vénérienne [1]. Sur cent cas, il en est dix à peine dont on puisse tirer parti, et cela pour des raisons très diverses. Les malades, par exemple, ont eu des rapports multiples; or, de ces rapports lequel incriminer ? Ou bien, des deux conjoints il en est un qui se dérobe, etc., etc. Mettez donc un tel signe à profit dans un service comme le nôtre ! La plupart des femmes de nos salles ne savent ni quand elles ont gagné la vérole, ni moins encore *de qui elles l'ont reçue*. Et, parmi les gens du monde, parmi nos clients, bon nombre, soyez-en sûrs, ont d'excellentes raisons pour n'être pas mieux renseignés à ce sujet.

Conclusion : Rien à inférer, relativement aux conséquences ultérieures de la vérole, de la nature de l'accident qui a transmis l'infection.

II. — *Second signe*. — La gravité d'une syphilis est-elle, comme on l'a prétendu, en raison inverse de la *durée d'incubation* du chancre ? C'est-à-dire : un chancre succédant d'une façon hâtive à la contagion annonce-t-il une vérole forte ; — et, inversement, un chancre tardant longuement à éclore présage-t-il une vérole faible ?

Ici, Messieurs, nous pouvons abréger le débat. C'est qu'en effet la science n'est pas faite sur ce point ; elle n'est même pas ébauchée. Tout ce qu'on a dit à ce sujet n'est que conjectures et hypothèses. J'ajouterai même qu'*a priori* j'ai bien peu d'espoir de voir jamais un signe de cet ordre fournir un critérium de quelque valeur pour le pronostic d'une diathèse telle que la vérole.

III. — *Troisième signe*. — Les caractères de la *première poussée éruptive* permettent-ils de préjuger l'avenir d'une syphilis ?

1. Voyez A. Fournier, *Recherches sur la contagion du chancre*. Paris, 1857.

On l'a dit. D'après un éminent et regretté collègue, le Dr Diday, la première syphilide « donnerait une juste idée de ce que sera la syphilis dont elle marque le début ». Elle est, ajoute le même auteur, comme « un premier chapitre où l'œuvre tout entière se peint fidèlement, se devine, pour qui sait lire... Si un seul signe m'était accordé pour prédire la destinée spéciale d'un homme chez qui la syphilis commence, c'est assurément celui-là que je choisirais. »

D'après cela, rien ne serait plus facile à établir que le pronostic d'avenir de la vérole. La première poussée à la peau se fait-elle sous forme d'un érythème simple, sans mélange de papules, de squames ou de croûtes, la syphilis ultérieure sera à jamais bénigne et « la cure spontanée en est presque certaine » (1). La première syphilide, au contraire, appartient-elle aux formes papuleuses, squameuses, vésiculeuses ou pustuleuses, c'est là une menace de syphilis grave.

Pour une petite part de vérité, cette proposition, Messieurs, contient une bien plus large part d'erreur. Je m'explique.

Il est vrai, incontestablement vrai, qu'au début d'une syphilis secondaire une roséole érythémateuse, pure et simple, comporte un pronostic *actuel* moins grave qu'une syphilide d'autre forme, notamment qu'une syphilide suppurative, ulcéreuse.

Il n'est pas moins vrai, réciproquement, qu'une syphilide de forme tertiaire, tuberculeuse ou ulcéreuse par exemple, inaugurant le stade secondaire, constitue un indice *actuel* défavorable, autant qu'un fâcheux présage pour un avenir plus ou moins rapproché.

Mais cela seul est vrai, et toute autre induction tirée du caractère de la poussée primitive est dénuée de fondement.

Souvent, en effet, on voit des syphilis qui, s'annonçant à leur début sous des formes plus ou moins sérieuses, s'adoucissent, se mitigent au delà. Réciproquement, et ceci est bien plus essentiel à constater, le début bénin d'une syphilis n'est en rien une garantie d'avenir. Un malade peut commencer la syphilis par une roséole et la finir — la *finir* n'est même que le mot trop juste en certains cas — par un accident des plus graves. Pronostiquer aux malades qui ont la roséole un avenir sans nuages, c'est leur donner une sécurité des plus illusoires et partant des plus dangereuses. Loin de leur dire : « Vous avez la roséole, donc vous êtes sauvés ! », il serait plus sage, j'en suis persuadé, et bien plus conforme à l'expérience, de leur tenir un tout autre langage, tel que le suivant, par exemple : « Vous avez la roséole, et cela n'est rien, quant à présent, cela même est d'un *bon augure* pour le présent ; mais cela ne veut pas dire que vous serez toujours quittes de la vérole à si bon marché ;

cela veut dire, au contraire, que vous avez la vérole avec tous ses dangers, avec toutes ses conséquences possibles. Donc méfiez-vous, tenez-vous en garde contre l'avenir et surtout traitez-vous. »

C'est que nombreux en effet, très nombreux, sont les cas où dix, vingt, trente ans après la roséole, des accidents tertiaires graves ont signalé la présence permanente de la vérole dans l'organisme. Inutile de citer des preuves à ce sujet, tant les faits de ce genre sont monnaie courante.

Conséquemment, le début d'une syphilis par un exanthème bénin, tel qu'une roséole, ne constitue en rien un gage de sécurité, même relative, pour l'avenir.

IV. — Faut-il accorder plus de confiance aux caractères qu'on a cru pouvoir tirer du nombre, de la forme, de l'échéance, de l'espacement chronologique des *poussées ultérieures ?*

Sans doute, des poussées multiples, intenses, se succédant à courts intervalles, attestent de la façon la plus évidente une « mauvaise vérole », qu'il importe de surveiller de près et de combattre énergiquement. Cependant elles n'attestent, à vrai dire, qu'une mauvaise vérole *actuelle* et n'engagent pas nécessairement l'avenir. D'ailleurs (car c'est toujours le point essentiel), la réciproque est-elle vraie? Des poussées peu nombreuses, légères ou moyennes d'intensité, largement espacées les unes des autres, signifient-elles que la diathèse doit s'en tenir là et que l'éventualité tertiaire n'est pas à redouter? Mille fois non. Il est des syphilis, et en grand nombre, qui aboutissent aux lésions tertiaires les plus graves, sans passer par la série intermédiaire de poussées successives graves, multiples et subintrantes. Exemple, entre tant et tant d'autres du même genre: J'ai sous les yeux actuellement un malade d'une quarantaine d'années affecté d'une lésion cérébrale très certainement syphilitique et diagnostiquée telle non pas seulement par moi, mais par trois de mes collègues. Eh bien, pour tous accidents antérieurs, ce malade n'a eu que ceci très exactement et d'après diagnostic écrit de M. Ricord : « un chancre induré, une syphilide papulo-squameuse assez légère, quelques syphilides de la gorge, quelques adénopathies », et rien autre. Voilà donc un cas où la syphilis pourrait se terminer par la mort, après ne s'être accusée au préalable que par un très petit nombre de manifestations des plus bénignes[1] ! — Et ne croyez pas, Messieurs, que ce soit là un fait rare, anormal, extraordinaire. C'est là tout au contraire un fait *commun*, banal, comme on en ren-

1. Ce malade a succombé, et l'autopsie a révélé sur lui des lésions incontestablement syphilitiques des méninges et du cerveau.

contre chaque jour et comme je vous en citerai d'innombrables exemples à propos des symptômes de la période tertiaire.

V. — Enfin, les caractères du *chancre* permettent-ils de préjuger la gravité ultérieure de la diathèse ?

« Tel chancre, telle vérole », a-t-on dit. Au chancre vrai, ulcéreux, extensif, fortement induré, succède une vérole forte, une vérole grave. Au chancre érosif, superficiel, légèrement induré, correspond une vérole faible. »

Que penser, Messieurs, de cette prétendue « loi de concordance » entre le chancre et la vérole qui le suit ?

Il est positif (bien que le fait dont je vais parler soit sujet à de nombreuses exceptions) qu'un chancre ulcéreux, étendu, fortement induré, et surtout un chancre à tendance phagédénique, appelle à sa suite en général une syphilis secondaire sérieuse, immédiatement féconde en accidents multiples et en accidents *précoces*, c'est-à-dire devançant le terme de leur éclosion normale dans la chronologie habituelle de la diathèse [1].

Réciproquement, il est non moins vrai qu'un chancre simplement érosif, faiblement induré et d'évolution éphémère, prélude en général à de premières poussées éruptives de forme superficielle et bénigne.

Mais à cela, à cela seulement, se bornent les inductions légitimes qu'on peut tirer des caractères objectifs du chancre. Tout autre pronostic prévisionnel déduit du chancre n'est plus qu'hypothèse, illusion, prophétie d'aventure, et prophétie *dangereuse*, je vous l'affirme, dangereuse par la fausse sécurité qu'elle donne parfois aux malades. Sans doute il convient, à la suite d'un chancre grave, de se tenir en garde contre l'éventualité du tertiarisme. Mais il n'est pas moins sage de se tenir en garde contre elle *dans tous les cas* et à la suite de *tous* les chancres, *quels qu'ils soient ;* car, de par l'observation commune, *les accidents tertiaires les plus graves n'ont souvent eu pour point de départ que le chancre le plus petit, le plus faiblement induré, le plus bénin, le plus insignifiant.*

Sur ce point, d'ailleurs, les résultats de l'expérience clinique sont-ils donc en opposition avec les données des prévisions rationnelles ? Nullement. Qu'un chancre bénin soit suivi de poussées secondaires bénignes, ou qu'à un chancre grave succèdent des poussées secondaires sérieuses, rien que de très naturel à cela, rien que d'absolument normal au point de vue théorique. Chancre et symptômes secondaires sont, en effet, des phénomènes qui se suivent *à courte échéance* et qui, conséquem-

1. Voy. Bassereau, *Traité des affections de la peau symptomatiques de la syphilis*. Paris, 1852, p. 443.

ment, surprennent l'organisme *dans un même état de santé, dans une même disposition générale vis-à-vis de la diathèse.* Que l'organisme, à un moment donné, tolère bien ou mal cette diathèse et subisse à termes peu distants des accidents qui se correspondent comme modalité pathologique et comme gravité, cela est dans la logique des choses ; il devait en être ainsi, et ce résultat (soit dit sans diminuer le mérite de ceux qui l'ont constaté cliniquement) pouvait presque être prévu, énoncé *à priori*. Mais cette concordance des phénomènes diathésiques initiaux a-t-elle une signification plus étendue ? Si la maladie, par exemple, a été facilement tolérée par l'organisme pendant un temps donné, suit-il de là qu'elle le sera *toujours* également et de la même façon ? De ce qu'elle a été bénigne à ses débuts est-on autorisé à croire qu'elle restera telle indéfiniment ? De ce qu'elle a suspendu ses manifestations à un moment donné est-on en droit de conclure qu'elle est à jamais éteinte ? Non, certes. Rien ne légitime des inductions, des suppositions de ce genre, et les médecins qui les ont émises n'ont pas moins excédé les bornes de l'induction spéculative que négligé les enseignements de la clinique.

Au total, Messieurs, le chancre ne fait que traduire une disposition *actuelle* de l'économie, disposition qui peut continuer à s'exercer sur les accidents *prochains* de la période secondaire, mais *qui n'engage en rien l'avenir* ; — et surtout la bénignité du chancre ne constitue en rien une immunité, une sauvegarde contre les accidents graves d'une époque éloignée.

Tels sont, Messieurs, les signes principaux (je vous fais grâce de quelques autres qui ne méritent pas discussion) sur lesquels on a voulu baser le pronostic prévisionnel de la vérole. Aucun d'eux, vous l'avez vu, n'a de valeur réelle ; aucun ne fournit de renseignements sérieux sur les éventualités d'avenir de la diathèse.

La plupart de ces prétendus signes reposent sur une conception toute théorique, à savoir : qu'il doit exister une concordance de forme et d'intensité entre les accidents initiaux de la maladie et ceux d'une époque postérieure. La vérole est-elle grave originairement, on suppose qu'elle doit continuer à être grave dans ses phases ultérieures ; est-elle bénigne à ses débuts, on préjuge qu'elle restera bénigne au delà, on se flatte même de l'espoir qu'elle sera bientôt éteinte. Or, ce rapport théorique entre les étapes successives de la diathèse est loin d'être légitimé par l'observation, et, comme vous m'avez entendu le répéter bien souvent, *le présent, dans la syphilis, n'est en rien « le miroir de l'avenir »*.

S'il ne s'agissait en l'espèce que d'une question de doctrine, je me bornerais à signaler l'erreur, et tout serait dit. Mais il y a plus, et j'insiste, j'ai devoir d'insister, car l'erreur théorique dont il s'agit aboutit à des conséquences pratiques d'un intérêt considérable que vous allez apprécier.

Lorsqu'une syphilis se borne, dans ses périodes primitive et secondaire, à un petit nombre d'accidents et d'accidents légers, on prend confiance et l'on se laisse aller involontairement (je dirais presque malgré soi) à traiter la maladie d'une façon moins énergique, moins assidue, moins prolongée, qu'en des conditions différentes. Rien ne s'est produit de grave, rien ne se produit plus ; il ne semble guère qu'il y ait utilité à poursuivre, à « éterniser » le traitement. On cesse donc la médication, et la plupart du temps d'ailleurs les malades, en suspendant leurs visites, vous épargnent le souci de décider s'il y aurait lieu de la continuer plus longtemps. Or, qu'advient-il souvent de ces syphilis réputées bénignes en raison de leur début bénin et prématurément abandonnées à elles-mêmes ? C'est que cinq, dix, vingt ans après ou plus tard encore, elles se réveillent soudain sous forme d'une manifestation tertiaire toujours plus ou moins sérieuse, souvent grave, voire très grave, parfois même fatale. De cela, Messieurs, à qui la faute ? Pour une bonne part, soyez-en sûrs, à la doctrine optimiste qui, déchargeant de tout risque d'avenir les syphilis originairement bénignes, incite à ne leur opposer qu'un traitement provisoire, tout à fait insuffisant.

La vérité clinique, au contraire, la grande et essentielle vérité que j'ai à cœur de laisser en vos esprits, c'est que la bénignité initiale d'une syphilis ne constitue en rien une immunité d'avenir ; c'est qu'une syphilis qui *commence bien* n'en est pas moins exposée pour cela à *mal finir*.

J'en appelle sur ce point à l'expérience commune. Quel médecin n'a pas eu à constater des accidents tertiaires graves chez des sujets à antécédents spécifiques bénins ; — chez des sujets dont le chancre n'avait été qu'un insignifiant bouton ; — chez des sujets qui n'avaient éprouvé que des manifestations secondaires sans importance ; — chez des sujets enfin dont les symptômes primitifs et secondaires avaient pu, à force même de bénignité, soit rester méconnus comme nature, soit passer inaperçus ?

Cela, Messieurs, je tiens à vous en convaincre pleinement, absolument ; et, dans cette intention, je produirai les deux statistiques suivantes :

1° Voici, d'abord, une statistique relative à cent cas de syphilis cérébrale, pris au hasard parmi mes observations (les cent derniers qui se soient présentés à moi dans ma pratique de ville). Or, sur les cent malades en question, chez lesquels les déterminations cérébrales ont abouti, pour plus d'un tiers des cas, soit à des infirmités incurables (hémiplégie, contractures, altérations de l'intelligence), soit même à la mort, qu'ai-je trouvé en tant qu'antécédents spécifiques, qu'ai-je trouvé en tant que *gravité* de symptômes spécifiques antérieurs à l'invasion de la syphilis sur l'encéphale? Ceci, très exactement :

17 fois des antécédents de *syphilis extrêmement bénigne*, c'est-à-dire de syphilis s'étant réduite à quelques accidents du caractère le plus léger (sans même parler d'une demi-douzaine de cas où, d'après le dire des malades, «il ne s'était pas produit le moindre accident secondaire »);

54 fois des antécédents de *syphilis bénigne*, c'est-à-dire de syphilis s'étant composée d'un certain nombre d'accidents secondaires de forme superficielle, tels que roséole, plaques muqueuses, adénopathies, alopécie, etc. ;

22 fois des syphilis secondaires d'importance moyenne, caractérisées par des manifestations plus sérieuses (telles que syphilides papuleuses ou papulo-croûteuses, psoriasis palmaire et plantaire, ecthyma, onyxis, alopécie intense, iritis, douleurs rhumatoïdes ou ostéocopes, céphalée, etc.) ;

7 fois, enfin, des syphilis secondaires véritablement sérieuses, s'étant traduites soit par des éruptions profuses, intenses, de caractère suppuratif, etc., soit par une tendance précoce au tertiarisme.

Donc, défalcation faite des 22 cas de syphilis d'importance moyenne, qui restent sans signification en l'espèce de par leur caractère même de gravité moyenne, nous aboutissons au résultat suivant :

Sur 78 cas de syphilis cérébrale :

Sept cas où les accidents cérébraux ont succédé à une période secondaire importante, composée de manifestations sérieuses.

Et soixante et onze cas qui ont eu pour préludes des syphilis secondaires ou bénignes ou très bénignes, c'est-à-dire constituées par les accidents les plus légers que comporte la maladie.

Quelle proportion ! Et que conclure de là, si ce n'est que la bénignité originelle d'une syphilis n'est en rien une garantie contre l'éventualité d'accidents graves ultérieurs, notamment contre les plus graves de ces accidents graves, à savoir les accidents cérébraux ?

Que si maintenant, après vous avoir énoncé ce résultat d'ensemble, je descendais aux détails, vous verriez que l'analyse de quelques-unes des observations qui composent cette statistique n'est pas moins édifiante dans le même sens. J'en trouve bon nombre, en effet, qui sont essentiellement probantes pour la thèse que je soutiens, et cela en raison même du caractère remarquablement bénin des accidents qui ont servi de préludes aux manifestations cérébrales. Voyez plutôt, à ne citer que les cinq suivantes :

Un jeune homme, de robuste constitution et d'excellente santé habituelle, se trouve actuellement affecté d'une hémiplégie syphilitique grave, dont le traitement ne l'a encore que très incomplètement délivré et, probablement, ne le délivrera jamais d'une façon absolue. Eh bien, quel est son bilan comme antécédents spécifiques? Un « petit chancre », il y a deux ans, suivi de quelques plaques muqueuses buccales.

Un autre de mes malades n'a eu pour tous accidents qu'un chancre, une « syphilide papuleuse discrète » (Ricord) et quelques érosions amygdaliennes. Ce qui n'empêche que, dans la dix-septième année de sa syphilis, il ne soit mort de lésions cérébrales, dont le caractère spécifique a été attesté par l'autopsie.

Deux autres ont abouti, vers la quatrième et la sixième année de leur maladie, à une hémiplégie de nature incontestablement spécifique. Quels antécédents ai-je relevés sur eux ? Pour le premier, chancre et roséole ; — pour le second, chancre et quelques taches palmaires. Rien autre.

Enfin, un jeune homme, que j'ai observé dès le début de l'infection et toujours suivi depuis lors, n'a été affecté, très sûrement, que des deux accidents que voici : Chancre induré de la verge ; — puis, deux mois plus tard, *une* plaque muqueuse linguale. Et néanmoins, huit ans après le début de sa maladie, je viens de le trouver en état de syphilis cérébrale grave, s'accusant par les symptômes suivants : ptosis ; diplopie ; crises épileptiformes ; hallucinations ; lypémanie ; embarras de la parole ; amnésie ; incapacité intellectuelle ; hébétude, etc. ; bref, c'est un malade perdu. — Or, en l'espèce, quel contraste, quel abîme, dirai-je, entre cette période secondaire constituée par *une* plaque muqueuse et ce dénouement tertiaire aux manifestations les plus graves !

Et voilà comment peuvent se terminer les syphilis initialement bénignes [1] !

1. Que l'on n'aille pas toutefois exagérer et transformer ma pensée. Je ne dis pas que toute syphilis originairement bénigne est destinée au tertiarisme ; je dis seulement que les syphilis de cet ordre y aboutissent fréquemment.

Des syphilis originairement bénignes peuvent-elles rester indéfiniment bénignes, voire sans traitement plus ou moins prolongé ? Je ne le nie pas, et n'ai

2° La seconde statistique que je vous ai annoncée est d'ordre plus général. Elle porte sur ce qu'on peut appeler les *antécédents du tertiarisme.*

J'ai voulu savoir ceci : Que sont, dans leurs phases originelles, les syphilis qui aboutissent au tertiarisme ? En autres termes, les syphilis qui aboutissent à des manifestations tertiaires s'annoncent-elles d'emblée par une période secondaire *mauvaise,* chargée d'accidents ; ou bien cette période secondaire n'est-elle pour elles que ce qu'elle est usuellement ?

En vue d'élucider ce problème, j'ai compulsé et analysé un grand nombre d'observations de syphilis tertiaire dont les antécédents m'étaient connus, et voici ce à quoi je suis arrivé :

Sur un total de 1664 cas, relatifs à des accidents tertiaires de tout ordre, j'ai relevé ceci comme antécédents :

1° Des syphilis secondaires de caractère *bénin* ou même *très bénin*	1424	fois
2° Des syphilis secondaires de caractère *moyen* comme nombre et comme intensité de manifestations	131	—
3° Des syphilis secondaires *intenses* ou même *graves*	45	—
4° Des syphilis à forme tertiaire d'emblée (*syphilis malignes précoces*).	64	—
Total. . . .	1664	—

Défalquant cette dernière catégorie de cas (étrangère à la question actuelle), nous aboutissons, somme toute, aux deux résultats suivants, qui seuls nous intéressent pour l'instant, à savoir :

1° Que les manifestations tertiaires peuvent succéder à toutes les formes de syphilis secondaire, forme bénigne, forme moyenne, forme grave ;

2° Mais que, *pour l'énorme majorité des cas* (1424 sur 1600), *elles succèdent à des syphilis secondaires* DE FORME BÉNIGNE.

En chiffres ronds, sur dix accidents tertiaires, il en est *neuf* qui dérivent de syphilis originairement bénignes, contre *un seul* qui soit précédé d'une syphilis secondaire moyenne ou grave, en tant que caractères de manifestations.

Donc, *neuf fois sur dix, le tertiarisme procède de syphilis*

pas le droit de le nier. Je dirai même que de temps à autre on rencontre des sujets âgés qui vous racontent avoir eu la syphilis il y a vingt, trente, quarante ans, ne s'en être traités que d'une façon à coup sûr insuffisante, et cependant n'en avoir éprouvé aucun dommage. Mais quelle est la proportion de ces cas par rapport à ceux d'ordre précisément opposé ? M'est avis, d'après ce que j'ai vu, qu'ils doivent être bien rares.

originairement bénignes, voilà le résultat que met en formelle évidence la statistique qui précède.

Ce résultat, il suffira de l'énoncer, tant il est significatif, et je me garderai de tout commentaire à son sujet.

Cela posé, tous ces documents produits, revenons maintenant à la question thérapeutique qui a motivé ce débat.

On nous disait : « Traitez les syphilis qui s'annoncent mal, qui sont originairement graves, rien de mieux ; traitez même les syphilis qui comportent d'emblée quelques accidents sérieux, cela encore sera prudent. Mais ne traitez pas les syphilis *qui s'annoncent bien*, les syphilis bénignes, légères à leur début ; car, avec celles-ci, le présent vous répond de l'avenir. Ce sont là des syphilis destinées à se juger, à s'épuiser naturellement, et, vis-à-vis d'elles, votre traitement aurait pour le moins le tort d'être *superflu*. »

Or, que venons-nous de voir dans ce qui précède? Ceci : qu'étant donnée une syphilis qui vient d'éclore, nous n'avons aucun moyen d'en mesurer la gravité future, de présager ce que cette syphilis contient en germe pour l'avenir ; — que la bénignité initiale d'une syphilis ne constitue en rien une garantie de bénignité pour les étapes ultérieures ; — et qu'enfin, pour l'énorme majorité des cas, le tertiarisme dérive de syphilis originairement bénignes.

De cela quelles conséquences avons-nous à déduire, au nom de la logique et du simple bon sens ?

C'est qu'une syphilis, se présentât-elle à ses débuts sous les allures les plus favorables, les plus bénignes, n'en doit pas moins être considérée comme origine possible d'accidents ultérieurs graves, et graves jusqu'à menacer la vie.

C'est donc qu'il faut compter avec cette syphilis, et qu'il convient de s'en défier tout aussi bien que d'une syphilis originairement moyenne ou grave comme caractères de manifestations.

C'est donc, en dernière analyse, que, si nous disposons de quelque moyen propre à atténuer cette syphilis et à conjurer ses éventualités d'avenir, il y a indication à le mettre en œuvre pour le plus grand bien et au mieux des intérêts de nos malades.

Or, ce moyen, nous l'avons : c'est de faire pour cette syphilis ce que nous ferions pour toute autre, à savoir : *la traiter*.

Ne pas traiter une syphilis à ses débuts sous prétexte qu'elle est actuellement bénigne, ne pas traiter ce qu'on appelle (bien improprement) une « syphilis faible, légère », c'est, de gaîté de cœur, abandonner un malade aux éventualités d'un avenir inconnu, mais plein de périls, c'est tenter une expérience plus que dangereuse, c'est commettre une double faute et contre le bon sens et contre les données de l'observation clinique.

Telles sont, Messieurs, les deux questions que, comme préambule, je devais tout d'abord discuter devant vous et auxquelles j'assigne les deux conclusions suivantes :

1° Il faut traiter la syphilis ;

2° Il faut la traiter, quelle qu'elle soit, à ses débuts, aussi bien dans ses formes légères, bénignes, que dans ses formes moyennes ou graves.

EXISTE-T-IL UN TRAITEMENT ABORTIF DE LA SYPHILIS ?

HISTORIQUE DE LA QUESTION. COMMENT LES DOCTRINES MICROBIENNES SONT VENUES DONNER UN REGAIN D'ACTUALITÉ A LA MÉTHODE ABORTIVE.

L'ordre logique de cet exposé nous met en regard actuellement d'un autre problème qui a été, ces derniers temps, plus vivement agité que jamais dans le public médical.

Existe-t-il un traitement abortif de la syphilis ? C'est-à-dire existe-t-il un moyen de juguler, d'éteindre *ab ovo* la syphilis, de la tuer en germe, et cela de la même façon, par exemple, qu'on arrête le développement d'une branche ou d'une fleur en détruisant le bourgeon d'où doit sortir cette branche ou cette fleur ?

De tout temps, cette idée, cette espérance de conjurer les manifestations ultérieures de la syphilis en l'attaquant dans son accident d'origine, a hanté l'esprit des médecins. De tout temps on s'est dit : Est-ce qu'il n'y aurait pas moyen d'éliminer, d'exclure, de jeter hors de l'économie le poison de la syphilis, en détruisant d'une façon quelconque son réceptacle initial, son nid d'invasion?

De cela les témoignages historiques seraient nombreux à citer.

Déjà, par exemple, vers 1514, Jean de Vigo écrivait ceci, textuellement : « Il faut se hâter de détruire sans retard les boutons ulcérés qui se produisent le plus habituellement à la verge par suite de la contagion (nous dirions « les chancres » aujourd'hui) et de les détruire par quelque remède violent, capable de les tuer sur place, d'en éteindre la malignité, et d'enrayer la diffusion imminente de leur venin dans toutes les parties de l'organisme. »

De même, J.-L. Petit raconte qu'il tenait de son maître Corbis le précepte, « en cas de chancres récents sur un prépuce trop long ou avec phimosis, de couper tout le bout du prépuce ; ce qui, dit-il, évitait de passer le malade par les grands remèdes, puisque le virus n'avait pas encore infecté la masse du sang. »

Pour Hunter, le chancre était une maladie locale. « Il y a peu de danger d'infection pour l'économie, disait-il, si le chancre a été détruit presque aussitôt après son apparition et à une époque où l'on peut raisonnablement supposer que l'absorption n'a pas eu le temps de se faire. »

C'est exactement le même ordre d'idées qu'exprimait Ricord lorsqu'il disait en 1856 : «Le chancre, quelle qu'en soit la nature, n'est jamais en naissant qu'une lésion locale. Alors même qu'il doit infecter, son influence est primitivement bornée à la région qu'il affecte. L'infection générale n'est pas un résultat immédiat et instantané ; c'est un accident consécutif au développement du chancre et qui demande un certain temps pour se produire. Eh bien ! que ne profitez-vous de l'intervalle qui sépare l'apparition du chancre du moment où naît l'infection pour éteindre le foyer d'où elle va surgir ?... Jugez quel bénéfice vous pouvez attendre de la destruction du chancre lorsque, détruisant un chancre qui va s'indurer, vous tarissez du même coup la source d'une infection constitutionnelle ! »

Toutefois, les résultats de la pratique avaient tant et tant de fois déçu les belles espérances de la théorie, c'est-à-dire on avait tant et tant de fois détruit et anéanti le chancre sans conjurer pour cela l'infection constitutionnelle, que la méthode du traitement abortif avait fini par être délaissée, voire par tomber dans l'oubli, lorsque l'entrée en scène des doctrines microbiennes est venue lui donner, au cours de ces dernières années, un regain d'actualité et de faveur.

La raison de ce revirement est des plus simples, comme vous allez le comprendre.

Alors qu'on se représentait la syphilis comme le produit d'un virus, c'est-à-dire de quelque chose de presque immatériel, d'impondérable, d'insaisissable, d'un virus « dont un atome est aussi délétère qu'une tonne », on s'expliquait difficilement que la destruction du chancre pût prévenir l'absorption d'un principe aussi subtil, pouvant se diffuser dans l'économie de la même façon et avec la même rapidité qu'une vapeur se diffuse dans les couches de l'atmosphère. Comment lutter de vitesse avec un pareil agent, dont la pénétration dans l'organisme devait être instantanée ?

Tout au contraire, avec les doctrines microbiennes le principe de la syphilis s'est en quelque sorte matérialisé. Il est devenu microbe, et, conséquemment, le chancre est devenu le premier gîte, la première étape d'une famille microbienne. C'est du chancre, leur première colonie, qu'émigrent les microbes spécifiques pour se répandre ensuite, par une série de colonisations, dans l'économie tout entière. Mais, notez bien ceci, comme le microbe est un être vivant qui a besoin de proliférer pour coloniser, et comme il lui faut pour proliférer un temps appréciable, la diffusion de la syphilis ne saurait plus, avec lui, être soudaine, instantanée. Elle exige nécessairement un certain laps chronologique. Elle laisse donc place à la possibilité d'une intervention répressive.

Raisonnant sur cette donnée, on s'est dit : « En toute évidence, le chancre est la première station, le premier foyer du microbe pathogène de la syphilis. C'est le nid infectieux d'où va irradier l'infection générale. Eh bien, attaquons ce foyer originel d'infection; attaquons-le à temps; supprimons-le le plus hâtivement et le plus complètement possible; et peut-être réussirons-nous de la sorte à supprimer du coup la vérole, c'est-à-dire l'infection constitutionnelle. »

Puis, on a ajouté : « Que si même nous ne parvenions pas ainsi à tarir d'une façon complète la source de l'infection, tout au moins pourrions-nous, suivant toute probabilité, atténuer la maladie en diminuant matériellement le nombre des germes morbides dont elle doit dériver. »

Avec cette façon nouvelle d'envisager la nature intime et la pathogénie de la syphilis, il était tout naturel qu'on fût porté à accorder plus de confiance que jamais à la méthode dite abortive dans le traitement de la syphilis. Aussi bien n'a-t-il jamais été fait plus de tentatives dans cette direction que depuis une douzaine d'années. On s'est attaché à cette idée. On a multiplié les procédés pour détruire le chancre, pour le supprimer d'une façon ou d'une autre, voire avec son satellite habituel, le bubon. C'est par centaines qu'il faut actuellement compter les observations de destruction ou d'excision du chancre qui ont été publiées ces derniers temps [1].

De cela qu'est-il résulté ? A-t-on ou non réalisé de la sorte un progrès dans le traitement de la syphilis ? C'est là ce que j'ai le devoir de rechercher maintenant.

1. La bibliographie de cette question — comme, du reste, de toutes celles qui vont suivre — est *considérable*. Certes, la seule énumération des ouvrages, mémoires, notes, discussions, qui ont trait à la thérapeutique de la syphilis, formerait un gros volume. On comprendra qu'il m'est matériellement impossible de reproduire ici toutes les indications bibliographiques relatives au sujet de ces Leçons. Je serai donc forcé, bien à regret, de me restreindre à citer les travaux ou les plus importants, ou les plus récents, ou ceux qui seront plus spécialement visés dans le texte.

MÉTHODES ABORTIVES

BLOCUS DU CHANCRE. — SUPPRESSION DU CHANCRE.

Les méthodes les plus diverses ont été proposées et expérimentées en vue soit de supprimer le chancre, soit d'empêcher la diffusion de son principe morbide dans l'économie.

En dépit de leur diversité, toutefois, ces méthodes peuvent être groupées sous deux chefs :

Dans les unes, on s'est efforcé de cerner, d'*investir* le chancre, si je puis ainsi parler, de façon à prévenir ses effets de diffusion infectieuse. On s'est ingénié à fermer les issues par lesquelles on supposait que le virus ou le microbe pouvait se glisser pour envahir ultérieurement l'organisme. On a essayé de réaliser (passez-moi l'expression) le *blocus du chancre.*

Dans les autres, on s'est attaqué au chancre directement; on l'a supprimé, soit en le cautérisant, soit en l'excisant.

Inutile de dire ce que vous avez déjà pressenti, à savoir que ce dernier chef contient les seules méthodes véritablement rationnelles et sérieuses, les seules sur lesquelles il y ait à faire quelque fonds.

Cependant, ne serait-ce qu'à titre de curiosité, disons quelques mots des premières.

On a proposé, pour cerner le germe pathogène de la syphilis, pour l'enceindre, le confiner dans le chancre et l'empêcher d'aller plus avant, de faire la *section des lymphatiques* émanant de la région affectée par le chancre. C'est là, Messieurs, une simple conception de cabinet, qui n'aurait pu — et pour de bonnes raisons inutiles à dire — être réalisée sur le vivant, voire sur le cadavre. Passons.

D'autres ont pensé soit à neutraliser le virus, soit à tuer le microbe, à l'aide de *frictions mercurielles* pratiquées entre le chancre et les ganglions. — On a même parlé de « bloquer le chancre » par des injections mercurielles, en vue de saturer de contrepoison la route que doit suivre le poison pour arriver aux glandes lymphatiques correspondant au chancre.

D'autres ont eu l'idée de s'adresser aux ganglions, pour *barrer la route* en ce point au virus ou au microbe pathogène. Et, dans ce but, ils ont proposé :

Soit de ponctionner les ganglions en les injectant d'une

substance antivirulente ou microbicide, telle que la teinture d'iode ou une solution mercurielle;

Soit même d'ouvrir et d'évider les ganglions;

Soit encore d'extraire les ganglions.

Ne perdons pas notre temps à discuter des opérations chimériques, telles que la ponction, l'injection, l'évidement des ganglions, etc., et ne faisons que parler de l'*extirpation des ganglions* qui, seule, serait rationnellement acceptable.

Celle-ci d'ailleurs mérite notre attention à un autre point de vue, car elle constitue un procédé complémentaire d'une autre méthode (l'excision du chancre) qui devra nous occuper bientôt.

Eh bien ! dirai-je, quand on a proposé l'extirpation des ganglions en tant que méthode abortive de l'infection syphilitique, a-t-on suffisamment réfléchi aux difficultés pratiques d'une telle opération ? Voyez plutôt.

Prenons pour base de discussion un chancre de la verge, ce qui d'ailleurs est le cas incomparablement le plus commun. Ce sont, en pareille occurrence, les ganglions inguinaux qu'il s'agira d'extirper.

Or, d'abord, il faudra les extirper *tous*. Car, en l'espèce comme à propos de toute affection maligne, le principe du *tout ou rien* s'impose. Le but à atteindre est de couper les voies au microbe ; il faut les lui couper toutes ou n'en couper aucune.

Cela accepté comme point de départ, je consulte l'anatomie, et je vois que les ganglions inguinaux sont singulièrement nombreux. M. Sappey, le grand anatomiste du système lymphatique, nous apprend qu'il n'existe pas moins de 18 à 20 ganglions inguinaux, dont quelques-uns, dit-il, sont très petits (par conséquent d'autant plus difficiles à découvrir dans une opération). Je sais bien que tous ces ganglions ne répondent pas aux organes génitaux; mais allez donc, dans une opération, faire la distinction de ceux qui y répondent et de ceux qui n'y répondent pas ! — Somme toute, ce qu'on nous propose, ce n'est rien moins qu'une dissection, une préparation anatomique des ganglions inguinaux, comme sur le cadavre. Or, ceux d'entre vous qui ont fait une préparation de ce genre à l'amphithéâtre voudront bien se souvenir du temps qu'ils y ont mis et des peines que cela leur a coûtées.

Puis, ce n'est pas tout. D'autre part, la clinique intervient pour me rappeler que très généralement le chancre syphilitique a un double bubon, à savoir un bubon dans chaque aine. Donc, pour couper toutes les voies au microbe, il faudra extirper les ganglions *des deux aines*. Double labeur !

Ajoutez que l'opération a pour siège une région périlleuse par excellence, en raison du voisinage de gros vaisseaux, en raison aussi du groupement de la plupart des ganglions au niveau de l'embouchure de la saphène dans la veine crurale. Je veux bien que ces dangers n'effraient pas nos habiles chirurgiens [1], mais ils ne sont certes pas de nature à ce qu'on n'en tienne pas compte.

Enfin, on passerait encore condamnation sur tous ces embarras, toutes ces difficultés, si le résultat à attendre de l'opération présentait des garanties sérieuses. Mais, en fermant la voie lymphatique, sommes-nous bien sûrs d'avoir fermé *toutes* les voies que peut suivre le microbe ? Qui nous dit que le microbe ne peut suivre la voie des capillaires et des veines ? Et, dans ce cas, à quoi bon lui barrer une route si nous en laissons une autre ouverte ? La méthode reste donc incertaine, hypothétique dans son principe même. Conséquemment, quel médecin consentira à risquer une opération de cet ordre en vue d'un résultat aussi aléatoire ?

Inutile vraiment d'insister sur ce premier groupe de méthodes qui n'ont jamais fait leurs preuves, qui ne sont encore que de pures conceptions théoriques, et dont, très certainement, la pratique n'a rien à attendre.

CAUTÉRISATION DU CHANCRE. — CAUTÉRISATION SPÉCIFIQUE.

En second lieu se présentent à notre examen les méthodes abortives qui s'adressent directement au chancre. Celles-ci, *a priori* tout au moins, semblent bien autrement sérieuses.

Toutes visent un but commun : *supprimer le chancre*, le supprimer en tant que réceptacle du virus ou du microbe, en tant que foyer d'infection destiné à lancer dans l'organisme ses embolies infectieuses, en tant que « *seminarium infectionis* », comme disait Augier Ferrier.

Mais, en pratique, elles diffèrent comme procédés propres à détruire le chancre.

Trois procédés ont été mis en usage :

I. — La cautérisation ;

II. — Une variété de cautérisation que j'appellerai spécifique ;

III. — L'excision.

Quelques mots sur chacune de ces méthodes.

I. — La cautérisation du chancre a été effectuée de diverses façons, à savoir : soit par des caustiques chimiques, dont les

1. Dans un cas relaté par Neumann on a extirpé jusqu'à *vingt* ganglions inguinaux.

plus usuellement employés sont la pâte carbo-sulfurique de Ricord, la pâte de Vienne, le chlorure de zinc, plus rarement l'acide nitrique fumant, l'acide acétique, ou le nitrate acide de mercure ; — soit par le fer rouge, le thermo-cautère ou l'électro-cautère.

Jadis — je parle d'il y a une quarantaine d'années comme aussi des époques antérieures — la cautérisation du chancre « faisait merveille », et l'on n'avait pas de paroles assez enthousiastes pour en célébrer les bienfaits. « Cautérisez un chancre, disait-on, du premier au quatrième, voire au cinquième jour de la contagion, et vous conjurerez ainsi l'infection constitutionnelle. Pas de syphilis à la suite des chancres cautérisés avant le quatrième ou le cinquième jour à dater de la contamination. »

Et cela était vrai, notez-le bien. Oui, les choses se passaient bien de la sorte ; oui, les chancres cautérisés quatre ou cinq jours après le rapport contagieux restaient à l'état d'accidents locaux. Mais ne voyez-vous pas le défaut de la cuirasse ? Qu'était-ce donc que ces chancres qui, cautérisés *quatre ou cinq jours après la contagion*, n'étaient pas suivis d'infection constitutionnelle ? C'était et ce ne pouvait être que des *chancres simples*. Car c'est le chancre simple *seul* qui apparaît quatre ou cinq jours après la contagion ; — tandis que le chancre syphilitique, le véritable chancre syphilitique ne commence, lui, à éclore, que trois, quatre, cinq, six semaines après la contagion.

Trompé par ses souvenirs d'uniciste, Ricord était bien excusable de produire encore cette proposition en 1856, époque où il professa ses célèbres *Leçons sur le chancre* que j'ai eu le grand honneur de publier. Mais lui, le père, le créateur du dualisme, il serait le premier actuellement — ce qu'il a fait du reste — à désavouer son dire autrefois.

Aujourd'hui, avec le triomphe de la doctrine dualiste, les choses ont bien changé de face. A ce point que, faisant merveille jadis, la cautérisation du chancre syphilitique, en tant que méthode abortive de la syphilis, ne connaît plus que des revers. Parlons net, personne n'y croit plus, à de très rares exceptions près ; personne, ou bien peu s'en faut, ne lui accorde plus la moindre confiance.

C'est qu'en effet presque tous les praticiens ont *essayé* de cette méthode, qui est à la fois si simple et si pleine de promesses ; et tous — moi compris — n'en ont retiré que d'absolues et amères déceptions.

Voyez, à ne citer qu'un témoignage, ce qu'elle a produit entre les mains de M. Diday. Ce maître éminent a relaté toute une série de cas dans lesquels il a cautérisé des chancres à leur début, alors qu'ils ne présentaient encore que l'aspect d'une plaie simple. Eh bien, en dépit d'une cautérisation énergique, tous ces chancres se sont indurés et ont été suivis de syphilis.

Citons sommairement quelques-uns des cas en question :

I. — Petit chancre du fourreau, datant de *trois jours*. Cautérisation avec la pâte carbo-sulfurique ; — quelques jours après, cicatrice solide et de bonne nature en apparence. — Six semaines plus tard, poussée de manifestations secondaires.

II. — Autre chancre, plus jeune encore, datant de *deux jours*. M. Diday le cautérise pendant deux heures avec la pâte au chlorure de zinc. Huit jours après, chancre guéri. — Un mois et demi plus tard, accidents secondaires.

III. — Autre chancre, celui-ci datant de *vingt-quatre heures*. Cautérisation avec la pâte carbo-sulfurique. — Accidents secondaires six semaines plus tard.

Dira-t-on que, dans ces cas, la cautérisation a échoué en tant que méthode préventive de l'infection parce que ces chancres, bien que ne datant que de trois jours, de deux jours, voire d'un jour, étaient déjà trop âgés pour qu'on pût prévenir l'infection ? Voici deux réponses péremptoires à cette objection.

Langston Parker a eu l'occasion de rencontrer un chancre datant de *deux heures*. Il le cautérisa d'une façon profonde et complète. Or, il n'en vit pas moins apparaître, à échéance normale, des accidents d'infection constitutionnelle.

Autre cas (celui-ci d'un autre ordre, mais non moins essentiel à citer). Un homme se déchire le frein dans un rapport sexuel. Onze heures après, toute la surface excoriée est profondément cautérisée par le Dr Berkeley Hill avec l'acide nitrique fumant. L'eschare tombe, la plaie se cicatrise ; mais, un mois après, la cicatrice s'indure, puis surviennent des accidents secondaires.

Et ainsi de cent autres faits — que dis-je ! — de mille autres faits que l'on pourrait produire.

Si bien que j'ai véritablement le droit d'abréger. La cause est entendue ; et, de l'aveu presque unanime, on peut dire aujourd'hui :

Que *la cautérisation d'un chancre syphilitique, même d'un chancre jeune, voire presque embryonnaire, est absolument impuissante à conjurer l'infection constitutionnelle.*

Rien à espérer de cette pratique en tant que méthode abortive de la syphilis, voilà la vérité.

II. — Une variante du procédé qui précède pourrait être appelée *cautérisation spécifique*, dénomination que vous allez comprendre dans un instant.

On s'est dit : la cautérisation du chancre, en tant que méthode abortive de la syphilis, échoue constamment, c'est un fait acquis. Eh bien, faisons mieux. Cautérisons le chancre, mais cautérisons-le avec une substance qui non seulement le détruise en tant que chancre, mais qui de plus ait la faculté d'irradier sur les éléments infectieux qui pourraient subsister en dehors du chancre, comme sur ceux qui pourraient être en voie d'absorption. Choisissons donc une substance qui, d'une part, soit un caustique, mais qui, d'autre part aussi, constitue un contrepoison, un antidote du virus syphilitique, et qui, absorbée par les vaisseaux, soit apte à *poursuivre ce virus au delà du chancre*.

Or, le sublimé corrosif se présente avec cette double qualité : d'abord, c'est un caustique, tout le monde le sait ; — puis, c'est aussi un composé mercuriel, donc, à ce titre, un ennemi-né de la syphilis. Comme caustique, il détruira le chancre ; comme agent mercuriel, il neutralisera le virus syphilitique là où il pourra l'atteindre.

Cette idée qui, théoriquement, pouvait être ingénieuse et qui, d'autre part, invoquait en sa faveur les heureux résultats que donne l'emploi du sublimé dans la pustule maligne, a été mise en pratique par mon collègue et ami, le Dr Hallopeau.

Malheureusement, elle n'a abouti qu'à un nouveau déboire, comme en témoigne l'observation se résumant en ceci :

Malade affecté, après une incubation d'un mois environ, d'un chancre du sillon balano-préputial ; — chancre datant de cinq jours, mesurant trois millimètres de diamètre, et présentant déjà un bourrelet induré ; mais chancre non encore compliqué d'une adénopathie appréciable.

On applique sur ce chancre une couche relativement épaisse de sublimé en poudre, qu'on laisse à demeure trente minutes. Quatre jours après, nouvelle application semblable pour détruire le bourrelet induré qui persiste. Production d'une eschare ; persistance de l'induration, mais non-apparition de l'adénopathie usuelle du chancre. — Cicatrisation de la plaie. — Puis, au quarantième jour environ, éruption d'une roséole caractéristique ; — et, plus tard, syphilide papuleuse, syphilides gutturales, etc.

Donc, ici encore, échec de la cautérisation, et de la cautérisation pratiquée avec un caustique mercuriel. N'était-ce pas à prévoir ?

EXCISION DU CHANCRE

Technique opératoire. — Résultats locaux. — Résultats généraux.

III. — Venons enfin à la troisième méthode, celle qui a les faveurs du jour : l'*excision du chancre.*

De vieille date on avait extirpé des chancres en vue d'arrêter la syphilis à son origine. Mais, en raison de ses insuccès, cette méthode était presque universellement délaissée, lorsqu'en 1877 un mémoire important, publié à Vienne par Auspitz [1] et contenant trente-trois expériences d'excision du chancre, vint rappeler sur ce sujet l'attention des syphiligraphes. Depuis lors la question a été remise à l'ordre du jour. De tous côtés on a excisé des chancres. On en a tant et tant excisé qu'en 1887 l'auteur d'une très complète et très intéressante monographie sur le sujet, le Dr Crivelli, pouvait réunir 454 cas d'excision de chancres et de chancres qui pour la plupart étaient de date plus ou moins récente [2]. De son côté, Ehlers en a relaté 584 cas dans son mémoire de 1891 [3].

Voyons ce qui a résulté de tant d'efforts.

I. — Tout d'abord, qu'entend-on par ce mot d'*excision* du chancre ?

L'excision du chancre est une opération qui consiste à séparer de l'organisme les tissus morbides constituant le chancre.

On avait pensé, à l'origine, qu'il suffirait d'enlever le chancre d'un coup de ciseaux, et on se contentait de le détacher en excisant sous forme de « copeau » la portion de téguments où il siégeait. Mais, de nombreux insuccès ayant suivi cette pratique, on s'est montré plus exigeant. On a dit : Il faut aller plus loin ; il faut enlever *complètement* le chancre, avec toutes ses racines, avec toutes ses radicelles de pénétra-

1. *Vierteljahresschrift für Derm. und Syphilis*, 1877, p. 107. — Ce mémoire avait été précédé d'un autre mémoire du même auteur en collaboration avec le Dr Unna. — Mais, encore une fois, je ne fais pas de bibliographie dans cet ouvrage, les leçons cliniques ne se prêtant pas à l'historique des questions. Sans quoi, j'aurais été coupable de ne pas citer à leur place le mémoire de Hüter sur *l'excision de l'ulcère induré* (1867) et les tentatives d'excision pratiquées par Coulson, Thiry, Lewin, Caspary, etc. Je renvoie le lecteur aux monographies spéciales pour l'historique du sujet.

2. Crivelli, *Des signes précoces de l'infection syphilitique comme contre-indication du traitement abortif de la syphilis*, Archives gén. de médecine, 1887, t. I et II.

V. aussi deux excellentes revues sur la question publiées par le Dr Morel-Lavallée (*Gazette des hôpitaux*, 1888) et le Dr Ricklin (*Revue de thérapeutique*, 1892).

3. E. Ehlers, *Extirpationen af den syphilitiske initiallæsion*, Copenhague, 1891.

tion ; il faut l'enlever « comme l'on enlèverait un cancer et aussi soigneusement », avec une large zone tégumentaire à son pourtour. Dans ces conditions nouvelles, l'excision du chancre est devenue une petite opération, pour laquelle l'anesthésie est de rigueur (soit l'anesthésie locale, soit même l'anesthésie par le chloroforme), et qui se pratique comme il suit :

Soulevé ou non avec un ténaculum, le chancre doit, d'une part, être séparé à sa circonférence des tissus périphériques, et, d'autre part, être détaché à sa base des tissus sous-jacents.

L'essentiel est de l'enlever *tout entier*, de ne rien laisser de sa substance ; sinon, en principe, l'opération serait frappée d'insuccès. Il faut donc :

1° Dépasser de plusieurs millimètres, voire d'un centimètre d'après quelques auteurs, la circonférence du chancre ;

2° Le disséquer sous sa base, et cela assez profondément ;

3° L'extirpation faite, s'assurer par l'examen et le toucher qu'on n'*en a rien laissé*, qu'on n'a pas oublié la plus minime parcelle de tissu morbide ; — d'où le conseil de racler, après l'excision, le fond de la plaie avec la curette ;

4° Enfin, ou bien suturer la plaie, ou bien la panser à plat ; — le tout suivant les principes d'une rigoureuse antisepsie.

Ajoutez qu'une autre précaution s'impose encore, à savoir : préserver d'une inoculation les parties mises à nu par le bistouri. Et, en effet, les sécrétions issues du chancre pourraient, au cours de l'opération, souiller la plaie et l'inoculer spécifiquement. Il convient donc, au préalable, ou bien de recouvrir le chancre d'une couche épaisse de collodion, ou bien, plus sûrement, de détruire la spécificité du chancre en le cautérisant au fer rouge, avant de porter le bistouri sur les tissus.

Tout cela, vous le voyez, fait de l'excision une opération véritable et assez délicate.

D'autant que, « pour être suffisante », une exérèse doit constituer une large brèche, qui ne saurait, dit le Dr Jullien, « être inférieure à une pièce de deux francs » ; — d'autant, encore, qu'il est des indurations dont le noyau ou les racines pénètrent fort avant dans les parties molles.

D'après cela, vous préjugez bien que la méthode ne saurait être applicable à tous les cas. Car, s'il est des régions qui se prêtent à l'excision, il en est d'autres qui l'interdisent, en raison des délabrements, des mutilations qui en résulteraient. Allez donc, pour un chancre du méat, réséquer une partie du gland ou de l'urèthre ! Allez donc, pour un chancre du frein ou un chancre sub-uréthral, perforer l'urèthre ! Allez donc exciser une partie de la paupière pour un chancre palpébral, une portion de la lèvre pour un chancre labial [1], etc.!

Inversement, si, par une chance heureuse, le chancre affecte une partie qui puisse être réséquée sans dommage (telle que le prépuce ou une petite lèvre quelque peu exubérante), l'excision du chancre se transforme alors en une opération facile et sans importance.

Voilà pour l'opération en elle-même, qui, au total, est des plus simples, en principe tout au moins. Mais ce n'est là que le petit côté d'une grosse question qu'il me reste à discuter maintenant.

II. — Cette opération, quels en sont les *résultats ?*

Distinguons bien ici, tout d'abord, les résultats locaux et les résultats généraux.

Comme *résultats locaux,* rien que de très simple pour la plupart des cas. Le petit traumatisme se répare hâtivement et sans complications. En quelques jours tout est fini. Il reste seulement une cicatrice, d'étendue et de profondeur naturellement proportionnelles au délabrement exigé par l'excision.

Certains auteurs ont dit que l'excision ne laisse même pas de cicatrice. Mais je demande, au nom du sens commun, comment une opération qui comporte l'ablation de toute la peau sur une surface « de l'étendue moyenne d'une pièce de deux francs » pourrait ne pas laisser de cicatrice!

D'autre part, deux points à signaler :

L'un est relatif à une complication opératoire, l'*hémorrhagie.*

Ainsi que toutes les plaies traumatiques de la verge, l'excision du chancre se complique parfois d'hémorrhagie, et d'une variété d'hémorrhagie plus tenace, plus redoutable que toute autre, à savoir d'hémorrhagie *en nappe,* qui coule on ne sait d'où et contre laquelle échouent souvent les procédés usuels d'hémostase. J'ai dans mes notes l'histoire d'une excision chancreuse qui fut suivie d'une hémorrhagie de cet ordre, contre laquelle vinrent échouer tous les procédés vulgaires, et qui ne put être définitivement arrêtée, après une perte de sang *considérable,* que par trois applications de fer rouge.

Le second point est plus curieux et concerne un phénomène inattendu, à savoir : *reproduction in situ de l'induration excisée.*

On a enlevé le chancre, je suppose, et, avec le chancre, toute sa base d'induration. Plus vestige de rien. Puis, voici que, quelques jours plus tard, une induration nouvelle se produit sous la cicatrice, s'accroît, se développe, et reconstitue trait pour

1. Je connais un cas où, à propos d'un chancre péri-unguéal, on n'a pas reculé devant l'amputation de la phalangette. La syphilis n'en a pas moins suivi.

trait l'induration excisée. — Quelquefois même elle est supérieure à la précédente comme volume et comme dureté.

Cette reproduction, cette sorte de reviviscence de l'induration *in situ* est loin d'être un fait rare en l'espèce; tout au contraire, c'est un accident assez fréquent, assez fréquent, entendez-le bien. Vous le trouverez signalé dans une foule d'observations, et, pour ma seule part, je l'ai constaté plusieurs fois.

Mais il y a plus. Quelquefois on s'est entêté, et l'on a excisé cette seconde induration. Qu'est-il arrivé? C'est qu'une troisième induration s'est constituée aux lieu et place de la seconde et de la première, en reproduisant les caractères de l'une et de l'autre.

Donc, vous le voyez, l'excision du chancre n'est pas toujours aussi inoffensive, aussi indifférente qu'on s'est plu à le dire. Elle a bien ou elle peut bien avoir ses désagréments locaux.

Mais n'insistons pas plus que de raison sur ces accidents d'ordre très secondaire, que d'ailleurs nous accepterions presque avec enthousiasme si l'opération était de nature à préserver nos malades de la vérole. Et hâtons-nous de venir au fait, au grand fait qui seul mérite de fixer notre attention en l'espèce, à savoir les conséquences de l'excision par rapport à la préservation de l'organisme.

Oui ou non, l'excision du chancre, convenablement faite, supprime-t-elle la syphilis, réalise-t-elle ce qu'on a appelé « l'éradication de la syphilis » ? Tout est là.

Constatons d'abord un premier résultat, celui-ci indiscutable, indiscuté.

C'est que, dans les expériences d'excision du chancre tentées en vue d'enrayer l'infection constitutionnelle, *on a échoué bien plus souvent qu'on n'a réussi*. Cela ressort des aveux mêmes des expérimentateurs, des comptes rendus de leurs observations.

Ainsi, dans la statistique qu'il a très soigneusement dressée sur tous les faits publiés jusqu'à 1886, le Dr Crivelli aboutit à ce résultat :

Sur 454 cas :

Succès	102
Insuccès	339

C'est dire que 339 fois sur 454 la syphilis s'est développée à la suite de l'excision du chancre tout comme si l'on n'avait rien fait, comme si l'on n'avait pas touché au chancre.

339 contre 102; le chiffre est assez significatif par lui-même pour n'avoir pas besoin de commentaires.

De son côté, la statistique d'Ehlers donne, sur 584 cas :

Succès	137
Insuccès.	447

Ce qui représente, comme proportion des deux statistiques précédentes, 22 ou 23 pour 100 (c'est-à-dire un cinquième environ) de cas heureux, de *succès*.

Eh bien, pour ne pas être très élevé, ce chiffre n'en resterait pas moins très encourageant. Car, voyez donc! Un malade sur cinq, au bas mot, préservé de la vérole, et cela au prix d'une opération en somme légère. Ce serait superbe! Et même, diraije, cette moyenne serait-elle inférieure au chiffre précité, que tous, tant que nous sommes, nous y applaudirions; oui, tous, nous nous déclarerions partisans enthousiastes de la méthode abortive par le seul fait des succès qu'elle pourrait réaliser dans un certain nombre de cas, quel que soit ce nombre.

Malheureusement, il ne suffit pas de compter les observations, comme l'a dit sagement un vieil adage ; il faut aussi les *peser*, pour voir ce qu'elles valent et ce qu'elles démontrent. Or, quand on vient à *peser* les cas donnés comme « succès » dans les statistiques précédentes, c'est-à-dire les cas dans lesquels l'excision du chancre n'a pas été suivie des manifestations constitutionnelles de la syphilis, le plateau de la balance apparaît bien peu chargé, et la critique la plus impartiale conduit à reconnaître que, pour l'énorme majorité, les cas en question ne démontrent en rien ce qu'on a prétendu leur faire démontrer. — De cela voici la preuve :

I. — Quelle confiance, d'abord, accorder aux faits cités par les médecins qui professent la doctrine de l'*unicisme*, c'est-à-dire aux médecins pour lesquels il n'existe qu'une espèce unique de chancre, pour lesquels chancre simple et chancre syphilitique sont choses identiques ? Ces médecins, en excisant un chancre, se sont-ils occupés de déterminer s'ils excisaient un chancre simple ou un chancre syphilitique ? Ce n'était pas leur affaire. Pour eux, un chancre est un chancre. Pour eux, tout cas d'excision de chancre non suivie de syphilis est un succès, en ce sens que la syphilis ne s'est pas produite à la suite de l'opération. Pour nous, au contraire, une excision de chancre simple n'a aucune valeur, parce que nous savons que ce chancre, même non excisé, ne sera pas suivi d'accidents constitutionnels.

II. — Que penser, en second lieu, d'un grand nombre d'autres cas où l'excision a porté (comme en témoigne le détail de l'observation) sur des chancres ayant suivi le rapport contagieux à échéance de quelques jours (de 1 à 6, 8, 10, 12 jours, par exemple) ? On donne comme succès des cas de cet ordre, observés sur des chancres à *courte incubation !* Mais n'est-il pas prouvé aujourd'hui, n'est-il pas acquis, autant par les faits d'observation clinique que par les données d'expérimentation, que jamais, au grand jamais, le chancre syphilitique ne suit la contagion à échéances aussi courtes? C'est le chancre simple, *seul*, qui entre en scène de 1 à 12 jours après la contagion. Le chancre syphilitique, lui, incube d'une façon bien autrement longue, 3, 4, 5, 6 semaines, voire davantage. — Donc, nous sommes pleinement autorisés à révoquer en doute la nature syphilitique de ces prétendus chancres syphilitiques à incubation aussi courte ; et le fait que ces chancres n'aient pas été suivis d'infection constitutionnelle après excision ne démontre rien en faveur de l'excision. Ce qu'on a excisé dans les cas de ce genre, c'était ceci ou cela, peu nous importe et ce n'est pas à nous de le déterminer, mais ce n'était pas, assurément, des chancres syphilitiques.

III. — Que penser encore d'un grand nombre de cas où les malades, à la suite de l'excision, n'ont pas été observés un temps suffisant pour qu'on ait pu acquérir la certitude, la preuve indéniable de leur immunité ? Maintes fois on avoue que les malades n'ont été suivis que quelques mois (quatre mois, trois mois), n'ont été suivis que quelques semaines, ou même ont été perdus de vue presque aussitôt après l'opération. Quelle valeur accorder à des observations tronquées de la sorte, incomplètes à ce degré, alors que, pour démontrer l'immunité consécutive, une surveillance de six mois au minimum aurait été rigoureusement indispensable ?

IV. — D'autre part, enfin, il est absolument rare, il est exceptionnel qu'on ait songé à déterminer la qualité syphilitique de la lésion excisée de par les données d'une *confrontation*, c'est à-dire de par l'examen du sujet d'où pouvait dériver la contagion, si contagion il y avait. Et, cependant, est-ce qu'il ne fallait pas, de toute rigueur, commencer par établir ce fait primordial que le malade *s'était exposé à gagner la vérole ?* Est-ce que cela n'était pas un témoignage indispensable à produire ? Est-ce que ce témoignage n'eût pas constitué une présomption en faveur de la qualité syphilitique de la lésion excisée ? Est-ce que l'absence de ce contrôle ne laisse pas planer un doute formel sur la valeur de l'observation ?

Eh bien, non, on ne s'est pas préoccupé de cela, tout au moins dans l'énorme majorité des cas. On s'est borné à exciser, en disant : « Nous excisons un chancre ». Mais pourquoi dire « un chancre » ? Qu'est-ce qui démontre que la lésion excisée était bien et dûment un chancre ?

Le chancre syphilitique a deux bons caractères : son induration et son bubon satellite. Mais ces deux caractères n'appartiennent qu'au chancre *adulte*, au chancre confirmé, c'est-à-dire au chancre âgé de 8 à 10 jours tout au moins. Or, ce n'est pas, de l'aveu commun, le chancre adulte qu'il y a intérêt à exciser. Le chancre « bon à exciser », celui dont la suppression peut, suppose-t-on, aboutir à la suppression de la vérole, c'est le chancre *jeune*, tout jeune, naissant, presque embryonnaire. Eh bien, ce chancre jeune, tout jeune, a-t-il donc des caractères qui en affirment la spécificité ? Non, que je sache. A cet âge, à cette période, il ressemble à n'importe quelle plaie. Il ne présente, en tout cas, rien de spécifique, ni dans sa configuration, ni dans ses bords, ni dans son fond, ni dans sa couleur, ni dans aucun de ses attributs objectifs[1]. Pour ma part, *je me déclare incapable d'établir le diagnostic d'un chancre syphilitique dans ses premiers jours.* Je me récuse devant une difficulté ou même, disons mieux, une impossibilité de ce genre. S'il est des confrères assez habiles pour résoudre un tel problème, je suis tout prêt à recommencer avec eux mon éducation syphiligraphique. Mais, peut-être bien, si on les mettait au pied du mur, éprouveraient-ils un certain embarras à nous dire de quels signes ils disposent pour reconnaître d'une façon si positive le chancre naissant, le chancre âgé d'un, de deux, trois ou quatre jours.

La vérité, au total, la voici : c'est que, dans la plupart, dans la grande majorité des cas, on a excisé *sans savoir ce qu'on excisait*, c'est qu'on a taxé de « chancres » des lésions qu'on n'avait pas de motifs suffisants pour diagnostiquer chancres.

Je ne veux pas dire et je ne dis pas que tous les cas produits comme « excisions de chancre avec succès » aient été des erreurs diagnostiques. Mais j'ai le droit et le devoir de dire qu'aucun, jusqu'à ce jour, ne porte avec lui la démonstration de ce qu'on a prétendu lui faire démontrer. Il n'en est pas un dont il ressorte la preuve irrécusable, absolue, que l'excision ait supprimé la vérole.

1. V., à ce sujet, une pièce des plus intéressantes, déposée au musée de l'hôpital Saint-Louis (Collection particulière, pièce n° 41). Cette pièce représente, très habilement et très scrupuleusement reproduit par M. Baretta, un chancre syphilitique observé à son *quatrième jour* (exactement), chancre qui a été suivi des symptômes les plus classiques d'infection constitutionnelle.

Or, ce chancre ne présente absolument aucun des caractères dits spécifiques, ni comme forme, ni comme couleur, ni comme état de bords, ni comme fond, ni comme physionomie générale. Il est exactement ce que pourrait être la plaie la plus simple, celle qui, par exemple, résulterait d'une cautérisation.

Cette pièce est éminemment instructive, et je la recommande à l'attention de mes confrères.

Et, réciproquement, que de plaies simples de la verge ou d'autres sièges revêtent parfois la physionomie du chancre syphilitique !

Qu'aurait-il donc fallu, que faudra-t-il donc à l'avenir (car la question reste ouverte et appellera nécessairement de nouvelles recherches) pour établir formellement ce fait (s'il est à établir), à savoir que l'excision du chancre est capable d'éteindre la syphilis en germe ? Je vais le préciser.

Ce qui sera indispensable à cette démonstration, c'est un certain nombre d'observations présentant les quatre garanties que voici :

1° Tout d'abord, une *confrontation*. — Le premier point à établir, en effet, n'est-il pas que le sujet sur lequel on suppose un chancre syphilitique s'est exposé à contracter un chancre syphilitique ?

(Je ne vous propose pas, bien entendu, pour pratiquer l'excision, d'attendre les résultats d'une confrontation qui peut n'être que tardivement réalisable. Mais je vous dis : l'excision faite, ne négligez jamais de remonter à la source possible de la contagion, si vous voulez que votre observation ait une portée, une valeur scientifique.)

2° En second lieu, une *incubation* classique. — Toute observation ne sera démonstrative que si la lésion présumée chancre s'est produite, à la suite d'une contagion possible avec une femme affectée de syphilis, dans les conditions où se produit le chancre, c'est-à-dire après une incubation de plusieurs semaines, de trois semaines au minimum, par exemple.

3° En troisième lieu, *une observation complète et raisonnée*, d'où il résulte que le malade n'a pas été affecté de syphilis antérieurement; — que sa lésion actuelle présente bien les attributs habituels du chancre syphilitique; — qu'elle ne saurait être constituée ni par un herpès, ni par une érosion inflammatoire, ni par un chancre simple, ni par une syphilide chancriforme, ni par une lésion de gale, ni par une folliculite ulcéreuse, etc.

4° En quatrième lieu, *une surveillance assidue et prolongée* du malade, prolongée au minimum six mois, afin qu'il soit bien constant, qu'il soit irréfutablement établi que le sujet affecté de la lésion supposée chancre n'a présenté, postérieurement à l'excision, aucun accident d'ordre syphilitique, et cela, bien entendu, *en l'absence de tout traitement spécifique*.

Voilà, Messieurs, pour les observateurs de l'avenir, le programme à remplir strictement et dans tous ses points, s'ils veulent établir sur une base certaine, irréfragable, l'authenticité des effets abortifs de l'excision.

Or, quant à présent, avons-nous une observation, une seule

observation satisfaisant aux quatre conditions de ce programme et démontrant qu'un chancre excisé avec de telles garanties n'a pas été suivi d'infection constitutionnelle ? — Non.

On invoque bien 137 observations où l'on nous dit que la syphilis « a été enrayée par l'excision du chancre ». Mais il n'est pas une seule de ces observations qui ne présente un desideratum, une lacune. Impossible de les analyser devant vous, car un tel labeur serait aussi long que fastidieux. Mais j'ai lu tous ces cas, et vous voudrez bien me croire sur parole. Or, j'affirme qu'aucun n'est probant, qu'aucun ne comporte la signification qu'on lui a imprudemment attribuée. — Au hasard je vous citerai trois observations de cet ordre, dues à M. le Dr Jullien, qui voudra bien ne voir dans la critique suivante que le témoignage de l'estime en laquelle je tiens ses travaux [1].

M. Jullien a tenté 15 fois l'excision. Douze fois il a échoué; mais trois fois il a réussi, dit-il, à préserver ses malades de la syphilis.

Eh bien, que valent ces trois observations ?

Dans l'une, l'auteur avoue que son malade eut, au cent troisième jour, une « amygdalopathie suspecte ». — Donc, c'est là un cas au moins douteux, dont il n'est pas à tenir compte.

Dans une seconde, l'auteur excisa un chancre de dix-neuf jours, qui n'avait pas d'adénopathie; et, en outre, il se crut obligé de prescrire des pilules de sublimé !

Or, je le demande à M. Jullien, un chancre de dix-neuf jours *sans adénopathie* n'a-t-il pas toutes chances pour ne pas être un chancre syphilitique ? — Puis, que vient faire le traitement mercuriel, si l'auteur lui-même ne jugeait pas son malade syphilitique ? — C'est donc là encore une observation à reléguer.

Dans la troisième, l'auteur excise un chancre. — L'induration se reproduit sous l'excision; et, trois mois après, se montre près du frein une « ulcération chancroïde ». — Qu'était-ce que cette ulcération? Je n'en sais rien, mais on avouera qu'elle est tout au moins suspecte.

En toute conscience, ne faut-il pas d'autres observations que celles-là pour faire la preuve d'un point litigieux?

De sorte, en définitive, que la plus stricte et la seule légitime conclusion que nous ayons à tirer des faits produits comme exemples de syphilis enrayées par l'excision du chancre ne saurait être que la suivante :

Il est bien possible que, dans quelques-uns des cas en ques-

1. V. *Union médicale*, 5 mars 1891. — V. aussi un intéressant travail du Dr Edmond Wickham (*De l'excision du chancre syphilitique*), en réponse au mémoire de M. le Dr Jullien.

tion, l'excision du chancre (accompagnée ou non de l'extirpation des ganglions symptomatiques) ait réalisé l'arrêt de l'infection, ait enrayé l'infection en son germe; — mais, si cela est possible, cela *n'est en rien démontré.*

Au total, donc, de par les faits produits jusqu'à ce jour et produits (remarquez bien ceci) en faveur de l'excision, il est encore également impossible soit de récuser, soit d'admettre les vertus abortives de la méthode, voilà l'exacte vérité.

Malheureusement, ce n'est pas tout. Car voici venir maintenant deux ordres de considérations qui vont je ne dirai pas ruiner la doctrine, mais diminuer le reste de confiance que nous pouvions accorder à cette méthode.

I. — La première de ces considérations, c'est que, *dans la presque totalité des cas où l'on s'est efforcé d'établir la probabilité de la syphilis par une confrontation, l'excision a échoué.*

Tels sont, par exemple, six cas publiés par MM. Mauriac, Gibier, Rasori et W. Taylor.

Dans ces six cas, on ne s'est pas borné à exciser, sans se préoccuper de remonter aux sources possibles de la lésion. On a, tout au contraire, institué des confrontations en règle. On a examiné au préalable les six femmes accusées d'avoir transmis la contagion, et on les a trouvées toutes les six affectées de syphilis, deux avec des chancres, les quatre autres avec des accidents secondaires (plaques muqueuses, roséole, adénopathies, etc.). Puis, cela connu, on a excisé les lésions que, de par ces données et d'autres, il y avait lieu de considérer comme constituées par des chancres syphilitiques.

Eh bien, qu'est-il advenu? C'est que *six fois sur six* l'excision n'a rien produit et que les accidents secondaires sont entrés en scène à terme normal, tout comme si l'on avait laissé subsister le chancre.

II. — Enfin, une dernière considération qui me reste à vous exposer est vraiment de nature à discréditer l'excision, comme vous allez en juger :

Il est de règle d'excuser les insuccès de la méthode par la raison suivante, raison fort plausible d'ailleurs, au moins théoriquement. On dit : « Il n'est pas étonnant que l'excision échoue presque toujours ; car presque toujours elle intervient *trop tard.* Les malades n'arrivent guère à nous, en effet, qu'avec un chancre déjà plus ou moins âgé, déjà induré, déjà flanqué de son adénopathie. Or, l'induration équivaut à un certificat de syphilis acquise, et le bubon atteste mieux encore que l'infection a pénétré dans l'organisme. Dans ces conditions, c'est-à-dire alors que l'empoisonnement de l'organisme est bien sûrement accompli, c'est presque puéril de tenter l'excision. Tandis que, si l'on arrivait plus tôt, si l'on avait la chance de pouvoir pratiquer l'excision dans les premiers jours ou, *a fortiori*, dans les premières heures du chancre, et cela avant l'induration, avant l'envahissement ganglionnaire, peut-être serait-on plus heureux, peut-être pourrait-on de la sorte tuer le mal dans son germe et enrayer l'infection. »

Eh bien! Messieurs, on a pratiqué l'excision dans les conditions spécialement favorables que je viens de dire, à savoir tout à fait au début du chancre, dès ses *premiers jours*, voire dès ses *premières heures*. Et, dans les observations où l'on a pris soin d'établir au préalable que la lésion excisée pouvait être le résultat d'une contamination syphilitique, on a toujours vu l'excision rester impuissante à conjurer l'infection.

De cela voici la preuve.

M. Mauriac a eu l'occasion de rencontrer un chancre âgé de 50 à 56 heures, chancre de la dimension d'une tête d'épingle, et non accompagné d'adénopathie. Il l'excisa largement, en emportant une zone étendue de téguments périphériques. Et néanmoins il vit se produire, en temps voulu, l'explosion des accidents secondaires.

Le même observateur a pratiqué l'excision de « deux chancres datant de 48 heures, ne dépassant pas le diamètre d'une tête d'épingle, et non encore accompagnés d'adénopathie ». — Au 71e jour se fit de même l'explosion secondaire.

Enfin, voici un fait qui n'a pas son pendant. Dans celui-ci, l'excision du chancre a été pratiquée au début même du chancre, à savoir *douze heures* environ après l'éclosion du chancre (pourra-t-on jamais arriver plus tôt?), et cela dans les conditions suivantes, qui méritent d'être racontées.

Un jeune homme a rapport avec une femme. Il apprend que cette femme est syphilitique. Effrayé, il la conduit dès le lendemain chez le Dr Rasori, qui constate sur elle « des plaques muqueuses couvrant la vulve », en même temps que la cicatrice d'un chancre récent.

Voilà donc un malade et un médecin dûment avertis, s'attendant à l'explosion prochaine d'une syphilis, et surveillant l'invasion morbide avec une scrupuleuse attention.

Qu'advient-il ? Vingt-sept jours se passent, jours de mortelles angoisses, pendant lesquels ce jeune homme ne cesse de s'examiner la verge du matin au soir, ne cesse de se laver avec toutes sortes de vinaigres et de lotions antiseptiques. Rien d'anormal ne se produit.

Enfin, le matin du 28e jour, le jeune homme en question découvre sur la muqueuse de son prépuce une tache rouge, papuleuse, lenticulaire. — Il court chez le Dr Rasori, qui, séance tenante, d'un coup de ciseaux excise toute la partie suspecte de la muqueuse. — A ce moment, je me répète à dessein, le chancre n'avait certes pas plus de *douze heures;* car, la veille au soir, le malade s'était encore soigneusement examiné comme de coutume et n'avait rien constaté de morbide.

Résultat : 48 jours après l'excision, c'est-à-dire au terme absolument classique, explosion de roséole et de plaques muqueuses de la gorge, exactement comme dans un cas abandonné à son évolution normale.

De même, dans un cas relaté par W. Taylor, l'excision d'un *chancre datant de douze heures environ*, bien que pratiquée largement et bien au delà des limites de la lésion, n'empêcha ni l'adénopathie d'apparaître 20 jours plus tard ni l'explosion secondaire de s'inaugurer vers le 52e jour [1].

Et de même, enfin, pour de nombreux faits de syphilis expérimentale. « Nous avons fait sur le singe, dit Neisser, une longue série d'expériences concernant l'excision du chancre et malheureusement le résultat n'a guère été favorable à la méthode... J'ai observé un macaque sur lequel la syphilis s'est développée régulièrement, quoique l'excision eût été pratiquée *huit heures* après l'inoculation..

En présence de tels faits on aurait presque le droit de dire que la cause est entendue et le procès jugé; car aura-t-on jamais l'occasion de faire intervenir la méthode d'une façon plus hâtive ?

Aussi bien ces derniers faits sont-ils de véritables coups de massue pour la méthode abortive. Si la méthode échoue en de telles conditions, à une période aussi jeune du chancre, que peut-on en attendre jamais ? Et serait-il donc vrai ce mot de Ricord, d'après lequel « on aurait beau amputer la verge du malade dès l'apparition du chancre, que la vérole ne s'en produirait pas moins » ?

Une mention toute particulière doit encore être accordée ici à un tout petit groupe de faits vraiment extraordinaires dans

1. Un cas analogue, observé dans le service de mon regretté collègue et ami le Dr Du Castel, a été produit par le Dr J. Brandès (*Contribution à l'étude de l'excision du chancre induré*, Thèse de Paris, 1891). Dans ce cas, l'ablation d'un chancre de la verge, pratiquée par circoncision, et cela « dix heures après l'apparition de l'accident », n'a pas empêché l'infection de se produire. — A remarquer cependant que cette observation prête à la critique en deux points : longueur un peu insolite de l'incubation, et précocité plns insolite encore de l'invasion secondaire; double particularité d'après laquelle on est conduit à se demander si le chancre, au moment de l'opération, n'était pas *plus âgé* que ne le déclarait le malade. — En tout cas, les ganglions inguinaux restaient encore indemnes.

lesquels, si je puis ainsi parler, l'excision du chancre a été pratiquée *avant la naissance même du chancre* par exérèse de l'organe ou du département tégumentaire sur lequel il devait naître. Je m'explique. Il est des cas (en très petit nombre, quatre à ma connaissance) où l'on a retranché la partie contaminée avant l'époque où le chancre s'y serait développé suivant les lois de l'incubation normale. Eh bien, — qui le croirait? — même pratiquée en de telles conditions, l'excision n'a pas conjuré l'infection, et la généralisation de la syphilis s'est effectuée sans foyer initial, c'est-à-dire *sans chancre*.

De cela voici un exemple :

Un jeune homme se fait une légère écorchure dans un coït, au niveau de l'anneau inférieur du prépuce. Quelques jours après, il apprend de bonne source que la femme avec laquelle il vient d'avoir rapport a communiqué récemment la syphilis à deux de ses amis. Effrayé, il court chez son médecin, qui lui propose de pratiquer d'urgence la circoncision. Cette opération est faite le lendemain. Rien ne se produit pendant deux mois et quelques jours, à part un certain degré d'engorgement ganglionnaire inguinal qu'on attribue à la réaction inflammatoire consécutive à l'opération. Puis apparaît une roséole, suivie bientôt de divers accidents secondaires et, plus tard, de manifestations tertiaires pour lesquelles j'ai traité ce malade [1].

De sorte que l'excision d'un chancre qui *n'était même pas né* n'a pas prévenu l'infection générale.

Ainsi donc, échec sur toute la ligne. Échec de l'excision dans le cas de chancre déjà plus ou moins âgé; — échec de l'excision dans le cas de chancre tout jeune, âgé seulement de quelques jours ; — échec de l'excision dans le cas de chancre encore à naître; — voilà le bilan de la méthode.

Est-ce donc que, dans la contamination syphilitique, l'infection du principe toxique serait immédiate, instantanée, comme dans certaines intoxications (intoxication cyanhydrique, par exemple) où la réalité d'une absorption subite n'est que trop bien démontrée par une sidération soudaine de l'organisme ?

Ou bien, est-ce que, sans être instantanée, cette infection se fait tout au moins avec une rapidité qui lui permet de devancer l'apparition du chancre ?

On ne saurait le dire, bien entendu, car le mystère de l'imprégnation syphilitique nous échappe encore absolument.

Toujours est-il que cette imprégnation doit être singulière-

1. Voir un cas analogue relaté par Gerber, de Kœnigsberg (*Therapeutische Monatshefte*, 1892, et *Traitement de la Syphilis*, par le Dr Mauriac, p. 450).

ment hâtive. Car, en certains cas d'excision de chancre encore tout jeune (c'est-à-dire datant de quelques jours), on a trouvé dans les tissus périphériques au chancre le témoignage d'une infiltration néoplasique déjà copieusement diffusée, et diffusée surtout dans le sens centripète (W. Taylor, Tarnowsky, etc.). Exemple :

Un petit chancre âgé de *quatre jours* est largement excisé, et les téguments qui l'environnent sont soumis à un très soigneux examen microscopique. Or, *dans un rayon d'un pouce* au pourtour de ce chancre, on découvre des altérations histologiques nettement accentuées, consistant en ceci : prolifération de jeunes cellules infiltrant les petits vaisseaux, les lymphatiques, les espaces péri-vasculaires et péri-lymphatiques, etc. ; en un mot, diffusion déjà largement irradiée du processus spécifique, ce qui veut dire prise de possession de l'organisme par un infiltrat infectieux non visible à l'œil nu, ne se trahissant cliniquement par aucun signe, mais patent et indéniable à l'examen histologique.

S'il en est ainsi, tout s'explique, et voilà le pourquoi des insuccès cliniques de l'excision tout naturellement interprété. Telle qu'elle a été pratiquée et telle qu'elle peut l'être seulement, l'excision du chancre échoue toujours et est condamnée à échouer toujours parce qu'elle est fatalement *trop tardive*. Et pourquoi est-elle trop tardive? Parce qu'il se produit autour du chancre, dès ses premiers jours certainement et peut-être même dès ses premières heures, une *atmosphère infectieuse* qui irradie d'une façon très hâtive et, de proche en proche, envahit rapidement l'organisme, au point de constituer à très bref délai une imprégnation générale de tout l'être.

Certes, personne n'est autorisé à dire aujourd'hui : « Sûrement, c'est ainsi que se passent les choses et que se produit l'imprégnation syphilitique » ; — mais tout le monde s'accordera à croire que, suivant toute vraisemblance, il doit en être de la sorte.

L'EXCISION DU CHANCRE CONSTITUE-T-ELLE AU MOINS UNE « MÉTHODE ATTÉNUANTE » DE LA SYPHILIS?
CONCLUSIONS PRATIQUES SUR LES INDICATIONS DE LA MÉTHODE.

Je pourrais borner là, Messieurs, ce que j'ai à vous dire de l'excision du chancre. Toutefois un point annexe mérite encore notre attention.

On a plaidé les circonstances atténuantes en faveur de la

méthode en question. « Ne la condamnez pas absolument, a-t-on dit. Sans doute, en tant que méthode abortive, elle est loin de répondre à ce que l'on pouvait théoriquement en espérer. Mais elle a un autre mode d'action. C'est ou ce peut être une méthode *atténuante*. En supprimant le chancre, elle supprime un nid d'infection, une légion de microbes. Donc elle diminue le nombre des ennemis qui pénètrent dans la place; donc elle atténue l'infection. Logiquement, cela doit être ; et cliniquement, cela est. »

Et, comme témoignages à l'appui de cette hypothèse, on a produit un certain nombre de cas dans lesquels, en effet, les symptômes secondaires qui ont suivi l'excision se sont montrés discrets, de caractère superficiel et bénin.

Mais que prouvent de tels cas? dirons-nous à notre tour. Est-ce que la grande majorité des syphilis de tout ordre ne débute pas par des symptômes secondaires d'ordre bénin? N'est-ce pas de la sorte que procède la syphilis au moins 19 fois sur 20, et cela alors même qu'elle est destinée plus tard à revêtir des formes graves [1] ?

D'ailleurs, inutile d'ouvrir la discussion sur ce terrain, et pour cause. C'est qu'en effet, si jeune encore que soit la question, on a vu déjà des accidents graves de syphilis surgir à la suite de l'excision. Exemples :

Un malade de M. Mauriac, chez lequel la syphilis avait d'abord paru atténuée par l'excision, fut bientôt pris de syphilides ulcéreuses profondes. Moins de deux ans plus tard, il était affecté d'une nécrose du maxillaire supérieur.

Dans un cas de Neumann, une excision de chancre, voire avec

1. M. le Dr Humbert a dit de même : «... Ce que j'ai peine à concevoir, ce sont les cas où l'on a prétendu que l'excision produit l'atténuation de la syphilis. *En quoi la syphilis a-t-elle été atténuée ?*

« Est-ce parce que les accidents secondaires sont retardés? Mais qu'en sait-on? M. Jullien va certainement un peu loin lorsqu'il affirme que, la roséole apparaissant mathématiquement le 42e jour, le bénéfice de l'excision s'est fait sentir chez des sujets qui ne l'ont vue survenir que 52 jours, en moyenne, après le début du chancre.

« Est-ce parce que les accidents secondaires sont peu nombreux? C'est pour le coup que nous voyons souvent, en dehors de toute excision, des cas analogues. Mais que signifient-ils? Rien, parce qu'ils n'engagent pas l'avenir, parce qu'on ne peut jamais dire que la vérole la plus bénigne à ses débuts ne deviendra pas grave plus tard.

« Il y a des syphilis complètes ou frustes, intenses ou faibles, régulières ou anormales, mais il n'y a pas de syphilis atténuées... On semble oublier que la gravité réelle de la syphilis ne dépend ni de la date, ni du nombre, ni de l'étendue ou de la durée des lésions, mais de leur siège. Et je crois que le malade qui aura été rongé de syphilides et qui jouira d'ailleurs d'une parfaite santé, pourra se vanter d'avoir une syphilis plus atténuée que tel autre qui, après une période secondaire à peu près nulle, aura un beau jour dans le cerveau un tubercule gros comme un pois, qui le tuera.... » (*Société française de dermat. et de syphil.*, 1891.)

extirpation de six ganglions, fut suivie, au 53e jour, d'une poussée de syphilides maculeuses et de papules desquamatives, puis, ultérieurement, d'accidents tertiaires graves : orchite gommeuse, ulcérations du pharynx, gomme du palais, périostite du tibia.

Un malade de Klink, après excision chancreuse, fut affecté d'abord de syphilides, puis, un peu plus tard, de paraplégie.

Sur un autre malade l'excision du chancre fut suivie d'accidents syphilitiques des plus graves : rupia, céphalée, albuminurie, syphilis cérébrale.

Donc, et sans qu'il soit besoin d'insister davantage, l'atténuation de la syphilis, comme résultat de l'excision du chancre, est une pure chimère.

De tout cela que résulte-t-il en somme ?

I. — Une première conclusion ne trouvera pas de contradicteurs : c'est que nous sommes loin d'être édifiés sur la valeur réelle de l'excision chancreuse.

Positivement, il serait impossible aujourd'hui à n'importe quel syphiligraphe de déterminer, preuves en main, si la méthode est radicalement inerte ou bien si elle est susceptible de quelque heureux résultat.

Et pourquoi en sommes-nous là ? Nous en sommes là — faisons une confession sincère — pour deux raisons que voici :

1. — D'abord, parce que nous avons eu le tort, les uns et les autres, de prendre les choses de haut, en croyant trancher la question par de grands principes, par de belles raisons *a priori*.

Les uns ont dit : « La vérole est faite avec le chancre et dès le chancre... Le chancre n'est que l'expression même de la vérole et le premier des accidents secondaires. Donc, l'excision du chancre n'est bonne à rien ; elle supprime un des accidents de la vérole, et voilà tout. Elle résèque une branche, mais laisse subsister l'arbre, etc... »

Les autres ont riposté sur le même ton : « Pas du tout ! Le chancre n'est qu'un accident local, régional. C'est le nid, le berceau de la vérole ; c'est de là que partent les microbes, les germes, qui, par une série de colonisations, vont disséminer et généraliser l'infection. Donc l'excision du chancre doit supprimer la vérole et constituer une méthode abortive. »

Verba et voces. Ces grands principes, ces considérations transcendantes ne feront jamais progresser la question d'un seul pas. Chacun de nous peut bien, dans son for intérieur et au gré de ses préférences personnelles, supposer que la syphilis est acquise ou non avec le chancre, mais chacun de nous est forcé de s'avouer tout bas qu'il n'en sait rien de rien. Et c'est d'après un simple concept, d'après une pure *hypothèse* que nous prétendons juger une question de thérapeutique! Laissons donc les principes, les grands mots et les beaux discours pour revenir à l'expérimentation, laquelle seule peut, en l'espèce comme en toutes choses de même ordre, faire la lumière.

II. — Seconde raison. On a expérimenté, oui certes, mais *on a mal expérimenté*. On a excisé, mais sans se donner la peine d'établir que la lésion excisée avait des raisons plausibles pour être un chancre. En sorte qu'aujourd'hui, avec un lourd bagage d'observations que l'on compterait par centaines, nous ne sommes pas plus avancés qu'au premier jour. Si l'on continue de la sorte, nous ne serons pas plus édifiés dans dix ans que nous ne le sommes actuellement sur la valeur de l'excision.

II. — Comme seconde conclusion, je dirai que la méthode, même admise en principe, *ne saurait être applicable à tous les cas*.

Le bon sens et l'expérience s'accordent pour reconnaître qu'il ne saurait être question de méthode abortive en certaines situations où l'état d'infection accomplie ne peut plus être mis en doute. Ainsi, il est vraiment abusif, presque puéril, de recourir à l'excision dans les trois ordres de cas suivants :

1° Alors que l'induration chancreuse est déjà accentuée ;

2° Alors que l'adénopathie satellite est déjà formulée ;

3° Alors qu'il existe tout à la fois induration et adénopathie.

A fortiori est-il abusif, irrationnel, anticlinique, d'accumuler excision sur excision, c'est-à-dire d'exciser une seconde fois, une troisième fois, voire une quatrième fois (cela s'est fait) les noyaux d'induration qui persistent à se reproduire sous la cicatrice d'excisions antérieures.

Au nom du bon sens commme au nom des résultats d'observation clinique, il n'est qu'un seul ordre de cas où la méthode abortive puisse trouver son application, à savoir :

L'ordre des cas où l'on a affaire à un chancre *jeune*, tout jeune encore, datant de quelques jours au plus ; — à un chancre encore *dépourvu d'induration* ; — à un chancre *non encore flanqué d'une adénopathie satellite*.

C'est en de telles conditions, *exclusivement*, que la méthode a chance de réussir, si elle peut réussir jamais. Et tel est, en effet, le seul ordre de cas où, de par un certain nombre d'observations, elle ait paru (je dis *paru*, et rien de plus) réaliser ce qu'il était permis d'en attendre théoriquement.

Inutile de dire que, bien malheureusement, les conditions sus-énoncées restreignent — et de beaucoup — le nombre des cas où la méthode reste applicable. Car elles sont d'occurrence singulièrement rares. Je mets en fait que, sur cent chancres observés soit à l'hôpital, soit même dans la clientèle de ville, il en est deux ou trois tout au plus qui répondront à ce programme, c'est-à-dire sur lesquels il sera permis de tenter l'excision d'une façon rationnelle.

Que si cependant, par exception rare, ces conditions se rencontrent, quelle sera, quelle devra être notre conduite ? — Nul doute, il faudra pratiquer l'excision.

Certes, de par ce qui précède vous avez pu deviner que je ne suis guère partisan de l'excision. Vous l'avouerai-je même? je n'y crois pas et ne lui accorde aucune confiance, de par ce que j'en ai vu et obtenu jusqu'à ce jour. Et cependant je n'hésite pas à dire que, dans les conditions que je viens de préciser et dans l'état actuel de la science sur ce sujet, l'indication est de pratiquer l'excision.

Pourquoi ? Pour les deux raisons suivantes :

I. — D'abord, parce qu'il n'est pas prouvé d'une façon absolue et définitive qu'il n'y ait rien, absolument rien à attendre de la méthode.

Certes, les résultats enregistrés jusqu'à ce jour sont loin d'être encourageants. Dans les hôpitaux de Paris, par exemple, *on a toujours échoué, sans aucune exception*, et vous ne trouverez pas un seul de mes collègues disposé à plaider, par expérience, la cause de l'excision [1]. Peu encourageantes même sont les conclusions des partisans de l'excision, alors que nous voyons l'un d'eux, celui qui a fait sur la matière le travail le plus complet, Ehlers de Copenhague, aboutir à dire, après avoir cité 137 prétendus succès, que « la méthode n'est capable d'empêcher l'infection générale que dans certains cas bien rares », et recommander, même en cas de succès, le traitement mercuriel (!), tant est médiocre sa confiance dans ces soi-disant succès.

Mais n'importe. Nous ne sommes pas en droit, je le répète, de condamner la méthode; — et, comme elle est au moins rationnelle et bienfaisante d'intention, nous ne sommes pas autorisés à l'exclure, à la répudier, alors du moins qu'elle ne comporte pas de contre-indication locale.

II. — En second lieu, il faut exciser, parce que, vis-à-vis de nos malades, nous avons l'obligation morale de ne rien

1. Ainsi que l'a fort bien dit M. le Dr Humbert, « le nombre des *insuccès* observés à la suite de l'excision chancreuse serait tout à fait incompréhensible si le chancre était en réalité, comme le prétendent certains médecins, l'accident primitif *purement local* de la syphilis. »

négliger de ce qui pourrait leur être utile. Nous n'avons pas le droit, si incrédules puissions-nous être vis-à-vis de la méthode, de ne pas les faire bénéficier d'une chance quelconque, d'un espoir quelconque de salut.

Nous pourrions ne pas y recourir pour nous, s'il s'agissait de nous ; nous n'avons pas le droit moral d'en négliger l'emploi pour autrui.

Il ne faut pas qu'un de nos malades, soit de sa propre inspiration, soit à l'instigation d'un confrère maladroit ou peu bienveillant, puisse dire : « J'avais un chancre qui n'était rien, une vérole naissante que mon médecin pouvait tuer en germe, en m'épargnant de la sorte tous les dangers d'une infection générale ; eh bien, mon médecin n'a rien fait pour arrêter le mal, pour courir la chance de me sauvegarder ; il a assisté, les bras croisés, à l'évolution de mon chancre ; il a laissé naître et se développer en moi la vérole, alors qu'il était maître de la juguler à son début. C'est à mon médecin que je dois ma vérole. »

Donc, le cas échéant et dans les conditions propices sus-énoncées, *excisons le chancre;* voilà, je crois, ce qui est à faire, voilà la règle de pratique à observer, quel que soit d'ailleurs notre sentiment intime relativement aux résultats probables de cette intervention.

Et j'ajouterai finalement, à un autre point de vue : Si nous nous décidons à pratiquer l'excision, pratiquons-la du moins dans des conditions telles que l'expérience (car c'est encore là une expérience) puisse enfin servir à quelque chose, c'est-à-dire ne comporte plus les lacunes, les *desiderata*, les incertitudes qui ont frappé de déchéance jusqu'ici les tentatives de ce genre. Avant et après l'opération, efforçons-nous de réunir l'ensemble de documents nécessaires pour établir en toute probabilité la *qualité* de la lésion excisée, conformément au programme que je vous ai tracé précédemment. Car c'est de la sorte, seulement, que nous aboutirons à fixer définitivement la science sur cette grave question de l'excision du chancre en tant que méthode abortive.

Récemment, enfin, on a proposé, au lieu d'attendre que le chancre soit développé pour lui opposer tel ou tel traitement abortif, de l'attaquer dans son germe, avant qu'il soit né. En cela consiste la méthode dite de Metchnikoff et Roux, qui ont avancé que l'application de pommades préparées avec des sels de mercure (avec le calomel notamment) peut anéantir la syphilis en germe quand on frictionne avec elles, de 1 à 18 heures après l'acte contaminant, les parties qui ont été exposées à la contamination. Cette méthode, naturellement, a fait grand bruit; naturellement aussi elle a eu ses enthousiastes et ses détracteurs. On l'a jugée prématurément, à mon sens. Il faut lui faire encore crédit de quelques années pour apprécier sainement ce qu'on en peut attendre, ce qu'on en peut attendre non pas pour le traitement (et c'est pour cela que je n'en parle pas plus longuement ici), mais pour la *prophylaxie* de la syphilis.

TRAITEMENT GÉNÉRAL DE LA SYPHILIS

APERÇU HISTORIQUE

Après les questions préalables qui nous ont occupés jusqu'ici, nous voici maintenant au cœur même de notre sujet. Je n'aurai plus désormais à vous parler que du traitement même de la syphilis.

Ce serait certes, Messieurs, une curieuse histoire à vous exposer que celle des variations subies par ce traitement à travers les âges.

J'aurais à vous dépeindre d'abord l'affolement qui succéda à l'invasion de la syphilis en Europe vers la fin du xve siècle ; — curieuse époque où la maladie nouvelle était considérée par les uns comme une « punition divine infligée aux hommes en raison de leurs péchés de luxure », et par les autres comme une épidémie d'origine sidérale ; — curieuse époque où les médecins, dit-on, commencèrent par se récuser, « ne voulant pas traiter un mal inconnu, auquel ils ne comprenaient rien », où les invocations aux « Saints guérisseurs », où les pèlerinages, où les recettes fantaisistes des empiriques de tout ordre constituèrent les premiers « traitements » opposés au mal français.

J'aurais à vous montrer comment, peu après, une induction d'analogie conduisit à expérimenter contre ce terrible mal français (et cela en raison de ses manifestations cutanées) un remède qui était déjà d'un usage vulgaire et d'une utilité avérée contre certaines dermatoses, à savoir le *mercure;* — quels succès ce remède obtint et quel enthousiasme l'accueillit ; — puis, aussi, quels déboires, quels méfaits, quels désastres surgirent de l'emploi déréglé, excessif, téméraire, de ce nouveau traitement.

J'aurais à vous dire comment, au xvie siècle, surgit un nouveau remède dont le triomphe était préparé par les excès mêmes du mercure, à savoir le bois saint, le *gaïac,* qui, violemment exalté par Ulrich de Hutten, chanté même par Fracastor [1], se

1. Fracastor, *La Syphilis* (1530). — Trad. et comment. par A. Fournier. Liv. III.

substitua pour un temps à l'idole antérieure; — comment, au delà, l'observation clinique, faisant bonne justice du gaïac, chercha longtemps sa voie au milieu des médications les plus diverses (dépuratifs végétaux, sudorifiques, évacuants, saignées, etc.), pour faire retour au mercure; — comment, au XVIIIe siècle, le traitement mercuriel fut sur le point de trouver sa formule pratique dans la *méthode* dite *par extinction*, laquelle cependant ne parvint pas à se substituer à l'odieuse, à l'intolérable *méthode par salivation*, en honneur jusqu'alors; — comment, au début de notre siècle, le *traitement simple*, c'est-à-dire le traitement sans mercure, détrôna pour un temps les anciennes méthodes, sous l'impulsion puissante de Broussais et de l'école physiologique; — comment l'année 1836 fut marquée par une véritable conquête thérapeutique, à savoir par l'avènement de l'*iodure de potassium*, appliqué par Wallace au traitement de la syphilis en général, puis heureusement approprié par Ricord au traitement de la syphilis tertiaire; — comment surgit ensuite la bizarre extravagance de la *syphilisation*, qui, un moment, stupéfia le monde savant, etc., etc.

Enfin, j'aurais à vous montrer le rôle de l'époque contemporaine, profitant autant des erreurs que des conquêtes des siècles passés pour organiser d'une façon scientifique le traitement de la syphilis; — étudiant le traitement propre de chaque étape et de chaque manifestation morbide; — mais se préoccupant plus encore d'attaquer la maladie d'ensemble, et visant à réaliser, de par un traitement méthodique et de longue haleine, la curation vraie de la maladie, c'est-à-dire la sauvegarde du présent et de l'avenir, la préservation de l'individu et de sa descendance, etc.; — puis enfin, à un tout autre point de vue, s'efforçant d'atteindre le fléau dans ses origines par des mesures de prophylaxie publique.

Ce coup d'œil sur le passé nous offrirait certes un curieux défilé de doctrines médicales et de personnalités médicales qui ont joué un grand rôle dans la science. Il tentera certes un jour ou l'autre la plume de quelque érudit. Mais cette tâche ne saurait être la mienne pour l'instant. Je n'ai pas à oublier et je n'oublierai pas que nous sommes ici à l'hôpital, pour parler exclusivement de choses d'hôpital. Je renonce donc, non sans regret, à ce labeur historique et, sans plus insister, j'aborde tout aussitôt la partie exclusivement pratique de mon sujet.

DE QUOI SE COMPOSE LE TRAITEMENT DE LA SYPHILIS. — AGENTS THÉRAPEUTIQUES PROPRES A SATISFAIRE AUX INDICATIONS DIVERSES DE LA MALADIE. — AGENTS SPÉCIFIQUES. — MÉDICATIONS ASSOCIÉES. — HYGIÈNE.

Le traitement de la syphilis ne consiste pas seulement dans l'administration des remèdes que l'expérience a consacrés comme les plus propices à la guérison des symptômes ou des lésions spécifiques. Il comprend et embrasse toutes les indications auxquelles il convient de satisfaire pour soulager et guérir un malade affecté de syphilis.

Or, s'il n'est pas impossible qu'on rencontre un malade exclusivement affecté de syphilis et ne présentant rien autre que des symptômes directement issus de la syphilis, cela n'est pas, tant s'en faut, le fait commun, habituel.

Presque toujours les sujets que nous avons à traiter de la syphilis nous offrent, indépendamment de leur syphilis, une certaine individualité pathologique, d'ailleurs éminemment variable : tel, par exemple, sera un anémique ; tel autre un lymphatique, peut-être même un scrofuleux ; celui-ci sera un nerveux ; celui-là un arthritique, un herpétique, ou bien un paludique, etc., etc. Et de même au point de vue des habitudes, du régime, de l'hygiène, etc. : tel sera un alcoolique ; tel autre un surmené du plaisir ou du travail. Et ainsi de suite. En sorte que la plupart des malades, pour une raison ou pour une autre, apportent à la syphilis un *contingent morbide* qui leur est propre. Or, ce contingent individuel est de nature, en beaucoup de cas, à imprimer à la diathèse telle ou telle modalité spéciale, à diriger ses décharges en un sens ou un autre, à lui créer des opportunités morbides, des « facteurs de gravité », comme on dit actuellement, en un mot à la rendre autre qu'elle ne serait de par elle seule, à la compliquer, à la faire plus intense et plus nocive.

Donc, exception réservée pour le malade idéal qui, ayant la syphilis, n'a que la syphilis, le traitement applicable à la presque universalité des sujets syphilitiques ne saurait consister uniquement dans l'administration de remèdes purement et exclusivement antisyphilitiques. Ce traitement comporte en outre, de toute nécessité, toute une autre série d'indications à remplir, en raison des particularités individuelles qui peuvent réagir sur la maladie principale.

Cela est tellement médical, si pratiquement vrai, que je me

bornerai à énoncer ce point, sans m'attarder à le légitimer par des exemples cliniques.

De là suit que le traitement de la syphilis, tel qu'il doit être médicalement conçu, se compose des trois éléments que voici:

1° Des *agents spécifiques*, s'adressant à l'essence même de la maladie, combattant directement la syphilis, constituant (passez-moi l'expression à laquelle je n'attache qu'un sens figuré) de véritables contrepoisons du poison syphilitique;

2° Des *médications auxiliaires* (je ne dis pas accessoires), ayant pour visée de modifier, de réprimer les dispositions pathologiques diverses qui peuvent coexister avec la syphilis et réagir sur elle de façon à la rendre plus grave;

3° Une *hygiène* appropriée aux conditions individuelles du malade.

De ces trois éléments thérapeutiques, le plus important et de beaucoup, c'est le premier, en toute évidence. Pour combattre la syphilis, il faut avant tout des agents antisyphilitiques. Cela va de soi.

Et cependant, Messieurs, n'allez pas prendre le change sur le rôle des deux autres éléments précités. Ce rôle, en de certaines conditions, peut devenir majeur, prépondérant, principal; et cela, parce qu'il est de l'essence des médications auxiliaires et de l'hygiène de guérir ou de prévenir certaines manifestations devant lesquelles les remèdes purement spécifiques resteraient insuffisants.

C'est là une vérité sur laquelle j'aurai maintes fois à revenir au cours de l'exposé qui va suivre, mais que dès à présent je tiens à bien mettre en vedette et à énoncer formellement. Non, tout le traitement de la syphilis n'est pas contenu, ainsi qu'on se le figure trop souvent, dans la seule administration des agents spécifiques. Non, il ne consiste pas seulement en un certain nombre de pilules mercurielles ou de flacons d'iodure. Il est plus compréhensif, plus complexe, plus médical que cela. J'ai à cœur de vous convaincre de cette importante vérité, et, dans ce but, je citerai quelques preuves de nature à fixer vos convictions.

Voyez d'abord l'*asthénie secondaire*, ce curieux état d'alanguissement, de dépression, de débilitation générale, qui s'observe parfois dans les premières étapes de la syphilis, chez les jeunes femmes spécialement, en se traduisant par une asthénie véritable de tous les systèmes organiques, à savoir : asthénie digestive (inappétence, difficultés de digestion, intolérance gastrique, inertie intestinale); asthénie circulatoire (mollesse et faiblesse du pouls); asthénie nerveuse (lassitude, courbature, inertie, torpeur, adynamie); asthénie nutritive, etc., etc.; d'où l'aspect si étrange des malades affectées de la sorte, qu'on jugerait moins, d'après leur physionomie, en état de syphilis secondaire que d'anémie pernicieuse ou de tuberculose imminente.

Eh bien, quel est, vis-à-vis d'un état général de ce genre, ressortissant à la syphilis comme origine, notre meilleur recours thérapeutique? Le traitement spécifique, le mercure? Non. Sans doute, le mercure peut être utile, fort utile en l'espèce, voire indispensable pour combattre le principe spécifique de tels symptômes. Mais nous avons mieux que lui; c'est l'association au mercure des médications auxiliaires et de l'hygiène, à savoir: tout l'arsenal des toniques, les excitants naturels de l'appétit et des forces vitales, le grand air des campagnes, de la mer ou des plateaux élevés, les stimulants (tels que le café à petites doses), le changement d'habitudes et de vie, l'exercice, dès qu'il est possible, le massage, les bains sulfureux, et surtout, par-dessus tout, les douches froides, prudemment et progressivement administrées, etc. — C'est l'ensemble de ces moyens auxiliaires qui, dans les cas de cet ordre, contribue le plus activement à relever les forces, à rendre un certain ressort aux fonctions déprimées et, somme toute, à produire ce que le mercure par lui seul serait insuffisant à réaliser.

Autre exemple. L'un des plus graves accidents qui puissent dériver de la syphilis, le *phagédénisme,* se montre parfois réfractaire à l'action des antisyphilitiques. Nombreux sont les cas où l'on a vu le phagédénisme tertiaire résister opiniâtrement aux médications spécifiques le mieux entendues et le plus énergiquement dirigées. Or, que faire en pareille et si désolante situation? Ricord, avec son tact de grand clinicien, l'a nettement précisé.

« Alors, a-t-il dit, qu'on a tout fait et en vain contre un phagédénisme, le mieux est d'essayer de ne plus rien faire. » De ne plus rien faire, c'est-à-dire de renoncer aux spécifiques et d'en appeler aux modificateurs généraux, aux médications indirectes, en vue de corriger la constitution, la disposition organique, le vice latent de l'organisme qui entretient et perpétue le processus phagédénique. Ici donc, comme dans l'exemple précédent, les médications auxiliaires et l'hygiène reprennent le pas sur le traitement spécifique, et c'est d'elles que dépend la guérison, guérison que maintes fois elles ont ou préparée ou accomplie en modifiant un terrain mauvais, devenu réfractaire à l'action spécifique. C'est de la sorte qu'on a vu plusieurs fois des phagédénismes rebelles au mercure et à l'iodure se réparer et guérir après un « stage modificateur » à la campagne, au sein des forêts, sur une montagne, à la suite d'un changement de milieu, d'habitudes, de vie, après une cure hydrothérapique, etc. De cela il faut que je vous cite un exemple, et cet exemple sera un cas des plus intéressants et des plus graves, que j'ai observé dans le service de mon maître en 1856, que j'ai suivi dans toutes ses péripéties (puisque c'était moi qui étais chargé des pansements du malade) et qui a commencé mon éducation sur le point spécial qui nous occupe en ce moment.

Un jeune étudiant en médecine était affecté (sans parler d'autres accidents) d'une horrible syphilide serpigineuse qui, depuis trois ans, avait labouré tout le cou, le crâne, la face, et qui, à l'époque où je vis le malade pour la première fois, s'étalait exactement sur toute une *moitié de la tête*, si ce n'est plus. Tous les traitements imaginables, cela va sans dire, avaient été mis en œuvre, mais en pure perte. Le phagédénisme persistait, et même, de temps à autre, il procédait par poussées à des envahissements nouveaux. A bout de ressources, mais non désespéré, Ricord en vint un jour (à mon grand étonnement, je m'en souviens encore et m'en souviendrai toujours) à suspendre tout traitement interne et externe, et congédia le malade, en lui prescrivant d'aller passer quatre mois à la campagne, « sans toucher à un seul remède » et de panser simplement son énorme plaie « avec de la charpie imbibée d'eau de guimauve » ! Lorsque, les quatre mois écoulés, le malade nous revint après exécution minutieuse de ce facile et singulier programme, la lésion n'avait pas changé de physionomie, mais l'état général s'était notablement modifié, presque transformé. Le traitement interne fut alors repris avec vigueur, et la plaie pansée par occlusion au taffetas de Vigo. Or, six semaines plus tard, ce phagédénisme, si opiniâtrement réfractaire jusqu'alors, était absolument cicatrisé !

Je n'ai pas à dire si, dans ma pratique, je me suis inspiré de cet enseignement de mon maître. Et, sur quatre malades, dans des circonstances de même ordre, j'ai eu la satisfaction de guérir de la même façon des phagédénismes graves qui avaient résisté aux agents spécifiques pendant des années entières. Voyez ce à quoi sont bonnes les médications que, modestement, on appelle auxiliaires, et qui, en certaines conditions, deviennent véritablement principales.

Comme dernier exemple (car je n'en finirais pas, si je voulais tout dire), j'appellerai encore votre attention sur le rôle actif que joue la médication bromurée dans le traitement de certaines affections syphilitiques du système nerveux. Il est, bien positivement, certains syndromes nerveux d'origine spécifique que le bromure de potassium aide puissamment à guérir, voire qu'il semble *seul* susceptible d'influencer.

Voilà pour les médications auxiliaires.

Quant à l'*hygiène*, j'aurai le droit d'être bref à son sujet, car son rôle dans le traitement de la syphilis ne sera bien certainement contesté par personne. Ici comme ailleurs, comme toujours, elle rendra d'éminents et inappréciables services, en fournissant les moyens de conjurer diverses manifestations spécifiques, en écartant les causes susceptibles d'appeler, d'aiguiller la syphilis vers certains systèmes organiques. Les exemples abonderaient en l'espèce. A titre de spécimens, mentionnons les deux suivants :

Est-ce que la proscription du tabac n'aura pas pour effet de diminuer, voire de prévenir ces manifestations spécifiques de la bouche qui sont si fréquentes et parfois si graves chez les fumeurs ? A savoir : pour la période secondaire, syphilides labiales, linguales, gutturales, à récidives multiples, voire parfois incessantes ; — et, pour la période tertiaire, glossites scléreuses ou scléro-gommeuses, dont le pire type, le type le plus rebelle et le plus incurable est précisément réalisé par la variété dite « glossite syphilo-nicotique ». Sans parler d'autres types de glossites parasyphilitiques, telles que la glossite dépapillante et surtout la terrible leucoplasie, prélude si fréquent du cancer buccal.

Voyez, d'autre part, la syphilis des centres nerveux, et notamment la syphilis cérébrale. Chez qui cette dernière se produit-elle de préférence ? Deux classes d'individus lui fournissent son principal contingent : les surmenés du plaisir et les surmenés du travail. De l'avis de tous, en effet, elle est particulièrement fréquente : 1° chez les sujets qui se fatiguent le cerveau par des excès de travail intellectuel, par une contention habituelle d'esprit, des veilles laborieuses, des tracas d'affaires, etc. ; 2° chez ceux qui épuisent leur système nerveux par la vie de plaisirs, par des excès de tout genre (excès vénériens notamment), par les dérèglements et les dissipations de la vie mondaine, par l'irrégularité chronique des habitudes, la débauche, les nuits passées dans les grands cercles, les émotions du jeu, etc. — S'il en est ainsi, ne concevez-vous pas quel rôle est appelée à jouer l'hygiène dans le traitement de la syphilis, puisqu'il dépend d'elle d'écarter, de conjurer, tout au moins dans une certaine mesure, les manifestations de ce genre ? C'est là, du reste, un point sur lequel nous reviendrons.

Et ainsi de suite.

De sorte, vous le voyez, qu'il y a autre chose à faire en faveur d'un syphilitique que de se borner à lui administrer des pilules de mercure ou un sirop ioduré. Il y a, en plus, à traiter ce malade au point de vue des prédispositions, des tendances morbides, des tares héréditaires ou acquises qui lui sont personnelles; il y a, en plus, à le diriger dans son hygiène, dans ses habitudes, son régime, son genre de vie; et tout cela en vue de le préserver des imminences morbides auxquelles, de par le fait de sa syphilis, il est devenu sujet.

Ainsi doit être compris, suivant moi, le traitement médical de la syphilis, traitement qui, pour répéter ce que je vous disais comme préambule, ne comporte pas moins de trois facteurs thérapeutiques : les agents spécifiques, allant droit à la diathèse; — les médications auxiliaires, appropriées à l'état antérieur ou actuel du malade; — et l'hygiène.

De ces trois facteurs, le premier va nous occuper actuellement.

MÉDICATION SPÉCIFIQUE

Vous savez ce qu'on entend par médication spécifique. C'est une médication réputée s'attaquer à la cause, à l'essence, au principe même d'une maladie, une médication en quelque sorte directement curative.

En l'espèce, cette médication comprend la série des agents dits *antisyphilitiques*, considérés comme de véritables antidotes du principe syphilitique.

Nombreux ou, disons mieux, innombrables sont les agents qu'on a présentés comme tels depuis les origines de la syphilis. Les énumérer tous serait un labeur considérable, non moins qu'inutile d'ailleurs; d'autant que la plupart n'ont eu qu'un temps éphémère de crédit.

Est-il besoin de dire qu'en tête de ce groupe prennent place deux grands remèdes qu'à l'avance vous avez nommés, le *mercure* et *l'iodure de potassium,* dont nous aurons longuement à parler dans ce qui va suivre ?

Mais que d'autres ont joui, à côté d'eux, d'une vogue ou durable ou passagère! A titre de souvenirs historiques, citons, mais ne faisons que citer les suivants :

I. — Le gaïac, qui s'empara de la faveur publique au XVIe siècle ; — qui, pour un temps, se substitua avec éclat au mercure ; — mais qui est retombé aujourd'hui dans l'ombre dont il n'aurait jamais dû sortir.

II. — La salsepareille, qui, malheureusement, n'est pas encore oubliée. — C'est elle qui faisait la base de tisanes ou sirops « antisyphilitiques » autrefois fort célèbres: tisane de Feltz[1];

1. Composition: Salsepareille, colle de poisson, sulfure d'antimoine. — Contient des traces d'antimoine et d'arsenic. — On l'additionne quelquefois de bichlorure de mercure.

— décoction de Zittmann, encore d'usage assez habituel à l'étranger [1]; — tisane de Vigarous [2]; — tisane d'Arnout; — décoction de Pollini [3]; — sirop de Cuisinier [4], etc., etc.

III. — La squine.

IV. — Le sassafras. — Les quatre substances précédentes composaient les fameux *bois sudorifiques*, autrefois en grand honneur dans le traitement des maladies vénériennes.

V. — Les dépuratifs végétaux. Ceux-ci incroyablement nombreux: saponaire, chicorée, bourrache, fumeterre, scabieuse, houblon, douce-amère, gratiole, germandrée, hysope, dictame blanc, lobelia syphilitica, bois-gentil, citron, orange, etc.; — sans oublier l'opium, qui eut aussi, au XVIIIe siècle, son heure de célébrité; — et, à une époque plus voisine de nous, voire contemporaine, guaco, tayuya, jaborandi, térébenthine, condurango, chaulmoogra, cascara amarga, etc., etc.

VI. — Les purgatifs de tout genre, notamment les drastiques.

VII. — Les eaux minérales (sulfureuses, chlorurées, arsenicales, et autres), très utiles agents, à titre d'auxiliaires indirects, pour amender les vices constitutionnels, tonifier l'organisme, etc.; mais agents dépourvus, contrairement aux croyances les plus accréditées près des gens du monde, de toute influence spéciale sur la syphilis.

VIII. — Des agents multiples d'origine minérale ou autre : or, argent, platine, arsenic, antimoine, cuivre, thallium, hypo-

1. Il y a deux tisanes de Zittmann, à savoir : le *décocté fort* et le *décocté faible*. — I. Décocté fort : Salsepareille, 375 gr. ; — eau bouillante, 24 litres. — Faites digérer 24 heures. — Ajoutez dans un nouet : Sucre d'alun, 45 ; mercure doux, 15; cinabre, 4. — Faites réduire jusqu'à ce qu'il ne reste plus que 8 litres de liquide. Sur la fin, ajoutez : séné, 90 ; réglisse, 45; anis, 15; fenouil, 15. — Dose : un demi-litre matin et soir. — II. Décocté faible : Au résidu de l'opération précédente ajoutez : Salsepareille, 190; eau, 25 litres — Réduisez à 8 litres en ajoutant sur la fin : Écorces de citron, 12 ; cannelle, 12 ; cardamome, 12; réglisse, 12. — Dose : 1 litre dans le milieu du jour.

Il résulte de recherches entreprises au laboratoire de l'hôpital Saint-Louis que, dans les conditions énoncées ci-dessus, le décocté fort contiendrait, par litre, 0 gr. 0047 de mercure métallique à l'état de combinaison. (Dr Cathelineau.)

2. Composition : Salsepareille, séné, gaïac, sassafras, squine, iris, antimoine cru, anis, crème de tartre, aristoloche ronde, aristoloche longue, jalap, polypode, noix fraîches avec leur brou, vin blanc, eau.

3. Composition : Salsepareille, squine, pierre ponce, antimoine, coquilles de noix, eau. — « Scarenzio pense que ce qui rend efficace la décoction de Pollini (remède encore secret), c'est l'addition d'une substance qu'il croit être un sel de cuivre. Aussi a-t-il coutume d'ajouter à la dose de 750 gr. de la décoction ci-dessus 10 centigr. de sulfate de cuivre ammoniacal ou une proportion moindre de bichlorure de cuivre ammoniacal. » (*Annales de dermat. et de syphil.*, 1870-71, t. III.)

4. Composition : Salsepareille, bourrache, roses pâles, séné, anis, sucre, miel blanc. — On l'additionnait souvent de bichlorure de mercure (15 à 30 centigr. par 500 gr. de sirop). On comprend que, dans ces conditions, il devait être fort actif, et pour cause.

sulfite de soude, acide nitrique, ammoniaque, eau oxygénée, bichromate de potasse.

IX. — Puis, sont venus, de nos jours, les agents antizymotiques : acide phénique, acide salicylique, acide thymique, créosote, etc.

Sans parler de cent autres que je passe sous silence — et vous n'y perdez rien[1]. — Dire qu'aucun de ces remèdes n'exerce la moindre influence sur la syphilis serait peut-être dépasser la mesure. Certains d'entre eux, au titre d'adjuvants et en vue d'indications spéciales, ne sont peut-être pas incapables de rendre quelques services. Mais ce n'est que justice en tout cas d'affirmer ceci : qu'aucun n'est doué d'une véritable action antisyphilitique, et que la bien minime influence qu'on a pu reconnaître à quelques-uns est tellement inférieure à celle du mercure et de l'iodure qu'il n'y a vraiment pas lieu d'en tenir compte.

Au total donc, en tant qu'agents antisyphilitiques proprement dits, la thérapeutique ne dispose que de deux remèdes : le mercure et l'iodure.

Eh bien, de même qu'il est rationnel d'étudier une arme avant de s'en servir, de même je vous propose de commencer par étudier ces deux remèdes en eux-mêmes avant d'entrer dans les détails de leur application au traitement de la syphilis. Voyons donc tout d'abord ce qu'ils sont, quelle action ils exercent sur l'organisme, ce qu'on peut en espérer comme ce qu'on peut en craindre, et surtout ce qu'il y a de vrai ou de faux dans les dangers qu'on leur a attribués.

Le mercure va nous occuper en premier lieu.

MERCURE

FORTUNES DIVERSES DE CE REMÈDE. — ACCUSATIONS DIRIGÉES CONTRE LUI. — PROCÈS DU MERCURE.

C'est presque dès l'apparition du mal français en Europe que le mercure fut appliqué au traitement de cette maladie.

Depuis lors, il est toujours resté en scène, mais avec des for-

1. Je ne dirai rien non plus de très nombreuses pratiques qui, à diverses époques, ont été préconisées contre la syphilis, telles que : émissions sanguines (saignées, sangsues, ventouses); — bains de vapeurs ; — révulsifs et dérivatifs ; — vésication profuse et entretenue ; — « tartarisation » par emplâtres stibiés ; — vaccination ; — cure d'inanition (*cura famis*, diète sèche, diète arabique), etc. Tout cela est oublié et n'a plus qu'un intérêt historique.

tunes diverses, à la vérité; c'est-à-dire tantôt exalté, prôné avec enthousiasme à la façon d'un « remède sauveur », d'un « remède incomparable, sans égal », tantôt honni, conspué, décrié, diffamé, vilipendé, mais ne tardant guère à revenir en honneur, et cela tant en raison de ses vertus propres que de l'impuissance des remèdes rivaux qui lui étaient momentanément préférés.

Et la place qu'au prix de tant de péripéties il a conquise dans la thérapeutique, il la conservera toujours, il la conservera définitivement, soyez-en sûrs; car il la doit à une action puissante qu'il exerce sur la maladie, action qui a bien pu être contestée — tout est contestable, à commencer par la lumière du jour pour ceux qui ferment les yeux — mais qui s'affirme d'une façon tellement habituelle, tellement éclatante, qu'elle s'impose véritablement en toute évidence et ne saurait être méconnue.

Disons même dès à présent que le mercure est le remède par excellence de la syphilis, que c'en est le remède de fond, qu'il constitue le neutralisateur, le correctif, l'antidote le plus puissant dont nous disposions contre elle, ainsi que cela ressortira, je l'espère, de l'exposé qui va suivre.

Toutefois, avant de nous décider à le prescrire à nos malades, il est une question préalable qui s'impose à nous et qui demande à être résolue avant toute autre. C'est la suivante : *Le mercure peut-il nuire?* Est-il susceptible, en quoi que ce soit, d'importer un dommage dans la situation du malade, d'ajouter un danger quelconque à la vérole?

Question bien essentielle et d'ordre bien pratique ; question sur laquelle, Messieurs, vous serez incessamment interrogés par vos clients et à laquelle il importe donc que vous soyez en mesure de donner une réponse exacte, scientifique, péremptoire.

Car, s'il est un remède qui ait mauvais renom et qui éveille la défiance du public, c'est le mercure. Et ce n'est pas assez dire. Le mercure est un remède honni, détesté, exécré, dont le nom seul est un épouvantail, pour lequel toutes les classes de la société, les plus élevées comme les plus basses, les plus cultivées comme les plus ignorantes, nourrissent une haine, une horreur native. Venez-vous à le prescrire à un malade, aussitôt surgissent des récriminations comme les suivantes, stéréotypées, pour ainsi dire, dans la bouche des gens du monde : « Mais c'est du mercure, docteur, que vous me prescrivez là! Alors, adieu mes dents! Adieu mes cheveux! Vous allez faire de mon corps un baromètre! Et la carie des os, me garantirez-vous contre elle? Car le mercure reste dans les os, n'est-ce pas? Puis, ce mercure, comment me le *retirerez-vous* ensuite du corps? » Et toutes autres raisons semblables, qui ont leur origine dans une aversion profonde pour le mercure, aversion du reste, il faut en convenir, que le mercure a bien méritée jadis, et qui survit aujourd'hui comme un souvenir de ces traitements barbares auxquels étaient soumis les syphilitiques des temps passés, alors qu'on faisait résider les vertus du remède dans son action ptyalique et que l'on condamnait les malheureux patients au supplice horrible d'une salivation *entretenue*. Ce n'est pas en vain qu'on fait cracher au public ses dents et ses maxillaires; cela ne s'oublie guère, et le public d'aujourd'hui garde rancune au mercure en souvenir du passé.

Je n'entreprendrai pas à nouveau de justifier le mercure de toutes les calomnies dont on l'a chargé. Ce serait un labeur aussi long qu'inutile. Car vous ne sauriez vous faire une idée, à ne parler même que d'assertions d'origine médicale, du nombre de méfaits qu'on a mis à sa charge. Le réquisitoire dressé contre lui est à nul autre semblable.

Non seulement, en effet, on l'a accusé (ceci est banal et mérite à peine d'être rappelé) d'enflammer la bouche, de faire tomber les dents, de faire tomber les cheveux, mais on lui a imputé cent autres effets nocifs, désastreux. C'est de lui que dériverait une foule d'accidents et de maladies que nous aurions, paraît-il, l'aveuglement et l'entêtement de rapporter à d'autres origines. Ainsi, il produirait, assure-t-on, « des ulcérations, des gangrènes, des lésions graves du système osseux, des affections viscérales multiples et notamment des néphrites, des dégénérescences graisseuses, des accidents de phthisie, des accidents de métrite et d'avortement, des rétrécissements du rectum, des phénomènes nerveux de tout genre, tels que tremblement, douleurs, apoplexie, paralysie, hébétude, épilepsie, folie, etc., etc. » Sans compter qu'en dehors de ces déterminations locales sur divers systèmes, il exercerait une action générale plus pernicieuse encore, se traduisant par « l'anémie, l'amaigrissement, l'albuminurie, la décrépitude, la cachexie ». Au total, il constituerait « l'un des agents de destruction les plus actifs de la santé humaine ». — « C'est un abominable poison à fuir comme la peste », écrivait déjà Torella en 1497. — « C'est un toxique universel, a-t-on dit de nos jours, un toxique pour les animaux, pour les œufs des animaux, pour les plantes, pour les graines, etc. » — Et ailleurs encore : « Ce qu'on a désigné sous le nom de syphilis cérébrale ne mériterait-il pas mieux le nom de mercurisme cérébral? » — Et ainsi de suite.

Ce n'est pas tout, d'ailleurs. Il ne fait pas que cela. Car, sans lui, « la *syphilis constitutionnelle n'existerait pas* ». Oui, s'il n'y avait pas de mercure, il n'y aurait pas de syphilis constitutionnelle ; et ne croyez pas que j'exagère ici, Messieurs. Je parle textes en main. Car, d'une part, Murphy a prétendu démontrer que le mercure est l'unique cause des accidents secondaires. D'autre part, Bœrensprung, bien plus heureux que tout le monde, n'a jamais observé de syphilis tertiaire chez les syphilitiques qui s'étaient abstenus de mercure! Et Hermann soutient non moins explicitement que « les accidents compris sous le nom de syphilis tertiaire ne sont jamais le produit de la véritable syphilis; on ne les rencontre que chez les malades qui ont subi un traitement mercuriel; ils sont exclusivement la conséquence d'une médication mercurielle ou d'une autre dyscrasie. » Aussi bien, comme conclusion pratique, propose-t-il d'adresser une requête aux Gouvernements pour les inviter à interdire la vente du mercure!

Messieurs, il y a des aberrations, des insanités auxquelles vraiment il est superflu de répondre. Celles que je viens de citer sont de ce genre. Cent fois il a été démontré, cliniquement et anatomiquement démontré, que les lésions déterminées par le mercure et les lésions issues de la syphilis sont absolument dissemblables. Des milliers de faits ont été produits pour témoigner que des symptômes ou des lésions qu'on avait indûment imputés au mercure restent à la charge de la syphilis, et cela pour une raison aussi simple que probante, à savoir que ces symptômes et ces lésions s'observent couramment sur des sujets syphilitiques n'ayant jamais absorbé *un atome* de mercure. Exemple : ces cas si nombreux, si instructifs, de « syphilis ignorées », conséquemment de syphilis restées vierges de tout traitement, où surabondent tous les accidents que certains de nos confrères s'obstinent à rapporter au mercure. Des observateurs non moins patients que scrupuleux ont même produit des statistiques à ce propos, par exemple sur l'alopécie, une des manifestations dont, tout spécialement, le mercure est considéré comme responsable. Ainsi notre regretté collègue M. Diday (qui n'était pas cependant un ami bien fervent du mercure) a constaté l'alopécie 53 fois sur 60 malades syphilitiques traités *sans mercure*. Et de même pour tant et tant d'autres exemples que j'aurais à citer.

De sorte que je ne perdrai ni votre temps ni le mien à réfuter les billevesées qui précèdent. Nous n'avons pas à nous en occuper. Les signaler suffit, au titre d'erreurs d'un autre âge.

C'est qu'en effet jamais le mercure administré thérapeutiquement n'a produit les symptômes morbides qu'en éprouve soit un doreur, soit un chapelier, soit surtout un mineur d'Almaden ou d'Idria. Il n'est aucune analogie à établir entre les accidents du mercure à dose médicamenteuse et ses accidents industriels, professionnels. Tenter un rapprochement de cet ordre, c'est émettre une de ces hérésies médicales qui ne méritent plus aujourd'hui l'honneur d'une réfutation.

Est-ce donc à dire que le mercure administré médicalement soit inoffensif ? Bien loin de nous une telle opinion, qui serait, en sens inverse, une ineptie de l'ordre de celles que je viens de condamner. Non, certes, le mercure, même à doses médicamenteuses, même sagement et prudemment administré, n'est pas inoffensif. Il a ses inconvénients, ses accidents, voire ses dangers. Il n'est actif thérapeutiquement que parce qu'il influence puissamment l'économie d'une certaine façon. Donc, tout naturellement, il peut nuire si l'on exagère les limites de cette influence, si on la dirige mal, si on ne la dirige pas. *Il n'agit en bien que par cela même qu'il peut agir en mal*, si l'on s'en sert d'une façon abusive ou défectueuse. Il en est de lui comme d'une arme quelconque, avec laquelle on peut ou tuer son ennemi, ou se tuer suivant qu'on la manie bien ou mal.

Mais sortons des généralités et précisons. Au total, *quel mal* ou *quels maux peut-il faire ?* Cela, nous praticiens, nous avons besoin de le savoir, et pour nos malades et pour nous-mêmes. Car, si ce remède comportait de sérieux dangers, nous n'aurions rien plus à cœur que d'en restreindre les applications ; comme aussi nous ne serons aptes à conjurer ces dangers qu'après avoir appris quels ils sont.

Or, tout le mal qu'il peut faire, tous les méfaits dont il peut être coupable se rangent sous les quatre chefs que voici :

1° Effets ptyaliques ;

2° Troubles gastriques ou intestinaux ;

3° Troubles nutritifs ;

4° Accidents cutanés ou hydrargyrie.

Voyons en quoi consistent ces divers accidents, et comment, dans quelle mesure nous pouvons les prévenir.

ACCIDENTS DU MERCURE : EFFETS PTYALIQUES. — STOMATITE MERCURIELLE. — STOMATITES D'ALARME.

I. — *Effets ptyaliques.* — Oui, certes, le mercure peut, suivant l'expression de nos malades, « porter à la bouche » et déterminer là un ensemble d'accidents connus sous les noms de *stomatite* ou *salivation mercurielle*. C'est même là, disons-le immédiatement, le grief capital à lui opposer, car c'est là un de ses effets les plus communs. A ce point que la crainte de cette stomatite est une gêne constante, une préoccupation assidue pour le médecin qui prescrit le mercure. Ah ! que nous serions plus à l'aise et plus libres de nos mouvements, que nous serions plus hardis dans le maniement du mercure, si nous n'avions pas constamment à compter avec l'éventualité de ses accidents buccaux !

Oui, certes, dirai-je en second lieu, le mercure peut déterminer vers la bouche des accidents sérieux, très sérieux, graves même quelquefois, en tout cas pénibles, douloureux, longuement douloureux, insupportables, susceptibles de constituer un véritable supplice de plusieurs septénaires. On l'a vu autrefois (comme on le verrait encore aujourd'hui, si on l'employait de la même façon et dans les mêmes visées) déterminer des stomatites intenses, effroyables, avec ulcérations de la muqueuse, gangrènes locales, ébranlement et chute des dents, nécroses partielles, adhérences vicieuses, « bridure de la mâchoire », comme disaient nos pères, etc., etc.

Et j'ajouterai même, en troisième lieu, cette autre considération plus déplorable encore : C'est qu'il n'est ni préparation mercurielle, ni mode d'administration du mercure qui mette d'une façon certaine à l'abri des accidents de cet ordre. Ainsi :

D'une part, on a vu la stomatite se produire avec *tous* les composés mercuriels. Chaque fois qu'un nouvel agent mercuriel fait son entrée dans la thérapeutique, il ne manque guère de se recommander à nos préférences en se prévalant de « n'exercer aucune réaction sur la bouche ». Puis, après quelque temps d'expérience, il manque encore moins de rentrer dans la règle commune.

Et, d'autre part, que l'on administre le mercure par l'estomac, par la peau, par l'hypoderme, par les muscles, par les voies respiratoires, c'est tout un ; on n'échappe par aucune voie au risque de la salivation.

Tel est le triple aveu par lequel il nous faut débuter.

Mais, tout cela dit et reconnu en principe, je m'empresserai de reprendre en ces termes, au nom de la clinique et de l'observation journalière :

I. — D'abord, les stomatites graves, véritablement graves, celles qui déterminent une salivation profuse, des ulcérations étendues, des gangrènes, celles qui ébranlent les dents et menacent les maxillaires, ne sont plus, sauf exceptions des plus rares et d'un ordre tout particulier, des accidents de nos jours. Ce sont des souvenirs historiques. Des stomatites de cet ordre s'observaient à l'époque où l'on croyait la salivation salutaire, dépurative, indispensable à la cure de la vérole en tant qu'exutoire, en tant que processus expulsif des germes mêmes de la maladie. Cela se voyait, par exemple, au temps où l'on croyait, avec Astruc, que « pour une bonne guérison il fallait une bonne salivation de quatre à cinq livres par jour », salivation qu'il était nécessaire d'entretenir à cette dose pour un certain temps. Les stomatites de cette forme, de cette gravité, se produisaient *alors qu'on les cherchait*, qu'on les voulait, qu'on les accueillait comme « un favorable présage », alors, en un mot, que le traitement mercuriel était synonyme de traitement « par la salivation ».

Mais aujourd'hui c'en est fait des stomatites de ce genre. Nous n'en voyons plus, et cela pour une bonne raison : c'est qu'au lieu de les souhaiter, nous les redoutons; c'est qu'au lieu de les provoquer, nous mettons tout en œuvre pour les prévenir; c'est qu'au lieu de traiter la syphilis par salivation, nous la combattons par une méthode tout autre et bien autrement tolérable, la méthode dite *par extinction*.

Aussi bien les accidents mercuriels qu'il nous arrive encore parfois (et bien malgré nous) de développer vers la bouche ne rappellent-ils en rien les stomatites du temps jadis; ils sont à celles-ci ce qu'est une forme bénigne d'une maladie à ses formes malignes. Ce que nous observons aujourd'hui comme accidents possibles de nos traitements actuels, ce sont (sauf exceptions rares, sur lesquelles nous reviendrons en temps et lieu) des stomatites *ébauchées*, des stomatites *partielles*, sans gravité, sans dommage pour les dents et surtout pour les maxillaires. Je n'ai pas sur la conscience, je l'affirme, la chute d'une seule dent, et je suis de ceux cependant qui ne marchandent pas le mercure aux malades quand je le crois nécessaire à bonnes doses ; encore moins n'ai-je jamais offensé un maxillaire.

II. — Et surtout ce que j'ai à dire en réponse aux griefs susénoncés, c'est que *nous avons moyen de parer aux dangers buccaux du mercure*, c'est qu'avec la préférence donnée à certains modes d'administration du remède, avec de certains soins, avec de l'attention et surtout de la *surveillance* (car tout est là), nous pouvons conjurer ces dangers presque toujours et presque sûrement.

Gardez-vous de croire en effet, Messieurs, ce qu'admettent en principe nombre de malades, à savoir qu'un sujet soumis au mercure est par cela même un sujet condamné à la salivation. C'est là une erreur profonde, absolue. J'estime, par expérience, que, sur 50 malades traités par le mercure et surveillés par un médecin attentif, il y en aura *un* tout au plus qui, du fait du mercure, aboutira à la stomatite, et à une stomatite presque toujours bénigne, moyenne au plus. Les stomatites graves, je le répète et ne crains pas de le répéter, sont des accidents périmés, qu'on ne voit plus, ou tout au moins qu'*on devrait ne plus voir*. De nos jours, des stomatites de cet ordre ne se rencontrent plus que dans trois ordres de cas, à savoir : par le fait de mauvaises méthodes, de méthodes « risque-tout »; — par le fait de circonstances d'exception, où la gravité des accidents à combattre (accidents cérébraux, par exemple, menaçant la vie à brève échéance) a incité le médecin à dépasser les limites d'une administration prudente du mercure; — par le fait de négligences ou d'imprudences, imputables soit au médecin, soit aux malades. Spécimen du genre, bon à citer au passage : Une jeune femme contracte la syphilis. Epouvantée, elle va consulter trois médecins. L'un lui prescrit des pilules de proto-iodure, le second la liqueur de Van Swieten, et le troisième le sirop de Gibert. Ne sachant auquel de ces remèdes donner la préférence, elle les prend tous les trois. Et, dix jours après, elle nous arrive avec une stomatite intense que, franchement, elle avait bien méritée.

Ces accidents buccaux du mercure, nous avons moyen, vous disais-je à l'instant, de les conjurer, au moins dans l'énorme majorité des cas. Comment cela? Grâce à une certaine série de mesures préventives, dont voici le moment venu de vous entretenir.

I. — D'abord, *choix du remède* et de la *méthode d'administration*. — C'est, en effet, un résultat d'expérience que tous les composés mercuriels et que tous les modes d'absorption du mercure n'exposent pas également aux dangers de la stomatite.

Ainsi, à doses thérapeutiques à peu près équivalentes, le proto-iodure est plus ptyalique que le sublimé.

Le mode d'absorption a une importance bien autre. De tous les procédés d'introduction du mercure dans l'organisme, le plus dangereux pour la bouche consiste dans ce que je vous décrirai plus tard sous le nom d'*injections massives*, d'injections dites « de réserve, d'approvisionnement ». Avec une seule injection de cet ordre on risque de produire et l'on a produit maintes fois des stomatites brutales, suraiguës, phlegmoneuses, gangreneuses, susceptibles même d'aboutir à une terminaison fatale.

Le procédé par frictions expose certes beaucoup plus aux accidents buccaux que la méthode par ingestion. Et, de plus (comme nous le verrons bientôt), il a le désavantage de produire une stomatite presque spéciale, triplement différente de la stomatite qui résulte de la méthode par ingestion en ce qu'elle est plus brusque d'invasion, plus générale d'emblée et plus intense.

Eh bien, s'il en est ainsi, n'est-ce pas affaire à nous, médecins, de consulter ces données de l'expérience clinique pour choisir, entre tous les modes d'administration du mercure, ceux qui exposent le moins aux accidents d'irritation buccale ? Quand nous avons la liberté du choix, pourquoi donner la préférence aux méthodes ptyaliques ? Que ces dernières puissent être quelquefois utiles et qu'il y ait avantage à les mettre en œuvre sur des indications particulières, cela n'est pas niable. Mais réservons-les pour ces indications particulières, et surtout n'en faisons pas (ce qu'on a proposé cependant plus d'une fois) des méthodes usuelles, d'application courante.

II. — Puis, quel que soit le composé mercuriel, quel que soit le mode d'administration auquel on s'arrête, il est un certain nombre de précautions auxquelles le médecin doit s'astreindre et astreindre son malade, en vue de se tenir en garde contre l'action ptyalique du remède. Celles-ci, pour mieux les fixer en votre mémoire, je les grouperai sous quatre chefs, de la façon suivante :

1° *Ne jamais commencer le traitement mercuriel sans avoir pris soin de s'assurer* de visu *que la bouche du malade est en état de tolérer le mercure.*

Toutes les bouches ne sont pas égales en tant que résistance à l'action du mercure. Sans parler des idiosyncrasies qui ne sont pas en cause pour l'instant, les bouches mal soignées, *a fortiori* non soignées, les bouches à dents cariées ou ébréchées, à gencives enflammées, ramollies, couvertes de tartre, à chicots encadrés de gingivites chroniques, etc., sont celles sur lesquelles sévit de préférence la stomatite mercurielle. Cela est tellement vrai que, dans nos services, il nous arrive souvent de présager que tel malade à bouche mal tenue ne supportera pas le mercure, et presque toujours l'événement confirme nos prévisions. Cela est tellement vrai que la stomatite du mercure débute le plus souvent autour de dents malades, autour de chicots, au niveau de gencives préalablement enflammées.

Inversement, une bouche en bon état, à gencives saines, fermes et intactes, supporte bien le mercure en général, au moins relativement. De cela nous avons eu ces derniers jours un exemple frappant et digne d'être cité. Une toute jeune femme prend la syphilis et se présente à la consultation d'un hôpital où on lui délivre un cornet de 40 pilules de proto-iodure à 5 centigrammes. Un peu émue de sa maladie, elle ne trouve rien de mieux, pour « noyer son chagrin », que de se griser d'importance, et, en état d'ivresse, elle avale dans la même journée 34 de ces pilules ! Eh bien, vous avez vu ce que cette dose monstrueuse a produit sur la bouche de cette jeune femme :

rien de plus qu'une stomatite minime, véritablement minime, se bornant à un léger degré de boursouflement des gencives inférieures. Pourquoi cette bénignité singulière, étant donnée la dose formidable de mercure ingéré ? Très vraisemblablement parce que cette femme, toute jeune encore, a la bouche et les dents dans le plus irréprochable état qui se puisse imaginer.

De là ce précepte de pratique à ne pas oublier : N'administrer le mercure à un malade qu'après inspection de sa bouche. Si vous lui trouvez la bouche saine, vous pouvez inaugurer le traitement séance tenante. Mais, au cas contraire (et tel est bien le cas 2 ou 3 fois sur 5, même chez les gens du monde), *attendez*, différez le traitement, et commencez par adresser votre client à un bon dentiste qui lui soignera la bouche, lui extraira ses chicots, lui obturera ses dents cariées, nettoiera celles qui sont encroûtées de tartre, fera toutes choses techniques de son métier, et vous le renverra, huit ou quinze jours plus tard, en état de tolérer le mercure, qu'il n'aurait certes pas toléré sans cet ensemble de soins préalables.

Cette précaution, avouons qu'on n'en tient guère compte, que même on n'y songe guère en pratique courante. Et cependant elle est essentielle, indispensable en nombre de cas. Que de fois, en ville, n'ai-je pas vu venir à moi des malades désolés « de ne pouvoir supporter le mercure » ! Et, quinze jours plus tard, ces mêmes malades avaient acquis la tolérance du mercure grâce aux simples soins d'un dentiste.

2° *Au cours du traitement mercuriel, surveiller attentivement l'état de la bouche et prescrire une hygiène buccale minutieuse.* C'est-à-dire :

A. — D'une part, à chacune des visites que vous fera votre malade, lui examiner la bouche, et surtout (car, sans cette précaution, on pourrait ne pas voir ce qu'il y a intérêt à voir) inspecter les régions où se localise, se cantonne usuellement la stomatite à ses débuts. C'est qu'en effet la stomatite mercurielle (j'ai déjà appelé votre attention sur ce point dans l'une de nos conférences antérieures [1]) n'est que rarement générale d'emblée. Presque toujours elle s'annonce et prélude par des *gingivites partielles*, à foyers d'élection qu'il faut connaître pour les découvrir sûrement. Je vous rappelle que ces gingivites partielles, ces *stomatites d'alarme*, comme je les ai appelées, affectent quatre types principaux, dont l'un surtout est particulièrement commun, à savoir :

1. V. mes leçons sur la stomatite mercurielle, *Union méd.*, 1890-91.

1° La *gingivite médiane inférieure*, qui se localise au collet des incisives médianes inférieures ;

2° La *gingivite périphérique*, périphérique à une dent en mauvais état, à un tronçon de dent, à un chicot encadré d'une gencive chroniquement enflammée et ramollie ;

3° La *stomatite génienne*, se produisant sur la muqueuse de la joue au point correspondant à la dernière molaire inférieure ;

4° Et surtout le *décollement rétro-molaire*, qui est la lésion la plus commune en pareil cas, celle qu'on observe 8 ou 9 fois sur 10, et que je recommande en conséquence à toute votre attention.

Ce qui se produit est ceci : le repli muqueux qui borde en arrière la dernière molaire inférieure se décolle de la dent, et figure là une petite *languette flottante*, verticale, rouge, érosive, saignant assez facilement au moindre contact. A peine le malade s'en aperçoit-il tout d'abord ; plus tard il accuse là (encore faut-il qu'il y soit sollicité) une certaine gêne, « comme un point endolori ». Et c'est tout.

Eh bien, cette lésion minime, minuscule, généralement négligée, passant le plus souvent inaperçue et du malade et du médecin, n'en constitue pas moins un signe *révélateur* en l'espèce ; car c'est là, par excellence, une lésion *mercurielle;* c'est là un prélude de stomatite, et de stomatite qui, primitivement localisée, tendra à s'étendre, voire à se généraliser peut-être si la cause qui l'a produite vient à se continuer.

Donc, c'est sur ce point, à savoir la région rétro-molaire, que devra porter surtout et tout spécialement votre examen.

B. — D'autre part, au cours du traitement par le mercure, prescrivez à votre malade des soins assidus d'hygiène buccale, à savoir : rinçage de la bouche à la suite de chaque repas ; — brossage des dents, matin et soir pour le moins, avec une brosse molle saupoudrée d'un dentifrice quelconque, tel que le suivant, en usage dans nos salles :

℞		
	Poudre de charbon finement porphyrisée . .	āā 60 grammes
	Poudre de quinquina.	
	Essence de menthe	q. s.
	M.	

Ou bien celui-ci, qui a été proposé par mon collègue et ami le professeur Panas :

℞		
	Poudre de quinquina	āā 15 grammes
	Poudre de cachou	
	Poudre de tannin	1 gramme
	Essence de menthe	5 gouttes
	M.	

On a conseillé aussi, à titre préventif :

Des gargarismes fréquemment répétés soit avec une solution de chlorate de potasse (4 grammes de sel pour un grand verre d'eau), soit avec de l'eau oxygénée coupée de trois à quatre fois son poids d'eau, soit avec de l'eau tiède additionnée de la mixture suivante :

℞ Eau de Botot	200	grammes
Alcool de cochléaria	10	—
Teinture de quinquina	8	—
Teinture de cachou	4	—
Teinture de benjoin	2	—
M.		

Ou bien encore des badigeonnages sur les gencives, plusieurs fois par jour, avec un pinceau d'aquarelle trempé dans un collutoire boraté ou chloraté, tel que le suivant :

℞ Glycérine pure	30	grammes
Borate de soude	10	—
M.		

On se trouvera bien, quand les gencives sont mollasses ou chroniquement enflammées, de badigeonner de temps à autre la portion de leur surface attenant à la dent avec un fin pinceau d'aquarelle imbibé de teinture d'iode.

Tous ces moyens et tant d'autres analogues ne peuvent qu'être favorables. On ne saurait leur reprocher que d'être parfois superflus, l'hygiène précitée étant amplement suffisante dans la plupart des cas.

3° *Faire l'éducation du malade relativement aux accidents buccaux qui peuvent dériver du mercure.*

Encore une précaution qu'on néglige trop souvent et cela parce qu'on a peur d'effrayer les malades, déjà si prévenus et si timorés à l'égard du mercure. C'est une faute, car, en l'espèce, le malade doit être son propre médecin, et il sera son meilleur médecin si, prévenu de ce qui peut se produire, il cesse son traitement à la première alerte.

Ne négligez donc jamais — vous voyez que je ne crains pas d'insister sur les choses de pure pratique — de dire à votre client : « C'est du mercure que je vous prescris là. Or, le mercure peut déterminer un certain degré d'irritation des gencives. N'ayez pas peur de cela, car il dépend de vous que cela ne soit rien de sérieux. Mais observez-vous, et du premier moment où vous vous sentirez les gencives agacées, irritées, douloureuses, cessez tout aussitôt votre traitement, et venez me voir. »

Nombre de malades, en effet, n'ont dû leur stomatite qu'à leur ignorance des effets possibles du mercure sur la bouche. Souffrant de la bouche et ne soupçonnant pas la cause de cette irritation buccale, ils continuent leur traitement quand même et aboutissent de la sorte à des accidents de plus en plus sérieux. Exemple du genre, bien fait pour servir de leçon :

Un tout jeune homme prend la syphilis. Ne voulant rien dire de cela à sa famille, il va consulter en cachette un de ces charlatans de bas étage qui étalent leurs annonces dans de petits édicules que chacun connaît. On lui ordonne des pilules mercurielles, à raison de deux par jour. Quelques jours après, il se sent mal à la bouche. Effrayé, il croit, suivant sa propre expression, que « c'est la vérole qui lui remonte à la bouche », et s'empresse de prendre trois pilules par jour au lieu de deux. Les douleurs augmentent ; alors il se met à une ration quotidienne de quatre pilules. Finalement, il arrive chez moi, en proie à une stomatite intense, généralisée, ulcéreuse, laquelle ne dura pas moins de cinq à six semaines. — Eh bien, cette stomatite, le mercure certes en était moins responsable que le médecin qui avait négligé de prévenir ce jeune homme des effets possibles du remède prescrit.

4° Enfin, dernier point, et celui-ci tellement simple que je pourrai me borner à l'énoncer :

Suspendre le traitement mercuriel à la première menace, si légère soit-elle, d'irritation buccale.

Cela est élémentaire. Et cela, de plus, suffit presque toujours à enrayer l'évolution morbide.

Telles sont les précautions de divers genres qui doivent, dans tous les cas, présider à l'institution du traitement mercuriel.

Grâce à elles, ce traitement peut trouver son application pratique sans dangers réels pour la bouche.

Comme témoignage, voyez ce qui se passe dans nos services spéciaux, où nous avons toujours en permanence une cinquantaine de malades (hommes et femmes) soumis au traitement mercuriel et souvent même à des traitements mercuriels intensifs. Si la stomatite était un accident inévitable du mercure, elle devrait être à l'ordre du jour dans nos salles. Eh bien, elle y est absolument rare ; elle n'y est qu'à l'état d'exception.

Et, quand elle s'y produit, sous quelle forme s'y produit-elle? Presque toujours, à l'état d'ébauche, à l'état de gingivite partielle, circonscrite, localisée, qui cède rapidement sous l'influence de la suppression immédiate du traitement et de quelques soins locaux, dont je vous parlerai en temps et lieu.

Mais des stomatites véritablement graves, en rencontrez-vous dans nos services? Les cas de cet ordre que, de temps à autre, vous avez pu y voir, nous viennent presque invariablement du dehors, c'est-à-dire nous sont offerts par des malades qui n'ont pas été surveillés, qui se sont traités eux-mêmes et sans direction, qui ont abusé du mercure. Exclusion faite de ces cas (dont nous ne sommes pas responsables), comme aussi de certains cas à injections mercurielles massives, les stomatites graves sont devenues de nos jours, je le répète, une exception rare dans les hôpitaux de vénériens.

Je ne dis certes pas que nous soyons maîtres aujourd'hui de l'action ptyalique du mercure; je ne dis pas que nous soyons à l'abri des accidents, voire des dangers buccaux du mercure. Ce serait là une exagération qui provoquerait aussitôt des démentis motivés. Certes oui, nous avons tous sur la conscience d'avoir déterminé des stomatites plus ou moins sérieuses, mais pourquoi et dans quelles conditions? Parce que, d'abord, il nous arrive plus qu'à d'autres d'avoir affaire, dans nos services hospitaliers, à des malades dont la bouche, en raison de son déplorable et incurable état, est devenue absolument intolérante pour le mercure; — parce que nous sommes parfois amenés, en face de cas de gravité extrême, à prescrire le mercure jusqu'à des doses dangereuses; — parce qu'enfin il est des surprises issues d'intolérances idiosyncrasiques, surprises auxquelles personne ne saurait échapper.

Mais je dis que, réserves faites pour ces conditions particulières, les effets véritablement nocifs du mercure sur la bouche peuvent être presque toujours conjurés. Et j'affirme qu'ils deviendront exceptionnels pour tout médecin prudent qui commencera par faire un choix judicieux et du remède et de la méthode à mettre en œuvre, qui mesurera ses doses à la tolérance étudiée de son malade, qui s'astreindra au programme préventif sus-indiqué, et surtout, par-dessus tout, qui ne dédaignera pas de descendre à de menus soins de pratique pour *surveiller* comme il convient l'état de la bouche au cours du traitement mercuriel.

ACCIDENTS DU MERCURE (*suite*). — TROUBLES GASTRIQUES ET INTESTINAUX. TROUBLES NUTRITIFS OU GÉNÉRAUX.

II. — *Troubles gastriques et intestinaux.* — Il est positif qu'en nombre de cas le mercure est mal accepté par l'estomac ou l'intestin. De cela témoigne la pratique journalière.

Ainsi, à ne parler que du proto-iodure et du bichlorure (les deux remèdes les plus usités de nos jours), rien de plus commun que de voir l'un ou l'autre déterminer soit des douleurs d'estomac, soit des coliques abdominales (« comme des pincements d'intestin », suivant l'expression des malades), soit de la diarrhée.

Il est non moins avéré que leur administration prolongée peut aboutir à « couper l'appétit », à produire des accidents de dyspepsie ou de gastralgie, accidents tantôt éphémères et tantôt assez durables.

On rencontre même (mais ceci n'est plus que très exceptionnel, notez le mot) des malades dont l'estomac ou l'intestin se montre réfractaire au mercure, et qui, littéralement, ne le tolèrent pas ou ne le tolèrent que péniblement.

D'autre part, chose singulière, mais absolument authentique, quelquefois le mercure, bien que donné par la voie dermique ou hypodermique, n'en aboutit pas moins à développer des accidents gastriques ou intestinaux, exactement comme s'il était administré par la bouche. Rare pour l'estomac, une réaction de cet ordre est au contraire assez commune sur l'intestin.

Tout cela est indéniable.

Mais suit-il de là qu'il faille, comme on l'a dit, renoncer au mercure ? Cent fois non ! Cette conclusion ne s'imposerait que si les accidents en question étaient inséparables de l'administration du remède. Or, tel n'est pas le cas, bien heureusement.

D'abord, le fait de beaucoup le plus commun est que le mercure, même donné par l'estomac et *a fortiori* par les voies dermiques, n'offense en rien les fonctions gastro-intestinales, pour peu qu'on ne dépasse pas certaines doses et qu'on observe certaines règles que nous aurons à spécifier.

Puis, alors même qu'il éveille des troubles de cet ordre, ces troubles ne sont en général que légers, et, très généralement aussi, nous avons moyen de les combattre, de les atténuer, de les réduire à néant. C'est affaire à nous de réaliser ce résultat d'une façon ou d'une autre, soit en variant le remède jusqu'à ce que nous ayons mis la main sur une préparation inoffensive, soit en proportionnant les doses à la tolérance individuelle, soit en associant au mercure quelque correctif, tel que l'opium, qui lui serve de « passeport » dans l'estomac. (C'est là, par exemple, ce qu'ont fait Dupuytren et Ricord en introduisant l'extrait thébaïque dans les célèbres pilules qui portent leurs noms.)

Dans le même but, il sera indiqué de ne jamais prolonger au delà de quelques semaines l'administration du mercure. Car l'expérience démontre ceci, qu'au delà de quelques semaines l'estomac le plus vigoureux peut fléchir, se fatiguer du remède et en éprouver quelque dommage. J'ai vu maintes et maintes fois en ville des malades, après cinq à six semaines de traitement mercuriel, venir me dire : « Docteur, j'en ai assez, je crois ; vos pilules me troublent l'estomac, je me sens mal à l'aise, etc. » Il y a alors indication formelle à suspendre le traitement. De là, pour le dire immédiatement, une des raisons, une des bases de la méthode que j'ai essayé d'introduire dans la thérapeutique sous le nom de *méthode des traitements successifs* ou *traitement intermittent* de la syphilis.

Que si, d'ailleurs, en dépit de tous nos efforts, il devient certain que le mercure donné par la bouche offense les voies gastro-intestinales, le bon sens dit qu'il faut renoncer à cette méthode et lui substituer telle ou telle autre. Cela est obligatoire en certains cas, mais cela est rare. J'en appelle à l'expérience journalière, combien il est peu de malades qui ne supportent pas le mercure ! Combien peu en est-il à qui l'on ne parvienne, après quelques révoltes éphémères de l'estomac ou de l'intestin, à le faire tolérer, et cela grâce à tel ou tel artifice, par exemple en ayant soin de le donner soit immédiatement avant les repas, soit même incorporé aux aliments !

Qu'il y ait des « intolérants » pour le mercure, qu'il y ait même des estomacs ou des intestins qui s'y montrent réfractaires, je ne le nie pas ; mais j'ai le droit de dire qu'il y en a peu, bien peu, relativement à la masse énorme d'individus qui le supportent sans dommage.

De sorte, au total, que la possibilité réelle, indéniable, de troubles digestifs, comme résultat de l'administration du mercure, ne constitue pas une raison suffisante pour contre-indiquer l'usage de ce remède dans le traitement de la syphilis.

III. — *Troubles nutritifs ou généraux.* — Voici qui est plus sérieux. « Le mercure, a-t-on dit, produit ou peut produire des troubles nutritifs. Il détermine une chloro-anémie toxique ; il amaigrit ; il fatigue, il détériore la constitution... Il peut même aboutir à la cachexie, au marasme, et cela parce que c'est un dénutriteur, un *antiplastique*, un destructeur des éléments du sang, etc. »

Pour une petite part de vérité, que d'exagérations et d'erreurs dans ce que vous venez d'entendre !

Oui, il est absolument vrai que le mercure est susceptible de déterminer quelques phénomènes d'alanguissement, d'anémie, d'inappétence, de fatigue générale, d'amaigrissement, etc. ; mais en quelles conditions ? Presque exclusivement dans les deux ordres de cas que voici : 1° alors qu'il est donné à fortes doses, à des doses qui fatiguent le tube digestif, qui déterminent de la dyspepsie, de la diarrhée, des coliques, etc. ; — 2° alors que l'administration en est continuée trop longtemps, et cela même à doses modérées. Je l'ai dit et ne cesse de le répéter, *le mercure n'est tolérable que pour un temps*, passé lequel ou l'estomac, ou l'intestin, ou l'organisme se révolte contre lui. Et alors, ou il ne fait plus rien ou il fait mal. De cela j'ai eu la preuve des centaines de fois en voyant des malades, qui jusqu'alors avaient bien supporté le mercure, venir me dire : « Docteur, je ne sais ce que j'ai, mais *ça ne va plus*. Je perds l'appétit ; j'ai des coliques de temps à autre ; je me sens faible, mal en train ; je maigris, et tout le monde me dit que j'ai mauvaise mine, etc. » Qu'est-ce que cela ? Tout simplement de la *saturation mercurielle*. Et alors, si vous continuez le mercure quand même, les choses vont de mal en pis. Au contraire, suspendez-le, tous ces phénomènes se dissipent, et quelques jours après il n'y paraît plus.

Mais, en dehors de ces deux conditions, j'affirme que le traitement mercuriel administré à doses modérées et administré par cures intermittentes (suivant le programme dont je vous parlerai bientôt) est toléré par l'organisme sans le moindre dommage, sans échec à la nutrition générale, sans production de symptômes d'anémie, sans fatigue, sans amaigrissement, sans « détérioration de la santé ». Et j'affirme qu'il est toléré de la sorte non pas seulement par des individus de robuste constitution, mais par tout le monde, par les femmes aussi bien que par les hommes, voire par les enfants. Je dirai même qu'il est peu de médicaments qui soient aussi bien acceptés que lui par l'organisme pour un traitement de longue haleine.

D'ailleurs, jugez-en par ce que vous voyez dans nos salles, où constamment vous avez sous les yeux une cinquantaine de malades des deux sexes, de toute constitution et de tout âge, soumis à tous les modes de médication mercurielle. Est-ce que leur santé paraît en souffrir ? Est-ce qu'ils se plaignent de leur traitement ? Est-ce que vous constatez sur eux quelques troubles de l'état général paraissant ressortir à ce traitement ?

Et de même en ville. En ville, où nos clients jouissent naturellement et d'un régime meilleur qu'à l'hôpital et d'un « confortable » très différent, le traitement mercuriel est, sauf exceptions rares, bien toléré. A ce point que la plupart « prennent leur mercure, comme ils le disent, sans même s'en apercevoir » ; ce qui, par parenthèse, ne laisse pas de les étonner parfois et de leur inspirer quelque défiance à l'endroit d'une médication « aussi inoffensive ». Ainsi maintes fois j'ai entendu de mes clients le propos suivant : « Ah çà, docteur, est-ce que vous espérez me guérir avec vos petites pilules ? Mais elles ne me font rien, mais je n'en éprouve aucun effet. »

Et c'est bien autre chose encore à certaines eaux minérales. Dans les eaux sulfureuses par exemple, où les malades sont soutenus par un ensemble réconfortant (grand air des montagnes, exercice, bonne hygiène forcée, stimulation tonique de la cure et des douches, etc.), on arrive à faire tolérer le traitement par frictions à des doses considérables sans exercer la moindre influence fâcheuse sur l'économie. Ce traitement par les « grandes frictions » aux eaux d'Uriage, de Luchon et autres constitue même pour les malades des classes aisées une ressource énergique dont j'aurai plus tard à vous parler [1].

Enfin, j'ai soumis au contrôle irréfutable de la *balance* l'action exercée sur l'organisme par les cures mercurielles. Pendant plusieurs années, j'ai pesé mes malades avant et après chaque cure, comme aussi au début et à la fin d'un traitement composé de toute une série de cures de ce genre. Or, sans vous importuner par un long défilé de chiffres, je vous donnerai le résultat général de ces pesées en vous disant ceci : Un traitement mercuriel, à doses moyennes et par cures intermittentes, n'exerce pas d'influence bien sensible sur le poids du corps. Il l'accroît quelquefois, mais le plus souvent il le laisse en l'état. Je n'ai pas vu (sauf exceptions bien rares) qu'il le diminuât.

Et je n'ai été ni le premier ni le dernier à constater cette innocuité du mercure donné en de telles conditions. Ainsi :

Hufeland a signalé l'augmentation du poids du corps chez les syphilitiques traités par le mercure.

Liégeois, qui a étudié avec précision la méthode des injections mercurielles, a constaté de même chez ses malades une augmentation du poids et de l'embonpoint, en coïncidence avec un fonctionnement normal du tube digestif. Il tenait le mercure administré à faibles doses pour un reconstituant des plus puissants, propre à déterminer l'assimilation nutritive.

Martineau a établi, à Lourcine, une série de recherches comparatives sur trois séries de malades (femmes), traitées les unes par des injections de peptone mercurique, les autres par l'usage interne de cette même peptone, les autres par des frictions mercurielles. Dans les trois séries il a noté invariablement une aug-

1. «... Le traitement par frictions mercurielles combiné au traitement thermal sulfureux est généralement très bien toléré par les malades. A Uriage, je fais pratiquer journellement des frictions avec des doses de 6 à 8, 10, 12 grammes d'onguent mercuriel (et quelquefois davantage) sans déterminer d'accidents d'intolérance. La stomatite même n'est que très exceptionnelle... Sous l'influence de ce traitement, on voit d'une façon presque constante l'état général s'améliorer, en même temps que s'atténuent et disparaissent les symptômes spécifiques... J'ai pris l'habitude de peser mes malades avant et après la cure. Or, le fait habituel est de constater après la cure une augmentation de poids plus ou moins notable, en moyenne d'un demi-kilogramme à deux kilogrammes... » (Dr Doyon.)

mentation du poids et une élévation du chiffre des globules sanguins.

Wilbouchewitch, Keyes, E. Robin ont constaté que le mercure donné à petites doses agit comme tonique et augmente le nombre des globules.

Enfin, un très intéressant travail d'hématologie clinique, dû au Dr Galliard, élève de M. le professeur Hayem, nous montre également le mercure exerçant une action tonique et réparatrice dans la période secondaire, au double point de vue de la richesse globulaire et de la richesse hémoglobique [1]. —Mais il y a plus. Le même auteur a étudié l'action du mercure sur le sang des anémiques en dehors de la syphilis, et, en traitant des sujets anémiques par des doses quotidiennes de 1 à 2 centigrammes de sublimé ou de 10 centigrammes de proto-iodure, il a vu, sous l'influence de cette cure pour le moins singulière, « l'appétit augmenter, le poids du corps s'accroître, le sang s'enrichir en hémoglobine ». De sorte, dit-il comme conclusion, « qu'il est permis de comparer le mercure au fer, et cela non seulement chez les syphilitiques qui n'auront jamais de tonique plus efficace, mais chez les anémiques qui pourraient parfois en tirer profit [2] ».

Bien entendu, je laisse à qui de droit la responsabilité de tous ces beaux résultats, qui me paraissent exiger encore confirmation. Mais il m'est impossible de n'en pas retenir pour le moins cette impression générale, à savoir que le mercure n'est pas ce qu'on croyait autrefois quant à son action dangereuse sur la nutrition, sur la santé, sur le sang. Que nous voici loin, avec ces derniers résultats de la science exacte, non seulement des préjugés populaires, mais encore de certaines doctrines médicales qui faisaient de ce remède un véritable épouvantail, un

1. *De l'action du mercure sur le sang chez les syphilitiques et chez les anémiques*, Arch. gén. de méd., 1885, t. II.

2. De même encore, dans une série de recherches plus récentes, M. le Dr Stoukovenkoff (de Kiew) et son médecin-adjoint, le Dr Jelenew, ont été conduits à constater ceci : que, dans la première partie d'un traitement mercuriel (de 1 à 16 injections benzo-mercurielles, par exemple), la quantité d'oxyhémoglobine et de globules rouges, généralement abaissée chez les syphilitiques, se relève jusqu'au taux normal, au taux de la santé (sauf en cas de complications, telles que diarrhée, fièvre, etc.).

A la vérité, si l'on insiste sur le traitement, si, par exemple, on continue les injections (de 16 à 30), un résultat inverse se produit, c'est-à-dire la quantité de l'oxyhémoglobine et des globules rouges décroît graduellement. — Mais, après cessation du traitement, elle peut revenir à la normale en 6 à 8 jours. (*De la chloro-anémie syphilitique et mercurielle*, Annales de dermat. et de syph., 1892, p. 924.)

Nous aurons plus tard à mettre à profit ces curieux résultats pour la direction du traitement et, plus spécialement encore, pour la durée qu'il convient d'assigner aux cures mercurielles successives qui composent ma méthode.

ennemi-né de tous les êtres vivants, un destructeur universel ! Aujourd'hui, je le répète, c'en est fait de ces vieilles erreurs, et l'observation clinique, aidée de l'observation expérimentale, nous permet d'affirmer ceci : que, donné à doses thérapeutiques, donné avec mesure et prudence, le mercure est innocent de cette influence nocive qu'on lui attribuait jadis par rapport à la nutrition, à l'état général, à ce qu'on appelle la santé.

C'est là surtout ce qu'il nous importait de savoir pour la pratique et dans l'intérêt de nos malades.

ACCIDENTS DU MERCURE (*suite*). — HYDRARGYRIE.

IV. — *Accidents cutanés* (*Hydrargyrie*). — Le mercure a deux façons d'être éruptif : par irritation locale et par absorption.

Les éruptions mercurielles dérivant d'une action topique se bornent le plus souvent à quelques accidents locaux que nous étudierons à propos du traitement par les frictions. Celles du second ordre, seules, nous occuperont pour l'instant.

Ces dernières ont eu, historiquement, une fortune singulière. Bien longtemps ignorées, méconnues, elles furent du premier coup décrites d'une façon magistrale par Alley, au début de notre siècle [1]. Puis, elles tombèrent immédiatement dans un oubli profond, dont ne parvint pas à les tirer une description nouvelle de Bazin, d'ailleurs calquée sur celle d'Alley. A ce point que l'authenticité en était contestée, il y a vingt ans, jusqu'au sein de l'une de nos sociétés savantes [2]. Je confesse que, pour ma part, je n'y attachais guère créance ou du moins ne les considérais qu'au titre de curiosités idiosyncrasiques d'ordre tout à fait exceptionnel, lorsqu'il y a quelques années elles se sont révélées et imposées à nous d'une façon irrécusable par toute une série de cas qui se sont produits dans cet hôpital et qui ont été présentés pour la plupart à notre Société de dermato-syphiligraphie. Conséquemment l'attention s'est trouvée rappelée sur elles, et voici que maintenant, depuis que notre éducation s'est faite à leur sujet, il nous arrive d'en rencontrer de temps à autre quelques nouveaux spécimens qu'à coup sûr nous aurions *méconnus* jadis et affublés d'une étiquette toute différente. Leur étude a été reprise à compte nouveau, et vous en trouverez un exposé complet dans un très intéressant mémoire

1. G. Alley (de Dublin), *Observations on the peculiar eruptive disease arising from the exhibition of mercury*, 1804.— 2e édit. Londres, 1810.
2. Société de Thérapeutique, 26 février 1890.

dû à mon distingué chef de clinique et ami le Dr Morel-Lavallée[1].

Ces hydrargyries par absorption du mercure sont donc moins exceptionnelles qu'on ne l'avait cru jusqu'à ces derniers temps, tout en restant néanmoins d'une incontestable rareté.

Résultant d'un phénomène d'absorption, elles paraissent indépendantes — et c'est logique — du mode suivant lequel se fait cette absorption. C'est ainsi qu'on les a vues succéder soit à l'ingestion de divers composés mercuriels (calomel, protoiodure, sublimé); — soit à des frictions avec l'onguent napolitain; — soit à des injections mercurielles; — soit à des applications d'emplâtres mercuriels; — soit à des inhalations mercurielles; — soit même (mais ceci très exceptionnellement) à de simples cautérisations avec le nitrate acide de mercure, etc.

Tantôt elles se produisent (à la façon de la plupart des éruptions médicamenteuses ou alimentaires) immédiatement après l'absorption première du remède, c'est-à-dire dès les premières heures; c'est là le cas le plus habituel; — tantôt elles n'entrent en scène qu'après quelques jours; — tantôt enfin elles n'apparaissent, à la façon d'un phénomène de saturation lentement acquise, qu'après plusieurs semaines.

Aucune cause appréciable ne préside à leur manifestation. Elles sont purement et simplement un résultat de l'absorption mercurielle par un organisme qui ne tolère pas le mercure, et qui ne tolère pas le mercure quant à son système cutané; car, chose curieuse, elles ne s'accompagnent le plus souvent d'aucun phénomène d'intolérance vers d'autres systèmes, c'est-à-dire se produisent isolément, sans diarrhée, vomissement, gingivite, etc.

Qu'elles dérivent d'une prédisposition personnelle, d'une idiosyncrasie, cela ne fait pas l'ombre d'un doute, de par les trois considérations que voici :

I. — D'une part, il est certains sujets mal doués vis-à-vis du mercure, qui, positivement, ne peuvent accepter le mercure sans irritation cutanée. J'ai cité de vieille date le cas d'un malade qui, infailliblement, prenait une éruption scarlatinoïde chaque fois qu'il touchait au mercure. J'ai vu, sur lui, cette éruption se produire à propos de pilules de protoiodure, à propos de pilules de sublimé, à propos d'onctions mercurielles, à propos d'un bain mercuriel, voire (c'est à n'y pas croire, et pourtant le fait est des plus authentiques) à la suite d'une cautérisation très limitée au nitrate acide de mercure.

1. A. Morel-Lavallée. *Des hydrargyries pathogéniques, érythèmes polymorphes scarlatiniformes dus à l'usage interne du mercure.*

II. — D'autre part, les hydrargyries sont bien moins affaire de dose médicamenteuse que de susceptibilité individuelle ; car il suffit souvent, pour les provoquer, de quelques pilules, d'une seule pilule, d'une seule friction, d'une seule inhalation mercurielle [1], etc.

III. — Les récidives de ces exanthèmes sont, sinon fatales, au moins absolument habituelles chez les mêmes sujets, à propos de chaque nouvelle administration du mercure ; — et tantôt elles se produisent sous l'influence de la même préparation, tantôt elles succèdent à la mise en œuvre du mercure sous des modes différents.

Que sont, cliniquement, ces éruptions mercurielles ? Sans vous les décrire, je vous les signalerai du moins à grands traits.

Dans leur type le plus commun, elles se présentent sous la forme d'*érythèmes polymorphes desquamatifs*. Mais elles sont éminemment variables et comme caractères objectifs et comme importance clinique, ce qui explique qu'on ait pu longtemps les méconnaître et les confondre avec des éruptions très diverses, telles que la scarlatine (méprise la plus habituelle en l'espèce), la rougeole, l'urticaire, l'eczéma, l'érythème polymorphe de Hébra, l'érysipèle, la variole au début, la dermatite exfoliatrice.

I. — Dans un type léger, l'éruption reste circonscrite, limitée à quelques départements de la peau (région inguino-crurale et axillaire, région périgénitale, main, poignet), et revêt la forme soit d'un érythème ortié, soit d'un eczéma, soit d'un rash morbilliforme ou scarlatinoïde, soit d'une urticaire tubéreuse ou œdémateuse, etc.

II. — Plus souvent, dans ce qu'on peut appeler le type moyen (lequel est aussi le type commun), l'éruption, après avoir débuté par quelques placards circonscrits d'érythème ou d'eczéma *granité*, se dissémine et s'étale sur la plus grande partie du corps en affectant, suivant les régions, des formes diverses, à savoir : aux membres et au thorax, celle d'un érythème rose ou rouge, quelquefois doublé d'une certaine infiltration subœdémateuse ; ou bien celle de nappes rouges, cramoisies, tout à fait semblables à l'exanthème scarlatineux (*scarlatine mercurielle*) ; ou bien encore celle de l'urticaire, de la roséole, de la rougeole ; — à la face, celle d'un érythème, voire d'un érysipèle qui tuméfie les paupières et peut aller jusqu'à l'occlusion des yeux ; — au cuir chevelu, celle d'une séborrhée sèche, quel-

1. Telle est, comme exemple, une curieuse observation d'Engelmann relative à un malade qui fut pris d'un exanthème mercuriel pour avoir respiré les vapeurs de *Serpents de Pharaon* (sulfocyanure de mercure).

quefois générale, profuse, surabondante ; — à la paume des mains et à la plante des pieds, celle d'un érythème craquelé, avec bouffissure des téguments et parfois légers soulèvements phlycténoïdes, etc. — De là un aspect *polymorphe* des plus bizarres qui, pour un œil habitué, devient aussitôt suspect et trahit presque d'emblée l'origine mercurielle de l'exanthème.

Puis, après quelques jours, et souvent d'une façon très rapide, s'établit une *desquamation* abondante sur divers points. Cette desquamation est de caractère variable suivant les régions : pulvérulente et farineuse au cuir chevelu et à la face notamment ; — lamelleuse, écailleuse, foliacée, sur le tronc ; — constituant ailleurs de grands lambeaux parcheminés, comme aux doigts ou à la plante des pieds, d'où se détachent parfois des « doigts de gant » ou de véritables « semelles cornées ». — Quelques ongles dystrophiés peuvent même être entraînés par la desquamation.

Si bien qu'à cette période et dans les cas de desquamation profuse, l'affection revêt exactement l'aspect de la *dermatite exfoliatrice*. J'imagine que nombre de cas d'hydrargyrie desquamante ont dû prendre indûment place dans le cadre de cette dernière affection, ou même, oserai-je le dire, que le type autrefois décrit sous le nom de dermatite exfoliatrice a été surtout composé et décrit d'après des hydrargyries *méconnues*. En tout cas, un fait reste certain : c'est que, depuis que nous avons appris à connaître l'hydrargyrie desquamante, nous ne rencontrons plus guère de dermatite exfoliatrice.

III. — Enfin, dans un degré extrême beaucoup plus rare, l'éruption est générale, universalisée. Les téguments sont cramoisis, boursouflés, tendus. Certaines régions deviennent le siège d'une desquamation profuse qui jonche le lit de débris écailleux, tandis que d'autres sont converties en de vastes placards érosifs, en de véritables *vésicatoires*, dont l'aspect et l'odeur rappellent tout à fait ce qu'on observe chez les « grands brûlés ».

Pour les formes légères ou moyennes, la scène morbide est très simple. Elle n'est constituée que par ceci : l'éruption ; — quelques symptômes annexes de l'éruption, consistant en chaleur locale, ardeur, brûlure et démangeaisons parfois assez vives ; — et un ensemble fébrile initial, qui ne tarde pas à s'apaiser au delà des premiers jours.

Mais, dans les formes graves, cette scène peut se transformer du tout au tout par l'addition de divers symptômes plus ou moins sérieux, voire alarmants, tels que les suivants : état fébrile continu, avec redoublements ; — anorexie, sécheresse de la bouche, vomissements, diarrhée ; — accablement des forces, prostration ; — céphalalgie, insomnie ; — délire ; — dyspnée ; — symptômes divers de congestions viscérales, comme dans les fièvres ; — bref, aspect typhique ou, plus exactement encore, physionomie terminale des grandes brûlures. — La mort a pu survenir au cours de phénomènes aussi graves. Je n'en ai pas encore observé d'exemple pour ma part ; mais l'une de nos malades a été pendant plusieurs jours dans un état tout à fait alarmant et aussi voisin que possible d'une terminaison fatale.

Laissons de côté ces dernières éventualités d'ordre absolument exceptionnel. Toujours est-il que, même dans ses formes moyennes, l'hydrargyrie constitue une maladie réelle, importante, douloureuse, énervante en raison de son prurit, et, de plus, une maladie *longue*, dont la durée ne s'abaisse guère au-dessous d'un mois et peut s'élever jusqu'à 40, 50 jours, voire deux à trois mois. C'est donc là une conséquence réellement fâcheuse du traitement mercuriel.

Encore n'est-ce pas là le pire dommage qu'elle comporte. Ce pire dommage, c'est le renoncement forcé au mercure. Et alors, que faire, surtout si l'on est en face d'une syphilis à accidents plus ou moins graves ? Convient-il d'*essayer* (essayer est bien le mot de circonstance) d'une préparation mercurielle autre que celle d'où a dérivé l'éruption, dans l'espérance qu'elle sera mieux tolérée ? Est-il préférable de modifier le mode d'administration, par exemple de substituer les injections aux frictions ou les frictions aux pilules, etc. ? Ne vaut-il pas mieux encore abandonner résolument le mercure sous n'importe quelle forme, et ne plus mettre en œuvre que l'iodure ? Enfin, la répudiation du mercure doit-elle être seulement temporaire ou définitive ? Ce sont là toutes questions sur lesquelles l'expérience n'est pas encore faite et qui restent à l'étude.

Est-il besoin de dire qu'en pareille occurrence la situation du médecin devient fort embarrassante ? De cela vous venez d'avoir ici même un exemple des plus instructifs, que je vous rappellerai en quelques mots.

Une jeune femme syphilitique était traitée depuis quelques semaines par le protoiodure, qu'elle supportait fort bien, lorsqu'à l'occasion de deux frictions mercurielles, qu'elle se fit de sa propre inspiration contre une pédiculose pubienne, elle fut prise d'une hydrargyrie intense [1]. A peine guérie de cette der-

1. Un fait identique a été observé dans le service de M. le professeur Dieulafoy. Un malade, qui avait toléré sans le moindre accident le traitement mercuriel par pilules de protoiodure et bains de sublimé, fut affecté, deux ans plus tard

nière manifestation, elle s'est représentée à nous, ces derniers jours, avec une syphilide papulo-tuberculeuse, criblant les épaules et le dos d'éléments éruptifs en couronne. Nous nous sommes crus autorisés à reprendre le traitement par les pilules qui, primitivement (notez bien ceci), avait été bien toléré. Or, dès la troisième pilule s'est fait un retour menaçant de l'hydrargyrie. Nous avons donc prescrit l'iodure ; mais l'iodure sera-t-il suffisant ? Et, s'il l'est dans le présent, le sera-t-il dans l'avenir, le sera-t-il pour l'extinction, la guérison de la maladie ? Voilà, vous en conviendrez, une situation critique, où le médecin a lieu d'être perplexe.

Mais, fort heureusement, je le répète, les cas de cet ordre se comptent en pratique, et, au total, l'hydrargyrie ne constitue qu'un accident des plus rares du traitement mercuriel.

BILAN DES MÉFAITS POSSIBLES DU MERCURE. — CONCLUSION.

J'en ai fini, Messieurs, avec la revue des accidents que comporte le mercure administré à doses thérapeutiques. Voilà tout ce qu'il peut produire *en mal*.

Eh bien, que trouvons-nous au total dans ce bilan des méfaits possibles du mercure ? Ceci :

1° Des inconvénients, voire des dangers, résultant des exanthèmes mercuriels (*hydrargyrie*). Je le confesse, les inconvénients, les dangers de cet ordre sont inévitables. Il n'est pas, il ne sera jamais en notre pouvoir de les conjurer, parce qu'ils consistent — tout au moins pour quelques-uns — en des *surprises* issues d'idiosyncrasies inconnues, latentes, mystérieuses, dont la prescience nous échappe et nous échappera toujours. Mais ce ne sont là que des accidents exceptionnels, absolument exceptionnels.

2° Des inconvénients (plutôt que des dangers) d'intolérance buccale et d'intolérance gastro-intestinale. — Mais ceux-ci, nous en sommes presque maîtres, et, pour l'énorme majorité des cas, il dépend de nous d'en préserver nos malades par le choix d'une méthode, d'un remède, de dosages appropriés à la tolérance individuelle, et surtout par une surveillance assidue des effets du traitement.

3° *Des troubles de nutrition générale*. — Mais ceux-ci, encore, nous saurons les écarter, les exclure, par une direction pru-

d'une éruption hydrargyrique à la suite d'une seule friction mercurielle qu'il se pratiqua sur les régions génitales à propos d'une pédiculose pubienne. — (V. A. Dupré, *De l'hydrargyrie*, Thèse de Paris, 1884.)

dente de la médication, notamment par la méthode des traitements intermittents.

Et c'est tout. Voilà exactement tout ce que nous avons à redouter du mercure. — Concluons maintenant.

Allons-nous raisonner comme certains de nos confrères et dire avec eux : « Le mercure est un remède dangereux ; donc il faut y renoncer et le bannir de la thérapeutique ? » — Mais, à ce compte, il nous faudrait renoncer à la plupart de nos grands remèdes, car ces grands remèdes ne sont actifs que parce qu'ils exercent sur l'économie une action puissante qui, conséquemment, peut être dangereuse si elle est mal dirigée. Il n'est pas que le mercure qui soit *dangereux*. Entre des mains inhabiles ou imprudentes, l'opium, le sulfate de quinine, l'arsenic, la belladone, la digitale, la cocaïne, le chloroforme, etc., etc., sont susceptibles de bien autres dangers, de bien plus redoutables méfaits. Et même des agents inoffensifs n'aboutissent-ils pas à nuire quelquefois, alors qu'ils sont employés sans règle, sans direction, sans mesure ?

Non, il ne faut pas proscrire le mercure sous le prétexte qu'il peut être dangereux. Soyons plus logiques que lesdits confrères et disons simplement ceci comme conclusion : Certes, le mercure a ses inconvénients, ses accidents, ses dangers. Mais il n'est dangereux qu'en raison même de l'action puissante qu'il exerce sur l'organisme. Eh bien, sachons profiter, bénéficier de cette action, en nous efforçant d'en écarter les effets nuisibles ; car, vraiment, il serait insensé de renoncer à un remède utile, éminemment utile (comme nous allons l'établir dans un instant), pour cette raison qu'il possède une puissance dont on peut faire abus ou qui, mal dirigée, serait susceptible de nuire.

LE MERCURE PEUT-IL ÊTRE UTILE ?

Division de la question.

Second point, contre-partie du précédent : *Le mercure peut-il être utile ?* C'est-à-dire : Un malade affecté de syphilis a-t-il, oui ou non, à bénéficier du traitement par le mercure ?

Les solutions les plus diverses, voire toutes les solutions imaginables, ont été données à cette question.

Les uns se refusent absolument à accorder au mercure la moindre influence bienfaisante sur la syphilis. « Non seulement, disent-ils, il ne guérit pas la syphilis, mais il lui nuit, il l'aggrave. » Ce sont là les irréconciliables du mercure.

Les autres, à l'extrême opposé, n'ont pas assez d'éloges et de panégyriques enthousiastes pour le mercure. Ils en font le correctif, le contre-poison, l'ennemi-né de la vérole. A les en croire, tout ce qui est syphilitique devrait *ipso facto* guérir par le mercure.

D'autres, plus sages et plus cliniciens, tout en croyant au mercure, n'ont en lui que la confiance qu'il convient d'accorder à un remède, à un agent modificateur quelconque, et, tout en applaudissant à ses succès, ne se dissimulent pas ses défaillances.

Inutile de dire de quelle importance est pour nous, praticiens, une question de cet ordre. Mon devoir est donc de l'envisager sous toutes ses faces.

Or, pour être étudiée méthodiquement et dans toutes ses parties, cette question doit être divisée, scindée en deux autres questions, à savoir :

1° Le mercure a-t-il une influence curative sur les symptômes *actuels* d'une syphilis?

2° A-t-il une *influence d'ensemble et* une *influence préventive* sur la syphilis?

Ou, plus simplement : 1° Le mercure guérit-il les symptômes de la vérole; — 2° guérit-il la vérole?

L'examen de ces deux points va nous occuper actuellement.

1° Le mercure a-t-il une action curative sur les symptômes de la syphilis ?

J'aurai vraiment l'obligation d'être bref sur ce premier point, car la démonstration en a été faite si souvent qu'elle n'est plus à faire. D'ailleurs elle est patente et s'offre en permanence à tous les yeux. Entrez aujourd'hui dans un service quelconque de syphilitiques et voyez ce qui s'y passe. Vous y trouverez 20, 30, 40 malades en voie de traitement pour des accidents spécifiques de tout ordre, syphilides cutanées ou muqueuses, iritis, périostites, exostoses, céphalée, névralgies, paralysies, lésions viscérales, hémiplégie, aphasie, etc., etc. Revenez dans quinze jours, dans un mois, dans deux mois, revoir ces mêmes malades, comparez leur état actuel à l'état où ils étaient lors de votre première visite, et, je vous l'affirme, vous serez édifiés.

La curation des accidents syphilitiques par le mercure est un fait d'observation journalière, un fait qui s'impose aux plus incrédules, aux plus sceptiques. C'est là une vérité éclatante comme la lumière du jour, une vérité qui ne saurait être méconnue que par les aveugles ou par ces « pires aveugles » qui ont des yeux pour ne pas voir.

« Illusion! a-t-on dit. Ce dont on fait honneur au mercure n'est qu'un effet du temps et de l'évolution morbide. Les symptômes syphilitiques ne sont pas continus, permanents, éternels. Ils guérissent *sponte suâ*, et le mercure ne fait qu'assister en témoin à leur guérison, sans y prendre part, sans y jouer un rôle effectif. »

Certes, répondrons-nous, il est des accidents syphilitiques qui guérissent sans qu'on les traite. Cela ne fait pas l'ombre d'un doute. Mais tous les accidents de la syphilis guérissent-ils ainsi? Guérissent-ils ainsi, par exemple, ceux (en si grand nombre) qui se terminent par une sclérose, une mutilation, une destruction locale? Guérissent-ils ainsi ceux qui conduisent les malades sur nos tables d'amphithéâtre?

Il faut se rendre à l'évidence, et l'évidence qui ressort actuellement d'une longue expérience de la syphilis, qui est acceptée par l'universalité des praticiens (à cela près de quelques rarissimes et inexplicables exceptions), la voici :

I. — C'est, d'abord, que les accidents syphilitiques qui peuvent guérir seuls sont notablement *abrégés* dans leur évolution par le mercure. Exemple : Une syphilide papulo-squameuse d'intensité moyenne mettra des mois à disparaître *sponte suâ*. Elle s'effacera en trois semaines, quinze jours peut-être, sous l'influence du mercure.

II. — C'est, en second lieu, que nombre d'accidents syphilitiques, au lieu de guérir *sponte suâ*, tendent *sponte suâ* à se terminer par des destructions d'organes et même assez fréquemment par la mort; — et que les accidents de cet ordre guérissent, non pas toujours, certes, mais habituellement, sous l'influence et par le secours bienfaisant du mercure.

Quel est le médecin qui, grâce au mercure, n'a pas préservé d'une sclérose, c'est-à-dire d'une mort fonctionnelle, un testicule affecté de sarcocèle spécifique?

Quel est le médecin qui, grâce au mercure, n'a pas sauvé la vie à un malade en imminence ou même en pleine évolution de syphilis cérébrale?

Quel est le médecin qui, grâce au mercure, n'a pas arraché à la mort un enfant hérédo-syphilitique, dont la fragile existence était plus que gravement menacée?

Les faits de cet ordre sont si nombreux, si authentiques, si formels, que je ne m'attarderai pas à en citer de nouveaux spécimens.

D'ailleurs, il en est d'autres où la démonstration, si c'est possible, est encore plus frappante et aboutit à l'évidence même. Tels sont les cas où des accidents syphilitiques, méconnus comme nature, ont longtemps subsisté sans guérir, puis se sont mis à guérir comme par enchantement le jour où un médecin plus clairvoyant les a traités par le mercure.

Voici, je suppose, une névralgie qui, imputée à telle ou telle cause, durait depuis des mois, rebelle à tout ; — voici une affection psoriasiforme que depuis un an l'on traitait en tant que psoriasis vulgaire par l'arsenic ou les alcalins, et qui ne guérissait pas ; — voici une dermatose que l'on avait diagnostiquée lupus et qui, en dépit de tout traitement, s'éternisait dans une immobilité absolue depuis de longues années. Puis, à un jour donné, on s'est dit : « Mais si cette névralgie, si ce prétendu psoriasis, si ce prétendu lupus, n'étaient rien autre que des manifestations syphilitiques ? Essayons donc un peu du mercure ! » Et l'on a essayé du mercure. Et tout aussitôt cette névralgie s'est calmée en quelques jours ; — et ce psoriasis s'est fané, puis effacé rapidement ; — et ce lupus a disparu en quelques semaines !

Que veut dire cela, au nom du simple bon sens, sinon que le mercure a guéri ces accidents parce qu'ils étaient d'essence syphilitique ?

Objectera-t-on encore que ces accidents auraient pu guérir seuls et que le mercure n'est pour rien dans leur disparition ? Mais pourquoi donc ne guérissaient-ils pas depuis des semaines, depuis des mois, depuis des années, puisque, grâce à l'erreur faite sur leur nature, on leur avait laissé toute latitude pour aboutir à une résolution spontanée ? Et comment expliquer qu'à point nommé, le jour où on les a attaqués par le mercure, ils se soient aussitôt modifiés, pour disparaître à brève échéance ?

Non, vraiment, il n'est pas à discuter de telles choses. Méconnaître, dans les cas de ce genre, une influence médicamenteuse, c'est outrager la logique et le bon sens.

2° Le mercure a-t-il une action curative et préventive sur la syphilis ?

Seconde question : *Le mercure exerce-t-il une action d'ensemble et d'avenir sur la maladie?* C'est-à-dire : Agit-il sur le principe même de la syphilis, de façon à modifier la maladie, à l'atténuer, à la neutraliser, et, par suite, de façon à mitiger ou conjurer ses manifestations d'avenir ?

Entendons-nous bien. Voici, je suppose, un malade syphilitique qui, actuellement affecté d'accidents divers de syphilis, est soumis au mercure. Ce mercure agira bien, comme nous venons de l'établir, sur les symptômes actuels; mais fera-t-il autre chose ? Exercera-t-il une influence sur la cause même de ces accidents, c'est-à-dire *sur la maladie ?* Modifiera-t-il le principe du mal ? Aura-t-il le pouvoir d'enrayer la diathèse dans son évolution, de prévenir d'autres accidents, de mitiger ceux qui, en dépit de lui, viendraient à se produire, de *sauvegarder l'avenir*, en un mot, après avoir guéri dans le présent ? Telle est la question.

Or, cette influence *d'ensemble* et *d'avenir* sur la maladie est ce qu'on a le plus souvent et le plus vivement contesté au mercure. Car bon nombre de médecins, tout en acceptant l'action indéniable de ce remède sur les accidents de la syphilis, lui refusent la faculté d'exercer une modification générale sur la diathèse. « Oui, disent-ils, le mercure atténue et guérit les manifestations de la vérole ; mais il n'agit que sur ces manifestations et ne touche pas à la vérole. Il laisse la maladie ce qu'elle est ; il *blanchit* pour le moment (suivant l'expression consacrée), et c'est tout. » — « Et la preuve, ajoutent-ils, c'est que, les phénomènes pour lesquels on a donné le mercure une fois effacés et disparus, d'autres reparaissent, puis d'autres encore. En un mot, *il ne guérit pas.* C'est un palliatif, un curatif même d'accidents actuels, mais ce n'est que cela ; ce n'est pas un antidote, un contrepoison de la vérole. »

Nous croyons, nous, au contraire, que l'action du mercure ne se borne pas aux symptômes, mais s'étend à la maladie. Nous croyons que ce remède, d'une part, guérit les accidents actuels de la vérole, et que, d'autre part, administré longuement et administré suivant une méthode dont je vous parlerai bientôt, il exerce sur l'ensemble de la diathèse, sur la maladie tout entière, une influence *générale*, que je n'hésite pas à qualifier de curative. — Notre opinion sur ce point si essentiel, si important, n'est pas une simple vue de l'esprit, une appréciation conjecturale; elle repose sur des arguments cliniques et sérieux que je dois vous soumettre.

A priori, je me représente difficilement comment le mercure, exerçant une action incontestée sur les manifestations ou les lésions syphilitiques de *tous* les systèmes vivants, pourrait posséder cette action s'il n'avait pas prise sur la cause même de ces phénomènes, s'il n'influençait pas *la maladie.* Je conçois bien que l'opium puisse calmer une douleur sans agir sur la cause même de cette douleur, ou bien encore que la digitale soulage certains symptômes cardiaques sans modifier les lésions des valvules ou des orifices du cœur. Mais mon intelligence se refuse opiniâtrement à comprendre qu'un remède puisse modérer tous les effets d'un poison et poursuivre ce poison dans tous les organes où il lui plaît de se retrancher, qu'un remède puisse guérir les manifestations successives, variables non moins que disséminées d'une diathèse, sans se trouver en rapport, en conflit avec ce poison, avec le principe de cette diathèse, avec la cause première de ces troubles morbides. Toutefois, comme, après tout, cela pourrait être sans que j'eusse la faculté d'en comprendre la raison, je passe outre, et je cherche ailleurs des éléments de conviction.

Or, les éléments de cette conviction, c'est-à-dire les témoignages attestant que le mercure exerce une action d'ensemble et une action d'avenir sur la syphilis, je les trouve nettement dans trois ordres de considérations que je tiens essentiellement à vous soumettre et sur lesquelles même j'appellerai toute votre attention. La question est majeure en effet, puisque de la solution qu'elle comporte dépend (comme nous le verrons plus tard) la préférence qu'il convient d'accorder à telle ou telle de deux méthodes rivales pour le traitement de la syphilis, à savoir : la *méthode opportuniste* et la *méthode préventive*.

Quels sont donc ces trois témoignages ? Les voici.

I. — *Le mercure exerce incontestablement une action préventive sur les manifestations de la période secondaire.*

Et, en effet, voyons d'une façon comparative ce qu'est la période secondaire chez les sujets traités *ab ovo*, dès le début de l'infection, et ce qu'elle est chez les sujets non traités ou insuffisamment, négligemment traités.

Ce qu'elle est chez ces derniers, vous le savez du reste, Messieurs, par ce dont vous êtes témoins ici chaque jour. C'est une période ultra-chargée d'accidents, d'accidents certes qui ne compromettent pas la vie, qui même n'ont rien de grave le plus habituellement, mais qui ne laissent pas d'être importuns, vexatoires, affichants, douloureux pour quelques-uns, à savoir: syphilides cutanées de divers types, depuis la roséole jusqu'aux types pustuleux, pustulo-crustacés, etc. ; — syphilides muqueuses de tout siège (bouche, gorge, langue, larynx, organes sexuels, anus, etc.), prenant parfois en tant que lésions locales une réelle importance ; — onyxis, périonyxis ; — adénopathies diverses, quelquefois confluentes, sujettes même, quand elles trouvent un terrain propice, à dégénérer en bubons strumo-phlegmasiques ; — alopécies plus ou moins intenses, pouvant aller jusqu'à dénuder partiellement le cuir chevelu ; — ophtalmies secondaires, dont quelques-unes réellement sérieuses (iritis, choroïdite, névrite optique) ; affections du système locomoteur (ostéalgies, périostites, arthralgies, arthropathies, ténosites, myosalgies) ; — phénomènes nerveux ; céphalée, souvent très douloureuse ; névralgies ; asthénie nerveuse, toujours plus ou moins rebelle, etc. ; — accidents fébriles, susceptibles parfois de prendre une intensité peu commune, comme dans le type actuellement décrit sous le nom de typhose secondaire ; — etc., etc.

Eh bien, parallèlement, quelle est cette même période secondaire chez les sujets qui, d'emblée, ont pris soin de se traiter et qui continuent au delà à se traiter méthodiquement, correctement ? Cela, vous ne pouvez le savoir encore, Messieurs, car vous l'apprendrez seulement dans votre pratique de ville, dans votre cabinet. Mais il m'appartient à moi de vous le dire, et voici, à cet égard, ce qui dérive pour moi d'une expérience déjà longue.

Sur cette seconde catégorie de malades, la syphilis secondaire *se réduit* (sinon toujours, au moins presque toujours) *à un petit nombre d'accidents, et d'accidents du type le plus superficiel, le plus bénin.* Ce que vous observerez en de telles conditions se bornera généralement, passez-moi l'expression, à quelques éclaboussures légères de syphilis, telles que ceci : une roséole discrète ; — quelques plaques érosives (qui se porteront surtout à la bouche, si vous avez affaire à des fumeurs) ; — quelques croûtelles du cuir chevelu, avec éclaircissement momentané et à peine appréciable de la chevelure ; — quelques adénopathies cervicales ; — et rien de plus. Comparez cela au type usuel des syphilis secondaires abandonnées à leur évolution propre !

Traitée, la syphilis secondaire s'atténue, se réduit comme cadre, se mitige, et devient comme un diminutif d'elle-même. Elle devient ce qu'est une forme fruste ou bénigne d'une maladie par rapport aux formes complètes et sérieuses de la même affection. A ce point — ceci est topique — que les malades eux-mêmes en sont étonnés, ébahis. De par le renom de la syphilis, ils s'attendent à quelque chose de grave, d'important pour le moins ; et, ne voyant rien venir, ils vous disent alors quelquefois : « Mais à quand donc, docteur, les grands accidents ? Quand donc va-t-il m'arriver quelque chose de sérieux ? Car jusqu'à présent je n'ai presque rien eu. »

Et même tel n'est pas le dernier mot de la bénignité possible de la syphilis secondaire *traitée*. Car certains sujets en sont quittes encore à meilleur compte, en sont quittes, par exemple, pour une roséole sans rien autre, pour quelques plaques muqueuses sans rien autre, voire pour *une* plaque muqueuse sans rien autre ! Cela s'est vu, cela n'est même pas une rareté, et je vais tout à l'heure en produire quelques exemples.

Enfin, on a cité le cas de malades qui, traités énergiquement *ab ovo* et au delà, ont traversé toute la période secondaire *sans être affectés d'un seul accident secondaire*. C'est là chose rare, exceptionnelle, d'accord ! mais c'est là chose bien authentique, irrécusable.

En l'espèce quelques citations me semblent indispensables, car il s'agit de toutes choses que vous ne voyez pas à l'hôpital et dont sans doute vous attendez la preuve. Eh bien, cette preuve, je vais vous la donner en mettant sous vos yeux une vingtaine de cas de cet ordre observés en ville et longtemps suivis par moi. Voyez à quoi s'est réduite la période secondaire sur les vingt malades dont l'histoire se trouve résumée dans le tableau suivant :

	DURÉE D'OBSERVATION	ACCIDENTS OBSERVÉS AU COURS DE LA PÉRIODE SECONDAIRE
1er malade	10 ans	A quatre reprises, syphilides amygdaliennes (légères).
2e —	6 ans	Roséole. — Deux fois, syphilides buccales de forme érosive.
3e —	8 ans	Roséole. — Deux fois, syphilides buccales de forme érosive.
4e —	26 ans[1]	Deux fois, plaques muqueuses buccales.
5e —	10 ans	Roséole. — Une plaque muqueuse labiale; une plaque muqueuse du gland, très superficielle, éphémère.
6e —	8 ans	Deux fois, plaques muqueuses buccales. — Quelques taches érythémato-squameuses sur le front.
7e —	9 ans	Roséole.
8e —	8 ans	Roséole. — Une plaque muqueuse buccale.
9e —	7 ans	Une seule fois, syphilides érosives de la langue.
10e —	5 ans	Roséole.
11e —	6 ans	Roséole.
12e —	15 ans	Syphilide papuleuse discrète sur le visage. — Trois fois, plaques muqueuses buccales (fumeur).
13e —	9 ans	Roséole. — Plaques érosives du gland.
14e —	11 ans	Quelques plaques buccales ; — à deux reprises, érosions superficielles du gland.
15e —	15 ans	Taches rosées palmaires. — Quelques plaques buccales (fumeur).
16e —	8 ans	Syphilides linguales, à trois reprises (fumeur).
17e —	5 ans	Roséole.
18e —	9 ans	*Une* plaque linguale. Jamais rien autre.
19e —	5 ans	Une papule de scrotum. Rien autre.
20e —	6 ans	Pas d'accident secondaire constaté.

1. Il s'agit de l'un de mes amis, que je n'ai jamais perdu de vue depuis vingt-six ans, époque où il eut le malheur de contracter la syphilis.

Qu'en dites-vous, messieurs ? Est-ce là, oui ou non, de la syphilis secondaire *atténuée* ? Croyez-vous et qui pourrait croire que, si ces vingt malades (pris comme exemples entre des centaines d'autres) n'avaient pas été traités, l'étape secondaire eût été sur eux ce qu'elle a été ? Est-ce sous cette forme essentiellement fruste et rudimentaire qu'elle se présente usuellement ? Toute une période secondaire se composant ou bien d'une roséole, ou bien de quelques plaques muqueuses, ou même d'une plaque muqueuse *unique*, est-ce là ce que nous avons l'habitude d'observer ?

Donc, si les malades en question ont eu une syphilis secondaire si remarquablement bénigne, il convient, au nom du bon sens, d'en faire honneur au mercure.

Et, d'autre part, comment le mercure aurait-il pu réaliser cet effet, s'il n'avait agi sur le principe même de la maladie, sur la cause même d'accidents qui, sans lui, n'auraient pas manqué de se produire ?

Conséquemment, le mercure a exercé, en l'espèce, une *action d'ensemble* et une *action préventive* sur la maladie. — C'est là ce que je voulais établir.

II. — Second témoignage : *Le mercure exerce incontestablement une action préventive sur la période tertiaire.*

De cela la preuve est contenue dans les deux faits opposés que voici : d'une part, fréquence considérable de manifestations tertiaires sur les sujets à syphilis non traitée ou insuffisamment traitée ; — et, d'autre part, rareté de ces mêmes manifestations tertiaires sur les sujets à syphilis correctement et longtemps traitée.

Je ne voudrais pas dire que toute syphilis non traitée aboutit fatalement au tertiarisme ; et cela, si je ne le dis pas, c'est que je n'ai pas moyen d'en faire la preuve. Mais ce que j'ai le droit d'affirmer, preuves en mains, c'est que la syphilis non traitée ou insuffisamment traitée conduit au tertiarisme d'une façon excessivement fréquente, absolument commune, habituelle.

Eh bien, inversement, il ressort de l'observation que la syphilis tertiaire ne sévit que d'une façon rare, très rare, sur les sujets qui ont fait un traitement sérieux et prolongé, bref un traitement digne de ce nom. De cela les exemples seraient à citer par milliers. L'accord est même unanime sur ce point. M. Rollet dit formellement qu'il a vu « la syphilis bien traitée rester extrêmement bénigne ». D'après lui, « il n'est pas cinq malades sur cent qui, en dépit d'un traitement méthodique et prolongé, soient affectés d'accidents graves, secondaires ou tertiaires ». De même pour Ricord, « les accidents tertiaires ne constituent qu'une rare exception à la suite d'un traitement mercuriel bien suivi[1] ». Telle est aussi la conviction à laquelle m'a conduit mon expérience personnelle. Mais j'ai tenu à vous donner sur cet important sujet autre chose qu'une impression, à savoir un *témoignage statistique* issu de documents écrits, précis, authentiques. Eh bien, ce témoignage, le voici :

Quel contingent relatif fournissent à la syphilis cérébrale, d'une part, les sujets traités et, d'autre part, les sujets non traités? — Réponse :

Sur cent cas de syphilis cérébrale à antécédents thérapeutiques bien connus, j'en ai trouvé :

5 sur des malades ayant subi un traitement mercuriel sérieux et prolongé;
6 sur des malades ayant subi un traitement moyen, mais à coup sûr insuffisant ;
10 sur des malades ne s'étant pas traités que de 7 à 18 mois ;
70 sur des malades n'ayant fait qu'un traitement très écourté, variable de 6 mois à 1 mois[2];
4 sur des malades n'ayant jamais subi le moindre traitement ;
5 sur des malades ne s'étant jamais traités que par l'iodure de potassium.

100

C'est-à-dire, en chiffres ronds : Cinq malades sur 100 ayant fait un traitement sérieux, contre 95 n'ayant subi qu'un traitement insuffisant, court, très court, dérisoire, ou nul.

D'où il suit, arithmétiquement, que la syphilis cérébrale est 19 fois plus rare à la suite d'un traitement sérieux que chez les sujets insuffisamment traités ou non traités.

Donc, de par cette statistique, le mercure exerce une action efficace et puissante pour conjurer l'invasion de la syphilis sur le cerveau ; donc nous sommes en droit de le considérer comme un *préventif* de la syphilis cérébrale.

Eh bien, par d'autres chiffres que je vous épargnerai, mais

1. Communication orale.

2. Voici le détail des cas de cette catégorie :

Après traitement de	4 à 6 mois	15 cas.
—	5 mois	2 —
—	4 mois	4 —
—	3 mois	14 —
—	2 à 3 mois	18 —
—	2 mois	8 —
—	6 semaines	4 —
—	1 mois	5 —
	Total	70 cas.

que j'ai relevés pour mon instruction personnelle, je pourrais vous montrer de même que le mercure constitue un préventif non moins puissant d'autres accidents tertiaires, tels notamment que les gommes, les affections viscérales, les lésions du voile palatin, du nez, du pharynx, etc., etc.

De sorte qu'au total le mercure fait pour la syphilis tertiaire ce que nous lui avons vu faire, il n'y a qu'un instant, pour la syphilis secondaire. Il la rend légère au malade ; il diminue la fréquence des éventualités du tertiarisme. Au total, il prévient — non pas toujours, bien malheureusement, mais dans une proportion considérable — les accidents graves des périodes avancées de la maladie.

III. — Troisième témoignage : *Le mercure est un préventif par excellence de l'hérédité syphilitique.* — Déjà, Messieurs, vous êtes édifiés sur ce point, que nous avons eu l'occasion de discuter dans un chapitre précédent. Je ne ferai donc que vous rappeler très sommairement les conclusions auxquelles nous avons abouti. Ces conclusions, les voici en deux mots :

C'est, d'une part, qu'abandonnée à elle-même et sans traitement, la syphilis traduit son influence héréditaire par les plus lamentables résultats : avortements ; — accouchements avant terme d'enfants morts ou moribonds ; — naissance d'enfants étiolés, chétifs, infectés de syphilis, destinés le plus souvent à une mort rapide ; — et, de plus, répétition possible, voire habituelle, de résultats de même ordre au cours de plusieurs grossesses.

C'est, d'autre part, que le traitement spécifique (et le traitement mercuriel notamment) corrige, amende, neutralise cette influence héréditaire de la façon la plus étonnante, la plus merveilleuse, la plus extraordinaire. Ici plus que jamais apparaît en évidence lumineuse l'action préventive du mercure. Rappelez-vous les statistiques que je vous ai mises sous les yeux à ce sujet : mortalité infantile s'élevant jusqu'à 82 pour 100 dans le camp des sujets non traités, pour descendre jusqu'à 3 pour 100 dans le camp des sujets à traitement prolongé ! — N'est-ce pas là le cas ou jamais de dire que de tels chiffres n'ont pas besoin de commentaires ?

Résumons actuellement cet exposé, qui a pu être long, mais que rendait indispensable l'importance de la démonstration à établir.

Trois ordres de témoignages viennent de nous montrer ce qu'est capable de produire l'intervention du mercure relativement à la période secondaire, à la période tertiaire et à l'hérédité syphilitique. Invariablement nous avons constaté ce fait, que le mercure exerce une action *préventive* sur les manifestations de la syphilis. On avait récusé cette influence préventive, tout au moins on la donnait comme douteuse, hypothétique. De par les données de la clinique nous sommes en droit de l'affirmer positivement, énergiquement, et ce n'est même que justice de la proclamer à la fois *authentique* et *puissante*.

Non, très certainement, le mercure n'est pas, comme on l'a dit, un simple « effaceur d'accidents ». Il est plus que cela. Non, très certainement, il ne fait pas que « blanchir », guérir des symptômes. Il fait plus que cela. Par un mécanisme que j'ignore, mais dont je constate les effets, il entre en conflit avec la cause même des symptômes, il s'en prend au principe pathogène, au microbe. Très positivement, il exerce sur la maladie une influence d'ensemble, une influence générale, de par laquelle non seulement il guérit les symptômes actuels, mais encore il prévient des manifestations qui, sans lui, se produiraient quelque jour.

Or — notons-le bien — c'est l'action préventive du mercure qui constitue le bénéfice capital de la médication mercurielle. En fait de syphilis, guérir des symptômes, c'est fort bien ; mais mieux est encore de les *prévenir*.

C'est l'action préventive du mercure qui confère espérance et consolation aux malades, aussi bien qu'elle constitue l'idéal que s'efforcera de réaliser la thérapeutique du médecin. — Et de cela voulez-vous la preuve ? La voici :

S'il nous arrivait, à nous médecins, de contracter aujourd'hui la syphilis, qu'est-ce qui nous affecterait le plus, et que redouterions-nous principalement dans la syphilis? Le chancre ? Non; car le chancre n'est qu'une lésion locale et éphémère, sans importance. — La période secondaire ? Non encore ; car, si elle peut être importune, vexatoire, nous savons bien qu'elle est généralement sans gravité. — La période tertiaire ? Oui, très certainement, oui. Toutes nos appréhensions iraient là, porteraient sur cette période éloignée de la maladie. Ce qui ferait notre chagrin, notre inquiétude, c'est la perspective de quelque catastrophe tertiaire dans un avenir plus ou moins éloigné ; — sans parler aussi de l'éventualité d'une transmission héréditaire.

En l'espèce, donc, quelle serait notre aspiration, et quel serait notre réconfort ? Un remède qui réaliserait ce suprême bienfait de porter avec lui une *garantie d'avenir*.

La sauvegarde de l'avenir, tout est là dans la syphilis.

Or, cette sauvegarde, il est d'expérience que le mercure la confère, non pas certes d'une façon constante et absolue, mais d'une façon habituelle et relative. C'est pour cela que tous, tant que nous sommes ici, nous prendrions du mercure si nous venions à être affectés de la syphilis.

Conclusion : nous ferons pour nos malades ce que nous ferions pour nous-mêmes.

Somme toute, c'est dans cet esprit, c'est avec cet idéal en perspective, à savoir la préservation de l'avenir, que le traitement mercuriel de la syphilis doit être institué, dirigé, poursuivi, prolongé, et cela suivant une méthode que j'aurai à vous développer dans ce qui va suivre.

PROCÈS DU MERCURE (*suite*). — QUELQUES AUTRES OBJECTIONS AU MERCURE. — CONCLUSION

Pour achever ce que j'appellerais volontiers le *procès du mercure,* il me reste encore à vous parler de quelques objections secondaires qui ont été opposées au traitement mercuriel de la syphilis.

Mais soyez rassurés, je serai le plus bref possible sur les litiges de cet ordre. Car il me tarde, comme à vous sans doute, d'aborder les questions pratiques, ce que je ferai dans un instant.

I. — « Le mercure, a-t-on dit, *ne prévient pas les récidives.* » — Oui, sans doute, répondrai-je, on observe des récidives (ou ce qu'on appelle improprement des récidives) à la suite du traitement mercuriel ; et cela, nous le savons de reste, car c'est un fait dont nous avons des exemples chaque jour. Oui, sans doute, tel malade, à qui nous donnons aujourd'hui du mercure pour un chancre ou pour une syphilide, pourra fort bien, dans deux mois, dans six mois, dans un an, présenter de nouveaux accidents. Cela est vrai, mais quelle est la portée de ce fait qu'on présente comme une objection au traitement mercuriel ? Prétendons-nous, par cela seul que nous administrons le mercure, étouffer du coup, *juguler* la syphilis, de façon à ce qu'elle ne donne plus signe de vie ? Nullement. Nous croyons, tout au contraire, que, si le mercure influence et atténue la syphilis, il n'arrive à cet immense résultat que peu à peu, lentement, graduellement, progressivement ; nous croyons que, si l'on parvient à maîtriser finalement la diathèse, ce n'est jamais qu'au prix d'une médication longtemps, très longtemps poursuivie, et grâce à une *série de traitements* échelonnés sur un certain nombre d'années. Nous savons parfaitement qu'un malade syphilitique qui commence à prendre du mercure aujourd'hui pour un chancre ou une roséole, je suppose, n'en restera pas moins exposé, quoi qu'on puisse faire, à des accidents prochains ou éloignés, accidents qu'on appelle à tort « des récidives » et qui ne sont que des manifestations successives d'une longue évolution morbide de la maladie. Mais ce que nous ne savons pas moins, de par expérience, c'est que, sur un sujet en voie de traitement, ces décharges ultérieures sont, d'une part, plus rares que sur un sujet non traité et, d'autre part, relativement *atténuées*, singulièrement atténuées comme intensité morbide. Qu'observons-nous, en effet, comme symptômes de retour en de telles conditions ? Le plus souvent, rien autre que des manifestations *discrètes* et *bénignes*. Ce sont, par exemple, des éruptions superficielles et sèches, à une époque où la diathèse abandonnée à elle-même devrait se traduire par des éruptions profondes et suppuratives ; — ce sont des éruptions partielles, circonscrites, se réduisant à un petit nombre d'éléments ; — ce sont non moins souvent des syphilides muqueuses isolées ; — ce sont, en un mot, tous phénomènes légers et insignifiants pour la plupart, témoignages non équivoques de *poussées avortées*, témoignages d'une atténuation réelle de la diathèse.

Donc, le mercure n'a pas pour effet de couper court d'emblée à toute manifestation spécifique et d'éteindre du coup la syphilis ; il n'empêche pas que les poussées ultérieures, qui composent le processus normal de la maladie, n'aient tendance à se produire ; mais bien certainement il atténue progressivement ces poussées comme fréquence de retours et comme intensité de manifestations.

II. — Seconde objection : « Le mercure laisse parfois se produire des accidents divers, voire des accidents *graves*. »

Cela est vrai encore, incontestablement. Oui, chez quelques malades, le traitement mercuriel, même rigoureusement suivi, même prolongé, n'empêche pas toujours des manifestations plus ou moins sérieuses de se produire. Cela, il nous faut le reconnaître et même le dire bien haut, pour signaler un *desideratum* dans notre thérapeutique et faire appel en ce sens à de nouveaux efforts.

Mais, ajouterai-je aussitôt, cela est rare. Comptons, s'il vous plaît. Ouvrons les recueils d'observations, les livres d'anatomie pathologique, et voyons si les cas graves, les cas mortels de syphilis s'observent communément chez les malades qui se sont bien traités, ou s'ils ne sont pas plutôt le fait soit de l'expectation pure et simple, soit de traitements incomplets, tronqués, irréguliers, insuffisants. J'ai fait ce travail de statistique pour mon instruction personnelle. Eh bien, je puis vous affirmer que l'immense majorité de ces cas néfastes est relative à des sujets qui ne se sont pas traités ou qui, s'étant crus guéris après une médication de quelques mois, se sont abstenus ensuite de tout traitement. Je le répète, les cas de vérole grave ou mortelle incombent, non pas tous assurément, mais pour l'énorme majorité, soit à la méthode expectante, soit à des traitements incomplets.

Au surplus, voici ma statistique, basée sur 1703 cas d'accidents tertiaires de tout ordre, la plupart graves, et même mortels pour un certain nombre.

ANTÉCÉDENTS THÉRAPEUTIQUES DE 1703 CAS DE MANIFESTATIONS TERTIAIRES :

Traitement nul, absolument nul	217	cas
Traitement très court (au-dessous d'une année) .	1162	—
Traitement d'un à deux ans.	265	—
Traitement au-dessus de deux ans.	53	—
Traitement d'une durée supérieure à trois ans. .	6	—
Total.	1703	cas

Ainsi, sur 1703 cas d'accidents tertiaires, nous en trouvons :

Cinquante-neuf s'étant produits à la suite et en dépit de traitements sérieux, de traitements qu'on aurait pu croire suffisants;

Et *seize cent quarante-quatre* ayant succédé soit à des traitements écourtés, d'insuffisance notoire, soit à l'expectation pure et simple.

Devant de tels chiffres tout commentaire serait superflu.

Et, d'ailleurs, les exemples d'accidents graves se produisant à la suite d'un traitement mercuriel sérieux seraient-ils moins rares qu'ils ne le sont, que prouverait encore cela? Tout simplement que le mercure, efficace et préservateur le plus souvent, reconnaît parfois des cas rebelles; tout simplement, qu'il n'est pas infaillible. Or, avons-nous jamais prétendu le contraire? Avons-nous jamais pris parti pour l'infaillibilité du mercure? — Mais réservons ce point, car il constitue précisément la troisième et dernière objection qu'il nous reste à discuter.

III. — « Le mercure, dit-on encore, n'est pas un *spécifique.* » — « Spécifique » est un de ces mots vagues et à double entente que chacun interprète à sa guise. Si l'on veut réserver la dénomination de spécifique à tout remède exerçant sur une maladie ou sur un symptôme donné une action propre, particulière, directe, oui, le mercure est un remède spécifique. Mais tel n'est pas habituellement le sens qu'on attache à ce terme, alors qu'on reproche au mercure de ne pas être un spécifique contre la vérole. Spécifique, dans les débats qui se sont élevés sur le point qui nous occupe, est devenu, par une appropriation détournée, par un véritable abus de langage, synonyme d'*infaillible;* et, dans la bouche de nos adversaires, la non-spécificité du mercure équivaut à sa non-infaillibilité. Eh bien, soit! Acceptons la discussion sur ce terrain, et voici alors quelle sera ma réponse :

Non, certes, nous ne considérons pas le mercure comme infaillible; non, certes, nous ne le donnons pas comme un remède qui guérisse la vérole à coup sûr et dans tous les cas. Loin de là. Nous insistons, au contraire, et nous insistons énergiquement pour dire que ce grand remède a ses défaillances, qu'il lui arrive parfois de ne pas produire ce qu'il produit le plus habituellement, bref qu'il connaît, comme tout agent thérapeutique, des cas rebelles, réfractaires. Ce qu'en effet nous redoutons le plus pour lui, c'est l'enthousiasme irréfléchi, l'optimisme exagéré de quelques-uns de ses partisans (les « amis dangereux » du fabuliste) qui l'exaltent comme une panacée merveilleuse, comme un incomparable remède, comme l'antidote radical et l'ennemi *invaincu* de la vérole. La stricte vérité est toujours préférable à de tels panégyriques, et cette vérité, en l'espèce, la voici: c'est que le mercure exerce sur la plupart, sur la presque généralité des sujets syphilitiques, une influence curative des plus puissantes; mais c'est aussi qu'en certains cas cette influence fait défaut ou du moins reste insuffisante. Incontestablement, il est des malades sur lesquels le mercure semble n'avoir pas prise, sur lesquels, en dépit d'une médication régulière, des accidents plus ou moins sérieux ne cessent de se produire et de se reproduire, chez lesquels, en un mot, la diathèse persiste envers et contre tous nos efforts, multipliant et disséminant ses manifestations, poursuivant son évolution comme si elle était astreinte à une marche fatale, passant du stade secondaire au stade tertiaire, et menaçant même la vie quelquefois par des localisations viscérales aux conséquences les plus graves.

De tels cas sont rares, je m'empresse de l'affirmer. Mais, seraient-ils plus communs, ils ne constitueraient pas encore une raison pour condamner le mercure et le bannir de la thérapeutique. Quoi! parce qu'un médicament compterait des échecs, parce qu'il n'aurait qu'une puissance réelle comme 10, au lieu d'avoir une action idéale comme 20, il faudrait y renoncer, le proscrire, et ne pas bénéficier des résultats heureux qu'il peut produire! Mais, à ce compte, quel remède nous resterait, quel remède trouverait grâce devant de telles exigences? Est-ce que le sulfate de quinine guérit toutes les fièvres palustres ? Est-ce que le copahu tarit toutes les chaudepisses ? Est-ce que l'opium soulage toutes les douleurs, toujours et quand même ? Est-ce qu'il est un seul agent thérapeutique absolument parfait ? N'empêche que le sulfate de quinine, le copahu et l'opium ne soient d'admirables remèdes dont nous faisons un très utile usage, dont tout le monde se sert et s'applaudit.

Eh bien, le mercure ne fait ni plus ni moins, ne vaut ni mieux ni pis. Au lieu de l'attaquer, de le rejeter parce qu'il ne guérit pas toujours et à coup sûr, *prenons-le pour ce qu'il est*, profitons de ce qu'il vaut et bénéficions en somme de l'influence qu'il peut exercer sur la vérole, quelle que soit d'ailleurs la mesure de cette influence.

Voilà ce que dit le simple bon sens, et nous ne disons pas autre chose.

Enfin, messieurs, un dernier mot pour terminer ce long débat. Nous serions peut-être autorisés à tenir rigueur au mercure, si nous avions par devers nous nombre d'autres agents à mettre en œuvre d'une façon efficace dans le traitement de la syphilis secondaire ou de la syphilis en général. Mais c'est que, bien malheureusement, telle n'est pas la situation. En tant que remèdes produisant ce que produit le mercure et capables de le suppléer, de le « doubler », notre pénurie est absolue. L'iodure de potassium même ne saurait lui servir de succédané, comme nous le verrons bientôt. De sorte que, tout compte fait, nous sommes loin d'être gênés par l'embarras du choix. Excellente raison à ajouter à tant d'autres pour légitimer, s'il en était besoin, l'intervention du mercure dans le traitement de la syphilis.

MODES D'ADMINISTRATION DU MERCURE

QUATRE MÉTHODES PRINCIPALES. — DU CHOIX A FAIRE ENTRE ELLES. PAS DE MÉTHODE QUI RÉPONDE A TOUS LES CAS.

J'arrive enfin, Messieurs, au point le plus important et le plus pratique, mais aussi le plus délicat, le plus difficile de notre sujet.

Vous avez décidé en principe, je suppose, de traiter par le mercure un sujet affecté de syphilis. Comment allez-vous lui administrer, lui faire absorber ce mercure ?

Quatre méthodes principales se présentent à votre choix. (Je dis principales, parce que chacune d'elles comporte des variantes ou des annexes dont nous parlerons en temps et lieu.)

Ces quatre méthodes sont :

1° La *méthode par ingestion* (appelée encore méthode buccale ou stomacale), qui consiste à donner le mercure par la bouche, sous forme de pilules, de solutions, de sirops, etc.

2° La *méthode par frictions*, qui consiste à faire pénétrer le mercure par la surface de la peau, fortement frottée avec un composé mercuriel.

3° La *méthode par injections hypodermiques*, qui se définit d'elle-même.

4° La *méthode par fumigations*, dans laquelle on fait absorber le mercure sous forme de vapeurs, et cela soit par la surface cutanée, soit par la voie pulmonaire.

De ces quatre méthodes laquelle allez-vous choisir?

J'ai regret à entendre souvent des médecins expérimentés me dire : « Moi, je n'emploie le mercure que sous forme de frictions » ; ou bien : « Moi, je ne donne le mercure que par l'estomac » ; ou bien encore : « Moi, je ne mets plus en œuvre que les injections. » Eh bien, ou je me trompe fort, ou cet absolutisme, ces préférences exclusives pour tel ou tel mode d'administration du mercure sont aussi contraires que possible au véritable esprit médical.

Le bon sens, en effet, et l'expérience s'accordent sur ce point, qu'il n'est pas de règles à formuler en pareille matière, et qu'il ne saurait y avoir rien d'absolu dans la préférence à donner à telle ou telle méthode. Et cela, pour la très simple et excellente raison qu'*il n'est pas de méthode qui soit bonne à tout*, qu'il n'est pas de méthode qui s'applique également et indistinctement à tous les cas.

Le choix d'une méthode, d'un mode d'administration du mercure doit être fait non pas sur des données théoriques et des conceptions de cabinet, mais bien d'après des indications cliniques relevant de conditions propres au malade, de circonstances afférentes à la maladie, etc., tous éléments essentiellement variables, contingents, et souvent impossibles à prévoir. Telle méthode, bonne ici, sera mauvaise là, et réciproquement. La meilleure sera celle que, d'abord, tolérera le malade, et qui, d'autre part, exercera une influence salutaire sur les manifestations morbides. Or, cette méthode meilleure que d'autres, nous ne la connaissons pas *a priori ;* l'expérience seule nous la révèle. L'absolutisme n'est donc pas de mise en l'espèce et le médecin véritablement jaloux des intérêts de son client abordera le traitement de la maladie sans esprit préconçu, sans plan invariablement déterminé à l'avance ; il l'abordera tout prêt au contraire à sacrifier ses préférences aux indications du cas particulier, tout prêt à abandonner sa méthode favorite pour telle autre qui sera en l'espèce mieux appropriée.

De cela faut-il vous fournir quelques exemples ? Oui, puisque nous voici sur le terrain de la pure pratique et que rien n'est superflu pour la pratique.

D'abord, un cas grave, très grave, ne comportera pas la liberté du choix. Le plus vulgaire bon sens indique qu'il y a nécessité, en vue de conjurer un danger imminent, de mettre en œuvre le procédé de mercurialisation le plus actif, et le plus rapidement actif.

C'est donc en pareil cas ce procédé qui s'impose, à l'exclusion de tout autre. On ne discute pas avec une nécessité d'urgence.

Inversement, rien de grave n'est en question, je suppose. Il s'agit seulement d'instituer un traitement courant, un traitement de longue haleine, un traitement « par extinction », destiné à épurer une diathèse qui ne s'accuse actuellement par aucune manifestation sérieuse, qui même reste actuellement latente. Ne serait-ce pas un contresens pratique que d'aller faire choix, en telle situation, d'un traitement gênant, fastidieux, insupportable, exposant aux dangers de la stomatite, tel que la méthode par frictions ? A quoi aboutirait une pratique aussi malencontreuse, si ce n'est à dégoûter, à fatiguer le malade, qui bientôt n'aspirera qu'à se débarrasser d'une médication aussi importune ?

Troisième exemple. Votre malade est un dyspeptique, un gastralgique ; ou bien encore c'est un sujet qui, pour un rien, prend la diarrhée. Lui prescrire le mercure par l'estomac ne ferait qu'exaspérer son intolérance gastro-intestinale. En l'espèce, donc, force sera d'exclure la méthode par ingestion.

Autre éventualité des plus fréquentes. En certains cas complexes ou graves il peut y avoir indication à faire feu de toutes pièces, c'est-à-dire à prescrire simultanément plusieurs agents thérapeutiques. Or, administrer tous ces remèdes à la fois par l'estomac serait inciter comme à dessein des symptômes d'intolérance gastrique. Donc, pour éviter une surcharge médicamenteuse de l'estomac, on aura soin, en pareil cas, d'administrer le mercure par les voies externes, en réservant la voie gastrique aux autres remèdes.

Viennent ensuite les indications dérivant de l'âge. Chez le tout jeune enfant, il y a toujours avantage à respecter l'intégrité des fonctions digestives, d'où dépend la vie, si vulnérable à cet âge. Les frictions conviennent donc mieux que la méthode par ingestion à cette période de l'existence.

Enfin, il n'est pas jusqu'à certaines considérations extra-médicales qui parfois n'imposent l'exclusion de telle ou telle méthode, d'ailleurs excellente en soi. Exemple : Un mari prend la syphilis et entend se traiter à l'insu de sa femme. Lui conseillerez-vous la méthode des frictions, qui le dénoncerait tout aussitôt ?

Et ainsi de suite.

De sorte, vous le voyez, que, pour des raisons aussi multiples que diverses, le choix d'une méthode d'administration du mercure ne saurait être déterminé d'une façon générale, abstraite, théorique. Ce choix reste soumis à des nécessités de pratique, à des circonstances spéciales, à des considérations imprévues et tout individuelles. *Tout est subordonné*, en l'espèce, *aux indications du cas particulier*, et c'est à ces indications qu'il faut toujours obéir.

Cela posé, venons maintenant à l'étude des diverses méthodes qui servent à l'absorption du mercure.

I. — MÉTHODE DES FRICTIONS MERCURIELLES

HISTORIQUE. — LE VIEUX TRAITEMENT ; « LES SALLES AU NOIR », LA « CASSEROLE », ETC. — DOCTRINE DE LA SALIVATION SALUTAIRE. — RÉACTION CONTRE CETTE DOCTRINE. — MÉTHODE ACTUELLE.

C'est la plus ancienne de toutes les méthodes d'administration du mercure. C'est elle qui, au XVe siècle, fournit un premier et très utile secours contre les ravages de ce qu'on appelait l'épidémie nouvelle, le mal napolitain, le mal français. C'est elle qui excita bientôt un enthousiasme dont font naïvement foi les écrits des plus vieux auteurs et qui même fut chantée sur le ton épique par Fracastor. Mais c'est elle aussi qui mal dirigée ou plutôt non dirigée, administrée sans règles et d'une façon excessive, aboutit à produire ces désordres, ces accidents, ces stomatites effroyables qui ne tardèrent pas à mettre le mercure en exécration et à lui constituer un renom sinistre. Si bien qu'à l'origine même de ce traitement une réaction des plus violentes commença à se déchaîner contre lui. « Fuyez comme la peste, s'écriait l'évêque-médecin Gaspard Torrella en 1497, ces *onguents meurtriers* des charlatans qui déjà ont fait tant de victimes ! Ce sont eux qui ont tué le cardinal de Ségorbe. Alphonse Borgia et son frère ne doivent qu'à ces onguents leur mort prématurée... Laissez de tels remèdes aux charlatans, qui, s'ils échappent à un juste châtiment sur cette terre, le trouveront dans l'éternité ! etc. [1] » Ulrich de Hutten, qui avait « passé onze fois par les onguents », a retracé les horreurs de ce traitement, « le pire de tous », dans un tableau resté célèbre [2]. — Rabelais félicitait son « Gargantua » d'avoir servi de récréation et d'allégement aux souffrances « des pauvres verollez, bien oingtz et engressez a poinct, à qui les dents tressaillent comme les marchettes d'un clavier d'orgues ou d'espinette quand on joue dessus, etc. [3] ».

Gardez-vous de croire, Messieurs, qu'il y ait autre chose qu'une analogie de principe entre ce vieux traitement des siècles passés et ce que nous appelons aujourd'hui le traitement par les frictions. Pour vous en convaincre, une digression va m'être nécessaire, mais l'intérêt historique qu'elle comporte lui servira d'excuse.

Vous m'avez entendu dire parfois qu'il ne faisait pas bon avoir la vérole dans « le bon vieux temps ». Jugez-en par ce qui va suivre.

Le vieux traitement « *par les onguents* », ce qu'on appelait médicalement « passer par les *grands remèdes* », ce que le vulgaire appelait « passer par la casserole » (vous verrez la raison du mot dans un instant), ne consistait pas seulement en une série de frictions faites sur le corps avec une pommade mercurielle, mais bien en une kyrielle de diverses pratiques associées à ces frictions. Il comprenait (sans parler de la « préparation » préalable) la *séquestration* ; — le *surchauffage* ; — une soi-disant *dépuration* par des purgatifs, des électuaires, voire par la saignée, les ventouses, etc. ; — une *diète* équivalant parfois à une quasi-inanition ; — et, enfin, la *salivation*.

La réunion de ces cinq facteurs était considérée comme indispensable au traitement, lequel, sur cette base, était institué de la façon suivante :

D'abord, précaution réputée majeure, on commençait par « *préparer* » le malade. Préparer le malade, c'était : le saigner une fois ou deux ; — le purger plusieurs fois ; — lui administrer force lavements ; — le baigner de dix à vingt fois ; — lui interdire le vin ; — le sevrer de viandes et de tous aliments nourrissants, bref, le réduire à la portion congrue ; — mais, par compensation, le gorger de tisanes, qu'on supposait dotées de vertus merveilleuses, telles que germandrée, cresson d'eau, cerfeuil, chicorée, pimprenelle, scolopendre, etc., etc.

1. *De dolore in Pudendagrâ dialogus.*
2. Trad. du Dr Potton, p. 28 et suiv.
3. Livre second, prologue de *Pantagruel*.

La préparation ainsi faite, on enfermait le malade dans une chambre bien close, bien garantie contre le froid, l'humidité et les vents, « lesquels pouvaient exercer une action des plus funestes au succès de la cure » ; — chambre dont on n'ouvrait jamais les fenêtres, et dont l'air ne devait jamais être renouvelé ; — chambre dont le malade ne pouvait sortir, fût-ce pour un instant, pendant tout le temps de la cure, sous peine de s'exposer aux accidents les plus graves. C'est qu'en effet on avait vu des malades, affirmait Astruc, qui, « pour s'être octroyé la liberté de sortir et d'aller prendre l'air, avaient payé chèrement une pareille imprudence et s'étaient mis par là *à deux doigts de la mort !* » [1].

Puis, l'on chauffait cette chambre close, et cela plus ou moins fortement, suivant les médecins. Les uns se contentaient d'une température douce, mais d'autres, en plus grand nombre, convertissaient littéralement ladite chambre en *étuve*. Ce surchauffage en vase clos, passez-moi l'expression, n'était pas quelquefois sans inconvénients. « J'ai connu, raconte Ulrich de Hutten, un médicastre sans pudeur qui fit périr trois pauvres artisans dans son étuve, où il avait recommandé de forcer la transpiration. Dans la conviction que, plus la chaleur supportée serait grande, plus la guérison serait sûre et prompte, ces malades furent étouffés, etc. » En propres termes, ce « marchand de pommades » asphyxia ses trois clients.

Enfin, l'on procédait aux frictions. Pour cela, on allumait un grand feu « flambant », devant lequel se plaçait le malade pour être frotté. Certains même, plus exigeants, voulaient que le malade fût frotté « entre deux feux » (ce qui pouvait n'être pas toujours commode). Et alors, les choses ainsi préparées, le garçon chirurgien se mettait à frictionner le patient sur telles ou telles parties du corps qui lui étaient soigneusement spécifiées. — Dans les « grands traitements », les frictions étaient étendues à une grande partie du corps.

1. De même on lit dans Haguenot : « ... Il est certain qu'une des précautions indispensables dans cette manière de traiter est d'empêcher que les malades ne s'exposent à l'air pendant le tems des frictions, de les obliger à garder la chambre environ un mois ou un mois et demi, de les tenir chaudement, de leur faire observer une diète exacte, et de les priver de l'usage de la viande. Sans ces précautions, les malades ou ne guérissent point, ou risquent beaucoup pour leur vie. On en a vu dont *la tête était devenue d'une grosseur prodigieuse* pour s'être seulement présentés à une fenêtre dans un temps froid, inconvénient d'autant plus fâcheux qu'il suspend les frictions et met dans la suite un obstacle invincible à l'effet du remède dont on n'a pu faire entrer une quantité suffisante. J'en appelle là-dessus à l'expérience de tous ceux qui ont eu soin de pareils malades ; ils ne sçauroient disconvenir qu'il ne leur soit arrivé en semblables cas des accidents encore plus fâcheux. » (*Mémoire contenant une nouvelle méthode de traiter la vérole*, Montpellier, 1734.)

On faisait ainsi, généralement, une ou deux frictions par jour, exceptionnellement trois ou quatre. — Quelquefois, aussi, on espaçait de plusieurs jours les séances de frictions.

Quant à l'agent pharmaceutique servant à la friction, c'était un onguent mercuriel, mais non pas un onguent tel que ceux d'aujourd'hui, simplement composés de mercure et d'un corps gras ; c'était une de ces préparations ultra-complexes destinées à faire la joie et à enrichir la bourse des pharmaciens de l'époque [1]. On aurait taxé d'imprudence et d'ignorance le médecin qui aurait eu l'audace de prescrire le mercure sans un cortège de nombreux *correctifs*. Dans cet esprit, on s'efforçait d'incorporer aux onguents mercuriels quantité de substances étranges, extraordinaires, destinées à amender « la malignité » du mercure, à tempérer ses qualités froides, chaudes, ou autres. On y ajoutait, par exemple, de la myrrhe, du mastic, de la résine, de la céruse, de l'alun, du corail, du bol d'Arménie, du minium, de la térébenthine, de l'huile de laurier ou de genévrier, du nard, de la graisse d'oie ou de canard, de la graisse d'ours, de blaireau ou *d'homme*, de la moelle de cerf ou de bouc, de l'euphorbe, du camphre, du castoréum, voire de l'huile de vers de terre pulvérisés, etc. Sans parler même de certaines prescriptions burlesques, telles que celles où l'onguent devait être préparé avec du mercure « éteint dans de la salive d'homme » ou même « d'homme à jeun », etc., etc...

Enfin, la friction faite, on recouvrait d'étoupes ou de laine les parties enduites d'onguent ; on couchait le malade dans un lit bien chaud, et on le chargeait de lourdes couvertures, de façon à déterminer une forte transpiration, laquelle devait durer au moins deux heures.

Au cours de cette cure, le malade avait l'obligation de rester couché, dans la crainte qu'il ne prît un refroidissement s'il venait à se lever. Par tolérance, seulement, on lui permettait parfois de se lever quelques heures de temps à autre, en lui recommandant de bien se tenir devant son feu, lequel brûlait toujours.

Et cela durait ainsi de vingt à trente jours, quarante jours, quarante-cinq jours, quelquefois davantage.

Pendant tout ce temps, bien entendu, il était interdit au malade de changer de linge et de draps, « afin que les linges salis

1. Le célèbre *onguent de Vigo* ne contenait pas moins de *dix-neuf* substances, toutes indispensables à l'action du remède, à savoir : graisse de porc, huile de camomille, d'aneth, de mastic, de baies de laurier, styrax liquide, racine d'aunée et d'yèble, jonc odorant, stœchas, euphorbe, vin aromatisé, litharge d'or, oliban, mastic, térébenthine, mercure *éteint dans la salive*, et cire blanche. (V. Jean de Vigo, traduit par A. Fournier, p. 61.)

rendissent à la peau ce qu'ils pouvaient lui emprunter de mercure et qu'il n'y eût rien de perdu [1] ». De là résultait qu'après quelques jours malade, chemise, caleçon, draps de lit, tout était noir. Les murs mêmes des salles d'hôpital où se pratiquait le traitement par les frictions arrivaient, raconte-t-on, à se noircir d'une sorte de crasse mercurielle, en sorte qu'elles avaient reçu un nom significatif ; on les appelait « les *salles au noir.* [2] ».

Il va sans dire aussi que, pendant toute la durée de la cure, les malades étaient astreints au régime le plus sévère. On ne leur permettait que des « soupes légères, des bouillons, des panades, des crèmes de riz, des jaunes d'œuf, etc. ».

En revanche, on les surchargeait de quantité de drogues qui, sous les noms pompeux de *lénitifs*, de *minoratifs*, de *dissolvants*, de *digestifs*, d'*éradicatifs*, etc., avaient mission de « digérer » et d'évacuer les humeurs peccantes. — Et gardons-nous d'oublier les tisanes, qu'on leur prodiguait par grandes verrées, à température tiède ou chaude.

Enfin, pour que rien (pas même le comique) ne manquât à la scène, venait le chapitre des *lavements*. Boerhaave, le grand Boerhaave, voulait qu'au cours de ce traitement les malades prissent des lavements tous les jours, et cela « *de quatre en quatre heures* ».

Ainsi reclus, surchauffés, purgés, lavementés et non nourris, les patients ne tardaient guère à maigrir, à pâlir, à se débiliter, à s'étioler. Au point même que nombre d'entre eux se trou-

1. « Le malade, pendant tout le temps de la salivation, ne doit pas changer d'habits, ni prendre de draps blancs... Il doit porter des bas de laine, pour ne point contracter de mauvaises odeurs, se tenir en robe de chambre, avoir grand soin de se couvrir la tête et le front, etc... » (Boerhaave, *Traité des maladies vénériennes*. Traduct. française, 1753.)

2. Au Val-de-Grâce, nous apprend N. Devergie, il y avait deux ordres de salles pour les soldats vénériens, à savoir : les salles *au noir*, destinées aux malades qui devaient être soumis aux frictions mercurielles, et les salles *au blanc*, où seulement étaient reçus les malades pour lesquels les frictions étaient jugées inutiles. « Les salles au noir, nous dit-il, avaient un aspect sordide, repoussant... Là, affublés d'une chemise grossière, dégoûtante par sa couleur *noire* et par son odeur souvent repoussante (quoiqu'elle vînt d'être blanchie), les malheureux vénériens étaient condamnés, pour surcroît de dégoût, à coucher dans des *draps noirs* qui exhalaient aussi une odeur insupportable, et à se servir de couvertures et de capotes de laine également empreintes d'émanations mercurielles... Suivant la gravité des symptômes, le traitement variait de 25 à 30 et même 40 frictions, faites sur les jambes et les cuisses... Les bains se prenaient tous les huit jours environ. Mais, comme l'eau seule (celle d'Arcueil) ne dissolvait pas le résidu des frictions, il en résultait que les malades sortaient du bain aussi sales qu'ils y étaient entrés. Ils ne pouvaient se défaire de la *crasse mercurielle* qu'en prenant des bains savonneux, qui leur étaient seulement prescrits quand ils venaient à passer du *noir* au *blanc*, etc., etc. » (*Clinique de la maladie syphilitique*, Paris, 1826.)

Je tiens de M. Ricord, qui avait visité ces salles *au noir*, une relation semblable à celle de Devergie.

vaient pris d'une lassitude extrême, d'une faiblesse extraordinaire, et n'avaient plus la force de se lever. Quelques-uns même en arrivaient à la syncope, ce qui du reste était considéré comme un « favorable présage ».

Il est vrai que, comme réconfortant, on leur donnait le salutaire conseil « de ne point se laisser aller au découragement, d'éviter la tristesse (car les passions tristes éteignent la chaleur naturelle), et de se réjouir par l'espérance d'une guérison prochaine ». On leur permettait même « de se divertir par des conversations gaies ou par la musique », mais à la condition expresse de « mettre un frein à leurs passions ».

Recommandation plus que superflue, sans doute. Car ils avaient autre chose à faire, les malheureux, que de donner cours à leurs passions. Ils avaient à *saliver*. Tout naturellement, en effet, des frictions, de fortes frictions pratiquées de la sorte ne tardaient guère à exciter ce qu'on appelait le « flux de bouche ». C'est là ce qu'on attendait, ce qu'on désirait comme le gage d'une guérison prochaine. Pour la plupart des médecins qui, à cette époque, poussaient l'humorisme jusqu'à ses conséquences extrêmes, ce flux de bouche n'était rien autre que l'élimination des « humeurs corrompues » ; c'était la vérole en substance qui s'évacuait ainsi par la bouche, c'était la vérole dans les crachats. Lisez à ce propos quelques beaux vers de Fracastor [1]. Aussi se réjouissait-on de voir les malades aboutir à cette salutaire et bienheureuse salivation.

Il est vrai qu'à ce moment de la cure commençaient les divergences entre médecins.

Quelques-uns, une fois la salivation produite, se déclaraient satisfaits, et ne poussaient pas les choses plus loin.

Mais d'autres s'efforçaient d'entretenir cette salivation, et cela pour un certain temps, voire jusqu'à *trente et quarante* jours (!). Une « bonne salivation », pour eux, était celle qui donnait en vingt-quatre heures quatre, cinq à six livres d'une salive visqueuse, gluante, pituiteuse. A peine se suffisaient-ils de trois

1. « Malades, s'écrie Fracastor, trêve au dégoût que peut vous inspirer cette médication, car votre guérison est à ce prix. Donc, sans hésitation, étalez cet onguent sur votre corps, et couvrez-en toute l'étendue de la peau, à l'exception de la tête et de la région précordiale... Dix jours entiers supportez cette épreuve, dont le bénéfice ne se fera guère attendre. Bientôt, en effet, un infaillible présage vous annoncera l'heure de votre délivrance. Bientôt vous sentirez les ferments du mal se résoudre en votre bouche sous forme d'une bave immonde, *et vous verrez le virus, le virus même s'évacuer à vos pieds en des flots de salive.* »

.... Liquefacta mali excrementa videbis
Assidue sputo immundo fluitare per ora,
Et largum ante pedes tabi mirabere flumen.

(*La Syphilis*, livre II. — Trad. par A. Fournier, p. 91.)

livres; au-dessous de ce chiffre, on ne pouvait répondre de rien. Boerhaave — c'est à n'y pas croire — voulait que la salivation « séparât du corps, dans l'espace de trente jours, environ *cent livres de salive*[1] ! ».

Si bien que les malades passaient leurs jours et leurs nuits à baver dans une écuelle *ad hoc*, qui portait le nom de *casserole*. D'où le terme populaire de « passer à la casserole » comme synonyme de traitement par les frictions.

Et voilà ce qu'était au temps jadis, ce qu'était même dans le premier tiers du XIXe siècle, le traitement de la syphilis par les frictions mercurielles.

MÉTHODE ACTUELLE DE TRAITEMENT PAR LES FRICTIONS MERCURIELLES.

Eh bien, sans transition, voyons ce qu'est ce traitement de nos jours.

Rien de plus simple. Il consiste en ceci : une série de frictions faites sur la peau avec une pommade mercurielle ; — et, coïncidemment, un bon régime, une hygiène confortable. Comme annexe, rien ; et, notamment, pas le moindre vestige des pratiques d'autrefois : ni séquestration, ni sudations, ni saignées, ni purgations, ni tisanes, ni lavements ; pas même de salivation !

C'est qu'en effet le bon sens clinique a fini, à travers les âges, par se révolter contre les inepties du temps jadis et par les exclure.

D'abord, les enseignements de la clinique ont fait justice de la salivation. On la croyait utile, voire indispensable autrefois. « Le mercure, disait Boerhaave, doit, pour guérir, exciter la salivation ; autrement il ne guérit pas. » Eh bien, il est acquis de nos jours que les malades *guérissent sans saliver*, et qu'on peut leur épargner cet odieux supplice du bavage qui avait fait dire si justement à Sydenham : « *Remedia pejora morbo patimur*, nous souffrons de remèdes qui sont pires que le mal. » Et, en effet, on ne guérit pas parce qu'on salive ; la preuve en est qu'on guérit sans saliver.

Signalée de vieille date par Chicoyneau[1] (dont le nom est

1. *An ad curandam luem veneream frictiones mercuriales in hunc finem adhibendæ sint ut salivæ fluxus concitetur.* Montpellier, 1718. Thèse d'Antoine de Pellissery, manifestement inspirée par Chicoyneau.

Haguenot a rendu, sur ce point, pleinement justice à Chicoyneau : « ... C'est à M. Chicoyneau, premier médecin du Roy, que nous sommes redevables de cette (nouvelle) manière de traiter, qu'il rendit publique en 1718, dans une Thèse qui fut soutenue aux Écoles de Médecine de cette ville (Montpellier), dans laquelle il prouve par de solides raisons et par des observations très bien cir-

trop oublié parmi nous), l'inutilité de la salivation dans le traitement de la syphilis est devenue, grâce au contrôle de deux siècles, une vérité qui n'a plus de contradicteurs aujourd'hui. Or, cette vérité — ne vous y trompez pas — constitue plus qu'un progrès thérapeutique; c'est un véritable *bienfait* pour les malades.

En second lieu, on est arrivé — lentement, il est vrai, — à reconnaître la parfaite inutilité des prétendus « dépuratifs, digestifs, dissolvants, éradicatifs, etc. », qui formaient autrefois le cortège obligé des frictions, et l'on a enfin laissé dormir dans les vieux bocaux des pharmaciens toutes ces panacées, tous ces arcanes du moyen âge. — Les tisanes, les fameuses tisanes, tout au plus propres à charger l'estomac et à couper l'appétit, ont eu la vie plus dure; elles ont résisté opiniâtrement, et, de nos jours même, elles exercent bien encore quelque effet *moral* sur certains malades; mais, médicalement, elles ont vécu.

De même on a fini par s'apercevoir que le régime austère, la diète véritable à laquelle on soumettait les patients n'avait pour résultat que de les affaiblir, de les anémier, de leur enlever tout ressort, toute résistance contre la maladie. Si bien qu'aujourd'hui, alors que l'on prescrit les frictions, on laisse les malades à leur régime habituel, s'il est bon, s'il est suffisant; et même, au cas contraire, on s'efforce de leur fournir le régime le plus tonique possible; — ce dont ils se trouvent d'ailleurs à merveille, voire d'autant mieux que le traitement par les frictions n'est pas sans exercer quelquefois une action débilitante sur l'organisme.

Enfin, on a constaté que la séquestration et le confinement dans une atmosphère surchauffée, avec sudations intermittentes, n'aboutissent qu'à constituer de déplorables conditions thérapeutiques, en affaiblissant les malades, en leur enlevant l'appétit, en alanguissant les fonctions nutritives.

Aussi bien aujourd'hui, au lieu d'enfermer nos malades, les laissons-nous en liberté; aussi bien ne leur imposons-nous plus ni sudations, ni séjour en étuves. Bien loin de là! Nous leur intimons — et cela leur réussit fort bien — d'aller et de venir, de vaquer, comme si de rien n'était, à leurs occupations, de faire un exercice suffisant au grand air et au meilleur air possible. Nous ne prenons plus souci à leur propos, comme le faisait Astruc, de « consulter les girouettes pour voir de quel côté

constanciées que le principal but qu'on doit se proposer dans la guérison de la vérole est d'*éviter autant qu'il est possible la salivation*, que ce genre d'évacuation est plus dangereux qu'utile, et qu'on doit chercher à *éteindre* le virus et non à l'évacuer, etc... » (*Mémoire contenant une nouvelle méthode de traiter la vérole*, Montpellier, 1734.)

vient le vent », et peu nous importe, quant à l'opportunité du traitement, que « ce soit la bise ou le vent du midi qui souffle pour l'instant ». Sans doute nous ne leur recommandons pas de braver les intempéries des saisons et de s'exposer au froid, non plus qu'à l'humidité ; mais nous ne leur prescrivons rien autre à ces divers points de vue que ce qu'impose à tout un chacun, même en dehors d'un traitement spécial, l'hygiène commune.

Force m'est cependant de reconnaître que toutes les pratiques, toutes les exigences, toutes les vétilles, dont se composait le vieux traitement par les frictions, ne sont pas complètement tombées en désuétude. Quelques-unes survivent encore, surtout à l'étranger.

C'est ainsi que bien des fois j'ai entendu des malades étrangers, spécialement des Allemands et des Russes, me raconter qu'ils avaient subi la cure par les frictions confinés dans leur chambre, avec interdiction d'en sortir. Je les ai vus me témoigner une certaine défiance, voire une appréhension réelle, alors que, leur conseillant le même traitement, je les invitais à faire des promenades en plein air, à aller passer quelques heures au bois, à la campagne, etc. — Et, pour le coup, ils étaient sidérés lorsqu'il m'arrivait (en vue de quelque autre indication) de leur prescrire simultanément des frictions et des douches froides. Pour eux, une telle association (frictions mercurielles et douches froides) confinait à l'extravagance. Et cependant, il n'est aucune incompatibilité entre les frictions et l'hydrothérapie. C'est même là une combinaison heureuse, très heureuse, pour certains cas. Ainsi, M. le professeur Charcot et moi, sans nous être entendus, sommes arrivés empiriquement à cette conviction, que rien ne vaut, pour combattre l'épilepsie syphilitique, l'association des douches froides au traitement spécifique par les frictions et l'iodure.

Et de même pour les sudations. A Aix-la-Chapelle, où tout Allemand, voire tout Russe de distinction se croit obligé, pour guérir de la syphilis, d'aller faire ce qu'il appelle « la cure », les sudations sont en faveur. La friction s'y fait au cours de la journée et immédiatement après le bain ; on couche le malade après la friction et on le charge de couvertures, de façon à provoquer une sudation de quelques heures.

Et de même pour le régime. Je pourrais citer certaines maisons de santé étrangères où le régime restreint reste encore en honneur. Il est vrai que ce respect pour une vieille tradition peut ne pas être préjudiciable à tout le monde.

Chez nous, fort heureusement, c'en est fait de toutes ces pratiques annexes, et le traitement par les frictions est devenu d'une simplicité parfaite. — En quoi consiste-t-il au total? Quelques mots vont suffire à l'exposer.

I. — D'abord, quelle pommade convient-il de mettre en usage?

Chez nous, tout le monde a recours à l'onguent mercuriel double, dit *onguent napolitain*, composé, chacun le sait, de mercure et d'axonge à poids égal.

Il importe que cette pommade soit fraîchement préparée. Ancienne, elle irrite fréquemment la peau.

Nombre d'agents ont été proposés pour remplacer l'onguent napolitain. Par exemple :

1° Les pommades à la *lanoline*, substance qui, dit-on, « pénétrerait la peau mieux que ne fait l'axonge, en entraînant avec elle les agents médicamenteux ».

2° Les *savons mercuriels* ou *napolitains*, expérimentés et vantés par quelques médecins, notamment par Schuster (d'Aix-la-Chapelle). Celui de Spillmann (de Nancy) est dosé au même titre que l'onguent napolitain.

Pour pratiquer la friction avec ces savons mercuriels, il suffit de mouiller la peau à l'eau chaude et de la frictionner jusqu'à ce que toute la dose prescrite soit convertie en une mousse écumeuse, qu'on laisse ensuite sécher sur place en la recouvrant avec du papier de soie ou du papier parcheminé très mince.

Ce mode de frictions aurait, dit-on, pour avantages d'être moins sale que la friction avec des corps gras, de ne provoquer aucune irritation cutanée, et de permettre une facile détersion des téguments par un simple lavage, le savon étant soluble dans l'eau.

Mais il comporte un gros inconvénient, c'est la longue durée qu'exige la friction pour l'épuisement d'une faible dose de savon. Une dose moyenne ou forte excéderait certes la patience de tout malade.

En sorte que ces préparations et d'autres encore (telles que l'oléate de mercure [1] et la pommade au calomel [2], etc.) que l'on a proposées comme succédanés de l'onguent napolitain n'ont fait, jusqu'ici, que peu de prosélytes. C'est ce dernier onguent qui reste favori.

II. — *Dosage.* — La dose à employer pour chaque friction est naturellement variable suivant des conditions multiples (âge, sexe, indications à remplir, etc.).

1. Proposé par Smirnoff. — D'après cet auteur, cette préparation, « tout aussi active, dit-il, que l'onguent napolitain, offrirait plusieurs avantages importants : propreté, facilité d'absorption, apparition moins fréquente du mercurialisme ».

2. Ruata et Bovero, *Giorn. della R. Accad. di med. di Torino*, 1891.

En moyenne, pour un adulte, elle sera de quatre grammes. Cette dose de début pourra être élevée à six et huit grammes, dès qu'on se sera rendu compte de la tolérance du malade.

Mais, sauf indication majeure (résultant, par exemple, d'un danger imminent à conjurer), il est prudent de ne pas dépasser ces dernières doses, et cela pour deux raisons : d'abord, parce qu'elles sont amplement suffisantes en général à réaliser l'effet thérapeutique poursuivi ; — et, en second lieu, parce qu'au delà de ces doses on s'expose (non pas sûrement, mais probablement) à offenser les gencives.

Sachez de plus que la femme est bien plus sensible que l'homme aux effets ptyaliques des frictions. Il est peu de femmes, je crois, dont la bouche résisterait à des doses de six ou huit grammes d'onguent double. Et même je vous conseille, à moins d'indication particulière, de ne guère dépasser chez la femme une dose quotidienne de quatre grammes.

Chez l'enfant, au contraire (j'entends chez le tout jeune enfant), nous avons la liberté d'être plus hardis, relativement. Et cela, parce qu'à cet âge nous n'avons pas à compter avec la stomatite, pour la bonne raison que les dents ne sont pas encore sorties. (On ne salive qu'avec des dents, comme vous le savez.) On peut donc sans crainte, dans le tout jeune âge, prescrire d'emblée des frictions à la dose d'un et de deux grammes (ce qui est une dose énorme pour le poids relatif d'enfant à adulte) ; — comme aussi, plus tard et après observation des effets produits, dépasser cette dose.

J'affirme qu'en moyenne une dose quotidienne de deux grammes d'onguent napolitain en frictions est absolument bien tolérée par des enfants de quelques semaines, voire par des enfants de quelques jours. Et j'affirme que cette dose est indispensable pour conjurer les dangers si rapidement mortels de la syphilis héréditaire.

Voilà pour les doses usuelles, courantes, répondant à l'ordre des indications les plus communes.

Mais ces doses doivent ou peuvent être dépassées quelquefois et de beaucoup, à savoir, comme exemples :

1° Dans les cas de syphilis rebelles ou graves, sur l'indication de proportionner l'intensité de la médication soit à la résistance de certains accidents, soit, plus souvent encore, à l'urgence d'un péril imminent. C'est ainsi, de l'aveu commun, qu'il convient d'attaquer d'emblée certaines manifestations particulièrement graves de la syphilis cérébrale ou médullaire par des frictions quotidiennes de 8, 10 et 12 grammes.

2° Dans les traitements thermaux qui se font aux eaux sulfureuses. — Les eaux sulfureuses semblent favoriser, exagérer l'aptitude à la tolérance du mercure. Est-ce en raison de quelque action chimique, ou, plus vraisemblablement, du réconfort, de la stimulation que ces eaux confèrent à l'organisme, de l'activité qu'elles impriment aux échanges nutritifs, etc. ? Je ne saurais le dire. Toujours est-il qu'aux thermes sulfureux nos malades supportent le traitement par les frictions à des doses qui, en des conditions différentes (j'en ai eu l'expérience), détermineraient sur eux de violentes stomatites. Je tiens d'un excellent observateur, le Dr Doyon, qu'il administre couramment à Uriage des frictions quotidiennes aux doses de 8, 10, 12, 15 grammes d'onguent napolitain — et cela pendant trois à quatre semaines — sans déterminer d'accidents de stomatite. Quelquefois il lui est bien arrivé de provoquer une « légère excitation de la bouche », mais jamais, assure-t-il, il n'a observé de salivation véritable.

III. — Simple détail de pratique, pour en finir avec les questions de posologie, mais détail à ne pas négliger : Exigez, Messieurs, que chaque friction soit faite avec une certaine quantité d'onguent déterminée et *pesée*.

C'est là une précaution dont on ne tient guère compte en pratique courante. Alors qu'on dose tout remède, je ne sais pourquoi on juge superflu de doser l'onguent mercuriel, qui est loin cependant d'être une substance inoffensive et indifférente. Interrogez les malades qui se traitent par les frictions, et demandez-leur combien ils emploient de ce remède pour chacune de leurs frictions. Neuf sur dix (j'ai compté) vous répondront ceci : « On m'a donné ma provision de pommade dans un petit pot, et j'en prends à peu près ce qu'on m'a dit d'en prendre, à savoir gros comme un pois, comme un haricot, comme une olive, comme le *bout du doigt.* » Évaluations bien élastiques que celles-là, vous en conviendrez. Qu'est-ce que le « bout du doigt » comme étalon de dosage d'un médicament ? Soyons plus exigeants, et faisons sérieusement des choses sérieuses. Rien de plus simple d'ailleurs. *Formulons.* Nous voulons, je suppose, que, pour une semaine, des frictions soient faites à la dose quotidienne de 4 grammes ; eh bien, prenons la peine de formuler ainsi :

℞ Onguent mercuriel double (fraîchement
préparé). . . . . 30 grammes
A diviser en 7 cartouches.

Chacune de ces cartouches (perte défalquée) contiendra donc exactement 4 grammes d'onguent ; et c'est avec cette dose — et non telle autre arbitraire — que sera faite chaque friction.

Pardon de vous dire de telles choses ; mais force m'est bien de les dire, puisqu'on les néglige neuf fois sur dix.

IV. — *Quand doit être faite la friction?*

Généralement on ne pratique qu'une friction par jour, ce qui suffit amplement pour les indications à remplir. Il n'y a guère que les cas graves où il peut être utile de déroger à cette habitude, en prescrivant deux frictions par vingt-quatre heures.

Il est à peu près indifférent, certes, de pratiquer la friction à tel ou tel moment. Mais, pour la plus grande commodité du malade, l'heure *du coucher* est naturellement plus propice que toute autre. A cette heure, le malade a tout son temps pour bien faire sa friction ; il a de plus toute la nuit devant lui pour conserver la pommade sur la peau le temps nécessaire à une absorption suffisante, et pour la conserver sans aucune gêne, sans même s'en apercevoir, en dormant. Tandis que, la friction étant faite le matin ou dans la journée, ce serait une véritable gêne que de se sentir englué d'un corps gras et poisseux sous ses vêtements.

V. — *Où doit être pratiquée la friction?*

Rigoureusement, on pourrait la faire n'importe où, car la peau absorbe n'importe où. Cependant on a beaucoup discuté sur la préférence qu'il convient d'accorder pour les frictions à tel ou tel département cutané. Chaque auteur a son siège de prédilection, et c'est ainsi que tour à tour la plupart des parties du corps (face antérieure, latérale ou postérieure du tronc, membres, extrémités des membres, aines, aisselles, paume des mains, plante des pieds[1], etc.) ont été proposées comme localisations plus propices. On a même pratiqué des frictions jusque sur la verge, sur la muqueuse du prépuce, sur le gland, sur la face interne des grandes lèvres, et cela en vue de l'idée théorique d'après laquelle « le mercure, pour guérir, a besoin de suivre la même voie qu'a suivie la matière contagieuse pour infecter l'organisme »[2].

Quant à moi, après bien des essais, j'ai donné la préférence à la *partie latérale du tronc*, depuis la limite inférieure de l'aisselle jusqu'à la crête iliaque. Et cela, pour deux raisons : 1° parce que le malade peut *commodément* se frictionner lui-même sur ce point, sans avoir besoin de recourir à un aide ; — 2° parce qu'il trouve là à sa disposition une *grande surface*, non

1. La *méthode de Larrey* consistait en des « frictions faites le soir sur les pieds, que l'on recouvrait de chaussettes durant la nuit et qu'on lavait au savon le matin ». — C'est ce procédé que Denis-Dumont a tenté de remettre à la mode sous le nom de *chaussettes napolitaines* (*De la syphilis*, Paris, 1880).

2. Voir, pour tous les détails du traitement externe de la syphilis, l'estimable travail de R. Combret : *Notes sur les principales méthodes d'administration du mercure par la peau*. Th. de Paris, 1882.

velue ou relativement peu velue, sur laquelle peut être étalée toute la dose d'onguent qui compose la friction. Cette considération devient d'importance majeure pour des frictions à doses plus ou moins élevées.

Au reste, je n'attache qu'une importance secondaire au choix de la région, pour peu qu'on observe les deux précautions suivantes :

1° Ne pas faire les frictions sur certaines régions qui semblent absorber trop facilement ou qui sont riches en poils (scrotum et aisselles, notamment).

Ainsi, il est d'observation que les frictions mercurielles faites sur le scrotum ou les parties génitales déterminent très rapidement une irritation des gencives. A preuve l'excessive fréquence de la stomatite à la suite de simples onctions d'onguent gris contre la phthiriase pubienne. J'ai vu maintes fois une seule onction de ce genre provoquer une fluxion gingivale plus ou moins marquée.

A l'aisselle, la puissance d'absorption est assez considérable pour qu'on ait proposé de se borner à une simple onction, c'est-à-dire à un *dépôt* de la pommade sur les téguments, sans frictions (procédé connu sous le nom de *méthode italienne*). « On enduit, le soir, le creux axillaire d'une certaine quantité d'onguent, et l'on recommande au malade de tenir le bras rapproché du tronc ; de la sorte, rien ne se perd ; le malade ne se salit même pas, et la température axillaire, toujours assez élevée, favorise énergiquement l'absorption. »

Mais la région de l'aisselle, comme l'aine, comme le scrotum, comme la région pubienne, comporte un désavantage majeur : c'est d'être particulièrement sensible à l'action des pommades mercurielles, qui ne manquent guère, après quelques jours, de déterminer là une irritation cutanée d'abord érythémateuse, puis eczématoïde, voire quelquefois pustuleuse. On a bien proposé, en vue de prévenir ces accidents, de faire raser les poils avant de pratiquer les frictions, précaution sans laquelle, dit Gamberini, on risque de provoquer une éruption « presque composée d'autant de petits boutons qu'il y a de poils » ; mais je doute fort que la rasure suffise toujours à conjurer les symptômes d'hydrargyrie auxquels la région paraît particulièrement prédisposée.

2° Second point : Varier le siège des frictions. — Pourquoi? Parce qu'une série de frictions pratiquées sur la même région aboutit souvent à déterminer *in situ* des phénomènes d'irritation cutanée, et cela sous la double influence mécanique et chimique de ce traitement.

Pour éviter cet inconvénient, j'ai été conduit à procéder de la sorte :

Le premier jour du traitement, la friction est pratiquée sur un des côtés du thorax, soit le gauche, je suppose ;

Le second jour, elle sera faite sur le côté droit ;

Le troisième, sur le côté gauche ;

Le quatrième, sur le côté droit.

Et ainsi de suite. — De la sorte, un jour sur deux, on laisse « reposer » la région frictionnée, ce qui suffit, en général, à prévenir les symptômes d'irritation locale. Que si cependant cela est insuffisant, c'est-à-dire si la peau s'irrite, alors on modifie la méthode comme il suit :

1er jour. Friction sur le côté gauche du thorax ;
2e — Friction sur le côté droit du thorax ;
3e — Friction sur la face interne d'une cuisse ;
4e — Friction sur la face interne de l'autre cuisse ;
5e — Friction sur la face interne d'un membre supérieur ;
6e — Friction sur la face interne de l'autre membre supérieur.

Puis l'on reprend la série.

VI. — *Comment procéder à la friction, et de quels soins la faire suivre ?* — Ce n'est pas pour rien que la friction est dite *friction*. Pour mériter son nom, elle doit consister non pas en un simple dépôt, en un simple étalage ou étendage de la pommade à la surface de la peau, mais en un véritable *frottement* sur la peau avec cette pommade.

Ce frottement est indispensable au succès de la méthode, et cela parce que la peau n'absorbe pas ou absorbe mal spontanément. Il faut forcer l'absorption pour ainsi dire en déterminant une pénétration mécanique du mercure dans la substance de la peau, c'est-à-dire (probablement) dans les goulots de ses glandes, où (probablement aussi) le métal se transforme en une combinaison propre à être résorbée. Donc, un certain degré de violence est nécessaire à cette pénétration.

Conséquemment, il ne suffit pas de se borner (comme je l'ai vu faire si souvent) à caresser la peau, à l'effleurer seulement avec les doigts chargés de pommade. Je ne dis pas non plus qu'il faille tomber dans l'excès inverse et aller jusqu'à l'étriller. Mais il faut la *frotter*, la frotter véritablement, et avec une certaine énergie.

Il faut de plus la frotter « *à siccité* », suivant l'expression technique, c'est-à-dire jusqu'au moment où la main qui frotte, au lieu de glisser comme sur un verglas, commencera à éprouver une certaine sensation de résistance, d'assèchement.

Et combien faut-il de temps pour en arriver là, c'est-à-dire quelle durée comporte une friction pour être bien faite et suffisante ? — Ceci, naturellement, est variable suivant la quantité d'onguent mise en usage ; car il va sans dire qu'il faut beaucoup plus de temps pour faire absorber une forte dose qu'une dose moyenne ou petite. En tout cas, la friction doit être beaucoup plus prolongée qu'on ne le croit en général, et exige une durée bien supérieure à celle qu'on lui accorde dans la pratique courante. La plupart des médecins prescrivent des frictions « de cinq minutes ». C'est tout à fait insuffisant. Par expérience j'affirme qu'il faut bien dix minutes, si ce n'est plus, pour faire absorber convenablement la dose usuelle d'une friction, c'est-à-dire 4 grammes d'onguent. Et, pour des doses plus fortes, la durée sera, tout naturellement, surélevée à proportion.

Par qui sera faite la friction ? Par le malade lui-même, le plus souvent ; — quelquefois par une main étrangère, si le malade est faible ou alité. Dans les eaux sulfureuses où se pratique le traitement par les frictions, on rencontre toute une escouade de garçons et de filles de bains dressés à cette pratique.

Alors que la friction est faite par une main étrangère, cette main doit être protégée contre l'absorption par un gant (gant de peau ou gant de caoutchouc), qu'on déterge et qu'on savonne après chaque opération. Mais, le plus souvent, cette précaution est omise par les intéressés, qui cependant ont eu plus d'une fois à s'en repentir. Voyez, comme exemple, ce qui est arrivé ces jours-ci à notre infirmière de la salle Henri IV. Ayant eu à frictionner plusieurs de nos malades, elle a négligé de se protéger la main, et aujourd'hui elle est affectée d'une gingivite mercurielle assez intense.

Ces derniers temps, on a imaginé, pour la pratique des frictions, un instrument spécial, dit *frottoir*, constitué par un gros disque de verre, plan et poli sur l'une de ses faces (celle qui doit frotter), articulé sur l'autre avec un manche horizontal, bien résistant. La pommade, une fois déposée sur la peau, on l'étale avec cet instrument, et l'on continue à frotter avec lui toute l'étendue de la surface où doit se faire l'absorption. Ce frottoir remplace donc la main. Il est d'un usage assez commode, mais moins doux naturellement que la main, qui ne saurait être remplacée. Aussi n'est-il pas applicable à tous les cas, notamment chez les sujets maigres, à thorax quelque peu décharné, en raison des saillies costales qu'il froisse douloureusement.

Quelques menus soins doivent succéder à la friction. On place sur la partie enduite de pommade soit une couche d'ouate, soit un linge humecté d'eau tiède, puis un taffetas gommé, et l'on fixe le tout par un bandage approprié, à savoir : par un bandage de corps, si la friction a été faite sur le thorax; par quelques tours de bande ou par un manchon en toile ou en flanelle, par un caleçon, par un bas, etc., si la friction a été faite sur un membre.

La pommade reste ainsi au contact de la peau pendant plusieurs heures (huit à dix heures en moyenne), c'est-à-dire pendant toute la nuit, si, comme d'usage, la friction a été pratiquée le soir.

Puis, on procède à la levée de l'appareil. On déterge soigneusement la peau ; on la savonne à l'eau chaude ; on l'essuie derechef, et on la saupoudre largement de talc, d'amidon ou de poudre de riz.

Enfin, il est bon de prescrire au moins deux ou trois bains émollients chaque semaine de ce traitement, pour nettoyer à fond la peau et prévenir tout phénomène d'irritation.

Telle est la technique de la friction mercurielle. — Quelques mots maintenant sur le traitement par les frictions considéré d'ensemble.

Ce traitement se compose d'un certain nombre de frictions du même genre. Mais de combien? Et quelle peut être la durée d'un traitement de cet ordre?

Le nombre des frictions, la durée de ce traitement, la dose totale d'onguent à faire absorber, etc., tout cela n'est en rien sujet à une réglementation fixe. Car tout cela, forcément, reste subordonné à des facteurs multiples : nature du résultat thérapeutique à obtenir, degré de tolérance du malade, effets produits, etc.

Ce qu'il y a de certain, c'est que ce mode de traitement peut être continué longtemps. Avec de la prudence et de la surveillance on est parvenu à le prolonger deux et trois mois de suite, et cela sans accidents.

Toutefois, on s'accorde généralement sur ce point, qu'il y a prudence à ne pas le continuer au delà d'un certain temps, passé lequel il n'est plus toléré, affecte les gencives, fatigue, déprime et énerve le malade, qui finit par demander grâce et y renoncer, quoi qu'on fasse.

Il y a donc pour la durée des frictions une *limite de tolérance* à ne pas excéder. Cette limite (éminemment variable suivant les sujets, cela va sans dire) ne peut être déterminée qu'empiriquement. Eh bien, empiriquement, on peut la fixer à trois ou quatre semaines, maximum cinq semaines.

Il m'a toujours semblé qu'on peut sans inconvénient prescrire des frictions pour quinze jours à trois semaines, mais qu'au delà de ce terme il y a avantage à les suspendre, quitte à y revenir après un certain temps, s'il y a indication à persévérer.

Et même, chez certains sujets dont la bouche est un peu sensible au mercure, chez les femmes notamment, il est souvent besoin d'une certaine stratégie pour faire tolérer ce traitement tout le temps nécessaire à en tirer un profit sérieux. C'est ainsi que parfois on est forcé de l'interrompre de temps à autre pour « laisser *reposer* la bouche », qui menace de se prendre à tout instant. — D'autres fois, on ne parvient à poursuivre la cure qu'en la *fragmentant*, si je puis ainsi parler, c'est-à-dire en procédant comme il suit : ou bien, une friction un jour sur deux ; — ou bien une friction trois jours de suite, suivie de trois ou quatre jours de repos ; — ou bien, alternativement, une semaine de frictions et une semaine de repos, etc. — Tel ou tel de ces dispositifs sert parfois d'artifice pour faire accepter le traitement, qui, de toute autre façon, ne serait pas toléré.

Si bien que gouverner un traitement de ce genre, alors que les choses ne marchent pas d'elles seules, et qu'on se heurte à une susceptibilité buccale individuelle, devient affaire de tâtonnement, de tact médical, d'empirisme, et exige de la part du médecin une attention assidue, une surveillance de chaque jour.

COMMENT AGISSENT LES FRICTIONS ? — THÉORIE DE L'ABSORPTION. THÉORIE DE L'INHALATION PULMONAIRE

Comment agissent les frictions mercurielles ? Certainement et forcément, par absorption du mercure.

Cette absorption est triplement démontrée : 1° par la constatation du mercure dans l'urine des sujets soumis aux frictions ; — 2° par la constatation des effets physiologiques du mercure, de la stomatite notamment, chez ces mêmes sujets ; — 3° par la production d'effets thérapeutiques souvent intenses et quelquefois merveilleux.

Mais cette absorption, à son tour, comment s'explique-t-elle ? Comment le mercure, corps métallique, corps insoluble, peut-il être absorbé ? Simplement déposé à la surface de la peau, comment parvient-il à pénétrer dans l'organisme ?

C'est là un point qui a donné lieu à de nombreux travaux et suscité d'ardentes discussions. Quatre théories divisent les expérimentateurs. Ainsi :

Pour les uns, le mercure pénétrerait mécaniquement dans

les tissus, en raison de son extrême division, et serait absorbé en tant que mercure métallique.

Pour d'autres, introduit mécaniquement dans la peau, il serait résorbé sous forme de vapeurs, par une sorte de volatilisation interstitielle.

Pour d'autres, après avoir pénétré dans les goulots des follicules pileux et des glandes sudoripares, il serait transformé là en composés solubles par les corps gras de l'onguent ou des sécrétions cutanées, puis absorbé sous cette forme. — C'est là, disons-le, l'opinion la plus généralement admise (sans preuves bien démonstratives, à la vérité).

Pour d'autres, enfin, le mercure ne pénétrerait jamais par la peau, ni sous une forme ni sous une autre. Il serait simplement volatilisé à la surface de la peau, puis inhalé. Il filtrerait, sous forme de vapeurs, à travers la muqueuse pulmonaire, et passerait ainsi dans le sang, puis dans tout l'organisme. C'est là une théorie qui a été proposée et soutenue, ces dernières années, par M. le Dr Merget [1].

Il ne rentre pas dans mon sujet de vous exposer ici les expériences aussi ingénieuses que multiples qui ont servi de base à ces diverses théories. Si vous aviez le désir d'en prendre connaissance, je ne saurais mieux faire que vous renvoyer sur ce point à l'excellente monographie du Dr Merget. D'ailleurs, sans parler de mon incompétence en pareille matière, il est une raison qui m'excusera de ne pas aborder ces discussions de délicate chimie; c'est que, vraiment, la question n'est pas jugée, et que je n'aurais aucune conclusion ferme à produire. Oui, aujourd'hui encore, nous en sommes — telle est la difficulté du problème — à ne pas savoir bien sûrement comment le mercure est absorbé dans le traitement par frictions; et c'est là, à coup sûr, une lacune dans nos connaissances non moins étrange que regrettable.

Cependant tout n'est plus mystère dans la question. Quelques points ont été élucidés. C'est de ceux-là seulement que je vous parlerai.

On sait par exemple, à n'en plus pouvoir douter, que le mercure administré en frictions *pénètre dans la peau*, d'une façon ou d'une autre. Car on l'a *vu* dans la peau. On l'a trouvé soit dans la peau humaine (à l'autopsie de sujets qu'on avait frictionnés peu de temps avant leur mort), soit dans la peau de divers animaux qu'on avait frictionnés après rasure préalable.

1. A.-E. Merget, *Action toxique, physiologique et thérapeutique des vapeurs mercurielles*. Thèse de Bordeaux, 1888.

On sait, de plus, que les globules mercuriels, introduits dans la peau par frictions, y disparaissent après un certain temps. Voici l'expérience : on frictionne au mercure l'oreille d'un lapin ; — on constate, sur un lambeau d'oreille extirpé, la présence dans la peau de globules mercuriels nettement appréciables. — On attend alors un certain temps ; puis on enlève un autre lambeau de la même oreille, et l'on n'y trouve plus traces de globules mercuriels. Donc ces globules ont disparu. Voilà le fait, qui s'impose.

Reste l'explication : Comment ces globules ont-ils disparu ? Par volatilisation, ainsi que l'ont avancé certains confrères ? C'est bien peu probable, en vérité. Plus généralement, on s'accorde à penser qu'ils ont été résorbés *in situ*, mais résorbés par un mécanisme qui reste encore à spécifier.

Enfin, un troisième fait est ressorti d'expériences récentes : c'est que le mercure est beaucoup plus volatil, même à la température ordinaire, qu'on ne le croyait jusqu'ici. M. le Dr Fauconnier, agrégé de notre Faculté, qui a bien voulu, sur ma demande, contrôler les résultats nouvellement énoncés sur ce point, a calculé que 1 gramme de mercure éteint dans 2 grammes de carbonate de chaux et étendu sur une table perd presque 2 centigrammes de son poids en vingt-quatre heures [1].

On s'est emparé de ce fait pour attribuer toute l'action curative des frictions à la volatilisation du mercure et à sa résorption par la voie pulmonaire. Une telle assertion ne soutient pas l'examen. Si elle était vraie, les malades de nos salles qui ne prennent pas de mercure devraient être mercurialisés par voisinage, ce qui, à ma connaissance, ne s'est jamais produit. Qu'une certaine dose du mercure étalé sur la peau se volatilise et puisse être inhalée, c'est possible ; mais cette dose, très sûrement, ne constitue, en l'espèce, qu'une quantité négligeable.

Cela dit, venons aux questions de pratique, et voyons tour à tour quels avantages peut revendiquer la méthode des frictions ; — quels inconvénients elle comporte ; — à quelles indications elle répond plus spécialement.

AVANTAGES DU TRAITEMENT PAR FRICTIONS

I. — L'avantage capital de la méthode, celui qu'il faut placer en tête de cet exposé, c'est de constituer un traitement actif, puissant, comme effets thérapeutiques.

1. Des résultats analogues ont été constatés par M. le Dr Cathelineau, au laboratoire de la Clinique.

De cela la preuve est faite de vieille date. Une démonstration qui peut invoquer une expérience *quatre fois séculaire* n'est pas de celles qui exigent des preuves nouvelles. C'est par milliers que vous trouveriez dans les annales de la science ancienne ou contemporaine des observations tendant à établir cette action énergique des frictions sur diverses manifestations, disons mieux, sur toutes les manifestations de la syphilis, comme aussi sur la syphilis envisagée d'ensemble.

Il y a plus même. C'est qu'en nombre de cas on a vu les frictions réaliser, comme effets curatifs, ce que d'autres méthodes avaient été impuissantes à produire. Oui, il est des cas où, avec le mercure donné de toute autre façon, on n'arrive pas à modifier certaines lésions spécifiques, tout au moins à les modifier d'une façon suffisante et permanente, tandis que, soumises aux frictions, ces mêmes lésions s'amendent, voire guérissent. Citons, comme types du genre, ces glossites tertiaires hyperplasiques dont la résistance aux traitements usuels est bien connue, et qui parfois ne cèdent qu'à un traitement prolongé par les frictions. J'ai sous les yeux un bel exemple du genre : Un malade de la ville était venu me consulter, il y a plus de vingt ans, pour une glossite tertiaire, qui déjà avait commencé à lobuler et mamelonner les deux tiers antérieurs de la langue. Marié, il refusa obstinément de suivre le traitement par les frictions. Je le traitai donc autrement et à doses énergiques. A diverses reprises j'obtins un résultat presque satisfaisant; mais à peine le traitement était-il interrompu qu'une recrudescence se produisait. De guerre lasse, mon client consentit enfin à se soumettre aux frictions. Une longue cure à Uriage, avec frictions qui furent poussées jusqu'aux doses quotidiennes de 12 et 16 grammes d'onguent napolitain, détermina une résolution presque complète de la glossite. Chacun des six mois suivants, dix frictions furent encore pratiquées. Et j'ai la satisfaction de dire qu'aujourd'hui la langue de ce malade est complètement guérie, guérie depuis dix-huit ans et sans la moindre récidive.

II. — Un second avantage de cette méthode, c'est de *laisser indemnes les voies digestives*.

Et, en effet, le mercure administré par la peau ne retentit pas (sauf exceptions assez rares dont nous parlerons bientôt) sur l'estomac et l'intestin.

Or, nombreuses en pratique sont les conditions où l'on peut bénéficier de cet avantage, à savoir, comme exemples :

1° Les cas où l'on a affaire à des sujets dyspeptiques, gastralgiques ou contractant facilement la diarrhée ; — 2° les cas où il y a intérêt majeur à respecter ce qui reste d'appétit ou de puissance digestive à des sujets déjà alanguis, affaiblis, épuisés. C'est à ce titre que les frictions conviennent particulièrement aux tout jeunes enfants, dont la vie, si fragile à cet âge, ne s'entretient qu'au prix d'une alimentation suffisante. Donner du mercure par l'estomac à un nouveau-né syphilitique, chétif, malingre, presque moribond, en tout cas ne se rattachant à la vie que par l'intégrité de son système digestif, c'est risquer de le tuer, et, parlons crûment, c'est le tuer en certains cas. Certes, on parvient bien à faire tolérer à de tels enfants une très petite dose de liqueur de Van Swieten, mais cette dose est impuissante à les sauver. Je l'ai dit de vieille date et ne cesse de le répéter : le nouveau-né et le tout jeune enfant ne tolèrent souvent le mercure qu'*à doses suffisantes pour les laisser mourir*. Leur salut est dans les frictions.

III. — Troisième avantage : les frictions *laissent libres les voies digestives ;* — c'est-à-dire, tout en assurant la cure spécifique, elles permettent, sans surcharge pour l'estomac, l'ingestion d'autres remèdes qui peuvent être nécessaires.

Ainsi, ce qu'on appelle le traitement mixte (traitement si utile et si formellement indiqué en nombre de cas) peut être réalisé, sans offense pour l'estomac, de la façon suivante : mercure administré par la peau, et iodure de potassium donné par la bouche.

Tandis que, si l'on faisait ingérer à la fois par la bouche le mercure et l'iodure, il y aurait risque (ce dont on pourrait citer de nombreux exemples) d'exciter des phénomènes d'intolérance gastrique qui aboutiraient à la suspension forcée de tout traitement.

De même, en d'autres circonstances, la méthode endermique offre le précieux avantage de laisser libre la voie stomacale pour d'autres médications annexes ou auxiliaires, à savoir pour divers remèdes pouvant concourir utilement au succès de la cure, tels que bromure de potassium dans les affections du système nerveux, ferrugineux, toniques, huile de foie de morue, glycérophosphates, cacodylates, etc.

Donc, à ces titres divers ayant tous leur utilité pratique, la méthode des frictions constitue un mode de traitement dont il est à tirer un large bénéfice.

INCONVÉNIENTS, ACCIDENTS ET DANGERS DES FRICTIONS

Malheureusement, il est un revers à la médaille. Car, si bienfaisante et si puissante, la méthode des frictions n'est pas d'autre part sans comporter des inconvénients, des accidents et même des dangers. Ainsi :

I. — Comme inconvénients, d'abord, je dirai que cette méthode constitue un traitement sale, répugnant ; — ennuyeux, fastidieux, énervant ; — comme aussi, à un autre point de vue tout spécial, affichant et compromettant.

Nous ne sommes pas praticiens pour rien, Messieurs. Praticiens, il nous faut faire de la médecine qui puisse être agréée de nos malades. Or, certains procédés thérapeutiques, qui ne soulèvent aucune objection à l'hôpital, deviennent parfois impraticables dans la clientèle de ville, en raison des embarras, des gênes, des sujétions, des difficultés, des inconvénients, des révélations qui s'y rattachent. Plus que d'autres, les frictions sont de ce nombre.

En premier lieu, ai-je dit, les frictions constituent un traitement malpropre, sale, qui déplaît fort aux malades, qui les dégoûte, qu'ils finissent par prendre en horreur. Oh ! sans doute, vous le leur ferez accepter dans les premiers temps ; que n'accepteraient-ils pas pour être délivrés de symptômes qui les affichent et qui leur font peur ? Mais alors que lesdits symptômes auront disparu, ce sera tout autre affaire. Ils ne voudront plus de ce traitement ; ils viendront s'en plaindre et vous supplieront de leur prescrire « autre chose ». « De grâce, vous diront-ils (que de fois n'ai-je pas entendu cela !), de grâce, Monsieur le Docteur, finissons-en avec ces odieuses frictions. M'engluer de votre pommade noire chaque soir et pour toute la nuit, cela m'est insupportable ; je me fais horreur à moi-même. » Et, quant aux femmes, c'est bien pis encore. Quelques jours ne seront pas écoulés que déjà elles en auront assez ; elles se refuseront à poursuivre un traitement « qui les dégoûte, qui les révolte, qui les écœure », qui leur semble ignoble, sordide, qui leur est antipathique au suprême degré. « Rien que de penser à cette infecte pommade, cela me soulève le cœur », me disait ces derniers jours une de mes clientes, cependant affectée de symptômes graves. Aussi bien est-il peu de femmes qui se résignent à supporter les frictions au delà d'un certain temps ; pour un motif ou pour un autre, d'une façon ou d'une autre, la plupart aboutissent à s'y dérober.

D'autre part, il n'est pas à récuser les épithètes que les malades infligent à la méthode en la traitant de traitement désagréable, ennuyeux, fastidieux, « assommant ». Assurément, c'est une « corvée » de trouver chaque soir une bonne demi-heure pour les préparatifs et l'expédition du traitement. C'est une autre fatigue que de se frotter tout le temps voulu. Puis, le matin, nouvel ennui, pour se désengluer, se savonner, se poudrer, etc.

Enfin, autre considération d'un genre différent. Il est des conditions sociales où ce traitement est inadmissible *parce qu'il ne peut être dissimulé*. C'est une femme, c'est un mari, c'est une famille qui s'en apercevrait. Ce mode de traitement tache le linge, et les domestiques, et la blanchisseuse, et tout le monde saurait bientôt ce dont il s'agit. « Autant avouer à tout mon personnel que j'ai la vérole », me disait un client à qui j'avais prescrit des frictions et qui, dès le lendemain d'un premier essai, venait réclamer de moi un autre traitement.

Voilà donc un premier groupe d'inconvénients avec lesquels il faut compter pour la pratique.

II. — Viennent, en second lieu, les accidents *médicaux* des frictions. Ceux-ci comprennent quatre ordres de phénomènes morbides, à savoir : trois rares ou très rares : *diarrhée mercurielle*, *courbature mercurielle*, *hydrargyrie ;* — et un quatrième extrêmement commun, dominant toute la scène de sa haute importance : la *stomatite*.

Quelques mots d'abord sur le premier groupe.

1° On croit généralement que le mercure administré par la peau reste sans réaction sur le tube digestif. Cette induction théorique est confirmée par l'expérience pour la grande majorité des cas ; mais quelquefois elle se trouve en défaut. Ainsi il est des cas où le traitement par les frictions réagit sur l'intestin, en déterminant des selles fréquentes et liquides, des douleurs abdominales, des coliques. J'ai observé ce fait d'une façon positive sur quelques-uns de mes clients qui, au cours d'un traitement par les frictions, étaient pris de diarrhée, de coliques, de « pincements d'entrailles », suivant leur expression, et cela sans cause, sans écart de régime, sans refroidissement, comme aussi sans état antérieur de susceptibilité intestinale. On suspendait la médication, et tous ces phénomènes se dissipaient en quelques jours pour ne plus se reproduire.

Qu'est-ce que cela ? En toute vraisemblance, un diminutif, une forme atténuée, rudimentaire, de ces dysenteries intenses qui constituent un des phénomènes principaux de l'empoisonnement mercuriel, de ces colites dysentériformes que Balzer, par exemple, a observées à la suite d'injections mercurielles sur les animaux. Vous savez que, ces derniers temps, plusieurs cas d'intoxication, voire d'intoxication mortelle, se sont produits sur des femmes récemment accouchées à la suite et par le fait d'injections vaginales ou utérines de sublimé. Or, une des lésions le plus souvent constatées en pareille occurrence a consisté en des ulcérations affectant surtout le gros intestin. Rien d'étonnant donc à ce que, absorbé par la peau, le mercure puisse déterminer un premier degré d'irritation intestinale, que traduisent en l'espèce les symptômes précités, à savoir, coliques et diarrhée.

Mais c'est là un fait rare.

2° Il est non moins avéré que, chez quelques malades, la pratique des frictions se traduit, après un certain temps, par des phénomènes curieux de lassitude générale, de fatigue musculaire, de brisement dans les membres, de *courbature*.

J'ai tenu longtemps pour suspecte la relation de tels phénomènes avec le traitement. Mais force m'a été de me rendre. Car plusieurs fois j'ai eu à les constater d'une façon non douteuse au cours du traitement par les frictions ; et même, ce qui est plus significatif, je les ai vus se reproduire sur certains sujets au cours de plusieurs traitements de cet ordre. De sorte qu'aujourd'hui je ne conserve plus de doutes sur cette singulière *courbature musculaire* en tant que symptôme possible (mais d'ailleurs assez rare) de mercurialisation cutanée.

3° Un accident plus commun consiste en ce qu'on a appelé l'*hydrargyrie de cause externe*, c'est-à-dire en des lésions de dermite résultant des frictions, dermite soit partielle et localisée à la région frictionnée, soit (bien plus rarement) étendue, disséminée, voire généralisée.

Cette dermite, on l'a attribuée à la mauvaise qualité de l'onguent mercuriel ; et il est de fait qu'en pratique certains pharmaciens débitent de l'onguent vieilli, rance, qui n'est pas inoffensif pour la peau. Mais je la crois bien plutôt imputable à une disposition individuelle des malades, à quelqu'une de ces idiosyncrasies singulières qui font que la peau de certains sujets est irritée par des substances généralement indifférentes pour d'autres.

Quoi qu'il en soit, cette dermite mercurielle résultant des frictions se traduit, dans son type le plus usuel (type localisé, partiel), par des phénomènes variables qui peuvent être rangés sous les deux chefs suivants :

I. — Forme d'*érythème* simple, constituée par une rougeur en nappe ou en petits îlots confluents, rougeur étalée sur toute l'étendue de la région frictionnée et la débordant quelque peu ; — rougeur s'accompagnant d'une certaine chaleur locale et d'un prurit assez vif ; — puis disparaissant en quelques jours, pour être suivie d'une desquamation légère.

II. — Forme d'*eczéma mercuriel* plus intense que la précédente et consistant en ceci : nappe érythémateuse d'un rouge plus accentué, d'un rouge sombre, scarlatinoïde, quelquefois même vineux ; — à la surface de cette rougeur, série extrêmement confluente de toutes petites vésicules, de vésiculettes, soit hémisphériques, soit aplaties, pleines d'un liquide d'abord clair et séreux, puis devenant opalin et laiteux (d'où ressemblance frappante avec l'eczéma vulgaire) ; — turgescence inflammatoire assez vive de tout le tégument ainsi affecté ; — chaleur locale ; — et surtout prurit intense, agaçant, énervant.

Généralement, cette éruption (passez-moi la façon de dire) n'est qu'un feu de paille qui s'éteint à bref délai ; et c'est en cela qu'elle se montre très différente du véritable eczéma, dont elle n'a que l'apparence objective, sans en avoir les qualités de persistance, de durée indéfinie, de récidives. Elle aboutit, en effet, rapidement à la résolution. L'éréthisme local se calme, les vésiculettes se fanent, se flétrissent ; la plupart se résorbent sans se rompre ; quelques-unes seulement se déchirent et se recouvrent de croûtelles foliacées. Puis, une desquamation légère ferme la scène.

Au total, donc, cette dermite est sans importance. Il suffit, dès qu'on la constate, de suspendre les frictions, de prescrire quelques bains tempérants (bains de son, bains d'amidon, à température tiède), et de saupoudrer d'amidon les parties affectées. — Ce n'est donc là qu'un inconvénient de la médication, et rien de plus.

Mais cet inconvénient devient un accident, presque un danger, en d'autres cas, alors que se produit, au lieu d'une dermite circonscrite, un exanthème étendu, disséminé, voire généralisé.

La scène devient alors la suivante : de la région frictionnée, comme point de départ, irradie sur les parties voisines, pour se répandre ensuite sur la presque totalité des téguments, une éruption rosée ou rouge, érythémateuse sur certains points, eczématoïde sur d'autres, sèche ici, suintante là, puis ne tardant pas à dégénérer, au moins partiellement, en une véritable *dermite exfoliatrice*. Cette éruption peut durer des semaines. On l'a vue parfois s'accompagner de phénomènes généraux sérieux, graves, alarmants, que nous avons déjà signalés dans ce qui précède. Vous reconnaissez là ce que l'on a décrit sous les noms d'*hydrargyria febrilis*, *maligna*, et vous savez quelle peut en être la terminaison.

C'est donc là plus qu'un accident, c'est un *danger* du traitement.

Mais, à la décharge de la méthode, il n'est que juste de reconnaître :

1° Que ce danger n'appartient pas en propre aux frictions et qu'il peut se produire avec tous les modes possibles d'administration du mercure ; c'est donc là plutôt un accident mercuriel qu'un accident des frictions en particulier ;

2° Qu'il dérive d'une idiosyncrasie tout à fait rare, aussi rare par exemple, que le sont les cas d'intolérance idiosyncrasique pour le chloroforme.

En conséquence, il ne convient d'accuser les frictions d'accidents de cet ordre que dans la mesure restreinte qui leur incombe comme responsabilité. Elles peuvent, certes, devenir l'occasion de cette hydrargyrie maligne, mais elles ne la développent que d'une façon exceptionnelle.

4° J'arrive à la *stomatite*.

La stomatite, voilà la pierre d'achoppement, voilà l'écueil de la méthode ; voilà quel en est l'accident assez commun et, pour certains cas, le danger.

Un premier point n'est pas discutable, et je le signalerai tout d'abord : c'est que, de toutes les méthodes thérapeutiques en usage contre la syphilis, la méthode des frictions (réserve faite toutefois pour les injections massives) est celle qui *expose le plus à l'éventualité des phlegmasies buccales*.

Certes, toutes choses égales d'ailleurs, on court beaucoup plus de risques d'influencer la bouche avec le système des frictions qu'avec les autres procédés d'administration du mercure. Quantité de sujets auxquels vous prescrivez le mercure par l'estomac ne sont pas touchés quant à la bouche, alors même qu'on élève assez haut les doses du remède. Quantité de sujets supportent sans ptyalisme les injections mercurielles solubles ou même insolubles (pourvu que ces dernières ne soient pas données à doses massives). Et, tout au contraire, pour la grande majorité des cas, les frictions ne manquent guère de déterminer un certain état inflammatoire des gencives après quelques jours de traitement. Puis, si l'on insiste, si l'on continue quand même la médication, on court alors sûrement à une stomatite vraie, qui peut devenir intense, grave, voire redoutable. Cela est de notoriété courante.

En second lieu se présente une autre considération beaucoup moins remarquée et très importante cependant, sur laquelle j'appellerai toute votre attention. C'est que *la stomatite des frictions n'est pas identique à la stomatite vulgaire*, à celle (pour prendre un type) que nous observons le plus souvent comme résultat du mercure donné par ingestion. Elle diffère de celle-ci, et elle en diffère à trois titres, à savoir : comme mode d'invasion, comme étendue, comme intensité ; ce qui fait, au total, qu'elle est bien autrement grave. Précisons.

1° C'est, au moins en général, une stomatite *plus brusque* d'invasion, plus soudaine, plus rapide comme évolution initiale, que la stomatite commune.

La stomatite par ingestion a des préludes, vous le savez ; elle a des localisations initiales que je vous ai décrites, des foyers primitifs et circonscrits qui constituent ce que j'ai appelé la *stomatite d'alarme ;* bref, elle s'annonce, on la voit venir, on a le temps d'y parer.

Inversement, la stomatite par frictions s'établit souvent d'un jour à l'autre, tout à coup, *ex abrupto*, sans symptômes précurseurs. Pour le moins, elle est rapide d'invasion.

2° Elle est *plus générale d'emblée*. Au lieu de se cantonner comme la stomatite par ingestion, sur quelques foyers initiaux (foyer rétro-molaire, foyer incisif, foyer génien) pour envahir ensuite toute la bouche, elle affecte du premier coup une étendue bien autrement considérable. D'emblée elle a tendance à s'étendre sur de larges surfaces, presque à se généraliser. Si bien que, dès qu'elle a paru, il n'est plus temps de la limiter ; elle existe déjà sur plusieurs points.

3° Comme intensité, c'est une stomatite généralement *plus grave* que la stomatite par ingestion. Elle se caractérise par des phénomènes inflammatoires suraigus, intenses, avec fluxion considérable des gencives, avec tuméfaction des glandes salivaires (oreillons mercuriels), avec processus ulcératif, voire quelquefois gangréneux, avec douleurs vives, avec salivation surabondante, profuse, etc. C'est elle qui est capable de produire ces « bonnes salivations », ces flux « de quatre à cinq livres de salive par jour », qui satisfaisaient si fort Boerhaave, Astruc et autres.

Bref, elle constitue ce qu'on peut appeler une *forme maligne*.

J'irais, certes, contre ma pensée si ce que je viens de dire et ce qui me reste à dire devait vous inspirer défiance contre une méthode active, dont pourront largement bénéficier vos malades et que, tout le premier, je vous recommanderai vivement comme satisfaisant plus que d'autres à certaines indications. Et cependant j'ai le devoir de ne pas vous dissimuler un défaut inhérent à cette méthode. C'est qu'avec elle *on n'est jamais à l'abri, quoi qu'on fasse, du danger de la stomatite*. Quelque attention, quelque vigilance qu'on apporte à la cure, on n'est jamais absolument certain de ne pas offenser les gencives. Et il y a plus même : c'est que — par exception, il est vrai — on peut aboutir à une stomatite grave d'un jour à l'autre, en dépit de toute la sollicitude avec laquelle on surveille son malade. On vous dira le contraire, vous trouverez le contraire imprimé et professé. Je m'inscris en faux contre ces affirmations optimistes, et je n'en ai que trop le droit. Car il m'est arrivé avec les frictions des mésaventures dont je me souviens, que je retrouve consignées dans mes notes ; et cependant j'ai conscience d'avoir bien surveillé les malades sur lesquels se sont produits les accidents en question ; et cependant je suis de ceux qui, pour cause, ont peur du mercure en frictions.

Un des cas auxquels je viens de faire allusion mérite d'être cité, parce qu'il servira, je l'espère, à vous édifier en l'espèce.

J'avais soigné pendant plusieurs années, pour des accidents de syphilis cérébrale, un malade d'âge moyen et de constitution très vigoureuse, un véritable athlète, et j'avais même été assez heureux pour le guérir complètement. — Quelques années plus tard, survint une récidive grave d'accidents cérébraux. Comme déjà, précédemment, j'avais sans inconvénient et même avec grand profit mis en usage le système des frictions sur ce malade, je n'hésitai pas cette fois encore à revenir à ce mode de traitement, et d'emblée je prescrivis des frictions quotidiennes aux doses progressives de 6, 8 et 10 grammes. Chaque jour je visitais mon client, sans négliger jamais (notez bien ceci) de lui examiner la bouche avec grande attention. Eh bien, malgré cela, se produisit *tout à coup* une stomatite effroyable, une des plus effroyables que j'aie vues dans toute ma pratique. D'un jour à l'autre la bouche s'enflamma d'une façon suraiguë, surintense. Rien ne manqua au tableau : gonflement considérable des glandes salivaires ; ulcérations gingivales, labiales, linguales, géniennes, du plus mauvais aspect ; salivation extraordinairement abondante, etc. ; et surtout (à ne parler que de l'accident qui devint bientôt prédominant) glossite épouvantable, glossite *gangréneuse*. La langue, grosse comme un saucisson (je n'exagère pas), vint faire hernie hors de la bouche et pendre au-devant du menton ; toute sa face supérieure se sphacéla ; pendant une dizaine de jours, j'en détachai matin et soir des lambeaux mortifiés, jaunâtres ou noirâtres ; c'était un spectacle nauséeux et hideux. Et cette stomatite demanda plus de six semaines pour guérir !

Qu'un tel fait soit d'ordre rare, exceptionnel, nul n'y contredira. Toujours est-il que de l'ensemble des considérations précédentes ressortent deux vérités pratiques qu'il nous faut enregistrer dès à présent, savoir :

1° Que le traitement par les frictions, en raison des accidents et des dangers auxquels il expose, exige du médecin une attention assidue et une surveillance toute particulière ;

2° Donc, pour ces mêmes raisons, il ne saurait être choisi de préférence à d'autres modes thérapeutiques que sur des indications spéciales et formelles qui en légitiment l'emploi.

DERNIER GRIEF : INÉGALITÉ DE RENDEMENT UTILE D'UN CAS A UN AUTRE.

Un grief d'ordre tout différent peut encore être invoqué contre les frictions : c'est l'*inégalité de leur action, de leur rendement utile,* si je puis ainsi parler ; d'où le risque de n'en pas tirer tout le parti qu'on est en droit d'en attendre.

Très positivement, il est des cas où la méthode fait merveille ; et il en est d'autres, à l'extrême opposé, où elle reste moyennement active, peu active, voire à peu près inerte. Pourquoi cela ? Cette inégalité d'action est trop communément observée pour rester imputable à des idiosyncrasies. Nul doute que le plus souvent elle n'ait sa raison dans le *modus agendi,* dans les conditions mécaniques ou autres de la friction.

A coup sûr, il est logique que la friction ait un rendement utile très inégal *suivant qu'elle est bien ou mal faite,* c'est-à-dire suivant qu'elle est faite sur une surface restreinte ou étendue, pour un temps court ou long, par une main qui se borne à caresser la peau ou par une main vigoureuse qui la fourbit d'importance, etc. Il y a là, en effet, tout un ensemble de circonstances matérielles, de « façons de faire », susceptibles de réduire ou d'exalter l'absorption, par conséquent d'inégaliser l'action thérapeutique, et, par conséquent aussi, de l'abaisser à son minimum en certains cas.

Mais, dira-t-on peut-être, cela n'est pas la faute de la méthode ; cela n'est que le résultat de défectuosités d'application de la méthode. — Sans doute. Mais qu'importe la distinction, si ces défectuosités sont presque inséparables en pratique de l'application de la méthode ? Et elles le sont, n'en doutez pas. Je tiens pour certain que, sur vingt frictions, il en est quinze de mal faites ou d'incomplètement faites par les malades, et destinées conséquemment à ne produire que peu ou pas d'effet. La méthode, en elle-même, n'est pour rien dans ce résultat ; mais ce résultat n'en est pas moins acquis pour le malade de par la méthode ou, plus exactement, de par les difficultés d'application inhérentes à la méthode.

Plus simplement, je dirai : j'ai parfaite confiance en des frictions *bien faites*, et j'en attends en toute sécurité un heureux résultat ; — mais je me défie des frictions en général, parce que je sais qu'il est difficile de bien les faire, et qu'en pratique, je l'affirme, elles sont mal faites le plus souvent.

Et, en effet, j'ai vu ceci plus d'une fois ; des frictions ne rien produire comme effets thérapeutiques tant qu'elles étaient pratiquées par le malade lui-même, puis déterminer des résultats favorables dès qu'elles étaient confiées à la main d'un infirmier. — Mais un infirmier venant chaque jour, à heure fixe, pratiquer une friction, cela coûte, cela coûte cher, et n'est pas à la portée de toutes les bourses.

Somme toute, la friction ne vaut que *par la façon dont elle est faite*. Axiome à ne pas oublier pour la pratique.

Enfin, si exceptionnel soit-il, mentionnons le fait suivant : Il n'est pas impossible que *la peau reste réfractaire à l'absorption du mercure*, ce que démontrent à la fois et l'absence d'effets curatifs et la non-apparition du mercure dans l'urine. Déjà signalé par divers observateurs (Schuster, Schrœder, Ehrmann, Mracek, Newmann), ce fait, qui avait été peu remarqué, a été mis récemment en pleine évidence par les expériences de Carle et Boulud [1]. Ayant mis en traitement par les frictions 42 femmes vénériennes, ils ont constaté sur l'une d'elles (et sur une seule entre toutes) l'absence d'élimination mercurielle et de tout résultat thérapeutique, cela en dépit de 17 frictions (de 4 à 10 grammes). Donc, disent-ils, bien certainement il est des cas où les frictions ne font pas pénétrer le mercure dans la circulation.

De là donc cette règle pour la pratique : lorsqu'au cours d'un traitement par les frictions un malade semble n'en retirer aucun effet curatif, nécessité de recourir à un ou, mieux, à plusieurs examens des urines pour rechercher si l'absorption du mercure se produit ; — et, au cas négatif, indication expresse de changer le mode de traitement.

Mais, je le répète, ne considérez une telle éventualité qu'au titre d'un fait des plus rares.

1. V. *Annales de derm. et de syph.*, 1904.

A QUELS CAS CONVIENNENT LES FRICTIONS ? — EXCELLENTES EN TANT QUE MÉTHODE ÉVENTUELLE ET TEMPORAIRE ; — DÉTESTABLES EN TANT QUE TRAITEMENT HABITUEL.

Tous ces préliminaires établis, nous voici maintenant en mesure d'aborder la question qui nous intéresse le plus, la question pratique par excellence dont nous poursuivons l'étude, à savoir : *A quoi sont bonnes les frictions ?* Constituent-elles une méthode thérapeutique applicable au traitement usuel, courant, de la syphilis ? Ou bien doivent-elles être réservées à certains cas particuliers ?

I. — Qu'elles conviennent à certains cas particuliers, cela, d'abord, ne souffre pas l'ombre d'un doute. Il est avéré qu'elles constituent une méthode puissante, laquelle a sa place naturellement indiquée en diverses conditions que nous avons déjà signalées au passage dans ce qui précède, mais qu'il y aura avantage à réunir, à grouper actuellement.

Ainsi, au-dessus de toute contestation possible, il y a indication rationnelle — et l'expérience ne fait sur ce point que confirmer les prévisions théoriques — à prescrire les frictions, de préférence à d'autres méthodes, dans les diverses éventualités que voici :

1° Dans les *cas graves*. Cela va de soi. A symptômes graves, médications énergiquement répressives.

Aussi sont-elles d'usage à peu près général dans le traitement de la syphilis cérébrale ou médullaire, des ophtalmies qui compromettent la vision à brève échéance, des lésions viscérales, etc.

2° Dans les *cas à manifestations rebelles* ou *habituellement réfractaires aux médications d'autre genre.*

Une lésion, je suppose, a résisté à d'autres médications, ou bien une lésion est connue pour leur résister habituellement (exemple typique : glossites à tendance scléreuse), le bon sens et l'expérience s'accordent, en pareille occurrence, à prescrire le recours aux frictions.

3° Dans les cas où l'on a affaire à des sujets qui, pour des raisons diverses (*états morbides antérieurs de l'estomac ou de l'intestin*), ne sauraient supporter la méthode par ingestion.

4° Dans les cas où l'indication est de *céder la voie gastrique à d'autres remèdes.*

5° Dans la *syphilis du jeune âge.* — Je me suis expliqué sur ce dernier point et n'ai plus besoin d'y revenir.

Voilà donc cinq indications bien nettes, bien déterminées, où les frictions trouveront utilement leur place, et je ne dis pas qu'il n'y en ait pas d'autres que l'expérience spécifiera plus tard. C'est là qu'elles seront motivées ; c'est là qu'elles feront bien.

II. — Mais, autre question : Les frictions constituent-elles une médication de fond, une médication qu'on doive prescrire, non plus d'une façon éventuelle et à propos d'indications particulières, mais d'une façon courante, habituelle ? Peut-on, en un mot, comme le veulent certains médecins, traiter la *syphilis* par les frictions et rien que par les frictions ?

Pour cela, non, cent fois non ! Autant la méthode est parfaite en tant que traitement éventuel répondant aux indications précitées, autant elle devient déplacée, mauvaise, détestable en tant que médication courante. Ce serait un contresens, un non-sens pratique, que de confier ce rôle aux frictions. Et cela, pour toute une série de raisons que je dois maintenant vous exposer.

N'oublions pas notre point de départ. Traiter la syphilis ne consiste pas à effacer par une médication provisoire les accidents d'un jour ou d'une époque, mais bien à instituer une médication qui ait pour visée d'attaquer la maladie d'ensemble, d'en neutraliser le principe, de l'*éteindre en tant que diathèse*, en tant qu'origine possible d'accidents ultérieurs. Or, l'extinction d'une diathèse, aussi bien au nom du sens commun que de l'expérience clinique, ne peut être réalisée que par un traitement de longue haleine, d'une durée se mesurant par des années. Je vous l'ai dit et ne craindrai pas de vous le répéter encore, tant la chose est d'importance, on ne parvient à dominer la syphilis et à la rendre indéfiniment silencieuse que par un traitement presque chronique, échelonné par cures successives au cours des quatre ou cinq premières années de la maladie, voire repris au delà, à des termes variables. A ce prix seulement on obtient ce qui doit être notre aspiration suprême, la sauvegarde de l'avenir.

Or, s'il en est ainsi, s'il est indispensable de traiter *longtemps, fort longtemps*, la syphilis pour conjurer les menaces du tertiarisme, voyez combien peu la méthode des frictions se prête à réaliser ce long traitement nécessaire, ce traitement si spécial par sa durée.

Est-ce, d'abord, une méthode inoffensive ? Vous savez à quoi vous en tenir sur ce point par ce qui précède.

Est-ce, en second lieu, une méthode facile, commode, agréée des malades ? Réponse également superflue. Je dirai même que, de tous les traitements, c'est celui qui est le mieux fait pour lasser la patience des malades, pour les dégoûter, pour les décourager, pour aboutir finalement à ce qu'ils ne se traitent pas.

Je vous le demande : Quand vous aurez réussi à faire accepter d'un malade (même docile, même patient) deux ou trois cures de frictions, serez-vous bienvenus à lui en proposer une troisième, une quatrième, une cinquième, etc. ? Et que si, par aventure, l'une de ces cures a touché la bouche un peu vivement, je vous laisse à juger le succès de votre proposition pour une suivante. Qu'arrivera-t-il alors ? Votre malade ira chercher ailleurs un traitement moins odieux que le vôtre, ou, plus souvent encore, ne se traitera plus du tout ; découragé, il ne fera plus rien ; arrive que pourra ! Joli résultat, plein de sérénité pour l'avenir !

J'insiste, et je dis : Pour un traitement de longue durée (comme doit être celui de la syphilis), il faut compter avec les nécessités sociales, avec les exigences de la vie.

Or, un traitement par les frictions est ce qu'il y a de plus assujettisant et de plus incommode, en ce qu'il exige deux fois par jour une bonne demi-heure, le soir pour les préparatifs et l'expédition de la friction, le matin pour le décapage de la peau, les ablutions, les soins de toilette. Allez donc croire qu'un traitement de cet ordre sera ponctuellement et surtout régulièrement exécuté soit par un homme à vie laborieuse, dont le temps est compté, qui se couche tard et a besoin de se lever matin ; — soit par un mondain, un clubman, qui, pour n'avoir rien à faire, n'en a pas moins tout son temps pris par d'absorbantes frivolités, et qui d'ailleurs ne sort jamais de son cercle avant deux ou trois heures du matin ; — soit, à l'extrême opposé de l'échelle sociale, par un ouvrier, un homme de peine, appelé à son travail dès l'aurore ! Et pour les femmes, c'est bien autre chose encore. Celles qui auraient le plus à bénéficier des frictions sont précisément celles qui ont le moins la liberté d'y recourir. Les jolies mondaines ont autre chose à faire le soir que s'engluer de pommade, et leurs occupations nocturnes sont peu compatibles avec un traitement de cet ordre.

Enfin, jugez-en donc par vous-mêmes, dirai-je aux médecins qui s'obstinent à considérer les frictions comme une méthode capable de suffire au traitement intégral de la syphilis. S'il vous arrivait le malheur de contracter la syphilis, est-ce qu'il vous serait facile, voire possible, de vous assujettir à un traitement de ce genre, et cela pendant tout le temps nécessaire à votre guérison ? Est-ce qu'à tout instant vous n'en seriez pas empêchés par quelque obligation professionnelle, ce soir par une visite urgente, demain par un accouchement, et ainsi de suite ? Au surplus, écoutez ceci :

Un médecin de campagne a contracté la syphilis il y a quelques années. « Tout d'abord, me disait-il, dans l'une de ses lettres dont je vais extraire le passage qui nous intéresse pour l'instant, j'essayai de me traiter par les frictions, auxquelles j'avais vu faire des merveilles dans le service de mon ancien maître, le Dr X... Mais impossible ! Un jour c'était ceci, et le lendemain c'était cela qui m'appelait hors de chez moi à l'heure où j'aurais dû me frictionner; de sorte qu'à mon retour, harassé de fatigue, je ne m'occupais plus que de dételer mon cheval et d'aller me coucher. En moyenne je n'arrivais guère qu'à pratiquer une friction sur deux, trois ou même quatre jours. Bref, j'ai dû bientôt renoncer à ce système qui, vraiment, n'est pas fait pour des gens surmenés comme nous autres, praticiens de campagne, etc. »

En définitive, à difficultés pratiques il faut des solutions pratiques. Nous voulons — et c'est là une difficulté pratique par excellence — qu'un malade syphilitique se traite *longtemps*, c'est-à-dire se traite à maintes reprises au cours de plusieurs années. Eh bien, cherchons un moyen pratique de lui faire agréer un traitement de cet ordre. Ne commençons pas par lui rendre ce traitement souverainement importun. N'allons pas lui imposer une méthode thérapeutique qui le gêne dans ses habitudes, qui lui impose une perte de temps d'une heure par jour, qui lui répugne, qui l'affiche, qui l'expose au danger ou même seulement à l'appréhension d'une stomatite. Ne faisons pas en sorte que ce malade soit toujours en état de dégoût et de révolte contre son traitement. Car, en de telles conditions, gare au coup de tête *ab irato*, qui lui fera un beau jour délaisser tout traitement !

Qu'il n'y ait pas de malentendu entre nous, Messieurs. Encore une fois, si je condamne énergiquement les frictions en tant que méthode usuelle, ce n'est pas que je les croie incapables de réaliser ce que je demanderai à d'autres méthodes. Je suis persuadé tout au contraire qu'elles valent n'importe quel traitement et qu'elles feraient aussi bien que tout autre, si ce n'est mieux. Je suis persuadé que, si nous avions affaire à un malade idéal, acceptant et tolérant les frictions, s'en acquittant ponctuellement, se résignant à en poursuivre l'emploi tout le temps voulu, nous aboutirions avec elles et de par elles à un résultat qui ne laisserait rien à désirer. Si donc je les condamne, c'est pour cette seule raison que je les juge NON-PRATIQUES en tant que méthode courante, et non-pratiques à divers titres, à savoir : parce qu'elles courent risque d'être mal faites ; — qu'elles exposent fréquemment à des accidents buccaux ; — qu'elles déplaisent au malade, quel qu'il soit ; — que, sûrement, elles ne seront pas acceptées par lui tout le temps indispensable à sa guérison, — qu'elles finiront même par le décourager, lui inspirer horreur de son traitement; — et que, somme toute, elles aboutiront à un résultat précisément inverse de celui que nous poursuivons.

Je me résume en disant :

1° En tant que méthode éventuelle, répondant à certaines indications sus-énoncées, les frictions constituent un mode de traitement excellent, parfait.

2° Mais elles réalisent aussi peu que possible les conditions propres à en faire une méthode courante, habituelle, dans le traitement de la syphilis.

ANNEXES. — EMPLATRES MERCURIELS. — EMPLATRE DE VIGO. — SPARADRAP AU CALOMEL DE QUINQUAUD. — BAINS MERCURIELS.

Au titre d'annexes, il convient de rapprocher de la grande méthode que nous venons d'étudier deux modes de traitement qui reposent, eux aussi, sur l'absorption cutanée.

Ce sont : le traitement par les emplâtres mercuriels ; — et le traitement par la balnéation mercurielle.

Quelques mots suffiront à leur sujet.

I. — *Emplâtres mercuriels.* — De vieille date on a pensé que les emplâtres mercuriels peuvent constituer un moyen de faire absorber le mercure par la peau, et l'on a appliqué ce mode de traitement à diverses lésions de la syphilis, notamment à ses éruptions cutanées.

Puis, on s'est demandé si ce mode d'absorption ne serait pas de nature à constituer plus qu'une médication topique, à savoir une médication générale de la syphilis.

C'est à cette double visée que, sans nul doute, avait l'aspiration de répondre le fameux *emplâtre de Vigo*, lequel, sans parler du mercure, ne contenait pas moins de vingt-trois drogues, toutes douées, croyait-on, de vertus merveilleuses[1]. Cet

1. Il n'est pas sans intérêt, je crois, de connaître la composition première de ce fameux emplâtre, puisque aujourd'hui encore il est d'usage courant. — Voici, donc, la recette originale de Vigo :

« Huile de camomille, d'aneth, de nard, de lis, āā 2 onces ; — huile de safran, une once ; — graisse de porc, une livre ; — graisse de veau, une demi-livre ; — euphorbe, 5 drachmes ; — oliban, 10 drachmes ; — huile de baies de laurier, une once et demie ; — graisse de vipère, deux onces et demie ; — grenouilles vivantes, n° 6 ; — vers de terre lavés dans du vin, 3 onces et demie : — suc

emplâtre a survécu ; il est même encore d'un fréquent usage de nos jours. Seulement on l'a expurgé, et avec toute raison, d'une foule de substances inertes ou ridicules auxquelles on attachait autrefois le plus grand prix, telles, par exemple, que « la graisse de vipère, les grenouilles vivantes et les vers de terre lavés dans le vin ».

Mais, si elle a été usitée anciennement, c'est seulement de nos jours que la médication par les emplâtres mercuriels a été étudiée scientifiquement, et cela par un médecin de cet hôpital, mon éminent et regretté collègue le Dr Quinquaud [1].

Le procédé de Quinquaud consiste sommairement en ceci : Appliquer sur la peau préalablement savonnée un décimètre carré (en moyenne) d'un sparadrap adhésif au calomel, sparadrap soigneusement préparé et titré ; — le laisser à demeure

de racines d'yèble et d'aunée, ää 2 onces, — jonc odorant, stœchas, matricaire, ää une poignée ; — vin aromatisé, 2 livres. — Faites bouillir jusqu'à évaporation du vin ; passez, puis ajoutez : litharge d'or, une livre ; — térébenthine claire, 2 onces ; — cire blanche, q. s. — Faites un emplâtre en forme de sparadrap, en ajoutant, vers la fin de la cuisson, une once et demie de styrax liquide. Retirez du feu, et agitez le mélange avec une spatule jusqu'à ce qu'il soit à moitié refroidi. — Ajoutez alors : mercure éteint dans la salive, 4 onces. — Agitez de nouveau avec la spatule jusqu'à incorporation complète du mercure. »

Quelques-unes des substances qui figurent dans cette formule sont bien faites à coup sûr pour exciter l'étonnement. Mais qu'on n'oublie pas qu'à l'époque de Vigo tous les corps de la nature étaient réputés doués de propriétés multiples, plus extraordinaires les unes que les autres. La vipère, par exemple, était à la fois « un alexipharmaque, un antiputride, un incisif, un désobstruant, et surtout un dépuratif ». On la considérait comme un remède « presque universel, n'ayant d'égal comme vertus que le *crâne humain* ». Les vers de terre, de leur côté, étaient « diaphorétiques, anti-acides, résolutifs, etc. ». Les grenouilles ne jouissaient pas de propriétés moins remarquables, comme « tempérantes, émollientes, apéritives, dissolvantes, humectantes, détersives pour les plaies, etc. ». C'est à elles qu'on attribuait principalement les effets salutaires de l'emplâtre de Vigo, lequel, pendant longtemps, porta le nom d'*emplâtre de rainettes* ou d'*emplâtre de grenouilles*.

On constatera sans regret que les pharmaciens de nos jours ne s'astreignent plus, pour la préparation de l'emplâtre de Vigo, à la vieille formule qui précède. En voici la composition actuelle, adoptée pour nos hôpitaux.

℞			
Emplâtre simple		2000	grammes.
Cire jaune	ää	100	—
Colophane			
Bdellium			
Gomme ammoniaque	ää	30	—
Oliban			
Myrrhe	ää	20	—
Safran			
Styrax liquide		300	—
Térébenthine du mélèze		100	—
Huile volatile de lavande		10	—
Mercure purifié		600	—

Dans cette formule, l'emplâtre de Vigo contient 20 pour 100 de mercure (*Formulaire pharmac. des hôp. de Paris*).

1. *Traitement de la syphilis par le sparadrap au calomel.* Annales de dermat. et de syph., 1890, p. 423.

jusqu'à épuisement, c'est-à-dire une huitaine de jours environ, — puis, le remplacer par un autre, cet autre par un troisième, et ainsi de suite, jusqu'à production de l'effet cherché[1].

D'une part, il est certain que ce procédé réalise l'absorption du mercure. Cet effet d'absorption est démontré : 1° par l'apparition du mercure dans les urines ; — et 2° par la production (même assez fréquente dans les observations de M. Quinquaud) de symptômes d'irritation buccale, pouvant s'élever jusqu'à la stomatite.

D'autre part, il n'est pas moins avéré que ce mode de traitement est susceptible d'effets thérapeutiques. On l'a vu, d'après l'auteur, faire justice en huit à quinze jours de syphilides secondaires de diverses formes (roséole, syphilide papulo-tuberculeuse, syphilide corymbiforme, etc...).

Mais cette pratique, qui peut suffire à la guérison de manifestations superficielles et relativement légères, serait-elle applicable au traitement d'accidents plus sérieux? C'est là ce que l'expérience n'a pas démontré et ce qui n'est guère vraisemblable *a priori*, de l'aveu même de M. Quinquaud.

A plus forte raison, cette pratique n'a-t-elle pas l'ampleur d'un traitement de fond, d'une méthode curative de la syphilis.

II. — *Balnéation mercurielle*. — Presque délaissée aujourd'hui, cette méthode a longtemps joui d'une faveur marquée, surtout dans le traitement de la syphilis infantile.

Elle consiste en ceci : administration d'une série de bains tièdes, additionnés d'une solution de bichlorure de mercure.

Voici la recette de ces bains mercuriels, d'après le formulaire pharmaceutique des hôpitaux de Paris :

℞		
Bichlorure de mercure.	ãã	20 grammes.
Chlorhydrate d'ammoniaque		
Eau distillée		200 —

M.

A ajouter à l'eau du bain.

Suivant l'âge et suivant les indications, on abaisse ou l'on élève la dose de bichlorure. — On l'a portée quelquefois jusqu'à 30, 40, 48, et même 60 grammes.

On ne saurait récuser à cette méthode certains résultats thé-

1. Voici la formule de ce sparadrap:

℞	
Emplâtre diachylon des hôpitaux.	3000 grammes.
Calomel à la vapeur	1000 —
Huile de ricin.	300 —

M.

rapeutiques, notamment dans le traitement des manifestations extérieures, à savoir des syphilides. Quelquefois même les effets ont été intenses, surprenants. Ainsi Hutchinson a relaté une curieuse observation de syphilide papulo-squameuse généralisée qui disparut « comme par magie » sous l'influence de bains mercuriels. « Jamais, dit-il, je n'ai vu de disparition d'exanthème spécifique plus rapide que dans ce cas. »

Mais ce qui n'est pas moins avéré, c'est que, dans la plupart des cas, ce procédé reste inerte, absolument inerte.

Et rien d'étonnant à cela, voire rien que de très naturel. Cette disparité d'action thérapeutique a sa raison d'être dans l'inégalité avec laquelle se produit l'absorption mercurielle. Si la peau est saine, absolument saine, l'absorption est minime, infinitésimale, ou même nulle. Alors, nul effet. On a l'illusion d'un traitement, et c'est tout. — Au contraire, la peau est-elle malade, est-elle ulcérée, excoriée, dénudée en quelques points, voire incomplètement dépourvue de son revêtement épidermique, elle devient perméable, elle absorbe, et alors effets thérapeutiques plus ou moins accentués. — Enfin, dans quelle mesure absorbe-t-elle ? Plus ou moins, suivant l'état des téguments : donc, beaucoup en certains cas propices. Et alors, possibilité d'effets toxiques, voire d'effets toxiques graves, menaçants.

Dans le cas d'Hutchinson auquel je faisais allusion à l'instant, la malade fut guérie brillamment de son éruption, mais elle paya cher cette guérison rapide. Car elle fut prise tout aussitôt d'une stomatite violente ; « pendant une à deux semaines, elle rendit des flots de salive, dut garder le lit, et resta consécutivement dans un état de faiblesse profonde ».

Tout est donc subordonné, dans ce mode de traitement, à l'état de la peau et à son pouvoir d'absorption, lequel — remarquez bien ceci — *n'est pas déterminable* cliniquement.

Eh bien, cette considération est pour nous de telle importance qu'elle suffit à juger la méthode et à l'exclure de la pratique.

Qu'en certains cas particuliers les bains mercuriels soient capables, en raison de leur action topique, de rendre d'utiles services pour le traitement de certaines syphilides rebelles, ceci est une question que nous aborderons en temps et lieu et que, pour le dire à l'avance, nous devrons résoudre par l'affirmative. Mais ce n'est pas là ce qui nous occupe pour l'instant. Pour l'instant nous sommes à la recherche de procédés thérapeutiques pouvant servir de méthode pour un traitement de fond de la syphilis. Or, à ce point de vue, la balnéation mercurielle n'offre vraiment aucune garantie. Bien loin de là ! Elle se présente avec une infidélité d'action, avec des inconvénients et des dangers qui en légitiment la proscription absolue. — Inutile d'insister davantage.

MÉTHODE DES FUMIGATIONS. — MODE ANCIEN ; MODE MODERNE. — FLANELLES MERCURIELLES

Le traitement de la syphilis par les fumigations mercurielles n'est guère moins ancien que le traitement par les frictions. On le trouve déjà mentionné au début du XVIe siècle par Angelo Bolognini et Jacques Catanée, puis, plus tard, par Nicolas Massa, etc. Et rien d'étonnant à cela ; car ce fut, comme pour les frictions, une raison d'analogie qui conduisit à mettre en usage les fumigations contre le Mal français. On connaissait de vieille date l'action de ce procédé contre les « galles invétérées ». Tout naturellement, donc, on se mit à traiter de la même façon les dermatoses du nouveau mal.

Les fumigations — bien oubliées aujourd'hui — ont été en grand honneur dans les siècles qui nous ont précédés. Et en effet, telles qu'on les pratiquait, elles constituaient un excellent moyen pour déterminer cette bienheureuse salivation que l'on considérait comme un moyen d'élimination, un « exutoire » des humeurs corrompues.

Ici, comme pour les frictions, il nous faut distinguer soigneusement le traitement ancien et le traitement moderne.

I. — Le traitement ancien (qui portait le nom de traitement par les *suffumigations* ou bien encore de *traitement par les parfums*) se composait de ceci : préparation, fumigations proprement dites, et sudations.

La « préparation » consistait, comme pour les frictions, en saignées, ventouses, purgations, remèdes dits altérants, dépuratifs, etc... Passons.

Puis, quand le moment était venu de « parfumer », on chauffait un cabinet bien clos, transformé en étuve pour la circonstance. On dressait dans ce cabinet une sorte de petite tente ou pavillon, nommé *archet*, sous lequel se plaçait le malade, soit assis, soit debout, et tout nu. On déposait près de lui un réchaud, plein de braise ardente, sur laquelle on pouvait jeter de temps à autre, par une petite lucarne disposée *ad hoc* dans l'archet, les « tablettes de parfum » destinées à produire la fumigation. Ces tablettes étaient des trochisques de composition naturellement fort complexe, où prenaient place, à côté de substances mercurielles diverses (cinabre, calomel, précipité rouge, turbith, etc.), force drogues choisies en vue de déterminer une fumée intense, telles que graisses, résines, encens, mastic, oliban, benjoin, aloès, gomme de genévrier, styrax, succin, muscade, etc., etc. — Le malade devait rester exposé à cette vapeur chaude et fumeuse pendant un temps variable suivant ses forces, une demi-heure, trois quarts d'heure, une heure même. — Il ne sortait de là, cela va sans dire, qu'à moitié suffoqué. Au reste, si on le voyait près de défaillir, on lui permettait de « mettre la bouche à un trou ménagé dans l'archet, afin de respirer un peu d'air pur, ou bien à un tuyau dont le bout sortait au dehors ».

Finalement, on plaçait le malade ainsi « parfumé sous l'archet » dans un lit bien chaud, bassiné ; on le chargeait de couvertures, et on le laissait ainsi suer abondamment une heure ou deux.

Cette opération se répétait ou tous les jours ou tous les deux jours, parfois aussi à échéances plus espacées, et cela toujours « suivant les forces et la résistance des malades » ; car, vous le croirez sans peine, ce n'était pas une petite affaire que de supporter un enfumage, un saurissage, une demi-asphyxie de ce genre. — Et ainsi de suite pour plusieurs semaines.

Vous concevez ce que pouvait, ce que devait engendrer d'accidents une pratique aussi brutale. Et, en effet, ce n'était pas là, seulement, une fumigation mercurielle pour la peau ; c'était aussi une *inhalation* mercurielle, puisque le malade avait la tête plongée pour une demi-heure à une heure dans les vapeurs de mercure, vapeurs qui, à doses indéterminées, pénétraient dans les poumons et de là dans l'organisme.

Aussi bien cette pratique fut-elle féconde en désastres, comme l'attestent les vieux auteurs avec une résignation naïve. Comme preuves, écoutez ceci :

D'abord, elle ne manquait guère de produire ce que d'ailleurs on lui demandait, à savoir une salivation intense, « une salivation, dit Fallope, de sept à huit jours, dans l'espace desquels le malade crachait un plein bassin chaque jour ; ce qui allait à six ou à dix livres ».

En plus, elle déterminait toute une série d'accidents soit immédiats, soit consécutifs, tels que « suffocations, défaillances, lipothymies ; — accès d'asthme, bronchite, catarrhe pulmonaire : — ophthalmies ; — maux de tête ; flux de ventre, quelquefois très copieux » ; — et quelquefois aussi des symptômes plus graves sur la nature desquels il est difficile d'être bien fixé, mais que les auteurs du temps qualifient de « débilité, cachexie, marasme, hydropisies, convulsions, épilepsie, apoplexie, paralysie, etc. ».

Les choses allaient même plus loin quelquefois. Il paraît que de temps à autre « on mourait des parfums ». Plusieurs observateurs, tels que Fallope, Jean Benoît, Benoît Victor, Brassavole, Zacutus Lusitanus, racontent que « les parfums furent quelquefois très mauvais et mortels à quelques-uns ». « *Infinitos occiderunt* », dit un vieil auteur. Un malade de Benoît Victor fut comme « étranglé tout à coup par les parfuns, qui lui supprimèrent la respiration par leur qualité astringente ». Un malade de Musa Brassavole, « à qui la fumée monta à la tête, tomba d'abord en apoplexie, puis incontinent roide mort ».

Astruc nous a même légué le récit d'une curieuse expérimentation qui fut faite à Paris en 1737. « Un empirique, nous dit-il, nommé Charbonnier, ci-devant huissier au Parlement d'Aix en Provence, vint à Paris, où se rend tout ce qu'il y a de charlatans au monde... Il n'y fut pas plus tôt arrivé qu'il se mit à publier qu'il avait trouvé une méthode de guérir la vérole, toute nouvelle, courte, facile, efficace, sans danger, à remplir de ses promesses tous les quartiers de Paris, à attirer dans son parti une séquelle de joueurs d'instruments, de gueux, de farceurs, de coquins, etc.... C'est pourquoi les magistrats, jugèrent qu'il fallait s'assurer des effets du remède par des épreuves réitérées publiquement, en présence de médecins députés de la Faculté. ». L'expérience fut donc instituée sur 37 malades, soit à l'hôtel royal des Invalides, soit à Bicêtre. Or, il paraît (sans entrer dans les détails) que la méthode du ci-devant huissier, qui consistait en des fumigations mercurielles faites avec une « poudre mystérieuse », n'était pas absolument parfaite, non plus qu'inoffensive, puisqu'en l'espace de quelques semaines quatre (et peut-être cinq) des malades qui lui avaient été confiés *moururent* au cours du traitement, « quoiqu'ils ne fussent tous que légèrement atteints par le mal vénérien, quoiqu'ils fussent à la fleur de leur âge, et d'une forte complexion ».

II. — Nous n'en sommes plus là, comme bien vous pensez, et, de nos jours, les fumigations ne tuent plus personne. C'est qu'en effet la méthode s'est non pas modifiée, mais transformée.

D'abord, on s'est aperçu — un peu tardivement, à la vérité — que, si la fumigation pouvait être efficace, l'inhalation était absolument dangereuse. Vers 1776, Lalouette imaginait sa boîte à fumigations, qui n'est autre (à cela près de quelques perfectionnements modernes) que l'appareil dont on se sert encore aujourd'hui. Le corps du malade était seul inclus dans cette boîte, la tête restant en dehors et à l'abri par conséquent des vapeurs mercurielles [1]. Ce n'était là rien moins qu'une transformation de l'ancien système.

Puis, on a renoncé aux pratiques burlesques de ce qu'on appelait « la préparation ». — Puis, on a renoncé à la salivation, qu'on a fini par considérer, non plus comme un effet heureux à provoquer, mais comme une complication, un accident de traitement. — Puis on a banni les fameux « parfums » qui ne servaient qu'à suffoquer les malades.

On s'est attaché, d'autre part, à rechercher la plus inoffensive des préparations mercurielles. Autrefois on employait le cinabre, l'oxyde gris, le calomel impur, etc. On a vu que le cinabre est susceptible de se décomposer par la chaleur et de produire de l'acide sulfureux qui est très irritant; — que l'oxyde gris se dédouble en donnant naissance à du bioxyde, beaucoup trop énergique; — que le calomel sec dégage de l'acide chlorhydrique, tandis qu'il n'en produit pas quand on le volatilise au contact de la vapeur d'eau, etc., etc... Si bien qu'aujourd'hui, après beaucoup de tâtonnements, on est arrivé à ne plus faire usage que du calomel (voire du calomel très pur), et à ne le volatiliser qu'associé à un dégagement parallèle de vapeur d'eau.

L'opération se fait suivant un dispositif des plus simples. Le malade s'assied sur un siège de bois. On l'enveloppe, à partir du cou, de grandes couvertures que l'on drape en manteau autour de lui, avec la précaution de les faire tomber jusqu'à terre. — On glisse alors sous la chaise un appareil vaporisateur *ad hoc*, composé d'une lampe à alcool, d'un trépied et d'une cuvette circulaire formant bain-marie autour d'une coupelle fixée à son centre. La lampe est allumée sous le trépied qui supporte la cuvette pleine d'eau ; et cette eau, en s'échauffant, volatilise la dose de calomel placée dans la coupelle, dose qui varie de 1 à 4 grammes.

Il suffit de quelques minutes pour que commence la volatilisation simultanée de l'eau et du sel mercuriel, et bientôt le malade se trouve baigné jusqu'au cou par un nuage de vapeurs d'eau et de calomel. — La tête est absolument préservée de ces vapeurs et l'inhalation réduite à zéro, si l'on a bien soin de tenir hermétiquement clos le manteau de couvertures qui enveloppe le malade.

Au bout d'un quart d'heure environ, la volatilisation du calomel est achevée. Alors, on éteint la lampe. On laisse le malade encore une dizaine de minutes dans son atmosphère de vapeurs ;

1. *Nouvelle méthode de traiter les maladies vénériennes par la fumigation*, par Pierre Lalouette, 1776.

puis on le couche pour trois quarts d'heure, toujours enveloppé des mêmes couvertures. — Il va sans dire que toutes ces opérations se font au lit, lorsque le malade est incapable de se lever.

Suivant les cas et les indications, la fumigation est répétée ou tous les jours, ou tous les deux jours, ou deux fois par semaine.

Tel est le traitement actuel.

Eh bien, que vaut ce traitement ?

Ses partisans lui attribuent trois avantages, à savoir :

1° De respecter l'estomac et les fonctions digestives. — Soit! Acceptons ce point.

2° D'être d'application facile et commode. — Faisons ici d'expresses réserves, sur lesquelles nous reviendrons dans un instant.

3° De constituer une méthode active et puissante. — Voilà le point essentiel, celui sur lequel doit porter la discussion.

Certes, les éloges n'ont jamais fait défaut à la méthode. Lalouette disait déjà, au siècle dernier, que son système « alliait la sûreté à la commodité, et que 20 à 25 fumigations suffisent communément pour guérir les véroles ordinaires ». De nos jours, divers médecins qui ont donné un regain de faveur à cette méthode, Langston Parker, Henri Lee, Bumstead, Duncan, Wilders, Horteloup et d'autres encore, en ont vanté les effets curatifs. Duncan « la déclare une très bonne méthode, plus rapide que d'autres comme résultats thérapeutiques ». Parker, plus enthousiaste, la considère comme supérieure à toute autre : « C'est, dit-il, la plus sûre de toutes, la plus active, la plus efficace dans les cas opiniâtres, celle qui est suivie le moins souvent de récidives, etc. »

Mais, si nous passons de ces appréciations générales à l'examen des faits, que trouvons-nous ? Ceci : une série d'observations et de *bonnes* observations (il ne me coûte en rien de le reconnaître) témoignant que l'usage des fumigations a guéri plus ou moins rapidement des syphilides de divers genres. Tels sont, par exemple, les cas cités par le Dr Horteloup, relativement à diverses formes éruptives de syphilis secondaire (plaques muqueuses végétantes, impétigo, ecthyma, etc.), sur lesquelles ce mode de traitement a exercé une très heureuse influence.

Donc, d'après cela, il est indéniable que les fumigations mercurielles favorisent la guérison de certaines dermatoses spécifiques, notamment, d'après Horteloup, des « syphilides de forme ulcéreuse ». Ce point est acquis.

Mais au delà ? On nous dit bien que les fumigations constituent un « excellent traitement de la syphilis ». Mais, quelles preuves cliniques produit-on à l'appui de cette assertion de toute première importance? Nous présente-t-on pour le moins quelques observations de malades qui, traités pour un certain temps par cette méthode, soient restés ensuite indemnes d'accidents? Nullement. Tout au contraire, les malades traités de la sorte ont toujours été *transitoirement* observés à propos d'un accident quelconque, puis ont été perdus de vue au delà. A-t-on même jamais tenté — sérieusement tenté — de traiter la syphilis par ce seul procédé tout le temps qu'elle doit rester soumise à l'influence mercurielle pour qu'on soit en droit d'en espérer la guérison? Si on l'a fait, cela n'est pas à ma connaissance. En sorte que nous ne savons rien encore de l'influence *préventive*, de l'influence *à longue portée* que pourrait exercer une médication de cet ordre sur la syphilis. Tout ce qu'on en a dit est simplement hypothétique et, conséquemment, reste non avenu.

Voilà pour les avantages de la méthode, et vous voyez qu'ils sont médiocres au total. D'autre part, vous allez juger maintenant s'ils sont plus que compensés par des inconvénients sérieux.

I. — D'abord, cette méthode comporte la possibilité d'accidents divers.

Elle détermine assez souvent la stomatite, si les fumigations sont rapprochées.

Elle produit parfois, comme Bumstead et Duncan l'ont remarqué, une certaine débilitation générale, probablement sous l'influence de diaphorèses abondantes et répétées.

Si elle n'est pas correctement appliquée, elle risque d'exciter de la toux, des spasmes laryngés, des phénomènes de catarrhe bronchique, des suffocations, etc. Deux exemples, pris au hasard : Un malade qui, au cours d'une fumigation, avait plongé la tête sous les couvertures pendant quelques minutes, fut affecté d'une attaque très grave de bronchite (Duncan). Il s'agissait en l'espèce d'une désobéissance; mais une simple maladresse dans l'application du procédé en eût fait autant. — Un malade du Dr Horteloup, qui s'était administré une fumigation dans sa chambre avant de se coucher, fut pris de suffocations violentes pendant la nuit.

Et c'est bien autre chose alors que, par imprudence ou intentionnellement, l'*inhalation* vient s'ajouter à la fumigation ; car l'inhalation, de par elle seule, est déjà fort dangereuse. On a observé de son chef des accidents sérieux, tels que stomatites, suffocations, dyspnée, syncope. Rollet raconte qu'une stomatite des plus violentes, « la plus violente qu'il ait jamais vue », a succédé à des inhalations cinabrées. Il y a plus même : l'inhalation a pu déterminer la mort. Henri Lee a rapporté l'observation d'une jeune femme qui, respirant des vapeurs de calomel, tomba sans connaissance, la figure livide et cyanosée, le pouls misérable, la peau froide, et succomba[1].

II. — En second lieu, c'est là une méthode forcément incertaine et aveugle.

Qu'absorbe la peau dans une fumigation ? On nous dit vaguement qu'elle absorbe peu si elle est saine, et davantage si elle est malade. Mais où est la mesure ? Quelle sera l'absorption dans tel cas particulier ? On n'en sait rien. Ne court-elle pas le risque d'être excessive et dangereuse, si la peau est érodée, dénudée par places? Enfin, comment la régler, la mesurer à l'effet thérapeutique qu'on poursuit ?

Positivement, avec ce système, il est impossible de se rendre un compte exact de ce qu'on fait. C'est là une médication que l'on ne tient pas en main, que l'on n'a pas moyen de doser, de diriger, de gouverner, et qui laisse trop place à l'imprévu, je dirai presque au hasard, pour constituer à jamais une méthode thérapeutique.

III. — Enfin, c'est un mode de traitement peu pratique, non pratique même pour nombre de cas.

A l'hôpital, pas d'objections à lui faire, et cela pour deux motifs : parce que nous avons là à notre disposition, comme matériel et comme personnel, tout ce qui est nécessaire à l'application et à l'application surveillée, correcte, de la méthode ; — parce que, d'autre part, à l'hôpital, nos malades ont tout leur temps à eux et qu'il n'est pas d'inconvénient à en user.

Mais en ville ? Quelle gêne, quel embarras, quel « aria », comme disent les malades ! Il faut d'abord un appareil ; — puis, un assistant, car il est presque impossible de diriger seul et surtout de bien diriger la manœuvre ; — enfin, et surtout, il faut du temps, beaucoup de temps, deux heures en moyenne, pour le dispositif de l'opération, l'opération, et la sudation consécutive. Allez donc recommander à un homme occupé, à un employé, à un ouvrier, un traitement quotidien qui lui demande deux heures de son temps[2] !

1. A l'autopsie, les poumons furent trouvés emphysémateux et gorgés de sérosité. Les autres organes étaient sains. — Il n'est donc pas douteux que, dans ce cas, la fumigation fut la cause de la mort. *Transactions of the Medical Soc. of London*, 1872.

2. Il n'y a jamais eu que le bon Lalouette pour revendiquer en faveur de sa méthode un avantage auquel on ne s'attendait guère, à savoir celui du *secret* (!). « Avec mes fumigations, dit-il, on se dérobe à la curiosité indiscrète des domestiques, à la vigilance de ceux dont on redoute l'inspection.... Par ce moyen les

Donc, comme l'a très bien dit M. Mauriac, « si les fumigations, sous la forme mitigée où on les emploie aujourd'hui peuvent rendre des services qu'on aurait tort de dédaigner, elles sont bien loin du rôle capital que quelques médecins voudraient leur accorder dans la thérapeutique de la syphilis. Fussent-elles bien plus actives qu'elles ne le sont, elles auraient toujours contre elles l'embarras, la difficulté de leur application. Elles resteront à l'état de méthode exceptionnelle, satellite d'autres médications plus simples, plus puissantes, d'un maniement plus facile et d'un dosage plus calculable. »

Concluons en disant :

I. — Très certainement, les fumigations mercurielles possèdent des effets *topiques* qui peuvent être avantageusement utilisés contre les accidents éruptifs de la syphilis, et notamment contre certaines formes rebelles des syphilides secondaires.

II. — Mais elles constituent une pratique incommode, incertaine, susceptible de devenir dangereuse.

III. — Elles seraient donc aussi déplacées que possible en tant que mode de traitement à appliquer d'une façon usuelle et prolongée au traitement de la syphilis.

Une méthode annexe doit trouver place ici, parce que, comme la précédente, elle repose sur la qualité volatile du mercure.

Le mercure, avons-nous dit, est volatil, et beaucoup plus qu'on ne l'avait cru jusqu'à nos jours. Il est volatil à la température ordinaire, et plus encore à la température de la peau.

Eh bien, sur cette base M. Merget a institué une méthode thérapeutique qui consiste à faire absorber aux malades des vapeurs mercurielles, et cela par l'intermédiaire de tissus mercurialisés [1].

Ces tissus consistent en des étoffes de molleton, des flanelles, que l'on imprègne de mercure extrêmement divisé par un procédé très simple, à savoir : en les trempant tour à tour dans un bain mercuriel, puis dans l'ammoniaque. Le composé mercuriel introduit dans l'étoffe se trouve réduit par l'ammoniaque à l'état d'une poudre impalpable de mercure précipité, poudre d'un gris noirâtre [2].

fautes seront couvertes d'un voile épais, et la bonne intelligence sera maintenue dans les familles. »

1. Il paraît qu'un procédé non pas identique, mais analogue comme principe, a été utilisé autrefois. On lit, en effet, ce qui suit dans l'ouvrage de N. Devergie sur la syphilis : « La volatilité dont est doué le mercure a donné naissance aux *ceintures* et *corsets piqués* renfermant de ce métal, qui furent en vogue pendant un certain temps à Paris pour le traitement de la syphilis. » (*Clinique de la maladie syphilitique,* Paris, 1826, t. I, p. 128.)

2. De même que « les flanelles de Merget », le « *tablier de mercolint* » (de Blas-

On découpe dans le tissu ainsi préparé et desséché un morceau d'une certaine dimension (d'un décimètre carré par exemple), que l'on enveloppe dans un linge en vue d'éviter la dispersion des poussières et de façon que les vapeurs mercurielles seules puissent être inhalées. Puis, on dépose ce fragment d'étoffe sur l'oreiller ou même sous la taie d'oreiller ou sous le drap qui double le traversin, en sorte que le malade reste soumis pendant son sommeil, c'est-à-dire pour huit heures en moyenne, à l'inhalation des vapeurs qui se dégagent du tissu mercurialisé. — Ou bien encore on taille dans l'étoffe une sorte de *plastron* que l'on suspend au cou des malades par deux cordons noués autour du cou. Ce plastron émet des vapeurs qui, la nuit, alors qu'il est à découvert, sont largement inhalées et qui, le jour même, se dégagent encore par l'entre-bâillement de la chemise[1].

Au reste, dit-on, l'inhalation nocturne pendant une huitaine d'heures serait amplement suffisante au résultat thérapeutique ; en sorte que le plastron peut n'être porté que la nuit (Arnozan et Frezouls).

Ce procédé, à coup sûr très original, n'a pas été expérimenté en France comme il aurait dû l'être. Il a trouvé en revanche meilleure fortune à l'étranger (Welander, Blaschko, etc.). — On ne saurait lui refuser divers avantages. D'abord, c'est un mode de traitement propre, très simple, d'application très commode. En second lieu, il réalise sûrement l'absorption mercurielle, comme en témoigne l'analyse des urines. Enfin, il est certainement doué d'une certaine efficacité ; on l'a même vu réaliser, paraît-il, des effets curatifs assez remarquables. Mais on s'accorde généralement à ne lui attribuer qu'un rendement thérapeutique tout au plus moyen, « ne le rendant guère applicable qu'à des cas légers qu'il convient de traiter doucement ».

En tous cas et réserves faites sur ce que pourra nous apprendre à son sujet une expérience plus étendue, c'est là bien certainement un procédé trop incertain comme dosage, trop aveugle pour constituer jamais une méthode thérapeutique, et surtout pour constituer ce que nous recherchons en ce moment, à savoir une méthode applicable au traitement usuel, au traitement de fond de la syphilis.

chko) n'est qu'une étoffe de coton fortement imprégnée de mercure à l'état de division extrême. Cette étoffe sert à constituer des plastrons qui se portent directement sur la peau.

1. V. Merget, thèse précitée ; — Société de Médecine et de Chirurgie de Bordeaux (*Journal de Méd. de Bordeaux*, 1891) ; — Société de thérapeutique, 1892. — J Frezouls, Th. de Bordeaux, 1893.

M. le Dr Bordier a constaté expérimentalement qu'une de ces flanelles de 20 centimètres sur 25 émet par heure en moyenne 9 milligr. 75 de vapeurs mercurielles (en chiffres ronds, un centigramme).

MÉTHODE DES INJECTIONS

Cette méthode consiste à introduire tel ou tel composé mercuriel sous les téguments (dans l'hypoderme ou dans les muscles) en confiant à l'absorption interstitielle le soin de le faire pénétrer dans le système circulatoire.

A l'inverse des deux autres méthodes qui nous ont occupés jusqu'ici, elle est de date récente ; on peut la dire d'origine contemporaine.

L'idée première paraît en revenir à Hebra et Ch. Hunter. Scarenzio (de Pavie) en tenta une application en 1864, mais la méthode n'entra réellement dans la pratique qu'après les premières publications de Lewin (de Berlin), en 1867.

Depuis lors le traitement de la syphilis par les injections sous-cutanées a pris la vogue, et tel est le nombre des publications qui lui ont été consacrées qu'on formerait à coup sûr une grosse plaquette rien qu'avec la bibliographie des travaux concernant le sujet. Il y a quelques années, ces travaux s'élevaient déjà, au dire du professeur Scarenzio, au nombre de 360 ; et, depuis lors, combien d'autres, spécialement dans ces derniers temps, sont venus s'ajouter à ce chiffre déjà plus qu'effrayant !

C'est assez vous dire que je ne saurais vous citer tous les auteurs qui ont apporté à la question dont nous allons parler le contingent de leurs observations personnelles. Il y aurait injustice cependant à ne pas inscrire en tête et en vedette de ce paragraphe les noms de Scarenzio, Lewin, Liégeois, W. Taylor, Sigmund, Martineau, Terrillon, Smirnoff, Watrazewski, Besnier, Balzer, Stoukowenkoff, Neisser, Laug, Galliot, Panas, Tarnowsky, Silva Araujo, Jullien, Eudlitz, Renault, Thibierge, Barthélémy, Verchère, Le Pileur, Morel-Lavallée, Feulard, Portalier, de Lavarenne, Etienne, Danlos, Edmond Fournier, Lévy-Bing, etc., etc. Et combien d'oublis immérités ma mémoire ne commet-elle pas en ce moment [1] !

C'est qu'en effet, depuis son origine, la question des injections mercurielles n'a pas cessé de s'élargir et de se présenter sous des faces nouvelles.

D'abord, prodigieuse variété d'agents chimiques utilisés pour ces injections. Que de préparations mercurielles des plus diverses, voire parfois des plus extraordinaires et des plus incon-

1. Consulter, pour la bibliographie de la question, les deux thèses suivantes : Eudlitz, Paris, 1893 ; — et Lévy-Bing, Paris, 1902.

nues de la généralité des médecins, ont été proposées comme « desservants » de la méthode ! Depuis quelques années, les feuilles médicales nous ont apporté presque à tout instant la formule de quelque injection hydrargyrique nouvelle, laquelle, suivant l'usage, n'a guère manqué de nous être présentée comme « la meilleure de toutes », comme « supérieure à toutes ses aînées, tant au point de vue de sa facile tolérance que de ses effets thérapeutiques ».

En second lieu, bien que jeune encore, la méthode hypodermique s'est déjà scindée, subdivisée en deux méthodes rivales, à savoir celle des injections *fréquentes* et celle des injections *rares* ; — sans parler même des variétés que chacune d'elles comporte.

Puis, voici que, plus récemment, une autre méthode s'est proposé d'introduire le mercure non plus sous la peau, non plus dans la profondeur des muscles, mais dans les vaisseaux, dans le courant sanguin, dans le sang lui-même.

Et ainsi de suite.

De par ces quelques mots de préambule jugez tout à la fois et de l'étendue et de l'intérêt d'une question thérapeutique qui, en moins d'une quarantaine d'années, a éveillé tant de curiosités et suscité de si multiples labeurs.

AVANTAGES INVOQUÉS EN FAVEUR DE LA MÉTHODE

Commençons, suivant toute logique, par examiner de quels avantages se prévaut d'une façon générale la méthode hypodermique par rapport aux autres méthodes d'administration du mercure.

Ces avantages, s'il fallait en croire sur parole les partisans, les « fanatiques » de la méthode en question (dont quelques-uns, par parenthèse, ont joué vis-à-vis d'elle le rôle des « dangereux amis » du fabuliste), seraient aussi multiples qu'importants et divers. Voyons quels ils sont.

I. — D'abord, nous dit-on, c'est une méthode qui *exclut toute supercherie de la part des malades.*

Pas de discussion possible sur ce premier point. Oui, il est de toute évidence qu'avec le procédé des injections mercurielles (solubles ou insolubles, n'importe) il n'est pas à craindre que le malade puisse éluder le traitement, s'y soustraire, et tromper le médecin en ne prenant pas le remède prescrit.

J'accorde que cette considération a son prix, surtout à l'hôpital. Le mercure, en effet, n'est-il pas par excellence un remède honni, redouté, exécré, « un poison qui reste dans le corps pour y ronger les os » ? Que de malades cherchent à esquiver le traitement qu'on leur prescrit quand ils savent que ce traitement contient du mercure ! Que de fois, à l'hôpital, la liqueur de Van Swieten ne va-t-elle pas par trajet direct du verre à l'urinoir ! Que de fois, en dépit de la surveillance de nos dignes religieuses, la pilule mercurielle n'est-elle pas *escamotée* sous la langue, pour être rejetée en temps opportun ! Les femmes, on le sait, sont particulièrement habiles en ce genre d'exercice.

Or, bien manifestement, de telles fraudes sont impossibles avec la méthode des injections. Acceptons donc ce premier point.

II. — On nous dit en second lieu : « La méthode hypodermique est *la seule qui assure d'une façon certaine l'absorption du mercure*. Ainsi, il est possible que le mercure administré sous forme de frictions ne soit pas absorbé ou ne soit que partiellement, incomplètement absorbé. De même il est possible que des pilules soient rejetées avant que l'absorption en ait épuisé toute la dose de mercure, ou bien même qu'elles *glissent* dans l'intestin sans se dissoudre. Que de fois n'a-t-on pas retrouvé des pilules *intactes* ou presque intactes dans les selles ! Tandis qu'il en est tout autrement pour le mercure déposé dans l'intimité des tissus. Il est impossible que de la sorte l'absorption ne s'exerce pas sur ce mercure pour l'incorporer à l'organisme. »

Cette seconde proposition, je l'avoue, me laisse assez froid, et je ne vois pas là grand mérite à la méthode. Cela, pour deux raisons que voici :

D'abord, sauf exceptions bien rares, l'absorption du mercure ne laisse pas de s'exercer d'une façon pratiquement suffisante par le procédé de l'ingestion et par celui des frictions. De cela nous trouvons une triple preuve dans les effets physiologiques constatés (stomatite, par exemple, ou diarrhée), dans les effets curatifs obtenus, et dans l'analyse des urines qui ne manque jamais de révéler le mercure.

Ah ! que des frictions mal faites ne fournissent pas à l'absorption ce qu'elles auraient dû lui fournir, ou bien que le mercure ingéré par l'estomac ne soit qu'incomplètement absorbé pour tel ou tel motif, par exemple en raison des accidents diarrhéiques qu'il provoque, oui, cela est possible, et cela s'observe même de notion commune en un certain nombre de cas. Mais de telles défaillances sont moins imputables à l'une et à l'autre de ces méthodes qu'à leur application défectueuse. D'ailleurs, ce ne sont là que des éventualités plus ou moins rares, connues en principe, et contre lesquelles il sera toujours facile de se tenir en garde.

D'autre part, n'est-il pas également possible que le mercure, même introduit dans l'intimité des tissus par le procédé des injections, échappe tout au moins en partie au phénomène de l'absorption interstitielle ? N'est-il pas possible que, sous l'influence de la réaction inflammatoire qu'il détermine à son pourtour, il aboutisse à s'isoler, à se séquestrer, à *s'encapsuler* dans une sorte de kyste imperméable?

Au total, ce qu'il y a de certain pratiquement, c'est que le mercure, *bien administré*, pénètre toujours dans l'économie, quel que soit le procédé mis en œuvre pour l'y introduire. De ce chef, donc, la méthode hypodermique n'a pas à se prévaloir d'une bien notable supériorité sur n'importe quelle autre méthode.

III. — A la vérité, on ajoute cette autre considération : « La méthode hypodermique est celle qui *assure le plus rigoureusement le dosage du remède*. Et, en effet, sait-on quelle dose de mercure est absorbée par le procédé très aléatoire des frictions? Sait-on même quelle dose est absorbée alors qu'on donne le mercure en pilules ou en solution? Tandis que le procédé par injections réalise un dosage bien autrement précis, exact, mathématique. Alors qu'on introduit sous la peau un centigramme de sublimé ou cinq centigrammes de calomel, on peut tenir pour certain que l'économie est en possession, rigoureusement, d'un centigramme de sublimé ou de cinq centigrammes de calomel, etc. »

Soit! répondrai-je. Mais la précision, en l'espèce, ne peut-elle pas être plus apparente que réelle ? Car, la *dose injectée* est-elle bien, pour tous les cas, la *dose absorbée?* Qu'il en soit de la sorte le plus habituellement, je me garderai de le contester ; mais qu'il en soit autrement pour certains cas, c'est là ce qui a été maintes fois démontré, alors, par exemple, que le dépôt mercuriel s'enveloppe d'une coque inflammatoire qui « fait kyste » et le soustrait à l'absorption.

D'ailleurs, connaissons-nous jamais la dose *absorbée* d'un remède? Ce n'est pas d'après cette dose hypothétique que le médecin règle jamais sa thérapeutique, mais bien d'après les effets physiologiques ou curatifs qu'il obtient de la dose administrée.

IV. — En revanche, voici deux avantages plus sérieux que peut à juste titre revendiquer la méthode hypodermique. Seulement je ferai remarquer qu'ils ne lui appartiennent pas en propre. Elle les partage avec la méthode des frictions.

1. Le premier, c'est de laisser *libres* les voies digestives pour

l'administration éventuellement et fréquemment utile d'autres remèdes qui peuvent concourir au succès de la cure.

Ainsi, il y a souvent nécessité d'associer au mercure telle ou telle médication, comme, par exemple, la médication iodurée, ou bien encore le traitement tonique par les ferrugineux, les amers, l'huile de foie de morue, ou bien encore le traitement arsenical, ou bien encore le traitement antipaludique, etc., etc. Or, ces diverses médications pourraient être mal tolérées si elles étaient administrées concurremment avec le mercure. La multiplicité des remèdes ne laisse pas en effet, pour nombre de cas, de provoquer une révolte de l'estomac. Donc, épargner le mercure à l'estomac sera conjurer une surcharge médicamenteuse et faciliter la tolérance d'autres remèdes qui, pour n'être qu'auxiliaires, n'en apportent pas moins quelquefois un appoint utile, voire indispensable à l'ensemble du traitement.

II. Un second avantage en faveur de la méthode, c'est de « *laisser indemnes et de respecter les voies digestives* ».

Ne pas offenser les voies digestives, ne pas « toucher à l'estomac », suivant la locution vulgaire, c'est là, à coup sûr, un mérite indéniable pour toute méthode thérapeutique. Disons mieux, c'est là tout particulièrement un mérite de premier ordre dans une maladie telle que la syphilis, maladie chronique par excellence et exigeant le plus souvent un traitement de longue haleine, maladie à tendance anémiante, voire dépressive et consomptive en certains cas. Donc, traiter un malade de la syphilis sans troubler ses fonctions digestives et assimilatrices, le traiter de façon à lui permettre de conserver son appétit, de manger à son ordinaire et suivant ses besoins, de restaurer ses forces comme il convient, c'est là un résultat *considérable*. Or, ce résultat, la méthode hypodermique se flatte de le réaliser. Rien de mieux. Mais y réussit-elle ? voilà la question.

Eh bien, oui, elle y réussit, je m'empresse de le dire, pour la très grande majorité des cas. Elle y réussit notamment et presque sûrement alors qu'on la met en œuvre avec circonspection et prudence. C'est là un point qu'avec une expérience prolongée de la méthode nous sommes en mesure d'affirmer aujourd'hui. Très positivement, alors aussi qu'on ne dépasse pas certaines doses, alors aussi qu'on a soin d'interrompre la médication de temps à autre suivant la méthode que je vous apprendrai bientôt à connaître sous le nom de « méthode des traitements intermittents », les injections mercurielles restent inoffensives pour le tube digestif. Et c'est dans ces conditions tout naturellement qu'elles sont appelées à rendre les plus utiles services, notamment dans les cas où l'on a affaire à des malades à système digestif intolérant, à des dyspeptiques, à des gastralgiques, à des sujets qui prennent facilement la diarrhée, etc.

Mais, cela reconnu, il m'est impossible de ne pas signaler contradictoirement ces deux points, à savoir :

1° D'une part, cette même immunité des fonctions digestives peut être réalisée (sinon toujours, au moins dans la grande majorité des cas) par d'autres modes d'administration du mercure, même par la méthode stomacale. J'affirme avoir traité des milliers de malades par les frictions ou par la voie gastrique sans avoir causé le moindre préjudice à leur estomac ou à leur intestin.

2° D'autre part, la méthode hypodermique ne respecte pas toujours le tube gastro-intestinal d'une façon aussi absolue qu'on se plaît à le supposer théoriquement. Elle est loin d'être toujours inoffensive. A doses faibles ou moyennes, oui, je le répète encore, elle est généralement bien tolérée. Mais exagérez, dépassez ces doses, et vous la verrez influencer le système digestif, l'intestin et le gros intestin plus spécialement, tout comme ferait la méthode par ingestion. Exemples :

Rollet a vu les injections de sublimé, à la dose quotidienne de deux centigrammes, « déterminer sur-le-champ des *troubles gastriques*, des *vomissements* suivis de stomatite vers le troisième ou le quatrième jour ».

A la suite d'injections de sublimé, Stohr a observé « des catarrhes intestinaux, des diarrhées avec selles sanguinolentes, du ténesme et des catarrhes persistants de l'estomac ».

Expérimentant sur l'animal, le Dr Balzer a vu de véritables *colites hémorrhagiques* succéder à des injections de divers sels mercuriels.

Maintes fois on a signalé, à la suite de diverses injections mercurielles, des accidents de coliques, d'entérite avec diarrhée plus ou moins abondante, plus ou moins rebelle, voire de « dysenterie mercurielle » à selles sanguinolentes.

Rappelez-vous à ce propos ce que nous avons constaté tout récemment à l'autopsie d'une malheureuse femme qui est venue succomber dans nos salles à une effroyable syphilis maligne. Trois injections de calomel à cinq centigrammes ont suffi à déterminer sur elle une *typhlo-colite* des plus intenses, qui se traduisait par une suffusion rouge de toute la muqueuse du cæcum et du colon ascendant, avec placards multiples d'arborisation vasculaire assez confluente pour atteindre une coloration cramoisie.

Donc, vous le voyez, les injections mercurielles peuvent avoir leurs accidents intestinaux. C'est assez dire que, relativement à l'immunité gastro-intestinale, elles ne réalisent, par rapport aux autres méthodes d'administration du mercure, qu'un avantage relatif et non absolu.

V. — Mais, à parler net, ce ne sont pas les considérations qui précèdent, non plus que toutes autres semblables, qui ont fait la fortune de la méthode hypodermique. Si les préférences des praticiens se sont portées sur les injections, elles y ont été dirigées par une raison d'un tout autre ordre, à savoir : l'espérance de tirer de ce mode thérapeutique des effets curatifs d'une intensité supérieure à celle des autres méthodes. *L'intensité thérapeutique,* voilà ce qui a tenté, ce qui a séduit tout le monde.

Eh bien, sur ce point, la méthode n'a pas failli à ce qu'on en espérait. Car, pour le dire par avance, trois points résulteront de l'étude qui va suivre, à savoir :

1° que, d'une façon générale, la méthode hypodermique réalise un *mode puissant de mercurialisation* et fournit, à ce titre, un recours énergique contre la plupart des manifestations de la syphilis ;

2° que cette méthode, pour un certain nombre de cas que nous essaierons de spécifier, constitue un *mode de traitement tout particulièrement efficace,* susceptible même de déterminer des effets curatifs que l'on n'obtiendrait que plus difficilement et plus lentement d'autres méthodes ;

3° enfin, que, *pour un petit groupe de cas spéciaux, elle atteint une intensité curative qui l'élève au rang d'un traitement de choix, d'un traitement d'élection.*

Tel est, n'en doutez pas, le véritable mérite des injections aux yeux du public médical, mérite à côté duquel tous les « avantages » dont nous avons parlé précédemment ne sont que très secondaires, si ce n'est même à peu près indifférents. A quel sentiment obéissons-nous, tous tant que nous sommes, alors que nous prescrivons les injections mercurielles de préférence à tel ou tel autre mode de traitement ? Je le répète, à l'espérance de venir à bout de la sorte plus sûrement et plus rapidement de telle ou telle manifestation syphilitique. Si nous n'avions pas à part nous cette espérance, songerions-nous un seul instant à imposer à nos malades une méthode qu'à l'avance nous savons désagréable, importune, douloureuse, très douloureuse même parfois, et susceptible de divers accidents ? Il y a longtemps que la méthode aurait vécu et que nous l'aurions jetée par-dessus bord, si elle ne se présentait à nous avec la réputation, avec le prestige d'un mode de traitement plus actif que d'autres et susceptible même de réaliser des effets thérapeutiques d'une intensité toute spéciale.

Donc, dirai-je comme conclusion, c'est l'*intensité thérapeuti-*

que qui constitue non pas le seul avantage, mais l'avantage principal de la méthode des injections. C'est là le mérite par excellence de la méthode, c'est là sa meilleure recommandation vis-à-vis du praticien.

TECHNIQUE OPÉRATOIRE

L'introduction d'un composé mercuriel dans l'intimité des tissus ne saurait être exempte de quelques inconvénients, voire de quelques dangers. Elle n'est donc réalisable d'une façon inoffensive qu'au prix d'un certain nombre de précautions et d'agissements dont l'ensemble constitue ce qu'on appelle la technique opératoire de la méthode.

Quelle est cette technique? Je vais en résumer les principes en quelques mots.

I. — En premier lieu, nécessité plus qu'évidente d'exclure de la pratique des injections tout composé mercuriel qui serait immédiatement désorganisateur des tissus, caustique, ou même simplement irritant, mais irritant à un degré qui le rendrait inflammatoire et, au total, intoléré.

II. — En second lieu, nécessité non moins incontestée de *solutions irréprochables*, et irréprochables à tous égards, c'est-à-dire chimiquement pures, filtrées, stérilisées, aseptiques (puisque nombre des accidents déterminés par les injections ont paru devoir être rapportés à l'introduction dans les tissus d'éléments organiques pathogènes, moisissures, microbes, etc.).

Ce second point est d'autant plus utile à spécifier qu'en nombre de pharmacies la précaution de stériliser, d'asepsier les préparations qui doivent servir aux injections mercurielles est absolument négligée. De cela nous avons eu la preuve cette année, et voici comment.

M. le Dr Cathelineau, mon chef de laboratoire des travaux chimiques, a fait acheter dans vingt-six pharmacies de la capitale une même préparation formulée dans les termes suivants :

> ℞ Huile de vaseline. . . . . . . 10 grammes
> Calomel à la vapeur. . . . . . 50 centigr.
> M. — Pour injections hypodermiques.
> (*Préparation à stériliser.*)

Or, huit sur vingt-six de ces préparations ont été reconnues impures, non aseptiques. Et, en effet, soumises à la culture suivant toutes les règles de l'art, elles ont *cultivé*. C'est-à-dire qu'une goutte empruntée à chacune de ces préparations et ensemencée dans un bouillon stérile a produit des cultures de divers microbes ou de diverses moisissures. Et cela, je le répète, huit fois sur vingt-six, à savoir dans le *tiers* des cas!

C'est au même point de vue que devront répondre les précautions suivantes: Ne se servir que de solutions récemment préparées; — tenir ces solutions soigneusement bouchées; — les protéger contre toutes souillures, etc., etc.

En un mot, asepsie rigoureuse des liquides devant servir aux injections.

III. — En troisième lieu, et toujours au même point de vue, *instrumentation irréprochable.*

L'injection se fait, vous le savez, avec une seringue de Pravaz, de la capacité d'un ou de deux centimètres cubes suivant les cas. Mais cette seringue doit être modifiée pour la circonstance. Elle doit être *stérilisable* dans toutes ses parties, donc démontable, de façon que ses diverses pièces puissent être isolément soumises à l'antisepsie.

La seringue qui répond le mieux à ces diverses exigences me paraît être actuellement celle de Luer, parce qu'elle est toute en verre, facilement démontable et stérilisable.

L'aiguille aura une longueur d'environ 6 centimètres (parce qu'elle doit le plus souvent être enfoncée profondément dans les tissus, comme nous le verrons dans un instant); — elle sera faite d'un métal résistant et inoxydable (on préfère aujourd'hui le platine iridié); — elle sera bien acérée de pointe, et non fissurée latéralement (défaut fréquent de construction, d'après M. Lafay).

IV. — Le manuel opératoire sera soumis aux règles de l'antisepsie la plus méticuleuse: purification des mains du médecin; — lavage de la région sur laquelle doit être faite l'injection, et cela soit à l'eau phéniquée, soit à la liqueur de Van Swieten, soit à l'alcool; — lavage de la seringue avec alcool; quelques médecins conseillent même de la soumettre à l'ébullition; — flambage de l'aiguille, etc.

V. — Précaution majeure: *l'injection sera toujours faite profondément.* Sur ce point tout le monde est d'accord. C'est, en effet, un résultat d'expérience que les injections profondes, pénétrant loin du derme, sont relativement bien tolérées, tandis que les injections superficielles, timidement déposées au voisinage du derme, sont bien autrement sujettes à accidents divers, tels que douleurs, réaction locale, abcès, sphacèle, etc.

Il faut donc, d'un coup brusque et rapide, traverser la peau, perpendiculairement à sa surface, et plonger l'aiguille profondément, voire jusqu'à la garde, de façon à déposer le liquide le plus loin possible du derme. Notons au passage que le malade doit toujours être étendu (sur un lit ou sur un canapé), car il n'est pas rare que n'importe quelle injection (mercurielle ou autre) détermine une défaillance, une lipothymie, petit accident à éviter.

Mais jusqu'où, jusqu'à quelle profondeur convient-il de conduire l'aiguille ?

Pour quelques médecins, il suffirait d'insérer l'injection dans l'hypoderme, mais profondément dans l'hypoderme. Comme exemple, Stoukowenkoff et Gaucher, pour les injections de benzoate, prescrivent de ne pousser le liquide que dans le tissu cellulaire.

Mais pour d'autres, actuellement en très grande majorité, l'injection doit être plus profonde. Elle doit être *musculaire*, c'est-à-dire introduite dans le parenchyme même du muscle. Ainsi, pour les injections qui se font à la fesse, la règle actuelle est de pousser le liquide en plein muscle fessier.

Cette dernière pratique serait justifiée, au dire de ses partisans, par un triple fait d'observation, à savoir: 1° l'injection musculaire est moins douloureuse que l'injection hypodermique ; — 2° elle détermine moins de réaction inflammatoire que celle-ci ; — 3° elle s'absorbe plus rapidement et laisse moins d'infiltrats.

VI. — *Où pratiquer l'injection ?* — Le choix de la région à injecter, loin d'être indifférent, comporte tout au contraire un intérêt qu'on ne supposerait pas *a priori* et que seule la pratique pouvait révéler. La pratique, en effet, nous a appris un fait aussi curieux qu'inattendu, à savoir : que certaines parties du corps acceptent les injections sans trop se révolter contre elles, tandis que d'autres s'y montrent plus sensibles, voire réfractaires. Oui, très positivement, il existe, par rapport aux injections mercurielles, des régions anatomiques qu'on peut dire *tolérantes*, comme il en est d'autres auxquelles ne convient que trop l'appellation d'*intolérantes*. Cela, je le répète, ressort de l'expérience. Ainsi, les injections sont mal tolérées sur les membres, spécialement aux bras où elles déterminent des douleurs, de l'engourdissement, des nodosités, des symptômes d'hyperesthésie névralgiforme ; elles se montrent au contraire bien plus inoffensives sur le dos ou les fesses. Terrillon a vu ceci : des piqûres faites avec une même solution déterminer, au niveau de la région supéro-interne dés cuisses, des nodosités fréquemment suivies d'abcès, tandis que sur d'autres régions, telles que le dos et les lombes, elles ne produisaient aucun accident. Grefberg a même établi, pour les différentes parties du corps, une « échelle de sensibilité douloureuse » ; la nuque y figure au premier rang, et les fesses au dernier, comme la région la moins sensible, etc.

Eh bien, empiriquement, on est parvenu à déterminer certains districts anatomiques qui, en raison de leur tolérance, constituent de véritables *sièges d'élection* pour la méthode hypodermique. Ces sièges d'élection sont au nombre de trois, à savoir :

1° La *fossette rétro-trochantérienne*, ou *point de Smirnoff ;*

2° L'*ensellure lombaire*, de chaque côté de la colonne vertébrale ;

3° La *région fessière.*

De ces trois régions, c'est la première à laquelle, de l'aveu à peu près général, il convient de donner la préférence, et cela tant en raison de sa tolérance toute spéciale, qui n'est pas contestable, que de sa topographie qui la met à l'abri des pressions en toute attitude, c'est-à-dire soit dans la position assise, soit dans le décubitus dorsal ou même latéral. — En ce point, donc, la piqûre sera faite dans la dépression verticale qui longe en arrière le bord postérieur du grand trochanter.

Seulement, il y a peu de place là. Si bien que, dans le cas où l'on a plusieurs injections à pratiquer, la nécessité reconnue de distancer les piqûres comme siège fait qu'on est forcé de se reporter sur la fesse.

Or, *à la fesse, où pratiquer les injections ?* On a beaucoup expérimenté et discuté à cet égard [1]. Pour ma part, après plusieurs milliers d'essais, je crois pouvoir répondre à cette question de la façon suivante :

N'importe où ; — n'importe où, à l'exception de deux régions, à savoir : 1° le *tiers inférieur de la fesse ;* — et 2° la *région centrale de la fesse.*

Je précise. Soit la fesse divisée, je suppose, en trois tranches horizontales d'égale hauteur. L'injection pourra être faite n'importe où, sauf dans la tranche inférieure et dans le tiers central de la tranche moyenne.

Pourquoi *non* dans la tranche inférieure ? — Parce que c'est sur ce tiers inférieur de la fesse que l'on s'assied ; conséquemment, dans cette attitude, le foyer de l'injection se trouverait soumis à des compressions douloureuses.

Pourquoi *non* dans le tiers moyen de la tranche moyenne ?

1. M. le Dr Gaillot, par exemple, a cru pouvoir déterminer dans la fesse un point précis tout particulièrement favorable à la pratique des injections. Ce point (actuellement connu sous le nom de *point de Gaillot*) correspond à l'intersection de deux lignes conventionnelles, l'une horizontale passant à deux travers de doigt au-dessus du grand trochanter, et l'autre verticale, séparant le tiers interne de la fesse de ses deux tiers externes. Remarquable par l'absence de vaisseaux et de nerfs importants, ledit point serait le département fessier où la douleur et la réaction symptomatique des injections se réduisent à leur minimum. — V. Maclaud, *Contribution à l'étude du traitement de la syphilis par les injections intra-musculaires d'oxyde jaune.* Th. de Bordeaux, 1890.

Parce que là se trouvent le grand nerf sciatique et les gros vaisseaux fessiers qui pourraient être lésés par l'aiguille, alors que cette aiguille est portée à des profondeurs de 5 à 6 centimètres. Ce tiers moyen de la tranche moyenne est donc la zone dangereuse pour les injections.

Réserves établies pour ces deux districts, la piqûre, je le répète, peut être pratiquée sans inconvénient sur n'importe quel autre territoire de la fesse. Elle est bien tolérée notamment dans le *tiers supérieur*, à 2 ou 3 centimètres au-dessous de la crête iliaque. C'est là, peut-on dire, le point d'élection pour les injections de tout ordre.

Dernier point : on aura toujours soin de diriger l'aiguille *excentriquement* par rapport à la région médiane de la fesse, en vue d'éviter les gros troncs vasculaires et nerveux.

VII. — Au lieu de faire l'injection, suivant le procédé usuel, avec la seringue armée, il y a réel avantage à procéder en deux temps, de la façon suivante :

Premier temps : on ponctionne avec l'aiguille ; puis on attend quelques instants pour s'assurer qu'il ne sort pas de sang, c'est-à-dire qu'on n'a pas ouvert un vaisseau.

Second temps : on ajuste à frottement ou l'on visse la seringue sur l'aiguille, et on lance l'injection.

Cette manière de faire exclut le risque d'introduire dans un vaisseau soit la matière liquide de l'injection, soit des poudres insolubles pouvant jouer le rôle d'embolies.

VIII. — Il est indiqué de pousser lentement, très lentement, l'injection, en vue d'éviter une distension brusque, forcée, douloureuse, des tissus.

On a cru remarquer, en effet, que des injections pratiquées d'une façon instantanée ou rapide ont été plus souvent suivies d'accidents que d'autres où l'on avait procédé avec lenteur.

IX. — Dès que l'injection a pénétré dans les tissus, on retire l'aiguille brusquement et d'un seul coup. — A ce moment il conviendrait, d'après quelques médecins, de pincer les téguments avec deux doigts au niveau du trajet parcouru par l'aiguille et de maintenir pour quelques instants cette compression, qui aurait pour visée de prévenir le reflux du liquide. Manœuvre, je crois, de bien faible importance.

Pour tout pansement, on applique sur la piqûre soit une couche de collodion bien élastique, soit un petit disque de taffetas adhésif.

On a conseillé encore de pratiquer, à la suite de l'injection, un léger massage, voire « un massage vrai » de la région injectée, en vue de diffuser le liquide au sein des tissus. D'autres, inversement, condamnent cette pratique comme « inutile » ou même nuisible, en risquant de provoquer un reflux des parties profondes vers les parties superficielles ».

X. — Enfin, lorsqu'une nombreuse série d'injections doit être pratiquée sur le même malade, une précaution beaucoup plus importante consistera en ceci : 1° alterner ces injections d'un côté du corps à l'autre côté, c'est-à-dire les faire tour à tour sur l'une et l'autre fesse ; — 2° sur la même fesse, espacer le plus possible le siège des injections (au moins de 4 à 5 centimètres), en vue d'éviter l'excitation d'un ancien foyer par le voisinage d'un nouveau.

MÉTHODE DES INJECTIONS FRÉQUENTES
MÉTHODE DES INJECTIONS RARES

Le traitement mercuriel hypodermique comporte, comme procédés d'application, deux méthodes différentes.

La première consiste en injections *quotidiennes* de *petites doses* mercurielles.

Dans la seconde, au contraire, on procède par injections *rares* (bi-mensuelles ou hebdomadaires) de *fortes doses* mercurielles.

La première de ces méthodes correspond à la mercurialisation quotidienne par ingestion ou par frictions, en ce sens qu'on fournit quotidiennement au malade la dose mercurielle jugée nécessaire à son traitement.

La seconde est tout à fait spéciale et n'a pas de correspondant dans les méthodes anciennes. Elle consiste en une mercurialisation à échéances distancées et à grosses doses.

Ce sont donc là, vous le voyez, deux façons de faire, deux pratiques absolument différentes, n'ayant de commun que le mode d'introduction du remède dans l'organisme.

A la première on donne le nom de *Méthode des injections fréquentes*, et à la seconde celui de *Méthode des injections rares*.

La première va nous occuper tout d'abord.

MÉTHODE DES INJECTIONS FRÉQUENTES

Composés très multiples pour les injections de cet ordre.

Je répète qu'elle consiste en ceci : une série d'injections mercurielles pratiquées quotidiennement, et cela pour un laps de temps plus ou moins prolongé, c'est-à-dire trois, quatre, cinq semaines ou même davantage.

Quels composés mercuriels ont été proposés pour leur servir d'agents ?

Presque toujours, des composés *solubles* ou solubilisés par un artifice chimique ; — quelquefois, cependant, des composés insolubles tenus en suspension dans un véhicule liquide.

Extrêmement nombreux sont les agents mercuriels que l'on a utilisés pour cette méthode. C'est ainsi que tour à tour on a mis en œuvre et préconisé les divers composés suivants :

le sublimé[1] ;
le chloro-albuminate de mercure ;
les peptonates de mercure ;
le chlorure double de mercure et d'ammonium ;
le biiodure, solubilisé par l'iodure de potassium ;
l'iodure double de mercure et de sodium ;
le biiodure de mercure en solution huileuse ;
le cyanure et l'oxycyanure de mercure ;
le formamide de mercure ;
le glycocole de mercure ;
l'urée-mercure ;
le salicylate de mercure neutre;
le salicylate de mercure solubilisé par le salicylate de soude ;
le benzoate de mercure solubilisé par le chlorure de sodium ;
l'iodo-tannate de mercure ;
le lactate de mercure ;
l'acétate de mercure ;
l'alaninate de mercure ;
la succinimide mercurique ;
l'asparaginate de mercure ;
le sozoiodolate de mercure ;
le cacodylate iodo-hydrargyrique ;
l'arrhénate iodo-hydrargyrique ;
l'hermophényl ;
l'énésol ou salicylarsinate de mercure ;
le bibromure de mercure ; etc., etc...

Sans parler de plusieurs mort-nés, qu'à dessein je passe sous silence.

Quelle surabondance de remèdes, ne manquera-t-on pas de dire, quelle richesse thérapeutique ! Sans doute ; mais richesse plus apparente que réelle ; car elle ne se compose que d'agents similaires, à base efficace *unique*. Tous ces remèdes, en somme, n'en font qu'un ; c'est toujours le mercure sous des formes

1. J'ai donné, dans la première édition de ce livre, les *indications bibliographiques* relatives aux divers composés mercuriels qui vont suivre. Le défaut d'espace m'empêche de les reproduire ici.

variées, c'est toujours (passez-moi l'expression triviale) le mercure assaisonné à des sauces diverses.

D'ailleurs, voyez à quels embarras aboutit cette prétendue richesse pour le praticien. Entre tant et tant de remèdes, lequel choisir ? D'autant que chaque formule nouvelle d'injection mercurielle (soluble ou insoluble, n'importe) n'a jamais manqué de s'annoncer comme « supérieure à toutes les autres », supérieure en tant qu'effets thérapeutiques, supérieure en tant que degré de tolérance, etc. Chaque formule nouvelle d'injection s'est dite « destinée à se substituer dorénavant à toute autre ». Il faudrait s'entendre cependant ; toutes ne peuvent être à la fois « la meilleure »[1]. En sorte qu'aujourd'hui nous

1. « La meilleure, ont répondu certains de nos confrères, ce doit être logiquement *la plus riche en mercure*. Il suffit donc, pour la connaître, d'interroger la chimie. » C'est ce qu'on a fait, et l'analyse chimique a déterminé d'une façon précise la *teneur en mercure* des diverses préparations mercurielles usitées en médecine. Voici quelques-uns des résultats qu'elle nous a fournis et qu'il est intéressant de connaître.

TENEUR EN MERCURE :

Oxyde jaune	92,6 0/0
Oxycyanure	85,47
Cyanure	79,36
Calomel	84,92
Bichlorure (sublimé)	73,8
Lactate mercurique	52,91
Protoiodure	61,16
Biiodure	44,05
Salicylate insoluble	59,5
— soluble	42,19
Benzoate	45,25
Hermophényl	40
Salicylarsinate (énésol)	59,52
Sozoiodolate	35,58

Malheureusement il s'en faut que le problème soit aussi simple. J'entends : il s'en faut que l'activité thérapeutique d'un composé mercuriel dépende et surtout dépende exclusivement de la teneur en mercure. Que cette notion soit essentielle à consulter, je ne le nie pas ; mais elle ne saurait en aucun cas être décisive par elle-même. Cela, l'expérience clinique le démontre à tout moment. Ainsi le calomel est très différent d'action suivant qu'on l'administre par la bouche ou par la voie hypodermique. — Le biiodure de mercure et l'asparaginate de mercure ont sensiblement la même teneur en mercure ; or, l'un est un sel très actif, tandis que l'autre est donné comme « presque inactif et de valeur thérapeutique à peu près nulle » (Lévy-Bing). — Les deux doses de 10 centigrammes de protoiodure et de 3 centigrammes de bichlorure peuvent être considérées cliniquement comme équivalentes au point de vue de leur rendement thérapeutique; or, la première contient 6 centigrammes de mercure, et la seconde seulement 2 centigrammes (exactement, 6 cgr. 10 pour l'une et 2 cgr. 10 pour l'autre). — J'ai vu des effets d'une énergie surprenante, d'une énergie maxima, déterminés par le sozoiodolate, lequel cependant, comme teneur en mercure, figure tout à fait à la queue, le dernier, dans la liste des sels précités.

En toute évidence, donc, l'activité thérapeutique d'un composé mercuriel n'est pas exclusivement subordonnée à la teneur en mercure. Certainement elle dépend encore d'autres conditions et non moins sûrement de conditions très diverses, telles que les suivantes : nature du radical associé (ce n'est pas sans motif que

ne sommes rien moins que renseignés sur la valeur absolue de tous ces nouveaux remèdes. Encore moins sommes-nous édifiés sur leur valeur relative, sur leurs effets thérapeutiques actuels ou d'avenir, sur leur appropriation à telle ou telle forme d'accidents, à telle ou telle modalité morbide, etc. Un travail de révision s'impose donc pour la détermination de tous ces multiples et difficiles problèmes ; et, forcément, il ne peut être que le résultat d'une très longue et très patiente observation.

Il serait sans le moindre intérêt de vous faire l'histoire de tous les remèdes précités, de vous narrer par le menu les péripéties qu'ils ont subies, leur entrée en scène, leur ère de faveur, leur décadence, etc. Je ne vous parlerai que de ceux — et pas tous encore — qui ont survécu grâce à tels ou tels mérites.

I. — A l'origine les préférences se portèrent tout naturellement sur le SUBLIMÉ (BICHLORURE D'HYDRARGYRE), « vieille connaissance », dont les effets thérapeutiques étaient bien déterminés. Longtemps on l'a prescrit d'après la formule suivante, due à Lewin, un des promoteurs de la méthode :

℞	Bichlorure d'hydrargyre. . . .	50 centigr.
	Chlorure de sodium	1 gramme.
	Eau distillée.	100 grammes.

Solution dosée de telle sorte qu'une seringue de Pravaz ordinaire, c'est-à-dire de la capacité d'un centimètre cube, contient exactement *cinq milligrammes* de bichlorure.

Si cette dose est bien tolérée, il va sans dire qu'on peut la doubler en formulant une solution à *un centigramme* par centimètre cube.

Mais l'injection de Lewin étant assez souvent douloureuse, voire parfois très douloureuse, l'usage s'établit bientôt de lui en préférer une autre, dite *injection de Delpech* ou injection de *peptone mercurique ammonique*.

les cyanures sont réputés les plus toxiques des sels mercuriels) ; — réductibilité facile dans l'organisme, c'est-à-dire facilité plus ou moins grande avec laquelle le composé mercuriel complexe est ramené dans notre être à l'état de mercure libre, forme ultime qu'il doit revêtir, assure-t-on, pour imprégner les éléments cellulaires et entrer en conflit avec le germe morbide de la syphilis ; — rapidité d'absorption et d'élimination ; — et sans doute aussi, gardons-nous de les oublier, autres conditions encore *inconnues* de nous.

De tout cela, finalement, dérive comme morale un axiome digne à coup sûr de figurer parmi les vérités de M. de La Palice, mais digne aussi d'être inscrit ici en gros caractères tant il a été méconnu de fois, à savoir : que *le critérium unique de l'activité thérapeutique d'une injection mercurielle* (comme, du reste, de tout autre remède) *ne peut être fourni que par* L'OBSERVATION CLINIQUE, *en dehors de toute autre considération.*

Celle-ci consistait en une solution dans la glycérine et l'eau d'un mélange de peptone, de sublimé et de chlorure d'ammonium [1].

Elle contenait environ un centigramme de bichlorure pour un gramme d'eau distillée.

Plus douce et mieux tolérée que la solution de Lewin, elle devint — chez nous, au moins — d'un usage plus commun.

Ces deux préparations s'administraient à des doses naturellement variables suivant des conditions multiples. En moyenne on les donnait de façon à introduire dans l'organisme une dose quotidienne d'un à deux centigrammes de sublimé, rarement davantage.

II. — Mais vint bientôt l'époque où la faveur publique délaissa le sublimé pour un autre remède, le BIIODURE D'HYDRARGYRE, cela sous forme, d'abord, d'*huile biiodurée* et, plus tard, de *solution aqueuse de biiodure ioduré.* Ces deux agents méritent toute notre attention et pour cause.

1. — Parlons d'abord de l'HUILE BIIODURÉE. — C'est au regretté Dr Panas, professeur d'ophthalmologie à notre Faculté, que revient le mérite de l'avoir introduite dans la thérapeutique, cela sous la forme suivante :

℞ Huile stérilisée . . . . . 10 centim. cubes.
Biiodure de mercure . . . 4 centigr.
Une seringue de Pravaz contient donc exactement, d'après cette formule, 4 milligr. de biiodure.

Cette huile biiodurée de Panas s'emploie en injections quotidiennes, aux doses d'une à deux seringues de Pravaz.

Appliquée d'abord avec succès à la thérapeutique de la syphilis oculaire, elle ne tarda pas à passer dans le domaine commun. Vivement préconisée par plusieurs médecins, notamment par le Dr de Lavarenne et le professeur Dieulafoy, elle se vulgarisa bientôt et fit même une rapide et brillante fortune, car ce fut pour un temps (et aujourd'hui encore on y a recours assez souvent) la plus usitée de toutes les injections mercurielles. Elle constitue une bonne préparation à deux titres : d'une part, c'est un remède actif et sûr ; — d'autre part, et surtout, c'est un

1. Au dire des chimistes, les prétendus sels qualifiés des noms de « chloro-albuminate » ou « peptonate » de mercure *n'existent pas à l'état de composés définis.* « Les combinaisons, dit mon distingué collègue et ami le professeur G. Pouchet, qui prennent naissance lorsqu'on traite une solution d'albumine ou de peptone par une solution de sublimé *ne présentent pas de composition constante.* Il suffit d'un excès de solution albumineuse ou peptonique pour dissoudre ces combinaisons, et l'on ne peut, *en aucun cas,* obtenir de produits cristallisés et nettement définis. »

remède généralement bien toléré, mieux toléré à coup sûr que la plupart des autres injections mercurielles. Ainsi, elle n'est habituellement que très peu douloureuse; — ne détermine que très rarement des nodi et des nodi peu importants (un malade de M. de Lavarenne a subi 61 injections sans le moindre nodus); — ne provoque usuellement ni tuméfaction locale, ni stomatite, ni réaction générale, etc. — Exemple: Sur un total de 2.457 injections biiodurées, Edm. Fournier n'a observé pour tous accidents que 9 cas de douleurs plus ou moins vives.

C'est donc un bon remède; je répète cela à dessein, pour que dans un instant vous ne m'accusiez pas d'hostilité à son égard.

Voici, en effet, ce qui est arrivé. Ce remède a pris la vogue, et, de par l'engouement, de par l'aveuglement de la vogue, a été préconisé, prôné, exalté bien au delà de sa valeur réelle. On en est arrivé non pas seulement à dire, mais à imprimer qu'il constitue un « remède parfait à tous points de vue, absolument indolore, exempt de tout danger, et doué d'une action constante rapide, puissante, qui *n'est surpassée par aucune autre préparation mercurielle* » (1).

Eh bien, cette enthousiaste apologie est non seulement contraire à la vérité des choses, mais *dangereuse* pour les malades, en laissant croire aux jeunes médecins que l'injection biiodurée est « le plus sûr et le plus puissant recours » contre les accidents graves de la syphilis, ce qui est à cent lieues d'être vrai.

D'abord, pour être bien toléré dans la très grande majorité des cas, le biiodure n'en a pas moins ses accidents. On l'a vu développer des douleurs très vives, au point qu'on a dû y renoncer. Je me souviens par exemple d'un cas où une seule injection biiodurée a déterminé sur une jeune femme une crise d'atroces souffrances qui ont duré trois jours pour ne céder qu'à la morphine. Il peut aussi produire des nodi, des empâtements de la fesse, des abcès sanguins, des inflammations buccales, surtout quand on en élève quelque peu la dose. Il comporte de plus tous les accidents qui sont à la charge des injections mercurielles, notamment des injections fréquentes. Exemples : sur un de mes malades, après dix-neuf injections restées inoffensives, une vingtième fut suivie d'un hématome, avec douleurs affreuses, sphacèle considérable, puis paralysie des extenseurs du pied dans le membre correspondant. De même, en avril dernier, le Dr Brocq a présenté à la Société de dermatologie une eschare volumineuse de la fesse, ayant succédé à une injection d'huile biiodurée (à la dose, il est vrai, de 10 milligrammes par centimètre cube). Bien que rétractée et ratatinée par un séjour de quelques semaines dans l'alcool, cette eschare « mesurait encore 13 centimètres de long sur 8 de large, avec une épaisseur de 4 à

5 centimètres, et sa face profonde était constituée par des débris musculaires provenant du grand fessier » !

Mais passons sur ce premier point, car un second est de bien autre importance.— On nous dit que le biiodure est un « remède puissant, énergique, admirable, *dont l'action curative n'est surpassée par aucune autre préparation mercurielle* ». A ceci je répondrai : Oui, certes, le biiodure est un remède actif, qui a fait ses preuves ; mais il ne saurait revendiquer qu'un degré d'activité *moyenne*, moyenne, et rien de plus. Au point de vue de son intensité curative, il reste indéniablement inférieur non pas seulement au calomel (tout le monde sera d'accord avec moi sur ce point), mais encore à l'huile grise. De cela témoigneraient au besoin des centaines de cas dans lesquels on a vu des accidents syphilitiques qui avaient été à peine influencés par le biiodure céder aux injections de calomel ou d'huile grise. Si bien que mettre le biiodure sur le même rang que ces derniers remèdes relativement à leur rendement efficace est certainement une hérésie thérapeutique. Et, s'il me fallait établir une hiérarchie entre les divers agents de mercurialisation hypodermique au point de vue de leur puissance relative, je n'hésiterais pas à dire : le calomel, voilà un remède de premier rang, à nul autre pareil ; voilà celui qui « n'est surpassé par aucun », jusqu'à présent du moins ;— à l'huile grise le second rang ; — au troisième, la solution aqueuse de biiodure ioduré, dont il va être question dans un instant ; — et au quatrième seulement je placerais, voire à longue distance, l'huile biiodurée avec tels ou tels autres agents, tels que le benzoate, le cyanure, le salicylate, etc., tous à coup sûr actifs, éprouvés, tous utiles et très utiles dans la mesure qui leur est propre, mais incomparablement *inférieurs* aux précédents comme énergie thérapeutique.

D'autant, ajouterai-je encore, que l'huile biiodurée n'est généralement pas administrée *à sa dose*, ainsi que j'ai pu m'en convaincre bien des fois. Généralement on s'en tient à la dose que contient la seringue de Pravaz, c'est-à-dire 4 milligrammes. Or, *c'est trop peu.* A 4 milligrammes le biiodure est vraiment peu actif, au moins pour la grande majorité des cas. Sa dose vraie, celle qu'on doit atteindre pour obtenir du remède, et cela sans inconvénient, son vrai rendement possible, oscille certainement entre 10 et 15 milligrammes.

Dernière remarque. — Quand on élève ainsi les doses du biiodure, il me semble prudent d'injecter une plus grande quantité de la solution de Panas, plutôt que de concentrer cette solution en l'élevant au titre de 8, voire 10 milligrammes par centimètre cube. Exemple : sur un malade qui avait toléré sans le moindre accident 15 injections à la solution de Panas, une seizième faite avec une solution à 10 milligrammes par centimètre cube provoqua une douleur très vive et une grosse induration (Dr Bruchet). Ce fut de même à la suite d'une injection concentrée que se produisit l'accident relaté par le Dr Brocq.

II. — L'injection de biiodure solubilisé par un iodure est un véritable « revenant » sur la scène thérapeutique. Elle avait été proposée dès 1868 par A. Martin et Bricheteau, mais elle n'eut alors qu'un insuccès absolu ; elle était même tombée dans un oubli complet, et la voici en pleine faveur après quelques années ; elle est au pinacle aujourd'hui.

Sa formule est des plus simples :

℞ Eau distillée		10 centim. cubes
Biiodure de mercure	} āā	0 gr. 20.
Iodure de sodium		

Préparation facile. — Solution stable et se conservant sans altération.

Cette injection est peu douloureuse, sauf exceptions rares, et très généralement exempte d'accidents. — Elle ne laisse que rarement des nodi. — Thérapeutiquement, elle est d'action énergique. Je crois qu'on peut la dire *la meilleure des injections solubles* au double point de vue de sa facile tolérance et de ses effets curatifs.

La dose courante de ce remède est de 1 à 2 et plutôt 2 centigrammes par jour. — Cette dose a pu souvent être élevée, et cela sans accidents, voire jusqu'à 3, 4, 5 et même 6 centigrammes.

Ce qu'on appelle « la cure » consiste généralement en une vingtaine d'injections à 2 centigrammes, administrées chaque jour ou tous les deux jours, suivant les circonstances du cas particulier.

Plusieurs raisons ont fait préférer la solution aqueuse de biiodure à l'huile biiodurée de Panas. C'est, d'abord, qu'elle est sûrement plus active que cette dernière. C'est en second lieu qu'elle est moins douloureuse. Jusqu'à ce jour enfin elle est restée relativement exempte d'accidents, notamment des menaces d'embolies (peu graves d'ailleurs) et des gangrènes locales qu'on a observées plusieurs fois avec l'injection huileuse.

Je ne crains pas de me répéter pour dire qu'elle constitue, comme injection soluble, ce que nous avons de mieux aujourd'hui.

Ce n'est pas cependant que d'autres substances ne puissent rendre de réels services au même titre. Citons comme telles :

1° Le *benzoate de mercure solubilisé*. — Introduit dans la thérapeutique et vivement préconisé par notre regretté collègue Stoukowenkoff (de Kiew). — Expérimenté depuis lors par MM. Balzer, Thiroloix, Gaucher, Gallois, etc. — Se donne à la dose quotidienne de 2 centigrammes en moyenne, mais a pu être administré sans accidents jusqu'à celle de 4, 5 et 6 centigrammes par jour.

En général bien toléré, quoique parfois temporairement douloureux (par exemple, douloureux le plus souvent « pour une heure ou deux », disent les malades). — Activité moyenne, mais rien que moyenne.

On lui reproche ses difficultés très réelles de préparation et sa variabilité de composition suivant les officines. — La dernière formule qu'en a donnée M. Gaucher est la suivante :

℞	Benzoate de mercure [1].	1 gr.
	Chlorure de sodium chimiquement pur .	2 gr. 50
	Eau distillée	120 gr.

On affirme que cette préparation, quand elle est bien faite, donne les meilleurs résultats. Je veux le croire, mais quel moyen le médecin a-t-il pour juger si elle est bien faite ?

2° *Cyanures de mercure.* — Des deux cyanures, l'un, le cyanure proprement dit, est presque abandonné de nos jours, en raison de la détestable réputation qui lui a été faite (méritée ou non, je ne saurais le dire) d'être à la fois le plus douloureux et le plus toxique des sels mercuriels.

L'autre, l'oxycyanure est, paraît-il, un remède actif, à la dose quotidienne d'un à deux centigrammes. — Mais on lui reproche d'être douloureux (aussi ne l'emploie-t-on guère qu'avec adjonction d'une certaine dose de cocaïne), et d'exposer plus particulièrement à la stomatite, l'entéro-colite, et les éruptions mercurielles.

On l'a utilisé surtout pour les injections intra-veineuses.

3° Le *salicylate mercurique neutre* (qui conserve les réactions des sels de mercure, tandis que le mercure est complètement dissimulé dans le salicylate basique), a été employé suivant la formule suivante :

1. « Il faut prescrire au pharmacien de ne pas employer le benzoate de mercure du commerce qui est impur et très difficile à dissoudre, mais de préparer lui-même son sel. Le benzoate de mercure s'obtient facilement en traitant l'oxyde jaune de mercure, lavé à l'alcool, en solution acide (acide azotique pur dilué) par le benzoate de soude en solution dans l'eau. Le sel, ainsi obtenu, convenablement lavé à l'eau distillée froide pendant très longtemps, pendant quinze jours à trois semaines, jusqu'à ce que les eaux de lavage ne soient plus acides au tournesol, et séché ensuite à basse température dans le vide, est bon à être employé. » (Lévy-Bing).

℞	Eau distillée	10 gr.
	Salicylate mercurique neutre. . . .	0,20 centig.
	Chlorure de sodium	0,75 centig.

En général bien toléré ; quelquefois cependant douloureux. — Action thérapeutique moyenne, mais simplement moyenne. — Dose usuelle : 2 centigrammes par jour.

4° Même appréciation à donner sur le *lactate mercurique*, sel bien défini « quand il est préparé suivant la méthode de Guerbet. »

Actif à la dose quotidienne de 3 centigrammes qu'on administre ainsi :

Eau distillée	10 gr.
Lactate mercurique.	0,30 centig.

5° *Hermophényl.* — Préparation peu irritante et de tolérance facile, mais d'efficacité tout au plus moyenne. — Se donne à la dose quotidienne de 2 à 4 centigrammes.

6° *Enésol* ou *salicylarsinate de mercure.* — Sel singulier où se trouvent à la fois dissimulées les réactions de l'arsenic et du mercure. Théoriquement on a préjugé que « contenant à la fois le mercure et l'arsenic, il devait joindre aux propriétés spécifiques du premier les qualités reconstituantes du second ». Réalise-t-il ce programme ? Je n'en sais rien encore, faute d'une expérimentation suffisante. Ce que j'en puis dire seulement c'est qu'il est de tolérance facile, voire souvent indolore.

Au reste, je dois à ce dernier propos placer ici une remarque d'ordre général : c'est qu'à part certains sels mercuriels (solubles ou insolubles, il n'importe, car la remarque s'adresse aux uns comme aux autres) qui sont d'un usage journalier dans la pratique, nous manquons le plus souvent d'une expérimentation suffisante sur les nombreux, trop nombreux remèdes qui sont proposés pour concourir au traitement de la syphilis par la méthode des injections. Très généralement *on se satisfait d'essais de quelques mois, voire de quelques semaines, pour juger et lancer dans le public une préparation quelconque.* On oublie cette très élémentaire vérité qu'il faut, pour apprécier la valeur d'un remède, et, plus spécialement encore, d'un agent antisyphilitique, un *nombre considérable d'observations et un temps fort long.* Il est si facile de se tromper en pareille matière, et cela dans un sens comme dans un autre. A preuve ce qui est arrivé au biiodure. A l'origine, il eut ce qu'on appelle une mauvaise presse ; il fut méconnu, absolument méconnu, et tomba dans l'oubli ; puis, après un sommeil de vingt ans, il se réveilla un beau matin roi de la médication hypodermique (au moins quant aux préparations solubles), ce qu'il est resté depuis lors.

Cela dit sur les principales[1] préparations qui peuvent servir à la méthode des injections solubles, venons à une question d'ordre plus général, et recherchons ce que vaut la dite méthode en tant que mode de traitement usuel de la syphilis ; voyons quels avantages elle peut revendiquer, quels inconvénients elle comporte, et efforçons-nous de déterminer en définitive si elle doit ou non prendre le pas sur les modes de traitement usités jusqu'à ce jour.

AVANTAGES INVOQUÉS EN FAVEUR DE LA MÉTHODE

Ai-je à vous dire comme préambule quel conflit d'opinions a suscité et entretient encore aujourd'hui la méthode en question? Les uns l'ont exaltée avec enthousiasme, en la proclamant « bonne à tout », voire « supérieure à tout autre mode d'administration du mercure ». D'autres l'ont estimée bien moins haut. A leurs yeux, elle ne constituerait qu'un « simple procédé de mercurialisation, procédé qui en vaut peut-être un autre, mais qui ne vaut guère mieux que tel ou tel autre ». D'autres l'ont rejetée absolument, la condamnant en principe, et ne consentant tout au plus à l'agréer qu'au titre d'une sorte de pis aller, d'une « méthode d'exception à réserver pour des cas d'exception ». Et ainsi de suite.

Le temps et l'expérience ont émoussé peu à peu ces dissidences aiguës, en faisant justice de ce qu'avaient d'exagéré les appréciations contradictoires que je viens de rappeler. Progressivement la vérité s'est dégagée sur nombre de points, et voici où en sont les choses quant à présent.

D'abord, il n'est pas contestable que la méthode des injections quotidiennes ne soit douée d'une action antisyphilitique réelle et puissante. On l'a vue exercer sur nombre de manifestations de la syphilis une action curative absolument irrécusable.

A priori, ce résultat était facile à prévoir. Car, administré de n'importe quelle façon, le mercure est toujours le mercure et doit toujours réagir sur les accidents de la syphilis suivant le mode qui lui est propre.

A posteriori, ce résultat est avéré. Le contester serait aller à l'encontre de milliers d'observations recueillies par des méde-

1. Je passe à dessein sur nombre d'autres qui ne valent pas les précédentes.

cins éminents, judicieux, impartiaux, et recueillies de tous côtés, dans tous les pays du monde.

Si bien qu'aujourd'hui besoin n'est plus d'en appeler, pour légitimer ce fait, à des observations particulières. L'énoncer suffira.

Aussi la question n'est-elle plus de savoir si le mercure administré de la sorte peut exercer une action curative sur la syphilis, mais bien de déterminer si ce mode d'administration du mercure *est ou non préférable* à d'autres.

Ce dernier point seul doit nous occuper.

S'il fallait en croire certains observateurs, la méthode en question ne serait digne rien moins que du premier rang. Ne l'a-t-on pas en effet déclarée « parfaite, irréprochable, susceptible de réaliser ce qu'aucune autre n'est capable de faire », bref, supérieure à toute autre, voire « incomparable » ? Et, comme vraiment vous pourriez croire que j'exagère, écoutez ceci :

« Les injections hypodermiques, a dit l'un des partisans de la méthode, constituent le *meilleur* mode d'administrer les préparations mercurielles... Avec elles on n'a plus à redouter aucun des accidents que développe fréquemment le mercure... Avec elles tout accident syphilitique, quelles que soient sa gravité et son étendue, est enrayé rapidement... A l'aide de ce moyen, le médecin *ne craint plus les manifestations de la syphilis* (!)... Aucune autre méthode ne peut lui être préférée et comparée... » — Et ailleurs : « ... Cette méthode s'impose ; et je vais plus loin, le médecin chargé d'un service nosocomial serait *blâmable de ne pas l'adopter*. »

Et, à l'appui de son dire, le regretté collègue auquel est empruntée une bonne part de ce qui précède citait des cas non moins extraordinaires de syphilis cérébrale guérie par dix injections, de scléro-choroïdite guérie en cinq jours, de paralysie générale guérie, etc., etc...

Ce n'étaient là — est-il besoin de le dire ? — que des illusions, dont l'expérience et le temps firent bientôt justice. Et, en effet, une observation moins enthousiaste, plus patiente et conséquemment plus clairvoyante, ne tarda guère à démontrer que la méthode en question n'est pas douée de cette action miraculeuse dont on l'avait imprudemment dotée. Bien malheureusement non, elle ne réalise pas de tels prodiges. Sur ce point encore, comme sur le précédent, inutile de citer des pièces à conviction et d'insister sur une démonstration qui n'est plus à faire.

Il y a plus même. Divers arguments sur lesquels on s'était fondé pour proclamer ce qu'on appelait la « supériorité de la méthode » par rapport à tous les autres modes de mercurialisation ont été avec le temps ramenés à leur juste valeur et considérés comme illégitimes ou insignifiants. Au hasard je citerai les deux suivants, qui longtemps furent présentés comme des titres de haute recommandation en faveur de la dite méthode.

1° C'est une méthode, affirmait-on, à laquelle d'abord revient le grand mérite d'*abréger le séjour des malades dans les hôpitaux*. Ainsi Lewin, qui a beaucoup insisté sur ce point, prend soin de nous informer qu'à l'hôpital de la Charité, à Berlin, les malades traités par les anciennes méthodes séjournaient pendant dix semaines en moyenne pour accomplir leur cure, tandis qu'avec la méthode nouvelle la durée moyenne de séjour à l'hôpital s'est abaissée à quatre semaines.

Eh bien, répondrai-je, qu'est-ce que cela prouve ? En quoi les malades d'aujourd'hui sont-ils mieux guéris de leur syphilis, après leurs quatre semaines de séjour à l'hôpital, que ne l'étaient les malades d'autrefois après leur hospitalisation de dix semaines ? Pour tout médecin qui apprécie de sang-froid les données de telles statistiques, il n'est qu'une déduction à en tirer, à savoir : que, bien certainement, les malades d'autrefois sortaient de l'hôpital *non guéris* de leur syphilis malgré leurs dix semaines de traitement, et que, non moins sûrement, ceux d'aujourd'hui en sortent après vingt-huit jours, en semblable état de *non-guérison*.

2° Autre raison de même ordre : « Avec les méthodes anciennes, nous dit-on, les *récidives* après traitement se produisaient dans la proportion de 80 pour 100 ; — tandis qu'avec la méthode nouvelle elles sont descendues à une moyenne de 40 pour 100. »

Eh bien, sur ce point, je n'hésiterai pas encore à répondre ceci aux auteurs d'un tel argument : Vos statistiques anciennes et vos statistiques nouvelles sont également mauvaises, les unes et les autres. Car, si elles étaient bonnes, ce n'est ni 80 fois pour 100, ni 40 fois pour 100 qu'elles auraient noté des récidives, mais bien 100 fois sur 100, ou bien peu s'en faut. Et, en effet, est-ce qu'on jugule la syphilis par un traitement quelconque ? Est-ce que, sauf exceptions rares, une syphilis, même bien traitée, même le plus énergiquement traitée, ne se traduit pas toujours par quelque manifestation ultérieure, que (très improprement, d'ailleurs) on qualifie du nom de « récidive » ?

J'abrégerai cette discussion, et pour cause. Car à quoi bon raisonner dans le vide ? D'une façon générale, toutes les statistiques que l'on a produites relativement aux résultats de la méthode sont frappées d'un vice rédhibitoire, en ce qu'*elles n'ont jamais porté que sur une courte étape d'une longue maladie.* On observe quelques semaines ou quelques mois un malade traité par le système des injections ; ce malade sort de l'hôpital en bon état, et l'on conclut de là à la « supériorité » de la méthode ! Mais qu'est-il advenu de ce malade ultérieurement, un an, deux ans, dix ans plus tard ? On ne s'en préoccupe pas ; cela ne fait pas question. On a effacé des accidents (et encore quels accidents ?) dans un délai que l'on juge relativement court ; c'en est assez ; cela suffit à proclamer la méthode non pas seulement efficace, mais « supérieure à toute autre » !

C'est sur un tel schéma — je n'exagère en rien, je vous l'affirme — que sont calquées à peu près toutes les observations dont on s'est autorisé pour affirmer l'excellence de la méthode en question.

Or, de tels faits se compteraient-ils par milliers (comme c'est le cas d'ailleurs actuellement) qu'ils n'en resteraient pas moins sans valeur pour la démonstration qu'on a prétendu en tirer. Car, ainsi que l'a très bien dit M. Mauriac, ils n'embrassent qu'une période trop courte et de la vie du malade et même de l'évolution morbide pour avoir une signification de quelque importance. Seules seraient probantes en l'espèce des observations de longue haleine, nous montrant à dix, quinze, vingt ans de distance, ce que sont devenus les malades traités par le système des injections. Mais des observations de ce genre sont encore à voir le jour.

Patience ! nous dit-on à ce point de la discussion. La méthode hypodermique est toute jeune encore relativement surtout aux méthodes rivales (frictions, ingestion) qui comptent quatre siècles derrière elles, et l'on ne saurait exiger d'elle ces preuves « de longue haleine » que vous réclamez. — Soit ! répondrai-je ; mais alors, pourquoi attribuer à cette méthode des résultats que, chronologiquement, elle n'est pas en état de fournir ?

Et de même pour d'autres arguments analogues qu'il serait vraiment superflu de reproduire.

En sorte que la prétendue supériorité qu'on avait trop facilement revendiquée pour la méthode ne se trouve en rien légitimée. C'était là une légende des premiers jours, à laquelle il a fallu renoncer.

D'autant que, d'autre part, des faits contradictoires n'ont pas laissé de se produire. Ainsi, tout d'abord la méthode n'avait compté que des succès. Mais, avec le temps et l'expérience, il a fallu en rabattre. Tant que l'on n'avait appliqué le système des injections qu'au traitement des cas secondaires, c'est-à-dire de manifestations spécifiques relativement légères et bénignes, spontanément résolutives pour la plupart ou facilement curables, on n'avait eu à enregistrer que des bulletins de victoire. Mais, alors qu'on s'est attaqué à des accidents d'étapes plus avancées, accidents plus sérieux, plus profonds et plus résistants, on a vu la méthode faiblir, j'entends se montrer bien moins active, moins puissante, moins certaine dans ses résultats. L'heure des échecs avait sonné. C'est là, par exemple, ce dont Liégeois a témoigné l'un des premiers, en disant avec sa sincérité de scrupuleux observateur que « les éruptions ulcéreuses se montrent bien plus rebelles au système des injections que les formes éruptives simplement papuleuses ou squameuses ». Et depuis lors nombre de cliniciens sont venus déposer dans le même sens.

Conséquemment, vous le voyez, au fur et à mesure que les observations se sont multipliées, la vérité s'est peu à peu dégagée sur le compte de la méthode, en se substituant aux illusions de la première heure. Or, cette vérité, telle du moins qu'elle nous apparaît aujourd'hui, me semble pouvoir se résumer de la façon suivante.

Oui, très certainement, la méthode des injections quotidiennes constitue une médication active contre un certain nombre d'accidents d'ordre syphilitique.

Mais, très sûrement aussi, ce n'est pas une médication qui puisse être dite particulièrement et puissamment active ; encore moins, ce n'est pas une méthode qui mérite d'être considérée comme supérieure à toute autre en tant qu'intensité thérapeutique.

M'est avis en définitive que la note juste, exacte, serait peut-être contenue dans la formule suivante : c'est une méthode *moyennement active*, et rien de plus.

Certes, il est plus que délicat, il est presque impossible d'établir des parallèles, des comparaisons, en matière de résultats thérapeutiques. Et, cependant, si vous vouliez bien ne pas attacher à mes paroles plus de rigueur qu'elles n'en sauraient comporter en l'espèce, je serais tenté de vous dire ceci : un traitement par injections quotidiennes de sublimé à doses d'un à deux centigrammes m'a toujours semblé équivaloir approximativement, comme rendement thérapeutique, à un traitement pilulaire par le protoiodure aux doses quotidiennes de cinq à huit ou dix centigrammes environ. — C'est donc là ce qu'on peut appeler un traitement d'activité *moyenne*.

Conclusion à déduire de tout ce qui précède :

La méthode des injections quotidiennes constitue un mode de traitement susceptible d'être utilisé avec profit pour le traitement de la syphilis ; — mais il n'est permis d'en attendre qu'un degré moyen d'efficacité thérapeutique.

Reste maintenant à savoir si les avantages que présente cette méthode en tant que traitement usuel de la syphilis ne sont pas contre-balancés par des inconvénients quelconques, et, finalement, quelles sont les indications auxquelles elle peut répondre plus particulièrement.

INCONVÉNIENTS ET DANGERS REPROCHÉS A LA MÉTHODE. — DOULEURS. NODOSITÉS, ABCÈS, SPHACÈLES. — PHLEGMONS GRAVES. — ACCIDENTS NERVEUX. — MORTS.

Des *inconvénients*, certes oui, elle en comporte. Quelle méthode pourrait en être exempte, alors qu'il s'agit d'un remède tel que le mercure à introduire dans l'économie ?

Mais en comporte-t-elle plus que telle ou telle autre, et de quel ordre, et de quelle importance ? Tout est là.

Or, deux ordres de griefs ont été formulés contre elle. Les uns ont trait à des accidents *communs* dérivant du mercure et non des injections ; — les autres visent des accidents *spéciaux*, relevant du procédé même suivant lequel se fait l'introduction du remède.

I. — Je serai bref sur les premiers, parce que, je le répète, ils ne sont pas imputables à la méthode. Ainsi :

1° On a reproché aux injections de déterminer parfois des accidents de *stomatite*. Mais la stomatite n'est-elle pas un accident commun à tous les modes d'administration du mercure ? — Soit dit incidemment, quelques imprudents amis des injections avaient tenté, au début, d'innocenter la méthode à cet égard ; on avait nié « la stomatite par injections ». C'était puéril ; car le mercure peut-il abdiquer ses qualités ptyaliques en raison de ce fait qu'il est introduit dans l'organisme par la voie sous-cutanée ? A l'épreuve, on a constaté maintes fois cette stomatite. Ainsi, à ne citer qu'un témoignage, notre si regretté collègue le Dr Terrillon a constaté sur ses malades de Lourcine (des femmes à la vérité) « que l'injection d'un centigramme de sublimé, répétée quotidiennement, donne lieu à la salivation vers le troisième ou le quatrième jour dans la plupart des cas, et qu'à partir de cette époque il y a indication nécessaire à espacer les injections, c'est-à-dire à ne plus les pratiquer (pour se garder d'offenser la bouche) que tous les deux ou trois jours, etc... ».

2° De même, on a très justement accusé les injections de déterminer en certains cas (rares d'ailleurs) des troubles digestifs ou intestinaux. Mais n'est-ce pas là encore un symptôme commun à toutes les méthodes?

3° Reproche plus spécial: L'usage prolongé de la méthode hypodermique aboutirait parfois, d'après Thiry, à des phénomènes généraux de débilitation, d'appauvrissement organique, que l'on n'observerait guère avec les autres méthodes. — Ce résultat doit être exceptionnel ou tout au moins rare. Je déclare ne l'avoir pas encore constaté, à moins d'abus comme doses ou durée de traitement. Et, d'autre part, Liégois et Martineau n'ont-ils pas au contraire vivement insisté sur « les bons effets de leur méthode par rapport à la nutrition et à la santé générale [1] »?

Mais passons sur tout cela, parce que ces accidents ou tels autres dont je crois superflu de parler sont presque inséparables de tout procédé d'administration du mercure. La responsabilité en incombe au mercure, au mercure seul, et non à la méthode qui l'introduit dans l'organisme. Il n'est donc rien là qui soit de nature à constituer un grief contre le système.

II. — En revanche, voici des reproches qui visent directement la méthode:

Les injections sont susceptibles: 1° de déterminer des *phénomènes douloureux;* — 2° de développer des *phénomènes d'irritation locale,* qui peuvent aboutir à la formation *in situ* de nodosités, d'abcès, de sphacèles.

Précisons.

1° Certes, oui, *douloureuse* est la pratique des injections. On l'a nié; mais, pour le nier, il faut véritablement être aveuglé par un enthousiasme quasi-paternel pour la méthode.

Plusieurs ordres de phénomènes douloureux dérivent des injections. On peut en distinguer *trois.*

Ainsi, il y a, d'abord, la douleur de la piqûre, de la transfixion de la peau. Sans doute cette douleur n'est qu'une bagatelle; c'est la douleur forcément inhérente à toute injection sous-cutanée, que cette injection soit faite avec une solution mercurielle, ou bien avec de la morphine, de la cocaïne, de l'eau

1. Ainsi Liégois a constaté sur la plupart des malades traités de la sorte une augmentation de l'embonpoint et une élévation du poids. — D'après Martineau, les injections mercurielles auraient pour résultats, au point de vue de leur action sur l'organisme, d'accroître le nombre des globules rouges, d'augmenter le poids du corps, d'élever la quantité de l'urée et des chlorures dans l'urine, ce qui démontre, dit-il, qu'elles activent le mouvement de rénovation organique en favorisant tout à la fois la nutrition et la dénutrition, etc. — Et plusieurs autres auteurs encore ont déposé dans le même sens.

pure, n'importe. Tout le monde la connaît. C'est fort peu de chose, mais enfin c'est quelque chose.

Il y a, en second lieu, la douleur *prochaine* de l'injection. — Celle-ci est constante ou bien peu s'en faut. Elle est d'ailleurs très variable comme degré suivant les sujets et aussi suivant la nature du composé mercuriel.

C'est une douleur non pas immédiate (car elle ne commence pas tout aussitôt après l'injection), mais *prochaine*, c'est-à-dire débutant un quart d'heure, une demi-heure, une heure après la piqûre, augmentant pour un temps variable, puis s'atténuant après plusieurs heures. — Elle est comparée diversement par les malades à une chaleur locale, une brûlure, une contusion, une meurtrissure, etc.

Enfin, une troisième variété — de beaucoup la plus importante des trois — est la *douleur éloignée*, la douleur dérivant à longue échéance de l'injection, la « douleur des jours suivants », comme l'appellent les malades.

Celle-ci est tout à fait particulière. Elle consiste moins en une souffrance vive, aiguë, qu'en une sorte d'endolorissement continu, permanent, de toute la région où a été pratiquée la piqûre. Cette région devient comme sensible en masse et hyperesthésiée (surtout alors qu'elle a subi plusieurs injections). Les sensations, d'ailleurs assez mal définies, qu'y accusent les malades semblent rappeler celles qui succèdent à un coup, à une contusion, à une chute de cheval, ou bien encore à celles qui survivent au zona.

Tout cela, je m'empresse de le dire, est éminemment variable suivant les sujets et suivant des conditions multiples qui nous échappent. Exemples : ces derniers temps, vous avez pu voir dans notre salle Henri IV deux jeunes femmes qui ont été soumises au traitement par les injections de peptonate. Ces injections ont été pratiquées par le même opérateur, avec le même instrument, avec la même solution et au même siège. Or, l'une de ces malades s'est tellement récriée, s'est tellement lamentée à la suite de chaque piqûre, qu'il nous a fallu abandonner ce traitement. Et l'autre, au contraire, a parfaitement toléré depuis quinze jours les injections : « Elles ne me font pas de mal, nous disait-elle encore ce matin, ou bien c'est si peu de chose que cela ne vaut pas la peine d'en parler. » — Écoutez encore ceci : Bockhardt avait annoncé que la solution de sublimé dans le sérum stérilisé peut être injectée « sans douleur ». Sur ce dire, Hallopeau s'empresse d'appliquer la médication à trois de ses malades ; mais tous trois accusent des souffrances si vives qu'il est forcé d'y renoncer.

En tout cas, le traitement par les injections est souvent assez douloureux pour que les malades s'y dérobent et quittent les services où cette pratique est en usage, pour aller chercher ailleurs une médication différente. Que de fois, par exemple, n'avons-nous pas vu à la consultation de Saint-Louis des *déserteuses* de Lourcine (où florissait à un moment le système des injections) venir réclamer leur admission ici et nous dire : « J'en ai assez de leur traitement de là-bas ; chaque matin une piqûre qui vous fait souffrir toute la journée ; merci bien ! »

Dans le service de Dron, à Lyon, sur 39 malades (hommes) soumis aux injections, 10 se refusèrent à ce mode de traitement, en raison de douleurs vives ressenties au niveau de chaque piqûre.

De même, écoutons mon éminent collègue le Dr Besnier, qui a étudié ce point spécial avec la précision et la rigueur qu'on lui connaît : «... Dès qu'un médecin se met à traiter ses malades par les injections, la *désertion* commence dans son service. Deux fois j'ai assisté à cet *exode*, quand je me suis engagé dans la pratique des injections solubles et des injections insolubles. Une bonne partie des malades se soustrait à nos soins tout aussitôt... Ce sont là des méthodes à *faire le vide* dans un service. »

Telle est également mon impression personnelle. Une douleur qui ne doit pas se répéter ou même qui ne doit se répéter qu'un certain nombre de fois, cela se supporte ; on se raisonne et on s'y résigne. — Mais une douleur qui doit se répéter chaque jour — voire, en certains cas, deux fois par jour — et cela pour des semaines, pour des mois, avec la perspective de nombreuses récidives pour l'avenir, cela devient énervant, insupportable, odieux ; cela passe à l'état de cauchemar, de supplice. Qui ne verrait là, en conséquence, un inconvénient grave inhérent à la méthode, et plus qu'un inconvénient, une véritable contre-indication ?

2° En second lieu, un méfait possible des injections (très commun autrefois, mais devenu plus rare de nos jours grâce aux perfectionnements de la technique) est de développer dans les tissus, au niveau même du point où a pénétré l'aiguille, des *intumescences nodulaires*, vulgairement qualifiées par les malades du nom de « bosses sous la peau ». Ces nodosités, ces petites tumeurs sous-cutanées (ou intra-musculaires) offrent généralement le volume d'une noisette, quelquefois d'un marron ou d'une noix ; on en a vu (exceptionnellement à la vérité) qui étaient à peu près grosses comme un œuf de poule. Elles sont arrondies, à contours un peu diffus, rénitentes sous le doigt, légèrement douloureuses, ou plutôt sensibles au palper. Comme physionomie générale de lésions, on ne saurait mieux les comparer qu'à de petites gommes crues ou à des fibro-lipomes.

Se constituant dès les premiers jours qui succèdent à l'injection, elles persistent pour un temps variable. Souvent elles se résolvent en quelques jours ; assez fréquemment elles subsistent une quinzaine ; il n'est pas très rare qu'elles soient plus durables et n'accomplissent qu'en plusieurs semaines ou même plusieurs mois leur régression complète.

Par elles-mêmes, elles ne sont que peu douloureuses et aboutissent même, quand elles datent d'un certain temps, à un état d'indolence absolue. Mais elles développent parfois une sensibilité morbide singulière dans toute la région où elles siègent, surtout quand elles sont multiples. Elles semblent alors s'entourer d'une sorte d'atmosphère *hyperesthésique*, en sorte que toutes les parties voisines sont comme endolories et sensibles au moindre contact. De là des troubles fonctionnels divers. Si les injections ont été faites sur la région dorsale, les malades ne peuvent, sans douleur, se coucher sur le dos, voire s'adosser à une chaise, à un fauteuil; si elles ont été pratiquées dans les fesses, ils ne s'assoient que péniblement, quelquefois même ils *boitent* du côté le plus endolori, etc. Et c'est bien pis encore au cas où elles ont porté sur une région intolérante, telle que le bras. De cela j'ai observé un exemple assez curieux. Une dame, qui avait été infectée au bras gauche par un vaccin syphilitique, reçut 35 injections mercurielles dans ce bras. Lorsque je la vis pour la première fois, je ne fus pas médiocrement surpris par l'aspect de ce membre qui était étrangement bosselé, presque difforme et littéralement farci d'une légion de tumeurs, dont quelques-unes s'accusaient par un notable relief. Cette dame racontait que ces 35 piqûres avaient été toutes singulièrement douloureuses, « douloureuses à en pleurer ». Elle se plaignait vivement de son bras, qui était sensible spontanément, sensible à la pression et au simple contact des vêtements, engourdi, névralgié, et presque impotent. En outre, une des piqûres avait probablement lésé un filet nerveux, car la sensibilité tégumentaire avait disparu sur une certaine zone au niveau de l'avant-bras.

3° Ajoutez que ces nodosités s'enflamment quelquefois, se convertissent en petits phlegmons, et aboutissent à des *abcès* qu'il faut ouvrir ou qui s'ouvrent spontanément.

La fréquence de cette terminaison a été très différemment évaluée. Il n'est pas étonnant que Lewin, grâce à sa grande expérience de la méthode, ne compte dans ses statistiques personnelles qu'un abcès pour 700 injections. Mais que d'autres ont été moins heureux !

4° Il n'est pas très rare que, sans doute par le fait d'un

traumatisme vasculaire, l'injection devienne l'origine d'*hématomes* d'importance variable. Petits, ces épanchements sanguins ne comportent aucune conséquence, car ils sont résolutifs d'essence. Mais ils sont parfois volumineux, très volumineux. J'en ai vu qui déformaient absolument l'une des fesses, qui en exagéraient considérablement les proportions et qui, vraiment, pouvaient donner lieu à de réelles alarmes. — Plusieurs fois d'ailleurs ils ont servi de prélude, sinon de cause efficiente, à ces gangrènes fessières dont je vais parler à l'instant.

Jusqu'ici rien de bien grave, on le voit. Mais ce qu'il ne faut pas oublier (bien que ce soient des raretés qu'il me reste à signaler), c'est que les injections solubles peuvent être l'origine d'accidents plus sérieux, voire très graves, voire mortels, tels que les suivants :

1° *Gangrène locale de la fesse.* — Ces gangrènes se limitent très généralement à la peau et à la couche cellulo-adipeuse sous-jacente ; mais elles peuvent aussi intéresser le muscle. De vieille date, Köbner a présenté à une Société médicale allemande un lambeau de peau gangrenée par le fait d'injections mercurielles. Je me souviens que, lorsque je pris le service de Lourcine, je trouvai dans mes salles trois malades affectées d'eschares cutanées consécutivement à des injections de sublimé. L'une de ces eschares, régulièrement circulaire, présentait un diamètre de 4 à 5 centimètres. — A parler de faits plus récents, rappelez-vous deux observations du même genre (encore par injections au biiodure) dont je vous parlais tout à l'heure. Dans l'une d'elles, l'eschare ne mesurait pas moins de 13 centimètres de long, avec un diamètre de 4 à 5 centimètres, et l'on y distinguait nettement une couche notable du grand fessier. Et j'aurais encore à vous conter bien d'autres cas semblables où des sphacèles plus ou moins étendus ont succédé à des injections diverses (sublimé, benzoate, sozoiodate, etc.) [1].

1. Analysant tous les cas publiés de gangrène fessière consécutive à des injections mercurielles, M. le Dr P. Nikolsky a fait cette constatation intéressante que la « plupart ont succédé à des injections *intra-musculaires* ». Il trouve la raison de cette particularité dans ce fait que les vaisseaux musculaires sont plus volumineux que les vaisseaux sous-cutanés, ce qui les expose davantage à être blessés par l'aiguille. Le professeur Lewin avait, du reste, déjà produit cette opinion.

Aussi bien certains de nos confrères préfèrent-ils, en ce qui concerne les injections solubles, la localisation sous-cutanée à la localisation profonde. En particulier, M. le professeur Gaucher est formel sur ce point tout au moins relativement aux injections de benzoate. « Ces injections, a-t-il dit, doivent être faites *dans le tissu intra-cellulaire sous-cutané* et non dans les muscles, car ce sont les injections intra-musculaires qui peuvent produire une eschare... D'autant, ajoute-t-il encore, que la résorption des sels solubles se fait beaucoup mieux sous la peau que dans les muscles. »

Mais voilà bien pis.

M. le Dr Brocq a communiqué à la Société de dermatologie un cas observé en Roumanie par le Dr Raconiceanu, cas dans lequel des accidents de gangrène consécutifs à une injection de sublimé nécessitèrent l'amputation de la jambe.

Enfin, le professeur de Amicis, sous le titre « d'accidents étranges à la suite d'une injection de sublimé », a relaté un cas qui eut une *terminaison fatale* et dont voici le sommaire : injection de sublimé pratiquée entre l'angle de l'omoplate et l'épine dorsale. Immédiatement, douleur des plus vives. — Le soir même, rétention d'urine. — Le lendemain, ecchymose étendue au siège de l'injection, et parésie du membre inférieur gauche. — Le deuxième jour, paraplégie complète, bientôt suivie d'eschares de décubitus. — Mort au bout d'un mois.

2° *Phlegmons graves.* — Des cas de phlegmons graves ont été observés dans les mêmes conditions. Exemples :

A la suite d'une injection (qui cependant avait été faite par un médecin prudent et dans les meilleures conditions possibles), un de mes clients a été pris d'un phlegmon suraigu de la fesse, qui diffusa bientôt sur l'autre fesse, puis sur l'abdomen, qui dut être largement ouvert à trois reprises, qui dut être drainé de l'anus à l'ombilic (!), qui tint le patient au lit pendant onze mois, et qui plusieurs fois s'accompagna d'accidents très menaçants pour la vie.

« Pour notre part, a écrit le Dr Lannois (de Lyon) dans son remarquable rapport sur les injections mercurielles au Congrès de Paris, 1904, nous devons confesser qu'une injection d'hermophényl, faite pourtant dans les mêmes conditions qu'une série d'autres restées inoffensives, provoqua, sur un de nos malades, paralytique général, un *phlegmon mortel* de la fesse. »

3° *Accidents nerveux.* — Sans parler de troubles généraux du système nerveux auxquels la qualité de l'injection semble étrangère, on a signalé à la suite des injections solubles divers accidents nerveux tels que les suivants :

A. — Symptômes de *sciatique* limitée, voire de sciatique étendue, presque généralisée ;

B. — *Parésies* ou *paralysies circonscrites*, dans le territoire du sciatique correspondant au siège de l'injection. De ce nombre par exemple, chose singulière mais bien authentique, est la paralysie des extenseurs du pied. J'en ai vu pour ma seule part deux exemples à la suite d'injections de biiodure. — Lewin a observé de même, après une injection de sublimé, une paralysie des muscles innervés par le nerf péronier.

C. — *Parésie paraplégique* ou même *paraplégie vraie*, comme dans le cas si curieux du professeur de Amicis.

On me dira : « Mais bon nombre, voire la plupart des dangers dont vous venez de parler ne sont plus que de l'histoire ancienne. Les méfaits des injections mercurielles de tout ordre ne sont plus aujourd'hui ce qu'ils étaient jadis. Il fallait bien faire l'apprentissage de la méthode et en apprendre les dangers par expérience avant de s'ingénier à les prévenir. » — Rien de plus vrai, répondrai-je. Aujourd'hui nous sommes plus habiles qu'autrefois. Depuis quelques années on a singulièrement perfectionné la méthode. On a modifié la technique opératoire; on l'a entourée de toutes sortes de précautions antiseptiques ; on a substitué à des solutions irritantes des solutions plus douces ; on a trouvé par empirisme des régions « tolérantes», etc., etc. Bref, on a écarté de la pratique des injections la plus grande partie des dangers qu'elle comportait à l'origine. Mais ce qui est tout aussi vrai, c'est que quelques-uns de ces dangers subsistent et ne sauraient être conjurés. Il est incontestable (tout praticien vous le dira) que des injections même solubles, même pratiquées avec les agents solubles considérés comme les plus innocents (l'hermophényl, par exemple), même pratiquées par les mains les plus exercées et les plus habiles, dans les meilleures conditions d'asepsie, d'antisepsie et de technique, ont pu être suivies d'accidents, voire d'accidents sérieux, voire d'accidents mortels. A preuve : C'est une injection d'hermophényl qui a provoqué le seul cas de mort que nous connaissions par phlegmon de la fesse. Or, de tels accidents nous ignorons encore le pourquoi, la cause, la pathogénie. Comment aurions-nous la prétention de les conjurer ?

Au résumé, si vous me demandiez de condenser dans une formule le bilan actuel de ce qui reste à redouter de la méthode, je vous dirais ceci :

Très peu de risque d'abcès (ceux-ci étant devenus rarissimes depuis les perfectionnements de la technique opératoire) ; — mais *nodosités* restant absolument communes, habituelles, sans doute même inévitables ; — *phénomènes douloureux* presque constants, très variables comme degré d'un sujet à un autre, légers d'ailleurs le plus souvent, parfois négligeables et même presque nuls ; — possibilité, enfin, d'accidents divers plus ou moins sérieux, graves, voire mortels, mais cela à l'état d'exceptions et d'exceptions des plus rares, pour ces derniers tout spécialement [1].

1. V. sur ce point l'intéressante statistique de M. le Dr Lasserre dont il sera question plus loin pages 252 et suiv..

QUATRE CONCLUSIONS

Je viens de placer sous vos yeux ce qu'on pourrait appeler les pièces du procès de la méthode. A présent, reste à conclure.

Or, ou je me trompe fort, ou les quatre conclusions suivantes dérivent en toute logique des considérations qui précèdent.

I. — La première, c'est que la méthode des injections mercurielles quotidiennes *ne comporte pas d'inconvénients tels qu'elle doive être de ce chef exclue du cadre des traitements antisyphilitiques.* D'autant que ses inconvénients sont fréquemment compensés par une activité thérapeutique indéniable.

II. — La seconde, c'est qu'*elle comporte cependant assez d'inconvénients pour ne devoir être préférée à d'autres méthodes que sur des indications particulières.*

Véritablement, en dehors d'indications de cet ordre, il serait illogique de recourir au système des injections quotidiennes pour réaliser des effets thérapeutiques qu'on peut obtenir d'autres méthodes plus douces et plus pratiques. En toute évidence le bon sens dit ceci : S'il est possible d'aboutir à un même résultat par des moyens divers, pourquoi donner la préférence à un traitement toujours désagréable, constituant un ennui quotidien, fréquemment douloureux et parfois notablement douloureux, exposant aux nodi, exigeant du malade ou du médecin un déplacement de chaque jour, onéreux pour l'un et pour l'autre, etc., etc.?

J'insiste pour répéter qu'au nom du bon sens ce n'est pas là un mode de traitement à proposer à nos clients, à moins qu'il ne soit légitimé, motivé par quelque indication spéciale.

III. — Ce qui n'empêche que cette méthode *ne soit appelée à rendre de très utiles services, alors qu'elle est motivée par des indications particulières.*

Quelles sont donc ces indications? Ce serait sortir de mon sujet que de les rechercher et les discuter ici, comme j'aurai à le faire dans une autre partie de ces Conférences. Toutefois, à titre d'exemples, je vous en citerai quelques-unes dès à présent.

1° En voici une, d'abord, que personne ne récusera, parce qu'elle constitue une véritable indication de nécessité. — Il n'est pas très rare qu'on n'obtienne que des résultats médiocres ou insuffisants des traitements par ingestion ou par frictions, sans qu'on puisse en expliquer le pourquoi. Or, en pareille occurrence, les injections se présentent comme une ancre de salut, et l'expérience apprend que parfois les malades ont bénéficié de cette méthode plus que de toute autre.

Oui, très positivement, il est des cas où les injections « font mieux », comme on dit vulgairement, que tout autre mode de mercurialisation. Un exemple du genre m'est offert actuellement par une malade que je traite en ville, avec mon collègue et ami le Dr Gilles de la Tourette, pour une syphilose cérébro-spinale à récidives incessantes. Il va sans dire que, contre une affection de cet ordre et de cette récidivité désespérante, toutes les médications possibles ont tour à tour été mises en œuvre. Or, de tous les traitements, celui qui nous a le mieux ou tout au moins le moins incomplètement réussi, a été, sans contradiction possible, le système des injections quotidiennes au peptonate d'hydrargyre.

2° De même, les injections se trouvent naturellement indiquées dans tous les cas (et ces cas ne sont pas rares) où le mercure ne peut être administré par le tube digestif en raison de dyspepsie, de gastralgie, de tendance à la diarrhée, etc. ; — où, de plus, les frictions sont inapplicables en raison d'intolérance cutanée ou pour tout autre motif.

3° Elles ne rendront pas de moindres services dans les cas où se présentera l'indication d'associer aux mercuriaux tel ou tel remède, comme l'iodure, le bromure de potassium, le fer, les agents reconstituants, etc... Administrer ces divers remèdes par la bouche concurremment avec le mercure serait courir le risque de fatiguer l'estomac et de provoquer une révolte de cet organe. Or, la faculté d'introduire le mercure dans l'économie par le système des injections offre l'avantage de laisser libre la voie gastrique pour tel ou tel agent dont le concours peut être nécessaire.

4° Enfin, il n'est pas à récuser que les injections trouvent une application rationnelle dans les cas qui réclament une mercurialisation à la fois active et rapide, c'est-à-dire, dans les ophtalmies graves, dans les syphiloses cérébrales ou médullaires, ou dans les syphilis malignes.

IV. — Reste enfin une dernière conclusion qui ne ressort pas avec moins d'évidence tant de ce qui précède que d'autres considérations qui vont suivre. Et celle-ci, — la plus importante de toutes, notamment en ce qui concerne la question dont nous poursuivons l'étude, — c'est que LE SYSTÈME DES INJECTIONS QUOTIDIENNES NE SAURAIT ÊTRE ÉRIGÉ EN MÉTHODE GÉNÉRALE, USUELLE, COURANTE, POUR LE TRAITEMENT DE LA SYPHILIS.

On l'a proposé à ce titre. On a dit : « La méthode des injections est appelée à remplacer tout autre traitement de la syphilis. Elle peut suffire à guérir la syphilis. »

Ainsi Lewin traite de la sorte ses malades pendant un an, c'est-à-dire par une série de « cures d'injections » séparées par des intervalles de repos.

Plusieurs de mes confrères m'ont fait l'honneur de vouloir adapter le système des injections à ma méthode des traitements successifs; c'est-à-dire qu'ils soumettent leurs malades à une série de *cures intermittentes par les injections*, et cela pour plusieurs années.

Eh bien, non, cent fois non, cette méthode ne saurait constituer un mode de traitement *habituel* et exclusif de la syphilis. Pourquoi? Pour deux ordres de raisons que voici:

1° D'abord, pour tout un ensemble de raisons déjà connues de vous, à savoir: désagréments, inconvénients, douleurs, dangers inhérents au procédé.

Qu'au titre de médication *provisoire* répondant à une indication particulière, on propose aux malades et on parvienne à leur faire accepter le procédé des injections solubles en dépit des inconvénients qu'il comporte, cela, je le conçois. Je le conçois parce qu'il y a une raison pour la préférence donnée à ce mode de traitement; et puis, cela n'aura qu'un temps. Mais, s'il est utile, indispensable, que ce traitement soit répété à maintes reprises, ne voyez-vous pas que ce qui était acceptable à titre provisoire ne l'est plus à titre permanent? Comment! Vous avez la prétention d'astreindre un malade non pas seulement pour des semaines et des mois, mais *pour des années*, à un traitement quotidiennement douloureux, quotidiennement désagréable, quotidiennement susceptible d'aboutir à telle ou telle éventualité fâcheuse ou pour le moins importune! Mais autant dire que vous prenez à cœur de molester ce malade, de le décourager, de le dégoûter de son traitement; autant dire que vos efforts tendent à ce que, persécuté par ce cauchemar continu, il en arrive un jour à une révolte *ab irato*, et, somme toute, renonce à se traiter.

2° En second lieu, il est une raison majeure qui fera que jamais le procédé en question ne passera dans nos mœurs en tant que méthode de traitement usuel de la syphilis.

C'est que ce procédé est par excellence NON PRATIQUE. Et pourquoi non pratique? Parce qu'un tel traitement exige à la fois du médecin et du malade une assiduité et un assujettissement qui ne sont pas pratiquement réalisables.

Voyez plutôt. Vous avez résolu, je suppose, de traiter un malade par le système des injections solubles. Il va vous falloir pratiquer à ce malade, rien que pour un premier traitement par exemple, une injection (si ce n'est deux) chaque jour, et cela pendant plusieurs semaines. Et cette injection devra lui être pratiquée par une main médicale, car, si elle est mal faite, gare aux accidents que vous savez[1] ! N'espérez pas d'ailleurs qu'il pourra s'injecter lui-même ; comment se bien faire à soi-même, serait-on médecin, une injection dans le dos ou les fesses ?

Ah ! sans doute cette exigence ne créera aucun embarras, s'il s'agit d'un malade interné dans un hôpital. Car, à l'hôpital, nous avons un personnel qui se chargera de cette besogne.

Mais en ville ? En ville, une nécessité s'impose, et elle est inéluctable. De deux choses l'une : ou bien ce sera le médecin qui devra rendre à son malade une *visite quotidienne,* tout le temps que durera ce traitement, pour lui faire son injection ; — ou bien ce sera le malade qui devra se rendre chaque jour chez le médecin pour recevoir son injection.

Dans le premier cas, quelle sujétion pour vous ! Quelle surcharge quotidienne à vos occupations, surtout si vous pratiquez à la campagne, et si votre client est éloigné de vous ! Voilà, de par ce système, la syphilis, maladie chronique, convertie en une maladie aiguë, exigeant de vous chaque jour une visite à votre client, comme ferait une pneumonie, une fièvre typhoïde, une scarlatine, etc. !

Dans le second cas, quelle sujétion pour votre malade ! L'accepterait-il en principe, pourra-t-il s'y soumettre, s'il a son temps pris, s'il est dans les affaires, s'il n'est pas libre à l'heure où vous êtes libre, *a fortiori* s'il n'est qu'un employé, un salarié, un ouvrier, un domestique, etc. ?

Puis — question plus délicate à laquelle je ne saurais me dérober, puisque j'ai conduit le sujet sur le terrain même de la pratique — quelle charge *pécuniairement onéreuse* pour le malade que cette innombrable série de visites quotidiennes ! Je sais qu'en médecins désintéressés vous la lui rendrez le moins lourde possible. Mais alors, par ricochet, quelle charge pour vous et quelle perte de temps !

Puis, comment le public acceptera-t-il un tel mode de traitement, qu'en dira-t-il ? Car vous savez qu'il n'est guère animé d'indulgence vis-à-vis des médecins ? Je n'aurai pas à me mettre en frais d'imagination sur ce point, car j'ai entendu de mes oreilles nombre de clients juger la méthode : « C'est une exploitation, disent-ils ; c'est la pratique de médecins qui *tirent à la*

1. On a dit que, pour les injections *sous-cutanées*, on pouvait en confier l'exécution à une personne de l'entourage du malade, à un infirmier, voire à un serviteur bien dressé à la manœuvre et aux pratiques d'antisepsie. Soit ! Mais je ne m'y fierais guère ; en tout cas, c'est une imprudence.

visite. » D'ailleurs écoutez cet entrefilet que j'ai détaché d'une feuille politique et conservé à seule fin de fixer vos convictions: « ... Assez malins nos médecins fin de siècle. Ils sont en train, pour guérir les infortunes de l'amour, de découvrir une méthode qui obligera leurs clients d'aller leur rendre une visite chaque jour ! Moi, profane, je ne sais si ce traitement sera bon pour les malades; mais j'ose affirmer qu'il sera bon pour les médecins. » — Et ainsi de suite.

Encore, si cet assujettissement, si cette contrainte à une conjonction quotidienne entre médecin et malade ne devait durer que quelques semaines, médecin et malade en prendraient leur parti. Mais, si plusieurs cures de même ordre doivent se succéder, si toute la maladie doit être traitée de la sorte, et cela pour plusieurs années, ai-je à dire que cette obligation réciproque, cette servitude mutuelle se transformera en une véritable impossibilité ? Les deux parties y renonceront d'un commun accord.

Vraiment, il faut n'avoir jamais vécu de la vie de praticien, il faut en ignorer toutes les exigences, toutes les nécessités, pour admettre un instant qu'un pareil traitement puisse jamais être réalisé avec l'assiduité, la rigueur, la persévérance, qui sont nécessaires à son succès.

Puis, encore, que de conditions particulières, individuelles, rendront impraticable un traitement de ce genre ! Un exemple, entre cent que j'aurais à citer. Est-ce que ces allées et venues quotidiennes du médecin chez le malade ou du malade chez le médecin n'aboutiront pas à rendre public ce qui devrait rester secret ? A preuve ceci : Il y a quelques années, je reçus la visite d'un grave notaire de province qui avait contracté la syphilis d'une de ses clientes et à qui un de mes confrères de Paris avait conseillé le traitement des injections solubles. Il venait de se faire pratiquer consciencieusement une demi-douzaine de ces injections par le médecin de sa localité. Mais, à la septième, la patience lui avait manqué, et derechef il avait fait le voyage de Paris pour venir réclamer de moi un autre traitement. « De grâce, me disait-il, prescrivez-moi autre chose. Comment voulez-vous que je m'astreigne à un traitement qui m'oblige à rendre visite chaque jour à mon médecin ? Dans une petite ville comme la mienne où tout se sait et se commente, où tout le monde est aux aguets pour savoir ce que fait son voisin, on ne manquerait pas de remarquer mes visites quotidiennes chez mon docteur et de les interpréter dans le plus mauvais sens possible. Autant vaudrait afficher sur ma porte que j'ai la vérole ! »

Mais j'abrège, car j'en ai vraiment dit assez pour vous faire toucher du doigt tous les inconvénients, toutes les difficultés, voire les impossibilités pratiques et autres du système des injections solubles, en tant que méthode usuelle de traitement antisyphilitique.

Concluons donc en disant ceci :

1° En tant que traitement éventuel, transitoire, répondant à une indication particulière, la méthode des injections solubles est pratiquement acceptable et peut rendre *de très utiles services.*

2° Mais, en tant que traitement usuel de la syphilis. cette méthode est *de toutes la moins pratique.* Elle est de l'ordre de celles que (sauf indications tout à fait exceptionnelles) un vrai praticien ne proposera jamais à ses malades.

MÉTHODE ANCIENNE DES INJECTIONS RARES

INJECTIONS MASSIVES

A l'inverse de la méthode précédente, où les injections se pratiquent quotidiennement et à faibles doses, celle-ci consiste en une *série d'injections largement espacées* et à *fortes doses.*

Je précise par un exemple. Suivant le programme de cette méthode une injection sera pratiquée chaque semaine, je suppose, avec cinq centigrammes de calomel. — Une série de cinq à huit injections semblables composera ce qu'on appelle *une cure.* — Et une série de cures de même ordre, poursuivies dans les mêmes conditions, constituera *le traitement.*

Soit dit par avance, ce mode de traitement a conquis de nos jours une place importante, voire une des places de premier rang, dans la thérapeutique de la syphilis. Il va donc exiger de nous une étude attentive au triple point de vue de ses avantages, de ses inconvénients et de ses indications.

J'ai hâte de le préciser, la méthode *actuelle* des injections rares n'est en rien ce qu'elle était à l'origine, n'est en rien ce qu'elle était à ses débuts de néfaste mémoire. A ses débuts, elle consista en une médication vraiment inacceptable, impraticable, dangereuse. Elle n'est devenue ce qu'elle est aujourd'hui que par une série de transformations, d'atténuations, de perfectionnements.

Comment cela? Quelques mots d'historique sont ici nécessaires.

On avait fait un beau rêve. On s'était dit : « Introduisons dans l'économie, par la voie hypodermique, une forte dose d'un composé mercuriel que nous aurons soin de choisir insoluble. Ce composé sera *solubilisé* par les humeurs de l'organisme. Mais n'ayons crainte, il ne sera solubilisé, c'est-à-dire résorbé, que peu à peu, progressivement. Donc, d'une part, nous n'aurons pas à redouter, en dépit de la forte dose, une intoxication hydrargyrique, puisque l'absorption ne se réalisera qu'avec une lenteur propice ; — et, d'autre part, nous réaliserons l'avantage de fournir à l'organisme d'un seul coup, par une seule injection, une dose considérable de mercure, une véritable *dose d'approvisionnement*, qui lui débitera chaque jour, et cela pour un temps plus ou moins long, sa ration utile du remède. Puis, cette première dose usée, consommée par lui, nous le pourvoirons d'une seconde dose et d'une troisième et d'une quatrième au besoin. De sorte que deux ou trois injections de ce genre « suffiront à tout le traitement de la période secondaire » ; de sorte que huit ou dix de ces mêmes injections « suffiront à tout le traitement de la syphilis ».

Ainsi donc, bénéfice d'interventions rares, se substituant au fastidieux traitement des pilules quotidiennes, des frictions quotidiennes et des injections multiples ; — imprégnation permanente de l'organisme par une « réserve » de mercure qu'il épuise assidûment au prorata de ses besoins ; — guérison possible au prix de quelques injections, etc. ; — voilà le programme d'une méthode « destinée à faire justice de la vérole *cito, tuto et jucunde* ».

Un tel programme — vous l'avez compris — n'était et ne pouvait être qu'une utopie, un rêve, comme je le disais à l'instant. Ne refusons pas néanmoins un très légitime tribut d'hommages au savant qui créa de toutes pièces la méthode des injections massives, le professeur Scarenzio (de Pavie). Sa conception était originale, à coup sûr, non moins qu'ingénieuse et hardie. Elle était de l'ordre de celles qui, dédaigneuses de la routine et des chemins frayés, ouvrent à la science des sillons nouveaux ; elle était de l'ordre de celles qui aboutissent parfois à de grandes et utiles découvertes. En l'espèce, elle échoua ; mais elle ne fut pas pour cela inféconde, bien loin de là ! Car, tout en restant irréalisable dans la forme rêvée par Scarenzio, elle n'en a pas moins servi de mère — ceci littéralement — à une méthode *dérivée* qui constitue pour le traitement de la syphilis un progrès, une conquête, comme nous le verrons bientôt. Et, à ce titre, la science conservera pieusement et honorera le nom du professeur Scarenzio.

Mais, pardon de la digression. Je reprends mon sujet.

Donc, suivant le programme sus-indiqué, on se mit à injecter aux malades de fortes doses de composés mercuriels insolubles. Par exemple : trente centigrammes, quarante centigrammes de calomel en une seule injection ; ou bien encore vingt centigrammes en une injection, suivie à quinze jours de date d'une autre injection semblable, etc.

Qu'arriva-t-il ? Des *désastres*.

Oui, des désastres. Car il n'est pas d'autre mot pour qualifier ce qu'a produit soit à son origine, soit même plus tard, la pratique des injections *massives*. Au surplus, vous allez en juger.

A la suite de ces injections massives on a vu se produire en nombre de cas tels ou tels des accidents que je vais dire, et parfois même plusieurs d'entre eux de compagnie :

I. D'abord, d'une façon presque constante, des phénomènes d'intolérance locale, à savoir : réaction vive, ou même inflammation considérable, phlegmoneuse, suivie d'abcès ; — *abcès* presque à tout coup (8 abcès sur 8 cas dans les premiers essais de Scarenzio, 84 abcès sur 86 injections dans une autre statistique, etc.). A ce point qu'il fut un temps où la terminaison par abcès fut considérée comme une conséquence *inévitable* de la méthode. Inévitable, notez le mot.

II. En second lieu, *stomatites*. Et quelles stomatites ! Suraiguës, surintenses, effroyables, voire quelquefois gangréneuses. Exemples : Dans un cas de Kopp et Chotzen, stomatite horrible, avec salivation surabondante, avec procidence de la langue énormément tuméfiée et gangrenée sur plusieurs points, avec tuméfaction telle de la face que la malade était méconnaissable, etc. — Dans un autre cas de Casati, une injection de quarante centigrammes de calomel détermina une stomatite gangréneuse si violente que le patient resta quelques jours « en danger de mort ». — Un autre cas est relatif à une stomatite de ce genre, où une tuméfaction considérable de la langue et un phlegmon de la région sous-maxillaire déterminèrent une telle gêne de la respiration qu'on se crut à maintes reprises sur le point d'intervenir par la trachéotomie.

III. D'autres fois, *accidents gastro-intestinaux :* vomissements répétés ; — et surtout coliques, diarrhée intense, parfois même véritable dysenterie à selles sanguinolentes et fétides.

IV. D'autres fois encore, accidents divers d'*intoxication hydrargyrique aiguë :* pâleur, abaissement de la température, sueurs froides, anxiété précordiale, palpitations, faiblesse du pouls, défaillances, syncopes, albuminurie, anurie, affaissement général, collapsus, adynamie avec facies cadavérique, et imminence de terminaison fatale.

Un tel ensemble clinique a revêtu parfois des formes assez alarmantes pour qu'on se soit vu dans l'obligation d'aller à la recherche du foyer toxique, c'est-à-dire du dépôt mercuriel, en vue de l'évacuer. Plusieurs fois, de la sorte, on a pratiqué des aspirations avec la seringue dans le nodus consécutif à l'injection; et même, l'aspiration restant insuffisante, on a dû largement inciser les téguments, la couche cellulo-adipeuse, l'aponévrose et le muscle, pour découvrir le foyer, le racler et le déterger. Leser, par exemple, a été contraint de pratiquer deux fois cette « vidange du foyer mercuriel », ce qui constitue une véritable opération.

v. Et ce n'est pas tout. Car plusieurs fois on a vu la scène risquer de tourner absolument au tragique. Que dis-je? On l'a même vue se terminer par la MORT.

Kaposi, Hallopeau, Lukasiewicz et Lewin ont observé plusieurs cas de mort par l'injection d'huile grise.

Smirnoff[1], Runeberg, Kraus et du Castel ont signalé divers cas de mort par injection massive de calomel.

Vogeler a réuni dans un intéressant travail tous les cas de morts *connus* par injections mercurielles; il n'en cite pas moins de *dix*.

Avec l'addition de deux autres qui sont venus à ma connaissance, mais qui sont restés inédits, on compterait donc aujourd'hui pour le moins une *douzaine de cas mortels* dont serait responsable la pratique des injections massives[2]!

Je dois même ici ouvrir une parenthèse pour spécifier au passage un fait des plus importants, un fait qui intéresse au plus haut degré la pratique des injections rares et qui, vous allez en juger, s'impose obligatoirement à nos souvenirs. C'est qu'*on a eu à enregistrer des cas de mort par injections mercurielles non pas seulement à doses massives, mais à doses relativement plus faibles*, à savoir par *injections de calomel à dix centigrammes*. Ainsi:

Dans un cas de Kraus, deux injections de calomel à dix centigrammes, faites à sept jours de distance l'une de l'autre, déterminèrent les accidents que voici: stomatite intense, vomissements, phénomènes d'entérite, anurie, collapsus et mort. —

1. Smirnoff — cependant partisan zélé de la méthode — n'a pas vu moins de *quatre fois* la mort succéder à des injections massives de calomel; et cela, précise-t-il, du fait de ces injections.

Dans ces quatre cas, la mort a été causée soit par d'effroyables stomatites, soit par des accidents intestinaux, soit encore par des phénomènes d'intoxication générale.

A la vérité, paraît-il, ce fut là le lamentable résultat d'une erreur de pharmacie; « des paquets de calomel étiquetés 25 centigr. en contenaient en réalité 65 ».

2. On verra plus loin que le nombre actuellement connu des morts par injections mercurielles (à la vérité non pas seulement par injections massives, mais par injections de tout mode) est infiniment supérieur à celui que je citais (en 1902), puisqu'il s'est élevé à SOIXANTE-DIX, sans parler de celles qui sont restées ignorées.

A l'autopsie, on trouva des lésions d'entérite avec perforation de l'S iliaque, de péritonite et de néphrite.

Dans un cas de Runeberg, trois injections de calomel à dix centigrammes, pratiquées sur une femme de mars à avril, provoquèrent la série des symptômes que voici : stomatite, diarrhée intense d'odeur cadavérique, épistaxis, fièvre, affaiblissement, avec pâleur cireuse, anémie extraordinaire et modifications histologiques des globules, émaciation, marasme, et mort. Tel était, dit l'observateur, l'état d'affaissement de la malade « qu'on n'osa même pas tenter d'aller à la recherche du foyer toxique pour l'évacuer ; on craignait qu'elle ne succombât dans l'opération ». — L'autopsie montra la muqueuse du gros intestin criblée de taches hémorrhagiques et semée d'ulcérations profondes. Le cœur, de plus, fut trouvé en état de dégénérescence graisseuse.

Eh bien, en voilà assez, en voilà plus qu'il n'en faut — n'est-il pas vrai ? — pour juger un traitement. En toute évidence, la seule éventualité possible de telles catastrophes contient la *condamnation* de la méthode.

Entendons-nous bien cependant. Je ne voudrais pas dire que, dans un cas très grave, désespéré, dans un cas où tout a échoué, il soit interdit de recourir aux injections massives comme dernière ressource, comme unique et suprême ressource capable de réaliser encore un effort thérapeutique. *Melius anceps remedium quam nullum.* Mais, en dehors de cette situation tout à fait spéciale et exceptionnelle, je dis avec tout le monde que cette méthode est mauvaise, dangereuse, condamnable, et qu'on n'a pas le droit d'y soumettre un malade alors qu'on peut avoir le légitime espoir de le tirer d'affaire autrement.

Ah ! si ladite méthode était unique en son genre, ou bien si elle réalisait ce dont aucune autre n'est capable, je m'y résignerais encore faute de mieux, en m'entourant, bien entendu, de toutes les précautions possibles ; et, raisonnant à son sujet comme à propos d'une opération à la fois grave et aléatoire qui se présente comme unique chance de salut, je dirais : En dépit des dangers qu'elle comporte, force nous est bien de nous y résoudre *puisqu'elle peut guérir*, tandis que les autres procédés restent impuissants. Mais, précisément, c'est que telle n'est pas la situation, loin de là ! Ce que fait cette méthode, d'autres peuvent le faire, sauf exceptions rares, et le faire à l'abri de tels dangers. Donc, je ne crains pas de le répéter encore, nous ne sommes en rien autorisés (sauf indications spéciales et tout à fait exceptionnelles) à exposer nos malades à de telles éventualités.

Voilà quarante ans que je traite des syphilitiques, et, si j'ai le regret de n'avoir pu en guérir un certain nombre, du moins n'ai-je pas sur la conscience la douleur d'en avoir *tué* un seul par le fait de mon traitement. Comment aurais-je donc le droit de souscrire à un traitement qui dans l'espace de quelques années, a fait une douzaine de victimes ?

Besoin est cependant d'insister. Car la méthode en question a compté et compte encore des partisans convaincus, enthousiastes, qui se sont efforcés de produire en sa faveur des arguments divers et, par respect pour leur nom, leurs travaux, leur juste autorité, j'ai l'obligation de ne rien oublier des considérations multiples qui me font les combattre.

Eh bien, voici encore deux raisons de cet ordre.

C'est que, d'une part, je ne puis me résigner, comme médecin, à agir en aveugle ; — c'est, d'autre part, que je répugne à un traitement dont la direction m'échappe. — Je m'explique.

I. — Que fait-on, en somme, alors qu'on pratique une injection massive? On introduit dans l'organisme une dose relativement considérable d'un sel mercuriel insoluble, *sans avoir la possibilité d'en régler la solubilisation et l'absorption.*

Et, en effet, cette dose une fois injectée, que va-t-il se produire ? Combien de mercure sera absorbé du coup, le premier jour par exemple ? On n'en sait rien. — Combien en sera-t-il absorbé les jours suivants ? On n'en sait rien. — L'absorption se fera-t-elle lentement, méthodiquement, par doses régulièrement fractionnées, comme on l'espère en principe ? Ou bien s'exercera-t-elle rapidement par gros acomptes initiaux, etc. ? On n'en sait rien. — Ou bien encore, le mercure injecté ne pourra-t-il pas s'entourer d'un infiltrat inflammatoire, s'enkyster, s'encapsuler, s'isoler, auquel cas il resterait inerte ? — De tout cela, je le répète, nous n'avons rien à préjuger. Tout cela se passera au gré de conditions qui ne dépendent pas de nous et que nous ne saurions régler, modérer, gouverner. Tout cela est livré au hasard ou, comme on dit vulgairement, « au petit bonheur ».

Positivement vous me passerez cette boutade — c'est comme si l'on disait à l'organisme : « Nous te confions aujourd'hui ta provision de mercure pour quinze jours. Règle là-dessus ta ration quotidienne. Ne va pas abuser de la situation en consommateur affamé, car il pourrait t'en arriver malheur, mais tire-toi de là comme tu pourras. »

En langage plus sérieux, entreposer une forte dose de mercure dans les tissus vivants, c'est la livrer aux hasards de réactions chimiques inconnues, indéterminées, indéterminables, de réactions chimiques qui peuvent en activer comme en entraver l'absorption, qui peuvent varier suivant les régions, les individus, voire, sur le même individu, d'après des conditions de pur hasard. Deux témoignages à ce dernier propos.

D'abord, ce n'est pas toujours une première injection qui détermine des accidents graves ; c'est parfois une seconde, alors que les effets de la première semblaient épuisés, périmés. Pourquoi cela ? Mystère.

D'autre part, on a vu plusieurs fois des accidents subits de stomatite se produire *tardivement*, à une époque distante et largement distante de l'injection, plusieurs semaines par exemple après l'injection, donc à une époque où l'on était en droit de ne plus songer à la possibilité d'une stomatite ; et cela à l'occasion d'un *traumatisme local de la fesse*, d'un choc, d'une pression, d'un coup sur la fesse, d'un massage, en un mot d'une circonstance quelconque ayant eu pour effet de rompre la poche mercurielle enkystée, d'en disséminer le contenu, et de déterminer ainsi une *stomatite tardive*. Une observation de M. le Dr Augagneur est très curieuse à cet égard. Un homme, qui avait reçu deux injections de mercure métallique, était sujet à des accès de stomatite ulcéreuse sous l'influence de chocs sur la fesse. Un jour, il tomba sur la fesse, et cette chute devint l'occasion d'une stomatite grave, grave même à ce point qu'on dut aller à la recherche du foyer pour l'évacuer et qu'on fut amené à enlever une bonne partie du grand fessier[1].

Donc, au total, on ne sait pas, on ne peut savoir ce qu'on s'expose à produire alors qu'on injecte dans l'organisme une dose massive de mercure, ce qu'on appelle une dose de réserve, d'approvisionnement.

Approvisionner ainsi, soi-disant, un malade pour un certain temps, c'est là, je le répète, agir *en aveugle*.

II. — En second lieu, cette même pratique, à l'inverse de tout autre mode de traitement, enlève au médecin la possibilité de régler la médication, de la suspendre quand besoin est, en un mot d'en être et d'en rester maître.

Avec toute méthode thérapeutique, avec les pilules, la li-

1. De même j'ai observé récemment le curieux fait que voici. Un malade qui avait reçu 55 injections de salicylate de mercure dans les fesses conservait là de très multiples nodules gros comme des noisettes pour la plupart. Comme ces nodules lui étaient très importuns, on essaya de l'en débarrasser par des massages. Or, après trois ou quatre séances de massage sur les fesses survint une *stomatite* intense, bien que le malade n'eût pas absorbé de mercure depuis plusieurs semaines.

queur de Van Swieten, les frictions, voire les injections solubles, on a la faculté de ne pas dépasser la dose qui paraît nuire à un moment donné. Les pilules, je suppose, font mal aujourd'hui, eh bien, je les supprime, et le dommage ne va pas plus loin. Dix-neuf fois sur vingt on arrête ainsi les effets d'un traitement qui commence à devenir nuisible. Tandis qu'une fois la forte dose de mercure introduite dans le muscle de mon malade, je n'ai plus qu'à contempler les accidents, s'il s'en produit. Les contenir, les refréner, impossible.

On nous dit bien à la vérité qu'une « soupape de sûreté » reste encore à notre disposition. C'est d'aller à la recherche du foyer mercuriel pour l'évacuer et extirper ainsi le corps même du délit. — Merci bien de la proposition! Au nom de mes malades je réponds qu'il ne leur plaît pas, qu'il ne saurait leur plaire de se faire ainsi entailler le grand fessier. Cette « soupape de sûreté » n'est pas de leur goût, car il s'agit en l'espèce d'une opération véritable souvent difficultueuse, d'une opération à faire avec le chloroforme, d'une opération qui, en dépit de l'antisepsie, peut avoir ses risques et qui, certes, a pour le moins le tort d'être fort inopportune, puisqu'on a moyen de ne pas y exposer les malades.

En résumé, méthode aveugle, parce qu'on ne sait pas ce qu'elle fournit à l'absorption; — méthode non dirigeable, parce que le médecin n'en tient pas la clef en main, parce qu'il n'a pas les moyens de la régler et de la maîtriser; — méthode exposant, comme conséquences, à des inconvénients, voire à des dangers sérieux; — tel est le traitement par injections massives. Et c'est pour de telles raisons que je le réprouve absolument.

MÉTHODE ACTUELLE DES INJECTIONS RARES

Et cependant, c'est de l'avortement de cette méthode qu'est issue une autre méthode qui jouit actuellement à bon droit d'une haute faveur et qui — tout au moins pour certains cas que j'aurai à spécifier bientôt — s'est placée au *premier rang* des médications antisyphilitiques.

Comment s'est produite cette transformation? Elle n'a pas été l'œuvre d'un seul. Tout au contraire elle a été, si je puis ainsi dire, l'œuvre de tout le monde, j'entends le résultat d'efforts multiples et divers en vue de rendre tolérable un mode de traitement qui, pour les raisons que je viens de signaler, n'était pas susceptible d'applications pratiques.

Voici, en effet, ce qui eut lieu.

La méthode des injections massives n'avait pas produit que des désastres. On l'avait vue déterminer des résultats thérapeutiques vraiment intenses, remarquables, parfois même surprenants, voire extraordinaires (Vous voyez que je ne suis pas ménager des compliments dont elle peut être digne). Fallait-il donc oublier cela et, en raison des inconvénients, des dangers inhérents à cette pratique, renoncer à jamais aux effets si bienfaisants qu'elle était capable de fournir ? S'y résigner était pénible. De sorte qu'à part soi, dans son for intérieur, chacun de nous conservait un espoir et se disait : « Si, cependant, de cette méthode on pouvait garder le bon et répudier le mauvais ! Si l'on pouvait amender, corriger, atténuer le procédé dans ce qu'il a d'excessif et de dangereux, tout en bénéficiant de ce qu'il a de salutaire ! » Bref, sans s'être donné le mot, de nombreux expérimentateurs se mirent à l'œuvre de divers côtés dans ce même esprit, dans cette même visée. Et de ces efforts multiples résulta la transformation de l'intolérable méthode, en une méthode tolérable, acceptable, *pratique*, dont il me reste à vous entretenir.

Cette nouvelle méthode reste encore innominée. Rigoureusement on devrait l'appeler méthode des injections massives *atténuée, mitigée, disciplinée*, puisque tel en est le caractère. Plus simplement on la qualifie du terme (non différentiel, à vrai dire, par rapport aux injections massives) de MÉTHODE DES INJECTIONS RARES, qui a du moins l'avantage de la distinguer de la méthode des injections quotidiennes que nous avons étudiée précédemment. Faute de mieux conservons-lui cette appellation toute conventionnelle.

Comment et par quelle série de réformes partielles s'est opérée la dite transformation? Le sujet serait fastidieux à exposer par le menu ; je me bornerai à vous en signaler les quelques points principaux que voici :

D'abord, diminution des doses. On avait débuté par des doses exagérées, véritablement folles, en injectant d'un seul coup jusqu'à 30, 40, 50 centigrammes de calomel. L'expérience fit ce qu'aurait pu faire le sens clinique *a priori*. C'est dire qu'on ramena les doses injectées à un taux *non dangereux*, tolérable.

D'autre part, on s'efforça de prévenir les inconvénients, les dangers de la méthode en rendant les injections *aseptiques*, et cela par toute une série de précautions que je vous ai déjà signalées.

Puis, on se mit à la recherche des « régions tolérantes », comme aussi à la recherche des véhicules les moins irritants possible, les mieux acceptés.

Puis on substitua les injections profondes, musculaires, aux injections superficielles.

Si bien que, grâce à tout cet ensemble de réformes, d'atténuations et de perfectionnements, les accidents de tout ordre qui avaient marqué les débuts de la méthode diminuèrent de fréquence et d'intensité. Les abcès notamment, jugés « inévitables » à l'origine, furent conjurés dans une proportion considérable, au point de devenir rares, voire exceptionnels. Les stomatites effroyables d'autrefois disparurent. Et ainsi de suite. Bref, on aboutit par degrés à constituer un traitement *tolérable* (je répète encore le mot), un traitement susceptible d'entrer dans la pratique, et susceptible aussi — je puis le dire par avance — de rendre aux malades les plus utiles services.

C'est de ce traitement que j'ai maintenant à vous parler.

I. En tant qu'application pratique, rien de plus simple, le procédé consistant en ceci : Introduire dans l'organisme, à échéance d'un certain nombre de jours, de huit à dix jours en moyenne, des doses *modérées* d'un composé mercuriel insoluble, destiné à se solubiliser progressivement sous l'influence des réactions chimiques qui se passent dans l'intimité des tissus.

II. Comme technique opératoire, rien de particulier. Seulement, en l'espèce, plus rigoureuse que jamais doit être l'observance des diverses précautions précitées, à savoir : Antisepsie absolue, irréprochable, en vue d'éviter les complications inflammatoires et les abcès ; — nécessité, empiriquement reconnue, de faire pénétrer l'aiguille profondément, en plein muscle ; — nécessité de limiter les piqûres aux seules régions dites « tolérantes », en tête desquelles figure toujours la région fessière ; — nécessité de pratiquer l'opération en deux temps (ponction, puis, après une ou deux minutes, injection), de façon à se tenir en garde contre le danger très réel des effractions vasculaires et des embolies, etc.

III. Très nombreux sont les composés mercuriels qui ont été proposés comme applicables à ce mode de traitement. A savoir :

Calomel ; — oxyde jaune de mercure ; — huile grise ; — mercure métallique [1] ; — oxyde noir de mercure ; — oxyde rouge ; — cinabre ; — turbith ; — protoiodure ; — sulfate de mercure ; — tannate de mercure ; — phosphate de mercure ; — salicylate basique de mercure ; — benzoate de mercure ; — phénate de

1. Très lentement actif à petites doses — intense et dangereux à doses élevées. — Je connais un cas (resté inédit) où une forte injection de mercure métallique détermina une stomatite gangréneuse, suivie de mort.

mercure [1] ; — thymol acétate mercurique ; — urate de mercure ; — mercure colloïdal, etc., etc.

Mais, de l'aveu presque général, c'est le calomel qui constitue l'agent le plus énergique et le plus sûr de la méthode. C'est lui, en tout cas, qui a été le plus fréquemment mis en œuvre et que, par conséquent, nous connaissons le mieux. Donc, c'est de lui que je vous parlerai tout d'abord et le plus longuement.

INJECTIONS DE CALOMEL

Préparation pharmaceutique. — Doses. — Direction du traitement. — Cure calomélique. — Rendement thérapeutique. — Enthousiasme de certains médecins pour ce mode de traitement.

La préparation pharmaceutique de l'injection au calomel n'est pas sans réclamer quelques soins particuliers.

D'abord, on fera choix du calomel *à la vapeur*, l'autre espèce (précipité blanc) présentant le désavantage de produire des grumeaux qui risquent d'obstruer l'aiguille.

En outre, ce calomel devra être porphyrisé, lavé soigneusement à l'alcool bouillant, puis séché à l'étuve.

Comme véhicule, on a préconisé tour à tour la glycérine, l'eau gommeuse, l'huile de vaseline, l'huile d'olives stérilisée, l'eau distillée et stérilisée [2], etc. Les huiles végétales paraissent préférées aujourd'hui.

1. D'après le professeur Pouchet, ce ne serait pas un sel à composition définie.

2. Tout récemment, mon savant collègue et ami le professeur Petrini (de Galatz) a remis à l'étude la question tant discutée des injections *aqueuses* de calomel, et il a été conduit par ses expériences à la résoudre dans un sens absolument contraire à l'opinion et à la pratique courantes.

Ainsi, pour lui, l'injection à véhicule aqueux serait non seulement possible et pratique, mais bien préférable à l'injection usuelle à véhicule huileux. Il la pratique à la dose de cinq centigrammes en suspension dans un gramme d'eau stérilisée.

« Le calomel, dit-il, reste aussi bien en suspension dans un liquide aqueux que dans un véhicule huileux. Seulement il faut bien agiter le liquide et ne pas trop attendre pour pratiquer l'injection.

Et il ajoute : « Les avantages de la substitution de l'eau à l'huile sont *considérables*, notamment à trois points de vue :

1° Parce que l'injection aqueuse ne produit que très rarement un peu de douleur (et cela seulement chez les sujets nerveux) ;

2° Parce qu'elle ne détermine généralement ni tuméfaction, ni empâtement ;

3° Parce qu'elle n'expose pas aux dangers d'embolies huileuses, etc. » (*Comptes rendus du Congrès international de Paris*, 1900.)

Tout au contraire, pour d'autres expérimentateurs (Drs Emery, Chatin, Lévy-Bing), le calomel à véhicule purement aqueux, serait inutilisable. Même agité pendant fort longtemps, il tombe immédiatement au fond de l'eau, pendant le temps très court nécessaire à l'aspiration du liquide avec la seringue, et, une

La formule généralement usitée est la suivante :

℞ Calomel à la vapeur . . . 50 centigrammes
Huile d'olive stérilisée. . . 10 grammes.

Dans cette formule, une seringue de Pravaz contient à peu près cinq centigrammes de calomel.

En vue de diminuer la douleur qui succède à la piqûre, on a conseillé de combiner à l'injection une certaine dose de cocaïne, dose que l'on proportionne à la sensibilité du sujet. — L'injection dont j'ai fait longtemps usage était composée comme il suit :

℞ Calomel à la vapeur. . . . 50 centigrammes
Cocaïne. . . . . 10 —
Huile d'olive stérilisée . . 10 centim. cubes

Aujourd'hui, sauf indications spéciales, je supprime la cocaïne de cette formule, parce qu'elle n'exerce aucune action sur ce qui est l'accident principal des injections caloméliques, à savoir la douleur *éloignée* [1].

Dose. — Quelle est la dose de calomel qui peut être introduite (par voie hypodermique, bien entendu) dans l'organisme d'un sujet adulte, sans l'exposer — je ne dirai certes pas à aucun inconvénient — mais à quelque danger réel, de l'ordre de ceux que nous avons vus succéder aux injections massives?

Vous comprenez qu'il est plus que difficile, qu'il est impossible de produire une réponse mathématique à une question de ce genre. C'est qu'en effet il en est du calomel comme de presque tout remède. Les tolérances individuelles sont essentiellement variables vis-à-vis de lui, et cela à divers égards. Ce qui, comme tolérance, sera vrai pour l'un se trouvera faux pour un autre, et ce qui sera vrai pour vingt sujets sera faux pour le vingt et unième.

Cependant, sous la réserve de ces différences individuelles, on est arrivé, au prix de milliers d'expériences, à déterminer une dose *moyenne*, c'est-à-dire une dose, d'une part, tolérée par la grande majorité des malades et, d'autre part, suffisante aux effets thérapeutiques à réaliser. Or, cette dose est d'envi-

fois dans la seringue, il se précipite en masse dans la tubulure de l'aiguille qu'il obstrue souvent.

1. De même pour d'autres substances qu'on a proposé d'adjoindre au calomel en tant qu'anesthésiques (orthoforme, gaïacol, gaïacoloïd, etc.), et qui m'ont paru dénuées de toute action de cet ordre. — De même aussi pour d'autres substances qui se qualifient du titre pompeux de *calomel indolore*, mais qui ne sont indolores que dans les prospectus.

Somme toute, l'injection indolore du calomel, qui serait l'injection IDÉALE, reste encore à trouver ; voilà la vérité.

ron *cinq centigrammes*. Elle gravite, passez-moi l'expression, autour de cinq centigrammes.

Entendons-nous bien cependant. Je ne dis pas que cette dose de cinq centigrammes soit toujours et pour tous les cas la dose bonne, la dose *qui convient*; je ne dis pas qu'elle sera toujours suffisante, non plus qu'elle ne sera pas quelquefois excessive. Je dis simplement ceci : qu'elle constitue généralement la dose *propice*, à savoir (je ne crains pas de me répéter) la dose qui sera tolérée par la plupart des malades, la dose qui sera suffisante à déterminer des effets actifs, la dose, enfin, qui ne risquera pas de déterminer des accidents sérieux, importants, voire irréparables.

Inutile d'ajouter que cette dose restera soumise aux indications pouvant dériver de conditions multiples et diverses, à savoir : âge, sexe, taille et poids des malades, constitution, état des forces, degré de tolérance présumée ou éprouvée, formes morbides, caractères des accidents à combattre, etc., etc.

Comme exemples :

Il y aura lieu d'abaisser cette dose à trois centigrammes, si l'on a affaire à un sujet petit, peu résistant, de poids inférieur à la moyenne, ou bien encore à un sujet nerveux, excitable, ou bien encore à une femme.

Par prudence aussi et pour « tâter le malade », comme on dit vulgairement, l'indication se présente souvent d'inaugurer le traitement par une dose faible (trois centigrammes, par exemple), quitte à l'élever ensuite, si elle est bien tolérée. C'est presque toujours par une dose de trois centigrammes que je débute, surtout chez la femme, comme *dose d'essai*.

Inversement, on est parfois autorisé par des indications urgentes à élever la dose des injections à six, sept, huit et même dix centigrammes. Il m'est arrivé maintes fois — mais sur des sujets connus et à tolérance éprouvée — de prescrire des injections de dix centigrammes sans en avoir éprouvé rien de fâcheux.

Direction du traitement. — Une série d'injections est toujours nécessaire à produire le résultat thérapeutique qu'on a en vue.

Or, à quelles échéances, à quelles distances chronologiques les unes des autres, les injections doivent-elles être pratiquées? — Généralement on les répète de semaine en semaine, et cela non pas à tout hasard, non pas par routine, mais parce qu'on a remarqué que l'effet curatif d'une dose de cinq centigrammes se trouve à peu près épuisé après une huitaine de jours.

Quatre, cinq ou, au plus, six injections répétées de la sorte de semaine en semaine composent ce qu'on appelle une *cure calomélique*.

Mais il va sans dire encore qu'il n'est rien de fixe à cet égard. Suivant les cas, les indications, les résultats obtenus, on sera conduit soit à interrompre la cure après quatre injections, soit à la prolonger jusqu'à sept, huit, dix injections et au delà.

Rendement thérapeutique. — Abordons maintenant la question qui nous intéresse par-dessus tout, nous autres praticiens, et qui n'est autre que celle-ci : *Que vaut la méthode des injections de calomel pratiquées de la sorte et aux doses susdites ?*

Question complexe, qui comporte elle-même la discussion de plusieurs points très divers, qu'il nous faut étudier séparément.

I. — Tout d'abord, que vaut la méthode en tant que *rendement thérapeutique ?*

Il n'est pas suffisant de dire ce qu'on en dit le plus communément, à savoir qu'elle est « active, efficace, puissante ». Besoin est de préciser. Or, en l'espèce, la précision me paraît contenue dans la triple proposition que voici :

1° La méthode en question exerce une action curative bien marquée sur la quasi-totalité des manifestations spécifiques ;

2° Il est fréquent, il est usuel même que cette action se montre particulièrement énergique et rapide ;

3° Enfin, il est des cas où cette méthode réalise des effets tout à fait surprenants, extraordinaires, infiniment supérieurs à ceux qu'à moins de doses exceptionnellement intensives on obtient des méthodes usuelles.

Quelques commentaires sur chacun de ces trois points.

1° Pour le premier, toute discussion serait superflue. La méthode n'en est plus à faire ses preuves, et il est démontré actuellement pour tous les observateurs, tant amis qu'ennemis du procédé en question, que les injections de calomel exercent une action répressive et curative sur presque toutes les manifestations d'ordre spécifique. Citer des faits nouveaux à l'appui serait peine perdue.

Il importe en revanche d'insister sur les deux autres points.

2° Très nombreux sont les cas où cette action antisyphilitique de la méthode se montre véritablement puissante, énergique, INTENSIVE, non moins que remarquablement rapide. C'est là encore un résultat qui a été maintes fois constaté, et cela de tous côtés, dans tous les pays du monde. On a vu, par exemple, le traitement par injections de calomel enrayer, réprimer et guérir avec une rapidité peu commune nombre de déterminations spécifiques, à savoir : non pas seulement des syphilides secondaires de résolution généralement facile, mais des syphilides tenaces (telles que syphilides lichénoïdes, syphilides palmaires et plantaires), des syphilides d'ordre tertiaire, des syphilis malignes précoces, des ulcérations gommeuses, des glossites hyperplasiques, des lésions phagédéniques, des lésions anciennes et réfractaires à d'autres traitements, etc., etc. — Nul besoin encore d'ajouter des observations nouvelles à tant et tant d'autres qui se trouvent déjà insérées dans nos annales.

3° Enfin, j'arrive au point le plus remarquable, à celui qui domine tout en l'espèce et que j'ai à cœur de bien mettre en lumière.

Il est positif, indéniable, qu'en certaines occasions le traitement par injections de calomel *réalise des effets curatifs tout à fait surprenants, voire quelquefois stupéfiants*, c'est-à-dire qu'on ne voit pas se produire avec les méthodes usuelles, des effets qu'il serait difficile (sinon impossible peut-être) d'obtenir de ces méthodes, à moins de les élever à un diapason exceptionnellement intensif et sans doute alors dangereux.

Et, en effet, pour peu qu'on ait une certaine expérience de la méthode des injections, il est impossible de n'avoir pas été frappé de temps à autre de l'influence *extraordinaire* (extraordinaire, notez bien le mot) qu'exerce parfois ce mode de traitement sur certaines déterminations spécifiques. Positivement, c'est quelquefois *à n'y pas croire*, ainsi qu'en témoignent d'ailleurs les hyperboles admiratives de certains observateurs parlant de « guérisons merveilleuses, magiques, miraculeuses » qu'ils ont obtenues du calomel. Vous trouverez nombre de faits de cet ordre dans les monographies et les recueils périodiques. Mais je crois préférable et suffisant, pour fixer vos convictions à ce sujet, de vous rappeler certains cas que vous avez pu observer ici-même, soit dans nos salles, soit au service de la policlinique, à savoir, comme exemples :

1° Un cas de *chancre phagédénique de la langue*, guéri en quelques semaines par les injections de calomel. Ce chancre était véritablement énorme (6 à 7 centimètres d'arrière en avant, sur 4 centimètres environ de hauteur) et il avait une physionomie telle qu'il avait trompé tout le monde. Les uns le considéraient comme une lésion tertiaire envahie par le phagédénisme, d'autres même en faisaient un épithéliome « de la pire espèce », etc. Empiriquement, je prescrivis le calomel. Ce fut un coup de théâtre. Modification immédiate de la lésion, amélioration stupéfiante en quelques jours, puis guérison des plus rapides.

2° Trois cas de *syphilis maligne précoce*, où vraiment le calomel a agi d'une façon exceptionnellement heureuse comme intensité et rapidité de résultats.

3° Trois cas de *syphilides tuberculeuses* du visage, modifiées dès la première injection et guéries entre la seconde et la troisième.

4° Un cas d'horrible *phagédénisme nasal* par hérédo-syphilis. Longtemps cette lésion était restée méconnue comme nature, en raison de ce préjugé tenace qui n'admet pas de manifestations héréditaires dans l'âge adulte. Soupçonnée spécifique plus tard, mais bien tard, elle avait été soumise à divers traitements spécifiques qui, sans doute trop timides, ne l'avaient pas influencée sensiblement. Traitée par les injections de calomel, elle guérit en quelques semaines !

5° Plusieurs cas de *glossite tertiaire,* dans lesquels nous avons obtenu des résultats qu'à coup sûr nous aurions longtemps, si ce n'est vainement, attendus soit des pilules, soit de l'iodure, soit des frictions. — L'un d'eux mérite une mention spéciale. Il est relatif à une glossite hyperplasique scléro-gommeuse, qui avait pour le moins doublé la langue de volume dans toute sa moitié gauche, où, de plus, s'étalait une ulcération profonde, irrégulière, anfractueuse, dure, et du plus mauvais aspect. L'ensemble de ses caractères objectifs était de telle nature qu'un de nos collègues, chirurgien de cet hôpital, l'avait positivement diagnostiquée « épithéliome », et j'avoue que nous avions tous tendance à partager cet avis. Or, à la stupéfaction générale, ce prétendu épithéliome fut très rapidement amendé, amélioré et guéri par une série d'injections de calomel.

6° Enfin, vous n'avez pas très certainement perdu le souvenir d'une *laryngite gommeuse* qui, pendant quelques jours, nous a causé de vives alarmes. Développée au cours d'une syphilis maligne précoce ultra-féconde en manifestations de divers genres, cette laryngopathie avait déterminé une dyspnée continue, puis de tels accès intermittents de suffocation qu'une trachéotomie semblait de nécessité imminente. Eh bien, *une seule* injection de calomel (aidée, il est vrai, de l'iodure) suffit à dissiper en quelques jours ces troubles fonctionnels si graves, à rétablir la respiration, voire à restaurer la voix [1]. Ce fut là, positivement, une guérison miraculeuse.

1. Ce cas, éminemment curieux, a été relaté par mon ancien interne, le Dr Mendel (V. *Annales de derm. et de syphilig.*, 1895, p. 208.)

J'ai observé en ville, avec mon ami le Dr Dubrisay, un cas absolument identique et très curieux aussi à divers égards. En voici le sommaire :

Homme âgé de 59 ans. — Syphilis remontant à 1864. Chancre, puis quelques accidents secondaires très légers. — Traitement au cours des deux premières années de la maladie.

Trente-trois ans se passent sans accidents.

En 97, invasion d'une *syphilide tuberculeuse* disséminée qui, méconnue, n'est pas traitée. — Peu après, *accidents laryngés*. On reconnaît au laryngoscope (en 98) l'existence d'une tumeur volumineuse occupant tout l'espace compris

Enfin, j'ajouterai qu'on n'aurait que l'embarras du choix pour citer des cas où les injections de calomel ont fait ce que n'avaient pas fait d'autres traitements, c'est-à-dire ont déterminé des résultats thérapeutiques, des guérisons, que diverses médications avaient été impuissantes à accomplir. En autres termes, le calomel réussit souvent là où d'autres remèdes ont absolument échoué.

Voilà, Messieurs, ce que très exactement, à mon sens, est capable de réaliser la méthode des injections de calomel ; voilà quel est ce qu'on peut appeler son rendement thérapeutique.

C'est donc là, au total, une méthode très puissante, très énergique, susceptible de rendre les plus utiles et parfois les plus éclatants services.

Vous voyez que je ne lui marchande pas les éloges et même qu'au point de vue de son action thérapeutique je me range au nombre de ses plus fervents admirateurs. Cela, j'ai besoin de vous le faire remarquer pour que tout à l'heure, quand il me faudra retourner la médaille pour vous en montrer le revers, vous ne m'accusiez pas, comme d'autres l'ont fait, d'être au nombre de ses ennemis, de ses opposants, voire de ses « détracteurs ».

En l'espèce, il était un danger d'appréciation auquel tout le monde n'a pas échappé. Ce danger, c'était de se laisser éblouir, aveugler par les effets thérapeutiques inattendus et quelquefois éclatants que réalise le calomel et de juger la méthode *d'après ces seuls résultats*. Or, séduits par ce mirage, quelques-uns de

entre les cordes supérieure et inférieure du côté droit, tumeur qui est diagnostiquée *cancéreuse*.

Bientôt, phénomènes d'obstruction laryngée. — Dyspnée croissante. — Puis, orthopnée ; accès de suffocation. — On se tient prêt à pratiquer une trachéotomie.

Le 19 août, à la suite d'une consultation où j'affirme la spécificité des lésions cutanées, on se décide à pratiquer une injection de calomel à cinq centigrammes et à administrer l'iodure de potassium. — Dès le lendemain, soulagement des phénomènes dyspnéiques. — Les jours suivants, sédation progressive de tous les symptômes laryngés. — Guérison rapide. — Simultanément, atténuation des syphilides ; disparition complète après trois semaines de traitement.

Nul autre phénomène spécifique jusqu'à ce jour, c'est-à-dire depuis trois ans.

Deux particularités à noter comme complément à cette curieuse observation :

1° L'injection de calomel fut suivie immédiatement d'une *hydrargyrie* intense, de modalité *scarlatiniforme*, qui dura une quinzaine. — Et cependant le malade avait très bien supporté autrefois le mercure à maintes reprises, comme il le supporta du reste depuis lors (sous forme de pilules de Dupuytren ou de frictions) sans le moindre accident.

2° Cette injection de calomel fut *prodigieusement douloureuse*, et cela pour une durée de plusieurs jours. A ce point que le malade m'a plusieurs fois répété le propos suivant : « Je sais que cette injection m'a sauvé la vie ; mais je ne sais vraiment pas si, me trouvant dans les mêmes conditions, je consentirais à me soumettre au supplice d'une seconde. »

nos confrères se sont — passez-moi l'expression à la mode du jour — littéralement *emballés* sur le compte du calomel employé soit d'après le système de Scarenzio, soit à doses plus sages, et ont prôné, exalté, porté aux nues la méthode nouvelle dans des termes apologétiques dépassant toute mesure. Ils n'ont pas craint par exemple de la proclamer d'une façon générale « absolument supérieure à toute autre », et d'en faire « la méthode par excellence de traitement de la syphilis ». Ecoutez-les au surplus :

« Cette méthode se place *au-dessus de toutes les autres* au point de vue de la sécurité et de la précision.... » — « C'est une méthode plus énergique que les frictions. » — « Quarante centigrammes de calomel suffisent au traitement d'une syphilis moyenne (!) » — « Quatre injections suffisent à remplacer tout l'arsenal des pilules, frictions, liqueurs, suffisent à guérir les accidents en évolution et à prévenir toute récidive (!) » — « Il suffit de deux injections pour une guérison souvent complète et définitive (!!!). » — « Deux à quatre injections suffisent pour venir à bout des manifestations les plus graves de la syphilis. » — « C'est là le traitement le moins incommode et le plus sûr ; c'est là le traitement qui assure la *guérison définitive.* Après un traitement de cet ordre, il ne reste plus à craindre que quelques *escarmouches* de la syphilis, dont l'iodure viendra facilement à bout (!). » — Et que dis-je ? Un de nos confrères n'a-t-il pas doté cette méthode de vertus « *abortives* » et « *jugulantes* » ? C'est un comble. Ainsi, il suffirait de quelques injections de calomel pour tuer en germe la syphilis, c'est-à-dire pour l'anéantir à la fois dans le présent et l'avenir !

Eh bien, malheureusement non, le calomel n'est pas l'ange exterminateur de la vérole. Il se borne — et c'est beaucoup — à être ce que personne ne lui conteste, à savoir un remède puissant, voire particulièrement énergique, merveilleusement énergique parfois contre certaines manifestations, contre certaines formes de la vérole. Mais c'est tout. Et, d'autre part, s'il mérite à de nombreux égards les éloges dont je le comblais il n'y a qu'un instant, il n'en comporte pas moins des défaillances, des échecs, des inconvénients, voire des dangers, tous points sur lesquels j'ai devoir d'appeler votre attention actuellement.

OBJECTIONS A LA MÉTHODE

Défaillances, échecs. — Récidives. — Inconvénients, dangers. — Profonds dissentiments sur ces derniers points.

I. — Ai-je besoin de dire d'abord qu'à l'instar de *toutes* les méthodes thérapeutiques, la méthode des injections calomeliques a, elle aussi, ses défaillances et ses cas réfractaires ? Certes, voilà un reproche qu'on ne songerait guère à lui adresser, si d'imprudents amis ne l'avaient exaltée plus que de raison. Mais, puisqu'on l'a donnée comme infaillible, force m'est bien de rétablir la note juste et de reconnaître, au nom de la clinique, qu'il est des cas où elle ne réussit qu'à moitié, médiocrement, d'autres où elle se montre inférieure aux méthodes par ingestion ou par frictions, et certains même où elle échoue. C'est là ce dont ont témoigné déjà de nombreux observateurs, tels que Diday, Besnier, Neumann, Finger, Gaucher, etc. C'est là aussi, pour ma part, ce que j'ai maintes fois observé. Vous-même, d'ailleurs, n'en avez-vous pas eu la preuve ici plus d'une fois? Rappelez-vous les quelques cas suivants:

D'abord, un cas de syphilis maligne précoce qui n'a été que bien faiblement influencée par ce traitement, au point que nous avons été forcés de recourir à une autre médication ;

Puis, un cas où une syphilide tuberculeuse périlabiale, après avoir été à l'origine heureusement modifiée par les injections calomeliques, a repullulé en dépit d'elles et, somme toute, a résisté à onze injections de cinq centigrammes;

Puis, un cas de phagédénisme guttural où le calomel a échoué absolument, à l'instar du reste de tous les traitements qui l'avaient précédé ;

Puis, un cas de syphilides tuberculeuses sèches à récidives incessantes, que n'ont pu enrayer jusqu'ici *quarante* injections de calomel (à cinq centigrammes) ;

Puis, un cas de syphilis maligne précoce, rebelle à tout jusqu'à ce jour, et rebelle notamment à 180 injections de benzoate et 120 (je dis *cent vingt!*) injections de calomel (de cinq à sept ou huit centigr.). — Notez ces chiffres qui ne sont que trop éloquents.

Et de même pour nombre d'autres cas de même genre qu'il serait superflu de citer.

Un très estimable, très savant, mais enthousiaste confrère, a dit imprudemment que, grâce aux injections de calomel, « les céphalées, les amnésies, les vertiges, les ictus, les aphasies, les bredouillements, les fourmillements des membres, tous phénomènes précurseurs de catastrophes définitives, étaient des symptômes dont nous savions actuellement *nous rendre maîtres* ». A ma grande confusion, j'avoue ne pas en être là — tant s'en faut, hélas ! — avec la syphilis cérébrale, et n'avoir pas encore le secret de « m'en rendre maître », même avec des injections de calomel.

Donc, le calomel, vous le voyez de reste, est loin d'être « tout puissant ».

II. — En second lieu, à l'instar de *tout* traitement, la méthode des injections calomćliques comporte la possibilité de *récidives*.

Sur ce point encore ses partisans ont eu le tort de la compromettre, en disant qu'elle « ne permettait que rarement aux récidives de se produire », voire qu'elle « excluait les récidives ». C'était *puéril*, car est-il un traitement qui soit capable d'étouffer, d'éteindre à tout jamais la syphilis ?

Aussi bien l'expérience est-elle venue infliger un démenti à ces prétentions imprudentes. On a vu, tout le monde a vu des accidents syphilitiques rentrer en scène à la suite de guérisons et même de guérisons remarquables, sensationnelles, dues au calomel. Ici encore je vais faire appel à vos souvenirs.

Je vous parlais à l'instant d'un de nos malades qui, grâce au calomel, avait été guéri, comme par miracle, d'un énorme chancre phagédénique de la langue. Or, depuis lors, qu'est-il arrivé à ce malade ? C'est que quinze jours après nous avoir quittés en excellent état, il est rentré dans nos salles pour des syphilides ulcéreuses de la langue, syphilides importantes, creuses, profondes, beaucoup plus profondes que ne le sont en général les lésions linguales secondaires. Derechef nous avons mis en œuvre le calomel ; derechef, succès rapide, presque étonnant. — Et après? Trois semaines après cette guérison nouvelle, réapparition de syphilides linguales tout aussi sérieuses et de divers autres accidents d'égale malignité.

Second cas. — Un homme entre dans le service de la clinique pour des syphilides tuberculeuses périlabiales déjà anciennes et ayant résisté à plusieurs traitements institués en ville. Nous le traitons par le calomel. Disparition des accidents en moins d'une quinzaine. — Quinze jours après cette belle guérison, récidive *in situ* des mêmes lésions. Nouveau traitement par le calomel. Cette fois, action moindre du remède. Les lésions s'atténuent, mais sans disparaître. Puis survient même une exacerbation nouvelle, en dépit des injections et de l'iodure. Alors, découragé sans doute, le malade nous quitte non guéri.

Troisième cas. — Une malade que nous étions parvenus, non sans peine, à délivrer d'une syphilide papulo-squameuse confluente et tenace, a été prise d'une choroïdite grave immédiatement après avoir subi *quinze* injections.

Et ainsi de suite.

Mais il y a plus. C'est que parfois on a vu des accidents nouveaux se produire *au cours même d'un traitement par les injections calométiques*. Exemples :

En plein cours de traitement par ces injections pour une iritis droite, un de nos malades a été pris d'une iritis gauche de forme grave.

Un jeune homme entre dans nos salles pour une syphilide papulo-lichénoïde des plus confluentes. Il est soumis aux injections de calomel. L'éruption s'atténue assez lentement et commence à disparaître, lorsque trois jours après la septième injection, se produit une iritis de forme gommeuse.

Une malade de la policlinique est mise au traitement par injections de calomel pour divers accidents secondaires. A la suite de la cinquième injection, elle est affectée presque soudainement d'une paralysie du moteur oculaire commun.

Et de même pour tant d'autres cas.

Peut-être bien ces récidives ou, disons mieux, ces explosions morbides nouvelles se produisant à la suite d'un traitement par les injections de calomel ou même en plein cours de traitement ont-elles été plus remarquées que de raison par cela même qu'on les avait niées, ou bien encore parce qu'elles font contraste avec la répression violente qu'exerce souvent le calomel sur les manifestations syphilitiques. Je ne saurais le dire. Toujours est-il qu'elles ne laissent pas de s'imposer assez souvent à l'observation. Pour ma part, j'ai été assez vivement frappé de leur fréquence pour qu'il m'en soit resté une impression que je dois traduire ici, à savoir : que, *s'il exerce une action puissante et parfois des plus énergiques sur les accidents de la syphilis, le calomel n'exerce pas sur la syphilis même une influence bien persistante*. En jargon d'hôpital, on pourrait dire qu'il *blanchit* à merveille, mais qu'il *laisse revenir*. — J'ajouterai cependant que ce n'est là pour moi qu'une impression, que je n'ai pas encore vérifiée par la statistique ; je ne la donne conséquemment que sous réserves.

Inutile, au surplus, d'insister davantage sur ce point pour la question que nous avons en vue. Que le calomel, en effet, comporte des inconvénients de récidives. ou de revers, cela, pour diminuer son mérite, ne constitue pas vis-à-vis de lui de contre-indication pratique.

III. — En revanche, voici qui est plus sérieux au point de vue qui nous intéresse spécialement, nous médecins.

Le traitement par les injections de calomel comporte-t-il des désagréments, des inconvénients, voire des dangers, qui soient de nature à lui servir de contre-indications?

Je ne vous apprendrai rien en vous disant que les opinions les plus divergentes, les plus contradictoires, ont été émises sur ce point et qu'aujourd'hui même l'accord est bien loin d'être fait à cet égard entre les praticiens.

A ne parler que des partis extrêmes, entre lesquels se rangent tous les intermédiaires imaginables, il est certains de nos confrères pour lesquels tout serait *au mieux* dans le système des injections calomeliques, lesquelles ne comporteraient que des désagréments tout à fait secondaires et absolument négligeables. Le système en question serait donc parfait et ne souffrirait que des contre-indications exceptionnelles. Écoutez, par exemple, notre confrère M. Jullien. Il vous dira qu'avec les injections de calomel la douleur est « tolérable », et qu'en douze années de pratique « il n'a rencontré que deux malades chez lesquels la douleur et le gonflement de la région injectée atteignirent un degré difficilement supportable », tandis que, comme règle, les malades injectés « peuvent continuer leur existence active de travail et de plaisir ». Il ajoutera qu'avec ces injections la stomatite « est infiniment rare »; — que point n'est à tenir compte de l'éventualité d'abcès; — que les accidents d'intoxication résultent toujours d'erreurs, de négligences, d'inexpériences ; — que, d'ailleurs, on a, pour les combattre, « les injections de pilocarpine, le cathétérisme du canal de Sténon, l'incision du foyer et le curettage du noyau calomélique », etc.

Inversement, nombre de médecins se tiennent en méfiance contre la méthode des injections de calomel, et certains même vont jusqu'à la rejeter, la condamner absolument. Ils la représentent comme surchargée d'ennuis, de désagréments, d'accidents, voire de dangers, et ils ne manquent pas de citer à l'appui de leur opinion des faits empruntés à leur pratique. Tel a vu les injections de calomel déterminer chez ses malades des « douleurs abominables », douleurs les rendant infirmes et boiteux pour plusieurs jours. — Tel autre raconte qu'une de ces injections a déterminé sur l'un de ses clients une tuméfaction telle de la fesse qu'il en a été épouvanté, qu'il a cru à « l'imminence d'un phlegmon ». — Tel autre a observé, comme conséquence de ces mêmes injections, des « stomatites graves ». — Et ainsi de suite. Et tous s'accordent sur cette conclusion : que la méthode peut être parfois excellente comme résultats, mais qu'elle *n'est pas pratique*, parce qu'elle expose trop malades et médecins. « On n'a qu'ennuis, désagréments et appréhensions avec elle... C'est une méthode à mettre en fuite les malades et à désemparer une clientèle... D'ailleurs, écoutez les malades, qui ont bien le droit d'avoir voix au chapitre ; ils acceptent le système pour une fois, quand ils ne le connaissent pas ; mais combien y en a-t-il qui, après en avoir goûté, n'en veulent plus, et pour cause ! » — Dernièrement, dans une consultation entre quatre médecins pour un malade très gravement affecté, un de mes collègues et amis me dit ceci textuellement : « Tout ce que tu voudras comme traitement, je l'accepte, à l'exception toutefois des *abominables* injections de calomel que tu vas sans doute nous proposer. Car, celles-là, j'en ai tâté comme tout le monde et l'on ne m'y reprendra plus. » — De même, un de nos plus distingués confrères, le Dr Ehlers, qui s'est dévoué à étudier sur lui-même (et sans en avoir besoin personnellement, j'ai hâte de l'ajouter) les effets de diverses injections mercurielles, solubles ou insolubles, a écrit ceci à propos de ces dernières : « J'affirme qu'il suffit d'avoir subi une fois une injection de sels insolubles, le calomel par exemple, pour être dégoûté à tout jamais de s'en servir pour ses malades. *La douleur est atroce.* »

Entre toutes ces opinions divergentes, où se trouve la vérité ?

La vérité, je vais faire effort pour la dégager, en interrogeant à ce propos de nombreux documents cliniques, que j'emprunterai soit à divers travaux récents, soit à une enquête personnelle que je poursuis depuis longtemps tant dans la clientèle de ville (avec le concours de mon distingué confrère et ami le Dr P. Portalier) que dans mon service d'hôpital, soit enfin à un mémoire encore inédit du Dr Edmond Fournier, mon chef de clinique.

Limitons et précisons bien la question que nous allons mettre à l'étude.

ENQUÊTE PERSONNELLE SUR LA QUESTION

Que fait, prise comme type, une injection de 5 centigrammes de calomel (c'est-à-dire *à dose tolérable*), *en tant qu'effets physiologiques*, les effets curatifs étant, pour l'instant, laissés hors de cause ? Et surtout, qu'a-t-on à en redouter comme désagréments, accidents, ou même dangers ?

Multiples et variés sont les effets physiologiques qui peuvent dériver d'une telle injection. Il n'est pas impossible cependant, pour la facilité de l'analyse, de les répartir en cinq groupes de la façon suivante :

Accidents douloureux ; — accidents de réaction locale ; — effets ptyaliques ; — accidents intestinaux ; — phénomènes d'intoxication générale.

Ces divers accidents, bien entendu, ne sont pas tous également communs, non plus que d'importance égale. — Déblayons donc le terrain, en parlant d'abord de ceux qui n'ont qu'un intérêt de second ordre, pour concentrer finalement la discussion sur ceux qui tiennent en l'espèce le premier rang au point de vue du problème pratique que nous poursuivons.

I. — *Accidents de stomatite.* — Une injection de 5 centigrammes de calomel est-elle susceptible de développer des accidents de stomatite ?

Oui, certes. Et comment ne le serait-elle pas, alors qu'elle introduit soudainement dans l'organisme une dose importante de mercure, dose notablement supérieure à celle qu'on prescrit usuellement dans les méthodes d'usage courant ?

Mais entendons-nous bien sur ce mot élastique de *stomatite* qui, par cela même qu'il s'applique à *toutes* les inflammations de la bouche, ne spécifie rien comme degré. Il y a stomatite et stomatite, et c'est sur le caractère, sur la qualité, sur l'intensité de cette stomatite qu'il importe de s'expliquer ici.

Or, une dose de 5 centigrammes de calomel a-t-elle jamais produit quoi que ce soit de semblable à ces stomatites suraiguës, surintenses, générales, phlegmoneuses, gangréneuses, que nous avons vues résulter des injections massives ? Non, certainement non. Il y a un abîme entre ce qu'elle peut déterminer comme inflammation buccale et les stomatites effroyables de la méthode massive.

Ce qui peut dériver, seulement et exclusivement, d'une telle injection, c'est tel ou tel des deux types suivants :

Soit une gingivite partielle et légère, à savoir, pour préciser, une gingivite localisée à la base de quelques dents et simplement fluxionnaire ;

Soit une gingivite d'intensité tout au plus moyenne, avec boursouflure, exulcération ou ulcération superficielle du bourrelet gingival, et salivation peu abondante.

Il est tout à fait rare que les choses aillent plus loin, c'est-à-dire qu'on ait affaire à une stomatite vraie, généralisée, intense, à salivation importante. Le Dr Verchère, néanmoins, dans sa très consciencieuse étude sur 67 cas d'injections faites à des malades de Saint-Lazare, a relaté le cas d'une stomatite qu'il qualifie de « grave », et qui occupait toute la bouche (gencives, langue et joues). Mais ce n'est là, à coup sûr, qu'une exception en l'espèce, relevant vraisemblablement d'une idiosyncrasie.

(Soit dit au passage, l'échéance d'invasion de ces irritations buccales au cours du traitement par les injections de calomel n'a rien de fixe. Quelquefois la stomatite succède à la première injection; d'autres fois elle n'apparaît qu'à la suite d'une série d'injections. Exemple: sur la malade de M. Verchère, elle ne se manifesta que deux jours après la troisième piqûre.)

Enfin, dans quelles conditions et avec quel degré de fréquence s'observent ces accidents buccaux?

Trois points à signaler ici:

1° Ces accidents reconnaissent une prédisposition toute naturelle et formellement accentuée dans un mauvais état antérieur de la bouche (gingivite habituelle et chronique, déchaussement des dents, incrustation des dents par le tartre, caries dentaires, chicots, irritation de la bouche par le tabac, etc.). — Cela, du reste, est un fait commun à tous les procédés d'administration du mercure.

2° Ils sont notablement *plus communs chez la femme* que chez l'homme, bien que la femme ait généralement la bouche plus soignée que l'homme, par conséquent bien qu'elle présente à un moindre degré les causes prédisposantes que je signalais à l'instant.

Ainsi je trouve dans ma statistique 26 cas d'accidents buccaux chez la femme et seulement 6 chez l'homme. La disproportion est flagrante, voire considérable. Il faut donc que, pour telle ou telle condition (condition de poids, de taille, de constitution, de tempérament, que sais-je?), la femme soit plus sensible que l'homme à l'action ptyalique du calomel.

Aussi bien une dose de 5 centigrammes, comme dose courante, me semble-t-elle un peu forte pour la femme. Il y aurait indication, je crois, à s'en tenir pour elle, au moins dans les cas qui n'exigent pas une intensité thérapeutique particulière, aux doses de 4 et peut-être même 3 centigrammes.

3° Ces mêmes accidents buccaux sont bien plus communs et intenses à l'hôpital que dans la clientèle de ville.

A l'hôpital, nous avons eu à les noter 10 fois sur 72 malades (proportion : près de 14 0/0), et cela avec une intensité moyenne pour 6 cas.

En ville, nous ne les avons observés que 5 fois sur 65 malades (proportion: 7,69 0/0), et toujours sous une forme bénigne. « Chez les individus à bouche saine, dit le Dr Portalier, qui a très soigneusement étudié et relaté ces phénomènes[1], je n'ai pas même observé de salivation. Je n'ai pas davantage observé de stomatite sérieuse chez ceux dont la bouche était préalable-

1. *Contribution à l'étude du traitement de la syphilis par les injections de calomel*, Paris, 1896.

ment en état de gingivite chronique... Les cas de gingivite chronique ont été plutôt entretenus qu'aggravés par les injections. Cinq fois seulement il est survenu pendant deux ou trois jours un peu de salivation. »

Quel contraste ! Contraste tenant très certainement à la différence qui existe, au point de vue de l'état de la bouche et de l'hygiène dentaire, entre les clients de ville et les malades d'hôpital.

Ces diverses remarques ne doivent pas rester lettre morte pour nous. Elles comportent au contraire, pour la pratique, divers enseignements que voici :

I. C'est, d'abord, que la méthode des injections au calomel exige, comme tout autre procédé de mercurialisation et plus que tout autre, l'intégrité de la bouche. — Conséquemment, c'est une méthode qui ne convient pas à tout le monde et qu'il ne faut pas prescrire indifféremment. Elle peut être dangereuse pour les bouches en mauvais état, tandis qu'elle est généralement bien tolérée par les bouches à gencives saines et à dentition bonne. De là ce précepte : s'abstenir rigoureusement d'injections au calomel sur tout sujet à gencives malades, irritées, enflammées ou inflammables, *a fortiori* boursouflées ou fongueuses, en un mot pathologiques à un degré quelconque.

II. C'est, en second lieu, que cette méthode exige, comme toute autre, voire plus que toute autre, une surveillance assidue de la bouche et une hygiène buccale absolue (brossage des dents non pas seulement matin et soir, mais après chaque repas ; — emploi de poudres et d'eaux dentrifices ; — bains de bouche au chlorate de potasse, prolongés et répétés ; — quelquefois même badigeonnages des gencives avec un collutoire boraté ; — de temps à autre, attouchements légers à la teinture d'iode, etc.).

III. C'est enfin — et voilà le point essentiel à relever pour nous — que, dans ces conditions d'intégrité et d'asepsie buccale, la méthode des injections à 5 centigrammes peut être dite de *tolérance habituelle*.

La fréquence et la qualité (passez-moi le mot) des accidents buccaux auxquels elle expose ne sont donc pas de nature à la rendre bien redoutable, tant s'en faut. Et, somme toute, c'est, à ce titre, une pratique que, sur indications légitimes, nous sommes autorisés à mettre en œuvre.

II. — *Accidents gastro-intestinaux*. — Les accidents de ce second groupe sont tout à fait rares. Je ne les ai observés qu'une douzaine de fois sur 147 malades.

Ils n'ont jamais été que peu importants.

Ils ont consisté en ceci : *coliques* sourdes, généralement peu vives, mais répétées; — et *diarrhée*, peu abondante, tout au plus moyenne, ne présentant rien de particulier comme caractères de matières, et ne dépassant pas une durée de quelques jours. — Une seule fois, et cela malheureusement sur une malade très gravement affectée, la diarrhée se montra abondante et persista huit jours. C'est dans ce cas qu'à l'autopsie nous avons rencontré cette *typhlo-colite purpurine* dont je vous ai parlé précédemment.

Exceptionnellement, cette diarrhée calomélique peut être légèrement teintée de sang, ce qui rappelle (de très loin, à la vérité) l'entérite dysentériforme que l'on a quelquefois observée comme résultat d'une intoxication plus sérieuse. Exemple: une malade du Dr Barthélemy a été affectée d'une diarrhée avec selles sanglantes qui dura plusieurs jours et ne céda qu'à l'action combinée du régime, du lait, du laudanum et du bismuth.

III. — *Accidents généraux.* — Peu connus, voire à peine remarqués jusqu'ici, bien qu'assez communs, surtout dans l'une de leurs formes, la *fébricule calomélique*.

Ils consistent en ceci:

1° Quelquefois, sorte d'alanguissement, de courbature, d'*affaiblissement* général. Les malades se disent « toujours las, fatigués, à bout de forces, et comme fourbus ».

2° D'autres fois, ensemble assez analogue à celui d'un embarras gastrique, entrecoupé d'accès fébriles, à savoir: diminution d'appétit, état légèrement saburral de la langue, digestions lourdes, malaise général, insomnie, et, de temps à autre, état fébrile avec exaspérations nocturnes.

3° Bien plus souvent, *fébricule* se caractérisant par un état de malaise aigu avec accélération du pouls et élévation de la température. Cette fébricule se produit soit isolément, c'est-à-dire sans autres symptômes, soit plus habituellement en compagnie de phénomènes douloureux que je décrirai dans un instant.

Comme son nom le dit, c'est une petite fièvre, où le pouls ne s'élève en général qu'entre 90 et 100, avec température ne dépassant guère 38° à 38°5. — Elle survient presque toujours la nuit pour s'apaiser le matin. — Elle n'a jamais qu'une courte durée (deux à trois ou, plus rarement, quatre jours).

Il est des malades qui, régulièrement, éprouvent un mouvement fébrile de ce genre à la suite de chaque piqûre. Ce qui démontre bien la relation de cette fièvre avec l'intoxication calomélique.

Je le répète, c'est là un symptôme assez *fréquent*. Pour avoir été peu remarquée jusqu'à nos jours, cette fièvre de calomel ne s'en trouve pas moins signalée dans un grand nombre d'observations. Pour ma part, j'ai bien souvent entendu mes malades se plaindre que leurs injections leur « donnaient la fièvre ». M. le Dr Portalier, à qui nous devons la première statistique instituée sur ce point, a observé ceci sur 400 injections : « Six fois (c'est-à-dire 1,5 p. 100) une forte fièvre, avec phénomènes d'embarras gastrique ; — et 102 fois (c'est-à-dire 25,5 p. 100) un léger mouvement fébrile avec un peu de malaise, de courbature, de fatigue générale et d'insomnie, cela pour deux ou trois jours et autant de nuits à partir du lendemain de l'injection. »

IV. — Jusqu'ici, vous le voyez, nous n'avons guère rencontré de symptômes assez fréquents ou assez importants pour constituer de véritables contre-indications à la méthode.

Mais, voici venir à présent deux ordres d'accidents avec lesquels il va nous falloir compter, et cela tant en raison de leur fréquence extrême que de leur caractère pénible, douloureux. Ce sont tous symptômes de réaction locale, à savoir :

1° Tuméfactions inflammatoires, nodi, abcès ;

2° Phénomènes douloureux.

Détaillons, car ce qui va suivre est d'importance majeure dans la question.

1° Il est absolument rare qu'une injection de calomel, à dose de 5 centigrammes, reste indemne, tout à fait indemne de réaction locale. Cela se voit cependant. Par exemple, j'observe actuellement un cas de cet ordre sur un malheureux jeune homme devenu paralytique général par le fait de la syphilis et traité dans la maison de santé de mon distingué collègue et ami le Dr Motet. Six injections de calomel (à 5 centigrammes) viennent de lui être pratiquées dans les fesses. Or, non seulement il ne les a pas senties (ce qui n'a rien de bien étonnant d'ailleurs, étant donné son état de sub-anesthésie tégumentaire), mais il n'en a pas éprouvé le plus léger phénomène, ni tuméfaction, ni nodus, ni quoi que ce soit. Ses fesses, que j'ai soigneusement explorées à diverses reprises, sont absolument insensibles et dans l'état où elles seraient si elles n'avaient pas reçu d'injections. — Des cas semblables ont été quelquefois aussi observés en dehors de toute affection cérébrale ou médullaire capable d'expliquer cette absence de réaction. Le comble en l'espèce est un fait d'Edmond Fournier, dans lequel 45 injections de calomel à 5 centigrammes, pratiquées pour des syphilides incessamment récidivantes de la langue, n'ont jamais déterminé la moindre douleur, le plus léger incident.

Mais cela, c'est l'exception, la rarissime exception ; tandis que le fait usuel, courant, c'est que l'injection se traduise par une réaction locale sous telle des formes que voici :

I. — *Tuméfaction, empâtement de la fesse.* — Cette tuméfaction s'annonce généralement le lendemain ou le surlendemain de la piqûre, et s'accroît à dater de ce jour. Elle est variable de degré et de caractère. M. le Dr Portalier, qui l'a minutieusement étudiée sur 400 cas d'injection, l'a vue se produire comme il suit :

Légère	152 fois,	c'est-à-dire	38 0/0
Moyenne et sans rougeur tégumentaire	162 —	—	40 0/0
Assez considérable, avec rougeur légère	57 —	—	14,25 0/0
Considérable et phlegmoneuse d'aspect.	10 —	—	2,5 0/0
Nulle	19 —	—	4,75 0/0
	400		

Cette tuméfaction, continue le même observateur, commence à se résoudre à partir du quatrième jour ; la rougeur et la chaleur de la peau s'effacent, et bientôt il ne subsiste plus en profondeur qu'une nodosité variable, sur laquelle nous aurons à revenir.

Une seule particularité, mais celle-ci des plus intéressantes, nous reste à mentionner. C'est que parfois cette tuméfaction atteint un tel degré, un tel volume, et revêt une allure telle qu'elle est vraiment faite pour effrayer le médecin et donner lieu à une erreur diagnostique, laquelle n'est pas sans exposer à une intervention regrettable. Voici ce dont il s'agit :

Il n'est pas très rare de voir, consécutivement à une injection de calomel, la fesse devenir littéralement *énorme*, en même temps que rosée, presque rouge, tendue, dure, chaude, sensible, douloureuse, bref *phlegmoneuse* d'aspect. Impossible, en face de tels symptômes, de ne pas croire à l'imminence d'un phlegmon, voire d'un phlegmon important. Impossible, donc, au moins pour un médecin (car nos chirurgiens ne redoutent rien actuellement), de ne pas être pris de peur et ne pas se dire intérieurement : « Mauvaise affaire ! voilà un phlegmon qui débute, et un phlegmon profond, d'origine musculaire. Il va falloir débrider cela, pour donner issue à un abcès sans doute énorme, etc. ». J'ai même souvenir d'un cas où l'un de nos confrères (chirurgien) voulait intervenir séance tenante par une grande incision « libératrice », et j'ai eu toutes les peines du monde à l'en dissuader.

Or, ce qui est curieux et ce qu'il importe de savoir, c'est que le phlegmon menaçant, déjà constitué en apparence, n'est qu'un *simulacre de phlegmon*, n'est qu'un feu de paille, et que tout cet ensemble des plus alarmants va tourner court et aboutir à une résolution spontanée. Maintes fois, pour ma part, j'ai subi de telles alarmes, je le confesse, et toujours j'ai eu la satisfaction de voir les choses se terminer par une délitescence plus que surprenante. M. le Dr Portalier signale de même dans son mémoire dix cas de cet ordre « où l'on se serait cru, dit-il, à la veille d'un phlegmon, et, dans tous les cas, invariablement, cette violente poussée inflammatoire a pris fin spontanément du cinquième au sixième jour ».

II. — *Nodus.* — Il est à peu près de règle qu'un second phénomène serve d'épilogue à la tuméfaction inflammatoire que je viens de décrire, et celui-ci consiste en ce qu'on appelle le *nodus*.

Le nodus est une tumeur profonde qui se produit au niveau du dépôt mercuriel et qui résulte des exsudations inflammatoires dont s'enveloppe ce dépôt. Il ne devient appréciable au toucher qu'à l'époque où l'empâtement initial de la région s'est à peu près dissipé. On le perçoit alors plus ou moins distinctement, sous forme d'un noyau arrondi ou ovoïde, consistant, ferme, sensible plutôt que douloureux au palper, et assez semblable à ce qu'est une gomme à l'état cru. Variable comme volume, il offre le plus souvent les dimensions d'une châtaigne, d'un marron. Mais il peut être ou plus petit ou plus gros. Plus petit, il est comparable à une noisette ou à une olive. Plus gros, il atteint les dimensions d'une forte noix, voire d'un œuf de poule. Exceptionnellement on en a rencontré « du volume du poing ».

Sa tendance spontanée est la résolution progressive, qui s'accomplit en quelques semaines. — Assez souvent toutefois, il est plus durable et reste encore perceptible après deux ou trois mois. — On en a vu de beaucoup plus persistants, encore perceptibles après six mois (Dr Morel-Lavallée), voire un an (Dr Brocq). Le Dr Verchère a relaté le cas d'un nodus qui, après huit mois, présentait encore le volume d'une petite pomme et paraissait n'offrir aucune tendance à la résolution.

On n'est pas encore numériquement fixé sur la fréquence moyenne de ces nodi à la suite des injections de calomel. On les a dits constants ou à peu près constants. C'est là, certainement, une exagération. D'après mes relevés, on les observerait approximativement dans les deux tiers des cas.

Quant aux conditions qui font que le nodus se produit ou ne se produit pas, on les ignore absolument. Ce qui est certain, c'est que le même médecin, opérant de la même façon avec le même liquide et le même instrument, déterminera des nodi sur tel de ses malades et n'en déterminera pas sur tel autre. Ce qui est non moins avéré, c'est que le même malade, au cours d'une série d'injections, présentera ou non des nodi avec une alternance absolument inexplicable. — Il est cependant des sujets qui paraissent plus épargnés que d'autres par les nodi. J'en ai vu une demi-douzaine environ qui sont restés indemnes de nodi pour 5, 6, 9 et 10 injections. Mais ne faut-il pas tenir compte aussi de ce qu'on appelle en langage de statistique les hasards de série? Exemple : Un de mes malades reçoit sept injections sans jamais présenter de nodus ; puis une huitième détermine un nodus énorme, gros comme le poing. — Que d'inconnues dans la question !

III. — *Abcès.* — Tout le monde est d'accord sur ce point, que, grâce à la série de perfectionnements apportés à la méthode, les abcès sont devenus de plus en plus rares comme conséquences des injections. On est autorisé à les dire aujourd'hui exceptionnels. Ainsi :

A l'hôpital, sur un total de 486 injections, nous avons eu 13 abcès.

En ville, le Dr Portalier n'a pas eu plus de 4 abcès sur 400 injections.

Les Drs Feulard et Verchère n'ont pas observé un seul abcès, l'un sur 60 et l'autre sur 67 injections.

Le Dr Edmond Fournier a eu 2 abcès sur 397 injections.

Moyenne de fréquence pour ces cinq statistiques comprenant un total de 1.410 injections: 1,34 pour 100 ; — c'est-à-dire un peu plus d'un abcès pour 100 injections.

Pourra-t-on faire mieux encore ? Je ne saurais le dire. Arrivera-t-on même à supprimer la possibilité des abcès? Cela, je n'ose l'espérer, et pour cause. C'est qu'en effet, pour la très grande majorité des cas, les abcès qui succèdent aux injections sont des abcès *spéciaux*, spéciaux en ce sens qu'ils sont ASEPTIQUES, AMICROBIQUES. D'abord, quand on les ouvre, on s'aperçoit aussitôt que ce ne sont pas des abcès ordinaires, parce que ce qui s'en écoule *n'est pas du pus*, mais bien une sorte de bouillie brunâtre, tout à fait bizarre d'aspect et presque identique à du *chocolat* liquide, à « du cacao délayé », m'a dit un jour de sa propre inspiration un de mes clients, et la comparaison est en effet des plus justes. Puis, quand on les soumet à l'analyse bactériologique, on n'y trouve *pas de microbes*. Ce ne sont donc pas des abcès, mais bien, comme l'a dit mon collègue et ami, le Dr Balzer, de *faux abcès* ou, mieux encore, des *foyers de nécrose liquéfiée*. Conséquemment, il n'est pas à les imputer à une faute opératoire, à une faute contre l'antisepsie [1]. Et alors comment espérer les prévenir puisqu'on n'en connaît pas la cause ?

Les symptômes de ces singuliers abcès, de ces « *abcès chocolat* », comme on les appelle actuellement, diffèrent encore de ceux des abcès aigus par diverses particularités. Ainsi, ils sont insidieux comme début et peu douloureux, voire non douloureux originairement. Puis ils se constituent rapidement, à ce point qu'ils sont déjà presque formés quand on les constate. Ils se dessinent alors sous la peau par un léger relief, puis par une bosselure d'un ton *livide*, qui devient fluctuante presque aussitôt. A ce moment, la douleur est assez vive, jusqu'à gêner la marche et produire une certaine claudication. Ils s'ouvrent alors ou sont ouverts par le médecin, se déchargent de leur contenu et se referment à brève échéance. — A noter comme terminaison (terminaison d'ailleurs commune à la plupart de ces abcès par injection, n'importe la qualité de l'agent mercuriel) qu'ils laissent souvent à leur suite une certaine dépression tégumentaire, avec une *tache maculeuse* d'un noir livide et de l'étendue d'une amande ou d'une pièce d'un franc. Cette singulière macule est habituellement très persistante.

Ces abcès, au total, ne constituent donc pas un ordre d'accidents d'importance bien notable. Et cela d'autant que, pour la plupart des cas — autre particularité très digne de remarque, — ils sont exclusivement constitués par des foyers *hypodermiques* et non pas profonds, non pas musculaires, ainsi qu'on pourrait le croire. Comme règle, en effet, ce n'est pas un nodus intra-musculaire qui subit la fonte purulente ou nécrosique, mais bien un foyer sous-cutané. La preuve en est que, d'emblée, l'abcès est sous la peau ; dès les premiers jours, on le sent sous la peau, en même temps qu'on le voit se dessiner en relief à la surface des téguments sous forme d'une petite bosse d'abord dure, puis qui se ramollit très rapidement.

Je ne dis pas, bien entendu, qu'il ne puisse se produire des abcès profonds, à foyer originel intra-musculaire. Je dis seulement que ce genre d'abcès est rare, relativement à d'autres abcès beaucoup plus fréquents, qui se font positivement dans l'hypoderme.

Mais comment ces derniers se font-ils là ? On a supposé, sans démonstration à l'appui, qu'ils se produisent sur le tra-

1. C'est là ce qu'a également établi le Dʳ Mazza par une série de curieuses expériences. Injectant à des chiens tantôt du calomel stérilisé et tantôt un mélange de calomel et de staphylocoques en activité, il a toujours obtenu, dans l'un et l'autre cas, des « formations purulentes » (*Arch. f. Dermat. und Syph.*). Donc les staphylocoques ne sont en rien indispensables à la production de l'abcès.

jet de l'injection, dans le canalicule creusé par l'aiguille (d'où le nom qu'on leur a donné d'abcès *canaliculaires*), et qu'ils reconnaissent comme cause la présence dans ce canalicule de poussières calomeliques ayant reflué du foyer de l'injection au moment où l'opérateur retire l'aiguille ou bien sorties de l'aiguille par une crevasse. Qu'y a-t-il de fondé dans cette interprétation? Je ne saurais le dire.

Enfin, à un autre point de vue, j'ajouterai que la pathogénie des abcès consécutifs aux injections est loin d'être connue dans tous ses points. Ainsi, quel rôle y joue la personnalité même du malade? Certes elle n'y est pas toujours indifférente; car, de par expérience clinique, il est des sujets qui font des abcès bien plus facilement que d'autres. A preuve, entre autres exemples que j'aurais à citer, le cas d'une femme de nos salles sur laquelle se sont produits trois abcès à la suite de trois injections, alors que plusieurs de ses compagnes, soumises à des injections faites par le même opérateur, avec le même instrument et le même liquide, sont restées indemnes d'abcès. De même, M. le Dr Morel-Lavallée a cité le cas d'un de ses malades qui, « quoi qu'on ait pu faire, avait un abcès à chaque injection, infailliblement ».

Puis, encore, que penser de certains abcès *tardifs*, qui se produisent inopinément et sans la moindre cause appréciable, à échéance plus ou moins longue après l'injection (quinze jours à trois semaines au delà), alors que la réaction originelle a disparu de vieille date?

Et de même pour diverses autres particularités non moins mystérieuses que je passerai sous silence.

Je résumerai ce paragraphe en disant :

Tuméfaction inflammatoire presque constante à la suite de l'injection, mais éphémère, tout au moins non durable, et sans importance;

Nodus fréquent; — négligeable, en général, par absence de troubles fonctionnels sérieux; — mais servant parfois d'origine à un éréthisme douloureux de la région;

Abcès devenu très rare, voire exceptionnel, mais pouvant toujours se produire en dépit de l'antisepsie la plus sévère; — presque toujours abcès spécial, amicrobique; — sans gravité; — mais, tout au moins, fort importun.

Tels sont, au total, les désagréments, les inconvénients (je ne dis pas les dangers, remarquez-le) qui peuvent dériver des injections de calomel employées à la dose moyenne de cinq centigrammes.

S'il n'y avait que cela à leur reprocher, on passerait condamnation sur de tels griefs, sans plus amples récriminations. Car, à tout prendre, ce ne sont là que des *ennuis*, des *inconvénients*, au prix desquels on serait encore trop heureux d'acheter les bénéfices d'une médication active, voire particulièrement énergique.

Malheureusement, il n'y a pas que cela, et nous allons voir maintenant entrer en scène un autre accident avec lequel il est plus difficile de s'accommoder, à savoir : la *douleur*, ou, disons mieux, l'ensemble des phénomènes douloureux qui peuvent résulter de l'injection. C'est là, par excellence, la pierre d'achoppement, le véritable point noir de la méthode.

2°. *Phénomènes de réaction douloureuse.* — Nous voici arrivés au point capital et décisif de la question. Aussi bien est-ce sur ce terrain que s'est livrée la bataille entre partisans et adversaires de la méthode et qu'elle se prolonge encore aujourd'hui.

Pour les uns, en effet, les douleurs pouvant résulter des injections de calomel ne seraient véritablement importantes, intenses, que dans un nombre de cas très limité. Comme fait usuel, elles seraient *tolérables*. Si bien que, pour eux, l'élément douleur ne saurait constituer une contre-indication de la méthode, réserve faite pour certains cas exceptionnels.

A l'extrême opposé, d'autres médecins déclarent ces injections absolument douloureuses pour la grande majorité des cas, et affreusement douloureuses, intolérables, pour certains cas qui sont, disent-ils, loin d'être rares. A ce titre, ils réprouvent, ils condamnent la méthode, ou ne consentent à l'accepter qu'à titre exceptionnel et sur indications spéciales.

Peut-être, à première vue, auriez-vous le droit de vous étonner d'une telle discordance d'opinions. Car il semble qu'il ne s'agisse là que d'un fait matériel à déterminer par l'observation et la statistique. Mais c'est qu'en réalité les choses sont moins simples qu'elles ne le paraissent. Et, en effet, éminemment *variables* se présentent les résultats des injections au point de vue qui nous occupe.

D'abord, ces résultats sont variables, et cela du tout au tout, d'*un sujet à un autre*. Tel, par exemple, supportera sans se plaindre une injection de calomel ou n'en ressentira qu'une douleur légère, insignifiante ; — tel autre en souffrira réellement, mais à un degré moyen, encore tolérable ; — et tel autre en souffrira cruellement, abominablement (le mot n'a rien d'exagéré), au point de se refuser à une nouvelle piqûre.

En second lieu, ces résultats sont même variables, d'une

injection à une autre, *sur le même sujet.* Ainsi, il est absolument commun d'entendre des malades qui ont subi toute une série d'injections vous dire : « C'est étonnant, il y a des injections qui me font souffrir, voire souffrir beaucoup, alors qu'il en est d'autres qui ne me font presque rien, que je ne sens même pas. » Deux exemples :

Un de nos malades reçoit quatre injections. A la première, douleur insignifiante ; — à la seconde, douleur un peu plus accentuée, mais « très tolérable » ; — à la troisième, douleurs extrêmement vives, qui se prolongent pendant huit jours ; — à la quatrième, douleurs très vives, au point que douze jours plus tard il éprouvait encore « des tiraillements dans tout le membre » et traînait la jambe en marchant.

Un autre malade reçoit quatre injections. Les deux premières, il les ressent à peine, si bien qu'il se moque de ses voisins qui se plaignent des injections. — La troisième est abominablement douloureuse : cinq jours d'alitement, puis quatre jours de claudication. — La quatrième ne détermine qu'une douleur tout au plus moyenne.

Est-ce bizarre !

Aussi bien rien d'étonnant à ce que des opinions différentes se soient constituées suivant le hasard des séries. Tel médecin tombe sur une série heureuse ; il en conclut que les injections sont tolérées sans douleurs ou tout au moins avec des douleurs moyennes, supportables. Tel autre voit coup sur coup trois, quatre, cinq de ses clients souffrir et souffrir cruellement des injections ; il juge d'après cela la méthode détestable. Exemple : dans une consultation avec un honorable praticien de la ville pour un malade atteint d'une syphilis grave, je propose d'avoir recours aux injections de calomel. « Soit ! je le veux bien, me dit mon confrère, mais ce sera sous votre responsabilité ; car, moi, j'ai horreur de cette méthode-là. Figurez-vous que je l'ai essayée trois fois dans ma clientèle. La première, j'ai à moitié estropié mon client, qui a souffert comme un malheureux et boité toute une quinzaine. Et, quant à mes deux autres malades, ils m'ont lâché dès leur première injection tant ils en avaient souffert ; ils en avaient eu assez d'une fois ! »

En pareille matière le danger est celui des convictions improvisées, ne reposant que sur un petit nombre de cas. Nécessité est, pour juger sainement les choses, de les juger d'après un nombre *considérable* d'observations ; sinon gare aux erreurs de série ! Il n'y a que le nombre pour tenir en garde contre des erreurs de ce genre.

Je me suis donc attaché, pour tenter dans la mesure du possible de dégager la vérité sur ce point, à réunir un grand nombre d'observations, et cela soit en ville, soit à l'hôpital.

En ville, je me suis entendu avec mon ami le Dr Portalier pour noter avec un soin minutieux, méticuleux, ce que produisaient comme *dose* de douleur, si je puis ainsi parler, les injections de calomel sur des malades que nous traitions ensemble. Et voici ce que nous avons observé comme résultat de 400 injections :

Douleur extrêmement vive, intolérable, atroce[1].	12 cas,	c'est-à-dire	3 0/0
Douleur vive ou très vive. . . .	72 —	—	18 0/0
— moyenne, tolérable. . .	155 —	—	38,7 0/0
— légère.	149 —	—	37,2 0/0
— nulle.	12 —	—	3 0/0
	400		

C'est-à-dire que :

1° Dans les deux cinquièmes des cas (40 fois sur 100), la douleur a été supportable;

2° Dans les trois cinquièmes des cas (60 fois sur 100) elle a été vive, importante comme intensité ;

3° Et, dans cette seconde catégorie des cas, très vive et intolérable pour un cinquième (21 fois sur 100).

Plus simplement nous pouvons dire que :

Sur 5 injections, il en est 2 qui sont tolérées sans trop de de douleurs ; — et 3 qui font sérieusement mal, dont 1 très mal.

D'autre part, à l'hôpital, voici ce que j'ai observé :

1° Dans un premier relevé, dû à mon chef de clinique (le Dr Gastou) et portant sur 245 injections, la douleur est notée « vive ou très vive » pour la moitié des cas, et « moyenne, tolérable ou insignifiante » pour l'autre moitié.

2° Un second relevé, dû à MM. Alglave, Deschamps et Monod, externes de la Clinique, comprend 473 cas dans lesquels nous avons observé ceci :

Douleur intolérable.	13 cas,	c'est-à-dire	2,7 0/0
— vive ou très vive. . .	137 —	—	29 0/0
— moyenne	79 —	—	16,7 0/0
— légère	125 —	—	26,4 0/0
— insignifiante ou nulle .	119 —	—	25,2 0/0
Total.	473		

A Saint-Lazare, le Dr Verchère a pratiqué 67 injections,

1. Comme exemple de ces douleurs atroces, arrachant des cris, déterminant des défaillances, des syncopes, lire une observation relatée par le Dr G. Barreyre (page 76) dans son intéressante thèse sur les *Accidents consécutifs aux injections mercurielles*, Paris, 1896.

dont il a étudié avec le plus grand soin les phénomènes consécutifs. Relativement à la douleur il a noté : 20 injections complètement indolores, contre 47 douloureuses à des degrés divers, mais souvent très violentes ; — c'est-à-dire, au pourcentage, 70 injections sur 100 notablement douloureuses.

Additionnant ces diverses statistiques, nous aboutissons à ceci : que, sur un total de 1.185 injections (chiffre à coup sûr, respectable et commençant déjà à exclure les erreurs de série), 637 ont été ou bien extrêmement douloureuses, ou très douloureuses, ou douloureuses d'une façon moyenne. C'est-à-dire que, *dans plus de la moitié des cas* (la moitié exacte serait 592), *la douleur consécutive à l'injection s'est montrée notablement importante à des degrés divers ;* — tandis que, dans moins de la moitié des cas, elle a été légère ou insignifiante.

Ainsi, donc, en définitive, *dans une proportion qui varie de la moitié aux trois cinquièmes des cas, l'injection fait sérieusement mal, à des degrés variés, et quelquefois très mal,* voilà ce qui ressort irréfutablement de la statistique.

Bornons-nous pour l'instant à enregistrer ce document, dont nous aurons à tirer parti plus tard pour la discussion qui doit suivre, et poursuivons notre analyse clinique.

A quelle *échéance* se produisent les phénomènes de réaction douloureuse à la suite des injections ?

Il est exceptionnel qu'ils se manifestent tout aussitôt, c'est-à-dire dans les premières heures qui suivent la piqûre. De cela cependant nous avons eu un exemple ici même la semaine dernière. Une malade de la policlinique a été prise, un quart d'heure après avoir reçu une injection de calomel, d'une douleur tellement vive qu'il lui a été impossible de continuer sa route. Elle a dû s'arrêter en pleine rue et se faire *porter* dans une voiture qui l'a ramenée chez elle [1].

Dans le cours habituel des choses, la première journée qui suit l'injection se passe bien et sans incidents, à part l'engourdissement qui succède à la piqûre. Puis, c'est le second jour ou même (plus rarement) le troisième qu'apparaît ce que nous avons appelé la douleur *éloignée*, la douleur *distante*, qui est la douleur vraie, la douleur importante de l'injection.

Cette douleur débute au point injecté, c'est-à-dire à la fesse. Elle est d'abord exclusivement locale et circonscrite. Comme caractère, les malades la comparent à la souffrance qui succède

1. On trouvera les détails de cette observation dans la thèse précitée du Dr G. Barreyre, p. 76.

à un coup, à une meurtrissure, à une contusion. Écoutons-les la qualifier : « C'est comme si j'avais reçu un coup de bâton sur la fesse. » — « Cela rappelle la *tape* que l'on reçoit quand on tombe en patinant sur la glace » ; ou bien encore « la *pelle* que l'on ramasse dans une chute de bicyclette ». — « Je suis tombé de cheval au régiment, et j'ai éprouvé pendant plusieurs jours une douleur tout à fait semblable à celle que me produit aujourd'hui mon injection. » Etc.

D'une part, la fesse est endolorie, sensible à la pression, parfois même éréthique, au point que les malades y redoutent le moindre attouchement. D'autre part, elle est douloureuse spontanément, sous forme de tension continue, d'élancements, de déchirements qui se produisent sans provocation, mais qu'*à fortiori* excitent ou exacerbent les mouvements, les changements d'attitude, les pressions, les froissements, etc.

La douleur n'est pas toujours cantonnée à la fesse. Souvent elle est *irradiante*, sous forme d'élancements qui se portent vers la cuisse ou, plus rarement, vers les lombes. Parfois encore, elle descend jusqu'à la jambe. Le Dr Verchère cite même trois cas où « des fourmillements et des sensations d'engourdissement se firent sentir jusque dans le gros orteil et la plante des pieds ». — Inutile de dire qu'avec ces irradiations névralgiformes la douleur rappelle quelque peu la sciatique.

Comme conséquences toutes naturelles, cette douleur comporte des troubles fonctionnels variés, en relation d'importance avec son acuité, à savoir : gêne pour s'asseoir, surtout si l'injection a été faite un peu bas ; les malades ne peuvent alors s'asseoir que sur une fesse ; — gêne pour le décubitus dorsal, devenu intolérable du côté malade ; nécessité de dormir sur le côté sain ; — gêne pour tous les mouvements du membre affecté. « Je suis comme un impotent, me racontait ces jours-ci un de mes clients ; il m'est impossible de mettre mes bas, de me chausser, d'enfiler mon pantalon, etc. » ; — gêne pour la marche, qui devient difficile, qui ne s'accomplit qu'au prix d'un effort douloureux et avec *claudication ;* — impossibilité de monter et surtout de descendre un escalier sans s'aider de la rampe ou d'une canne, etc. Que de fois n'ai-je pas entendu mes clients me dire : « Ah ! docteur, à chacune de vos injections, je suis *infirme* et *boiteux* pour quelques jours » !

C'est exactement là, du reste, ce que le Dr Verchère a observé sur ses malades de Saint-Lazare. Il raconte que « la plupart d'entre elles boitaient après leur injection, et cela pour quatre ou cinq jours. Si bien que son service avait reçu le sobriquet de *service des éclopées* ».

Enfin, fort souvent la douleur est telle qu'elle exige l'*alite-*

ment, l'alitement continu pour deux, trois et jusqu'à six et sept jours. A l'hôpital nous ne remarquons guère cela, parce que nombre de nos malades, par désœuvrement, restent couchés sans besoin. Mais, en ville, le repos forcé constitue une perte de temps et un préjudice dont nos clients ne manquent pas de se plaindre.

Quant à la durée totale de ces phénomènes douloureux, elle est naturellement variable suivant leur intensité. La douleur aiguë ne persiste guère plus de deux à quatre jours ; mais au delà reste, pour quelques jours encore, une sensibilité, un endolorissement vague de la région, avec gêne dans les mouvements et difficulté de la marche.

Une autre forme de la scène morbide consécutive aux injections est celle où des symptômes de *réaction générale* s'ajoutent aux symptômes douloureux.

Ce qu'on observe alors est ceci : d'une part, malade alité par l'acuité de la douleur, et, d'autre part, malade offrant l'aspect d'un véritable *fébricitant*. (Température à 38°, 38°5, parfois même 39° ; — pouls battant de 90 à 105, 110 ; — en outre, tous phénomènes constituant le cortège usuel de la fièvre, tels que malaise général, céphalalgie, inappétence, état gastrique, affaissement des forces, insomnie, etc.). Supposez par la pensée une fièvre synoque compliquée par aventure d'une forte sciatique, et vous aurez une idée à peu près exacte de ce qu'est l'ensemble morbide en question.

Cette forme est rare. J'imagine (sans être en mesure de fournir un chiffre exact sur ce point) qu'elle ne s'observe guère, au moins à un degré bien accentué, plus de quatre à cinq fois sur cent injections. Mais ce qu'elle a de curieux, c'est sa tendance à récidiver sur les sujets qu'elle a affectés une fois. Si bien que vraiment cette forme fébrile de la réaction calomélique semblerait être le propre de certains sujets. Un de mes clients, par exemple, me disait ceci : « Chaque injection de calomel est pour moi l'occasion d'une véritable *petite maladie*, avec douleurs, fièvre, nécessité de garder le lit pour plusieurs jours. J'ai voulu persister quand même, voyant que les injections me faisaient du bien pour ma syphilis ; mais infailliblement les mêmes phénomènes se sont reproduits à chaque piqûre, et j'ai dû renoncer à ce traitement. »

De tels malades sont des *intolérants* vis-à-vis de la méthode. Intolérants aussi peuvent être dits ceux, en bien plus grand nombre, pour qui les injections sont l'occasion habituelle ou même constante de phénomènes douloureux plus ou moins intenses. Insister quand même pour imposer à de tels sujets une méthode qui les malmène de la sorte serait non seulement un contre-sens pratique, mais une cruauté. En toute évidence, la méthode ne leur convient pas et il faut les traiter autrement. Eux-mêmes, au surplus, tranchent le plus souvent la question soit en signifiant à leur médecin qu'ils ne veulent plus entendre parler de « piqûres », soit en quittant leur médecin pour en chercher un autre qui les traite d'autre façon. A l'hôpital, ils changent de service ; dans les policliniques, ils ne reviennent plus.

Que de cas de ce genre n'aurais-je pas à citer pour ma seule part ! Que de fois n'ai-je pas entendu en ville tel ou tel de mes clients me dire : « De grâce, docteur, plus d'injections ! Prescrivez-moi tout ce que vous voudrez, et je vous obéirai. Mais quant à vos maudites injections, non ! Je n'en veux plus. Elles me font vraiment trop mal ; je n'ai plus la force de les supporter. »

Or, ces véritables *intolérants* de la méthode, sont-ils nombreux ? — Chose incroyable, notre confrère M. Jullien dit textuellement n'avoir rencontré, en douze années de pratique, que *deux* malades qui se soient montrés réfractaires à ce mode de traitement ! A des chiffres, il faut répondre par des chiffres. Or, sur 65 malades, M. Portalier et moi en avons rencontré 7 qui se sont absolument refusés à poursuivre le système des injections. Sept sur soixante-cinq, cela équivaut à *plus d'un sur dix*.

De même, à l'hôpital, huit de nos malades ont quitté nos salles au cours de ces trois derniers mois « parce que les injections leur faisaient trop de mal ». Et nombre d'autres auraient suivi leur exemple si nous n'avions consenti, sur leurs plaintes, à changer de traitement. Il ne se passe pas de quinzaine assurément où, dans mes salles, les récriminations d'un malade ne me forcent à renoncer à une méthode ainsi *redoutée*.

Vous le voyez donc, Messieurs, la question *douleur* constitue pratiquement, quoi qu'en aient pu dire certains de nos confrères, une objection importante, majeure même, contre la méthode des injections de calomel. Car, je le répète et ne saurais assez le répéter :

1° Au moins pour la moitié des cas, c'est là une méthode douloureuse, et douloureuse à un degré avec lequel il est impossible de ne pas compter ;

Et 2° pour certains cas, qui sont loin d'être rares, c'est une méthode où la douleur atteint une acuité suffisante pour lui servir de contre-indication formelle.

V. — S'il me fallait ne rien omettre dans cette revue des

accidents qu'il est possible d'observer à la suite des injections de calomel en particulier ou des injections mercurielles en général, j'aurais encore à vous entretenir de divers griefs qu'on leur a reprochés. Mais ces derniers, relativement à ceux qui précèdent, ne constituent plus que des raretés ou même des curiosités exceptionnelles. Il suffira donc de vous en dire quelques mots.

I. *Embolies pulmonaires.* — Des accidents de cet ordre ont été plusieurs fois constatés, notamment par Odmanson, Lewin, Lesser, Blaschko, Möller, Epstein, Klotz, Schulze, Rey et Jullien, A. Renault, etc.

Ils consistent en ceci : immédiatement ou peu de temps après l'injection, dyspnée subite, angoisse respiratoire (36 à 40 respirations par minute), toux spasmodique, point de côté, tendance à la lipothymie, voire à la syncope ; — puis, le lendemain ou les jours suivants, expectoration quelque peu sanguinolente, et formation manifeste d'un foyer circonscrit de congestion pulmonaire s'accusant par des signes non douteux (râles fins, respiration bronchique, submatité, quelquefois frottements pleuraux, etc.).

Cette scène est variable comme durée. Le plus souvent éphémère, elle ne dépasse pas quelques heures, voire une heure. Parfois cependant elle persiste, deux, trois, quatre jours, avec ou sans complication de phénomènes fébriles. Dans un cas, elle a duré trois semaines, avec continuité d'expectoration sanguinolente.

Jusqu'ici on l'a toujours vue se terminer d'une façon favorable (à moins cependant qu'on ne rattache à un processus embolique les deux cas de mort subite signalés par Lewin à la suite d'injections d'huile grise).

Ces accidents emboliques ont toujours succédé à des injections insolubles (calomel, acétothymol, salicylate). Mais leur pathogénie a été différemment interprétée quant à la nature de l'embolus. Les uns ont incriminé le véhicule *huileux*, et les autres les fines particules mercurielles qui, « si petites soient-elles, offrent encore au microscope un volume très appréciable et peuvent par elles seules obturer les fins capillaires du poumon ». A l'appui de cette dernière opinion, on invoque surtout les expériences de Möller, qui a produit sur les animaux des infarctus pulmonaires en leur injectant du thymol-acétate de mercure en suspension dans la paraffine liquide.

II. *Hématome, hémorrhagie.* — Certes il est étonnant que l'*hématome* ne soit pas une conséquence plus ou moins fréquente d'injections faites à une grande profondeur où l'on risque de rencontrer des vaisseaux plus ou moins importants. On n'en a cité cependant qu'un petit nombre d'exemples. Je n'en ai, pour ma part, observé que deux cas importants, où l'abondance de l'épanchement conférait un volume considérable à l'une des fesses devenue littéralement noire par ecchymose. Dans l'un de ces cas, il se fit un large sphacèle des téguments.

L'hémorrhagie *primitive* est extrêmement rare et presque toujours insignifiante.

L'hémorrhagie *secondaire*, qui apparaît plusieurs jours après l'injection, est un peu moins rare. Elle se fait par le trajet qu'a suivi l'aiguille, et s'écoule goutte à goutte, en durant parfois plusieurs jours. Exemple :

Une malade de la policlinique reçoit une injection de calomel. Rien de particulier ne se produit dans les premiers jours, si ce n'est une forte tuméfaction de la fesse avec douleurs. Puis, le sixième jour, la piqûre s'ouvre sans provocation et donne issue à du sang. Pendant trois jours le sang continue à sourdre goutte à goutte de la piqûre, sans qu'on puisse arrêter l'hémorrhagie. Cette femme nous affirme avoir perdu de la sorte « plus d'un litre (?) de sang ».

III. Autre fait, à coup sûr très exceptionnel, mais non moins utile à conserver en souvenir. — Le Dr Lang a relaté le cas d'un malade hémophilique qui, à la suite d'une injection mercurielle, fut pris d'une hémorrhagie mortelle des voies urinaires.

IV. Quelques cas d'accidents nerveux ont été signalés comme conséquence des injections caloméliques, à savoir : sciatique ; — névrites ; — parésies partielles ; — troubles trophiques, etc.

Mais de tels cas sont vraiment des plus rares. Et, de plus, il ne semble pas que les injections de calomel soient plus souvent coupables de tels méfaits que les injections d'autres genres, notamment que les injections solubles. Ainsi le seul cas sérieux de cet ordre que j'ai observé (paralysie des extenseurs du pied, du côté correspondant à l'injection) a succédé à une injection d'huile biiodurée.

La pathogénie de ces accidents n'est qu'indirectement connue par quelques expériences tentées sur les animaux, expériences dans lesquelles on a constaté des lésions inflammatoires et des dégénérescences de filets nerveux au voisinage de nodi dérivant d'injections mercurielles. Elle paraît donc relever de névrites localisées. Mais elle doit sûrement être plus complexe pour certains cas qui n'ont pas encore reçu d'explication plausible.

V. Enfin, les nodi ou les reliquats des nodi consécutifs aux injections peuvent servir d'appel, de localisation au processus gommeux. C'est ce dont témoigne péremptoirement un cas des plus curieux que vous avez pu observer dans le service et qui se résume ainsi : Un de nos malades était affecté d'une syphilis maligne précoce pour laquelle on avait cru devoir, à l'hôpital maritime de Toulon, lui pratiquer une série d'injections à l'oxyde jaune de mercure. De retour à Paris, il entra dans nos salles pour une nouvelle poussée d'accidents. Or, sous nos yeux, plusieurs des anciens nodi (suites d'injections) qui étaient encore facilement appréciables devinrent le siège de grosses infiltrations gommeuses, lesquelles résistèrent à toute médication et se ramollirent, pour dégénérer en de larges et profondes ulcérations gommeuses [1].

CONCLUSIONS DE PRATIQUE

J'ai achevé, Messieurs, ce que je m'étais donné comme tâche, à savoir : vous exposer *in extenso* les avantages et les inconvénients des injections de calomel. Ce sont là, comme on dirait au Palais, les pièces du procès. Donc, c'est d'après cela qu'il nous faut aboutir actuellement à déterminer la grosse question qui nous intéresse essentiellement, la question visée par tout ce qui précède, et qui n'est autre que celle-ci :

La pratique des injections de calomel à doses modérées est-elle de nature à servir de procédé usuel, habituel, « systématique », pour le traitement de la syphilis ?

C'est-à-dire : Est-ce là un procédé que l'on puisse appliquer indifféremment à tous les cas de syphilis et dont on puisse faire usage tout le temps qu'il y a lieu de traiter la syphilis ?

Je précise par deux exemples.

Voici, je suppose, un malade qui se présente avec tel ou tel accident actuel de syphilis. Est-on autorisé à lui prescrire les injections de calomel pour la guérison de cet accident, quel qu'il soit d'ailleurs ?

Et, d'autre part, voici un malade syphilitique qui n'a plus d'accidents actuels, mais que l'on juge utile de traiter préventivement, en vue de le sauvegarder pour l'avenir. Est-on autorisé à lui prescrire les injections de calomel à titre préventif ?

Graves questions, et questions de pratique par excellence.

Eh bien, à ces deux questions posées dans les termes que je viens de dire, je n'hésite pas pour ma part à répondre par la *négative*, et par une négative formelle, absolue. Cela, pour toute une série de raisons que je dois vous exposer, au risque de reproduire quelques-uns des arguments qui ont déjà trouvé place incidemment dans ce qui précède.

1. Observation publiée dans la thèse précitée de Barreyre, p. 113.

I. On a parlé des injections de calomel comme propres à constituer un traitement *systématique* de la vérole. Mais, d'abord, quoi de plus contraire au bon sens clinique qu'un traitement systématique d'une maladie quelconque? Le médecin doit se guider, pour traiter ses malades, non pas sur un système, non pas sur un plan thérapeutique arrêté à l'avance, mais sur des indications individuelles et actuelles relevant et de la maladie quant à ses symptômes, quant à ses formes, quant à son pronostic, etc., et du malade quant à ses forces, à sa constitution, à sa personnalité et à de multiples conditions de tout genre. Autrement, en quoi le médecin se différencierait-il d'une machine à débiter des ordonnances?

II. D'autre part — et cela encore au nom du bon sens, — est-ce qu'une vérité primordiale ne s'impose pas en l'espèce? Est-ce qu'il ne ressort pas du caractère même de la méthode en question, à savoir des désagréments, des inconvénients, des symptômes douloureux qu'elle comporte, que *cette méthode n'est pas de celles qu'on puisse indifféremment prescrire à n'importe qui et pour n'importe quoi ?* En vérité, ce serait prendre un bien médiocre souci de ses malades que de leur imposer une médication de cet ordre, si elle n'était motivée, légitimée par des indications spéciales et formelles.

Sans doute, vous répéterai-je encore, si la méthode en question était *unique* en son genre, c'est-à-dire seule capable de réaliser le but thérapeutique que j'ai en vue, je m'y résignerais faute de mieux, en me disant: « Voilà certes un traitement qui court risque d'exposer mon malade à bien des désagréments, peut-être même à des douleurs intenses et répétées; mais, n'ayant pas de succédané à ce traitement, force m'est bien de le mettre en œuvre coûte que coûte. » Or, telle n'est pas la situation. A coup sûr, pour un certain groupe de manifestations que j'ai essayé de spécifier dans ce qui précède, le calomel est un remède d'élite, qui réussit mieux que n'importe quel autre. Mais. *pour l'énorme majorité des manifestations courantes de la syphilis, il ne vaut pas mieux que tel autre.* Ce qu'il fait, on peut le faire sans lui et d'autre façon. Si donc on a moyen d'arriver sans lui aux mêmes résultats thérapeutiques, ne serait-il pas absurde de le préférer à d'autres médications qui ne comportent pas les mêmes désagréments, les mêmes inconvénients que lui?

Pour ma part, je déclare d'évidence notoire la possibilité de traiter et de guérir l'énorme majorité des manifestations de la syphilis sans le recours aux injections de calomel (ou autres d'ailleurs), tout en reconnaissant que, pour un petit groupe d'entre elles, les injections agissent plus énergiquement et plus rapidement que d'autres méthodes.

Et je suis bien certain d'être en communion de sentiment sur ce point avec presque tous les praticiens. Écoutons, par exemple, M. Besnier. Après avoir fait, comme on le sait, une longue et consciencieuse étude de la méthode mercurielle hypodermique, il est arrivé à cette conviction que *les injections n'ont pas à intervenir dans le traitement de la syphilis commune*. — De même M. Mauriac déclare que, « sur cent cas de syphilis, il n'en est pas certainement un qui nécessite le traitement par les injections ». — De même encore M. Augagneur a écrit : « Quand une syphilis se comporte comme nous la voyons évoluer le plus souvent, il est bien inutile de s'armer de procédés à prétentions héroïques » ; et, après discussion motivée, il conclut à ce que, pour l'énorme majorité des cas, « la syphilis n'a que faire des injections pour guérir ». — Et la même opinion n'a-t-elle pas été maintes fois produite et reproduite, au cours de discussions récentes, par nombre d'observateurs, tels que MM. Renault, Barthélemy, Verchère, etc. ?

Encore si la méthode des injections se montrait notablement supérieure à toute autre d'une façon habituelle, si elle ne comptait que peu de revers, si elle excluait mieux que d'autres les récidives prochaines ou les explosions éloignées, peut-être bien me laisserais-je séduire par elle, en dépit de tous ses inconvénients. Mais c'est que, précisément, tel n'est pas le cas. Vous savez à quoi vous en tenir sur ces divers points par ce que je vous en ai dit précédemment. Vous savez que c'est une méthode qui a ses échecs, comme toute autre; que c'est une méthode qui ne met en rien à l'abri d'assauts ultérieurs de la diathèse; que peut-être même, sous ce rapport, est-elle inférieure à d'autres, car nous avons vu qu'en bien des cas son influence est vraiment peu persistante. Donc, si elle ne vaut pas mieux que d'autres à ces titres divers, pourquoi la préférer à d'autres plus inoffensives ?

Il est vrai qu'on objecte ceci ; « Mais, en vous privant des injections, vous vous privez d'un mode de traitement particulièrement *énergique* et particulièrement *rapide* comme effets thérapeutiques. Car, énergie et rapidité d'action, voilà ses deux grands mérites. »

Réponse :

1° Si je n'ai pas besoin d'un procédé énergique pour résoudre et guérir certaines manifestations de syphilis, quel avantage trouverais-je à y recourir, alors que je puis réaliser le même effet par des méthodes plus douces qui ne comportent pas les risques du procédé énergique en question ? Frapper fort est souvent utile, et, dans les cas où cela peut être utile, je ne demande pas mieux que de frapper fort. Mais frapper fort à tout propos et sans raison, quel bénéfice trouvez-vous à cela?

2° D'autre part, dit-on, c'est une méthode plus rapide que d'autres comme effets thérapeutiques. Je le reconnais, au moins pour beaucoup de cas. Mais ai-je toujours besoin, ai-je même souvent besoin de cette rapidité d'action? Qu'elle puisse être utile en certains cas, je suis loin de le contester, et, pour ces cas, je ferai choix du calomel. Mais, si elle n'est pas particulièrement utile, à quoi bon mettre en œuvre un procédé dont vous savez les risques pour hâter la guérison de quelques jours? Ainsi que l'a très bien dit M. Augagneur, « en théorie, la supériorité de la méthode hypodermique comme rapidité d'action est soutenable ; mais, en pratique, rend-elle beaucoup de services? En est-on réduit très souvent à ce que l'imprégnation mercurielle doive se faire en vingt-quatre heures? »

Inutile d'ailleurs d'insister sur ces diverses raisons comme sur d'autres analogues que j'aurais encore à produire. Car il en est une en l'espèce qui les domine toutes et qui me permettra d'abréger cette discussion. Cette raison, qui, à mes yeux, contient la condamnation de la méthode des injections — non pas seulement des injections de calomel en particulier, mais *de toutes les injections en général* et quelles qu'elles soient — cette raison, dis-je, qui condamne la méthode des injections en tant que méthode *usuelle* de traitement de la syphilis, la voici en deux mots :

C'est que ladite méthode constitue un *danger* — et le pire des dangers en l'espèce — en aboutissant à ceci, que *les malades ne se traitent pas comme ils devraient se traiter pour guérir de leur syphilis.* — Je m'explique.

S'il est une conviction à laquelle m'ait conduit l'expérience, c'est bien celle de la *nécessité d'un long traitement* pour guérir la syphilis, tout au moins pour imposer silence à ses manifestations. Cela est devenu un axiome pour moi, comme aussi, je le crois, pour la très grande majorité des médecins qui ont étudié scrupuleusement cette si grave question thérapeutique.

Or, — ici encore je vais faire appel au bon sens — pour obtenir des malades qu'ils se traitent longtemps, pour obtenir d'eux surtout qu'ils se traitent préventivement (c'est-à-dire alors qu'ils n'ont plus de symptômes actuels de maladie leur démontrant la nécessité de poursuivre la cure), il convient ou même, disons mieux, il est indispensable de leur offrir le mode de traitement le moins malplaisant et le moins antipathique possible, un mode de traitement qui ne leur répugne pas, qui ne leur soit pas préjudiciable, qui ne risque pas d'être pour eux l'occasion d'ennuis, de désagréments, de risques d'alitement, d'interruptions de travail, et surtout, par-dessus tout, de douleurs. A ce prix, et à ce prix seulement, vous pourrez obtenir d'eux — et encore? — qu'ils se soignent comme vous l'entendrez, c'est-à-dire *tout le temps* que vous jugerez nécessaire à leur guérison.

Or, ne voyez-vous pas que le système des injections au calomel est précisément le contre-pied d'un traitement de ce genre? Car c'est le prototype, le type par excellence du traitement antipathique, du traitement déplaisant, désagréable, vexatoire, douloureux (ne perdez pas de vue, en effet, qu'une injection sur deux pour le moins est notablement douloureuse), du *traitement cauchemar*, comme le qualifiait un de mes clients, bref, du traitement *odieux*, avec lequel on a le plus à cœur d'en finir au plus tôt.

Que va-t-il donc arriver, et cela presque nécessairement, si vous avez fait systématiquement élection, comme thérapeutique habituelle, du procédé en question, c'est-à-dire si, après avoir soumis votre malade à une ou plusieurs cures d'injections, vous lui proposez de continuer de la sorte, et cela pour des mois, pour des années ?

Ce qui va arriver? Ah ! je me flatte d'être prophète en l'espèce pour le prédire. C'est que votre malade n'acceptera pas ce traitement qui est loin d'être de son goût, et pour cause ; c'est, suivant une expression triviale, qu'il vous « lâchera », vous et vos injections ; cela à son préjudice, je vous l'accorde, mais il vous lâchera, voilà le fait.

Et alors ? Alors, de deux choses l'une : Ou bien, s'il est heureusement inspiré, il se dira qu'il n'est pas encore guéri et ira trouver, pour achever de se guérir, un autre médecin qui le traitera par une autre méthode ; — ou bien, par ennui, par négligence, il jugera à propos de ne plus rien faire, il s'abandonnera, il *ne se traitera plus.*

Donc, dans ce dernier cas (qui, je l'affirme de par expérience, est de beaucoup le plus fréquent), le malade restera avec une vérole non traitée, tout au moins incomplètement et insuffisamment traitée. Or, quel est l'aboutissant usuel des véroles de cet ordre? Le tertiarisme, à savoir l'explosion, à échéances variables et tout à fait indéterminées, d'un accident tertiaire quelconque. Fasse le ciel que ledit accident soit de l'ordre de ceux qui peuvent guérir et alors le mal sera encore réparable. Mais, si cet accident est de l'ordre de ceux qui s'en prennent à l'œil, au cerveau ou à la moelle, inutile de dire quel dénouement pourra comporter la scène.

Et voilà pourquoi, Messieurs, je réprouve, quant à moi, le

système des injections de calomel (comme au reste, je le répète encore, des injections de tout ordre) en tant que méthode usuelle, habituelle, de traitement de la syphilis, sans rien refuser à cette méthode de sa puissante et salutaire influence sur diverses manifestations de la maladie.

Cette influence, encore une fois, je ne la conteste en rien (à preuve ce que je vous en ai dit précédemment). Cette influence, je serais aveugle si je commettais la faute de la méconnaître, non moins que coupable si je ne l'utilisais pas à l'occasion pour le plus grand bien de mes malades. Mais telle n'est pas la question pour l'instant. Pour l'instant, il ne s'agit que de juger la méthode en tant que traitement usuel, courant, de la syphilis. Eh bien, me plaçant à ce point de vue et à ce seul point de vue quant à présent, je dis et je répète avec conviction que, pour les diverses raisons que vous venez d'entendre et pour la dernière tout spécialement, la méthode des injections est une de celles qui répondent le moins à ce qui doit être le but de nos efforts, à savoir : faire en sorte que les malades se traitent *longtemps*, assez longtemps pour aboutir à se sauvegarder dans l'avenir après s'être « blanchis » dans le présent.

En résumé, donc :

Au titre de médication temporaire, provisoire, dirigée contre une manifestation ou une phase d'explosion de la syphilis qu'il est utile de réprimer énergiquement, oui, j'accepte la méthode des injections de calomel.

Mais, au titre de médication courante, habituelle, préventive, et surtout systématique, devant constituer d'un bout à l'autre le traitement de la syphilis, je suis pour elle un adversaire convaincu.

LA MÉTHODE NE SAURAIT ÊTRE MISE EN ŒUVRE QUE SUR INDICATIONS SPÉCIALES

De ce qui précède vais-je être amené à conclure que cette méthode doit être considérée comme d'ordre *exceptionnel ?* « C'est là une méthode d'exception, ont dit quelques médecins, d'exception et rien de plus. »

Eh bien, *non*. Ce qualificatif de méthode d'exception me paraît bien sévère, plus que sévère même, excessif et dépassant la mesure. Et, en effet, ce n'est pas une rareté, une exception, en pratique, que d'être conduit à recourir au procédé des injections, et cela même d'après des indications dûment motivées.

Plus justement, je crois, il convient de dire que c'est là une

MÉTHODE D'INDICATIONS SPÉCIALES. Cette appellation me paraît répondre précisément à l'esprit du procédé, procédé qu'il serait illogique d'appliquer indifféremment à tous les accidents de la syphilis, mais qu'il est légitime de mettre en œuvre sur des données cliniques particulières, sur ce qu'on appelle des *indications*.

Mais, allez-vous me dire alors, quelles sont donc les indications de cette méthode ?

On s'est empressé de vouloir les déduire de considérations théoriques, et l'on a raisonné *à priori* de la façon suivante : « A symptôme grave remède énergique. Donc, toutes syphilis graves par le nombre et le caractère de leurs manifestations, graves par leur marche anormale et précipitée, graves par la qualité des organes menacés (œil, cerveau, moelle, etc.), graves encore par leur ténacité et leurs récidives, etc., voilà ce qui est du ressort des injections, tandis qu'aux formes moyennes ou bénignes conviennent mieux les méthodes usuelles. » Plus simplement encore on a proposé la formule trichotomique que voici : « Contre les syphilis ordinaires, courantes, traitement par ingestion ; — contre les syphilis plus intenses, traitement par frictions ; — contre les syphilis fortes, injections, et, en particulier, injections calomćliques. »

Rien de mieux, à coup sûr, que les inductions rationnelles comme inspiration première. Mais, en matière de thérapeutique, tout reste soumis aux *résultats*, résultats qui ne peuvent dériver que de l'observation patiente, analytique, comparative. Car, encore une fois, la question en l'espèce n'est pas de savoir ce que peut guérir le calomel, mais ce qu'il guérit mieux, plus sûrement et plus rapidement que ne le fait tout autre mode de mercurialisation. Affaire d'expérience, ou plutôt encore d'empirisme, exclusivement.

Or, dans l'étude que nous avons consacrée précédemment à ce point spécial, nous avons vu les injections au calomel se montrer particulièrement efficaces et puissantes contre un certain groupe de manifestations spécifiques que je me suis efforcé de déterminer avec soin. Nous avons vu notamment quels services signalés et parfois surprenants, presque extraordinaires même, elles peuvent rendre contre le *phagédénisme* de certains chancres ; — les *syphilides palmaires et plantaires de forme chronique ;* — les *glossites dépapillantes*, si communes dans les étapes avancées de l'infection ; — les *glossites hyperplasiques* à tendance scléreuse ; — les *syphilides tuberculo-ulcéreuses*, notamment les syphilides lupiformes, à grosses infiltrations ;

— les *laryngites tertiaires,* etc. ; — les *phagédénismes tertiaires,* etc.

Eh bien, voilà, *quant à présent,* autant d'indications de la méthode, et vous voyez qu'elles ne laissent pas de former un groupe déjà respectable.

Quant à présent, ai-je dit et à dessein. Car sans doute les injections ne sont pas bonnes qu'à cela. Suivant toute vraisemblance elles comportent d'autres indications que l'avenir nous apprendra.

Ainsi, déjà, l'on a signalé certains cas où elles ont rendu d'utiles services. Comme exemple, je rappellerai une très intéressante observation du Dr Barthélemy, relative à une syphilis pulmonaire qui avait été diagnostiquée « tuberculose scléreuse » par plusieurs maîtres éminents, et qui guérit par des injections mercurielles. Mais les cas de cet ordre et d'autres analogues sont encore trop isolés pour qu'on en puisse rien conclure, et force nous est d'attendre à leur sujet une expérience plus étendue.

Puis encore, que de points inexplorés dans la question ! Que pourrait produire, par exemple, la méthode des injections dans la grossesse, relativement au fœtus procréé syphilitique ? Quels résultats pourrait-elle donner dans la syphilis infantile ? Etc. Autant de sujets qui, pour l'instant, restent à l'étude.

En second lieu, ai-je besoin d'ajouter qu'une autre indication de la méthode — celle-ci à coup sûr irrécusable — ressort des échecs et de l'insuffisance éprouvée d'autres médications, ou bien encore d'intolérances idiosyncrasiques pour ces médications ? On est trop heureux, en telles occurrences, de trouver dans les injections un recours utile et puissant à mettre au service des malades.

D'autre part, il est non moins évident que la méthode comporte, comme tout traitement, des *contre-indications,* et de plusieurs ordres.

Impossible, par exemple, de la mettre en œuvre dans certaines conditions où elle ne serait pas tolérable, à savoir : soit sur des sujets offrant une dentition mauvaise et des gencives chroniquement enflammées; — sur des sujets débilités, cachectiques, peu propres à supporter une mercurialisation active; — sur des sujets affectés d'une maladie rénale susceptible d'entraver l'élimination mercurielle; — sur des sujets affectés d'une maladie du foie; — sur des diabétiques, en raison des accidents locaux qui pourraient surgir de la réaction inflammatoire; — sur des sujets hémophiliques (cas mortel de Lang), etc., etc.

Autre point encore. « C'est une *méthode d'hôpital* exclusivement », a-t-on dit, parce qu'en effet à l'hôpital les malades ont un lit et leur temps à eux en cas d'incidents. — Il est de fait qu'on ne saurait prescrire un traitement de cet ordre à des gens qui ont besoin de toute la liberté et de l'agilité de leurs jambes, soldats, ouvriers travaillant debout, employés de commerce devant pour leurs affaires aller et venir tout le jour, monter des escaliers, subir de dures fatigues, etc. Ailleurs qu'à l'hôpital, ces contre-indications professionnelles excluent le recours au système des injections, cela va de soi.

Mais, à coup sûr, la contre-indication majeure, principale, de la méthode, c'est le défaut d'indications propres à en motiver l'emploi.

Car — faut-il le répéter une dernière fois? — ce mode de traitement, en raison des inconvénients et des accidents qu'il comporte, n'est pas de ceux qu'il soit logique d'appliquer indifféremment à tout malade et à toute manifestation de la maladie; c'est un traitement qui, pour être légitime, doit être *nécessaire*, c'est-à-dire être motivé par quelque symptôme ou quelque forme morbide de caractère particulier.

Autre question : Ne pourrait-il pas y avoir avantage à mettre en œuvre d'*emblée* la méthode des injections calomeliques? D'emblée, c'est-à-dire au seuil même de la syphilis, à la période du chancre.

En l'espèce, on a raisonné de la façon suivante : « Somme toute, le traitement par les injections calomeliques exerce sur la syphilis une action puissante, et souvent plus puissante que celle de n'importe quel autre mode thérapeutique. — D'autre part, la logique permet de croire qu'il y a toujours avantage à attaquer une maladie à ses débuts (*Principiis obsta*, dit le vieil adage), et à l'attaquer par les agents les plus énergiques dont on dispose. — Donc, pourquoi ne pas combattre la syphilis *ab ovo* par la plus active des méthodes que nous ayons entre les mains? Est-ce qu'il n'y aurait pas espoir ainsi de l'amender, de l'atténuer en germe, d'en enrayer l'évolution, en un mot de *mieux faire* par ce traitement intensif d'emblée que par les méthodes douces qui sont d'usage courant? »

Qu'un tel programme ne reposât que sur une base théorique, il n'importe. C'était un programme d'expérimentation correct, défini, censé. Et il aurait pu séduire quelques observateurs. Et il méritait tout au moins les honneurs d'un « essai loyal ».

Malheureusement pour lui, l'exclusivisme et l'exagération se mirent de la partie et vinrent tout compromettre. D'une part, on ne parla rien moins que de généraliser cette méthode, en l'appliquant à *toutes* les syphilis, quelles qu'elles fussent, bénignes, moyennes ou graves. Car, disait-on, sait-on au début d'une syphilis ce que sera cette syphilis? Donc, il convient de se comporter comme si elle devait être grave et, conséquemment, d'attaquer indistinctement toutes les syphilis à leur début par la méthode des injections. — D'autre part, des enthousiastes, s'emparant de quelques cas qui, traités de la sorte, n'avaient donné lieu dans leurs premiers temps qu'à des symptômes bénins, se prirent à exalter la méthode avant même qu'elle ait eu le temps de faire ses preuves. Sans considérer qu'*avec n'importe quel traitement on obtient des syphilis bénignes dans leurs premières années*, on se mit à chanter les louanges de la *méthode des injections ab ovo*, en la présentant comme « susceptible d'entraver d'emblée le développement du chancre » ; — comme « atténuant la syphilis, l'enrayant à son début et pour toujours (!), jusqu'à extinction » ; — comme « la réduisant à une infection légère entre toutes » ! — Grâce à elle, « la syphilis n'était plus la syphilis ». — Ne pas traiter de la sorte, c'était « se résigner à une « abdication ». — On a même osé prononcer en son honneur les mots de « méthode *abortive* », de « méthode *jugulante* », « de *calomel abortif* », etc.

Qu'arriva-t-il ? De telles exagérations ne manquent guère d'éveiller la défiance et de provoquer une réaction qui, elle aussi, dépasse la mesure. En l'espèce, la réaction se traduisit par une indifférence à peu près générale. Si bien que, dans aucun de nos grands services de vénéréologie, on n'a mis en expérimentation réglée la méthode de traitement de la syphilis *ab ovo* par les injections de calomel, et qu'aucune étude spéciale sur ce sujet n'a été publiée jusqu'à ce jour.

D'ailleurs, rien d'étonnant à cela. En dépit de sa nouveauté et du titre de « jeune thérapeutique » dont elle se prévalait, la méthode en question n'était en rien faite pour tenter, et l'on se demandait *a priori* ce qu'on pourrait y gagner. D'une part, se disait-on, ce n'est pas là — tant s'en faut — une méthode exempte de désagréments et d'accidents, spécialement d'accidents douloureux pouvant aller jusqu'à l'alitement, jusqu'à la maladie. — D'autre part, ses effets préventifs ne sont pas déjà si merveilleux, à en juger par les récidives qu'elle laisse si souvent se produire à sa suite. — Puis, se demandait-on encore, les traitements anciens ont-ils donc démérité, ont-ils donc perdu une valeur thérapeutique qui semblait consacrée par le temps, pour qu'on songe à leur substituer systématiquement une méthode bien autrement importune et féconde en inconvénients de divers ordres ? Est-ce que, par exemple, le traitement par ingestion ne satisfait pas le plus souvent à ce qu'on peut lui demander comme curation dans le présent et comme sauvegarde pour l'avenir ? Ne nous arrive-t-il pas de rencontrer à tout instant des sujets qui, traités de la sorte il y a vingt, trente, quarante ans, ont traversé heureusement les diverses étapes de leur syphilis ? (Combien, pour ma part, n'en aurais-je pas à citer!) De quel droit, donc, renier ou tout au moins sacrifier les vieilles méthodes, qui, pour être vieilles, n'en sont que plus éprouvées que les jeunes ? — Puis, enfin, un gros argument (que déjà j'ai développé dans ce qui précède) ne contient-il pas ici encore la condamnation de la méthode? A savoir que, par l'importunité, les ennuis et surtout les douleurs qu'elle inflige aux malades, elle constitue *le traitement le mieux fait pour empêcher les malades de se traiter*.

Cependant, si valables pussent-elles être, ces raisons ne sauraient prévaloir contre les résultats de l'expérience. Or, l'expérience nous fait ici défaut. Car je ne parlerai que pour mention de quelques essais institués en ce sens dans mon service. J'ai traité un certain nombre de malades suivant le programme en question, à savoir par les injections de calomel dès la période du chancre, dès les premiers temps du chancre, et les résultats ont été ceux auxquels on pouvait s'attendre. C'est-à-dire que, d'abord, le calomel n'a rien « jugulé du tout », n'a point fait « avorter » la syphilis ; — et, en second lieu, que la syphilis a évolué initialement (j'entends au cours de son étape secondaire) à la façon dont elle évolue sous l'influence d'autres traitements, à savoir en se bornant à quelques accidents légers. Certains malades même nous ont paru peu influencés par ce traitement. L'un d'eux, par exemple, qui cependant avait été traité dès le début du chancre, a présenté quatre mois plus tard une roséole assez confluente et des plaques buccales nombreuses, cela en dépit de *huit* injections de calomel à cinq centigrammes[1]. Et de même pour trois ou quatre autres. Mais je n'ai rien à conclure d'une poignée de faits, et j'en suis encore comme tout le monde à ignorer ce que pourrait donner, comme rendement utile, un traitement par le calomel inauguré dès l'origine du chancre et poursuivi un certain temps. La question reste donc à l'étude. Est-il besoin d'ajouter d'ailleurs que, si une expérimentation de ce genre vient à être instituée, il ne sera permis — et pour cause — d'en apprécier sûrement les résultats qu'après toute une série d'années ?

1. V. *Bulletin de la Soc. française de derm. et de syph.*, 1896, p. 455.

HUILE GRISE

COMPOSITION. — TYPE OFFICIEL. — POSOLOGIE. — TECHNIQUE OPÉRATOIRE

Les longues discussions qui précèdent m'ont éloigné d'un sujet qu'il me faut reprendre actuellement.

Le calomel, que je viens d'étudier, a été pour un temps l'agent principal, sinon unique de la médication par injections rares. Mais depuis lors bien d'autres agents ont été proposés comme répondant à la même intention thérapeutique. Ces derniers doivent nous occuper actuellement. Je vais les passer rapidement en revue, en n'insistant toutefois que sur ceux auxquels l'expérience a reconnu une réelle valeur.

I. — Huile grise. — Imaginée et introduite dans la thérapeutique par Lang (de Vienne), l'huile grise (*oleum cinereum*) est une préparation consistant en ceci : du mercure à l'état de division parfaite, tenu en suspension dans un corps gras liquide. C'est une sorte d'onguent mercuriel fluidifié.

Déjà, en 1902, je rendais pleine justice à ce remède en disant ceci dans une de mes leçons : «... Bien étudiée par de nombreux médecins, notamment par MM. Le Pileur, Barthélemy, Thibierge, Gagnière, etc., et soumise ici même à une longue expérimentation, l'huile grise est une préparation qui peut être considérée dès à présent comme un *bon remède*, un remède d'action sûre. Bien positivement, après le calomel, c'est ce que nous avons de mieux... » Mais j'étais loin, à coup sûr, tout en prévoyant son succès, de prévoir ce qu'il a été, ce qu'il est aujourd'hui, et le degré de faveur vraiment extraordinaire auquel il s'est élevé. L'huile grise a pris la vogue ; sans exagération elle *fait fureur* actuellement. Si bien qu'à l'une des dernières séances de notre Société de dermato-syphiligraphie nous avons entendu plusieurs de nos collègues nous apporter le tribut de leur expérience personnelle sur la question au nom de 1.500, de 6.000, de 9.000, de 10.000, de 12.000 injections ; l'un d'eux même nous a dit en pratiquer de 7.000 à 10.000 par an dans son service d'hôpital. De tels chiffres sont significatifs et je n'aurais que faire de les commenter.

J'ai donc devoir de vous parler en détail d'un remède d'usage aussi prodigieusement répandu.

I. — Un mot d'abord sur sa composition, sur sa teneur en mercure, etc.

L'huile grise a maintes fois, depuis Lang, changé de formule comme teneur en mercure, comme véhicule, comme détails pharmaceutiques. On en a fabriqué à 30 0/0, à 40 0/0, à 50 0/0, etc., comme aussi à 16 0/0, à 10 0/0, etc. C'est qu'en effet elle n'avait pas de formule officielle, de type officiel. En sorte qu'en ces derniers temps l'anarchie était arrivée à son comble, et qu'avec un peu d'exagération on pouvait dire : autant de pharmacies autant d'huiles grises. Il ne suffisait donc plus de formuler « huile grise » dans une prescription ; obligation était de spécifier quelle huile grise on désirait et à quel titre on la désirait. Bref, c'était la confusion des confusions et une source continuelle d'erreurs susceptibles d'aboutir à de regrettables conséquences. Notre Société de dermato-syphiligraphie française a eu le grand mérite, ces derniers temps, de mettre fin à un tel état de choses en provoquant une discussion en règle sur toutes choses afférentes à l'huile grise et en constituant une formule qui, agréée par la Société de pharmacie, puis adoptée par la Commission du Codex, a été inscrite au dit Codex. Nous avons donc enfin aujourd'hui une formule stable, définitive, d'huile grise, une formule officielle, *ne varietur*. — Voici cette formule :

℞		
℞	Mercure purifié.	40 grammes
	Graisse de laine stérilisée	26 —
	Huile de vaseline médicinale stérilisée.	q.s.p. 100 c. c.[1].

Cette huile grise contient donc, et cela exactement, 40 CENTIGRAMMES DE MERCURE POUR UN CENTIMÈTRE CUBE (*et non pas* 50, *comme l'ancienne huile grise, dite à* 40 0/0).

Elle se présente sous l'aspect d'une pâte de couleur gris noirâtre foncé. Elle a une consistance butyreuse, et la chaleur de la main suffit à la fluidifier.

1. « ... Quand, pour gagner du temps, on la tiédit au bain-marie ou par une source de chaleur quelconque, il faut éviter de la chauffer inconsidérément; car on détruirait ainsi l'homogénéité de la préparation, et le mercure tomberait au fond du flacon, de sorte que le dosage du produit serait évidemment faussé » (Lafay, *Pharmacologie de l'huile grise*).

Je passe sur nombre de détails pharmaceutiques qui ne sont pas de notre sujet, tels que les suivants, comme exemple :

« Opérer l'extinction du mercure à l'aide de la graisse de laine dans un mortier préalablement flambé en même temps que son pilon. — Contrôler l'extinction de temps en temps par l'examen microscopique ; incorporer ensuite par petites parties l'huile de vaseline. — Faire la préparation dans des conditions d'asepsie aussi rigoureuse que possible. — L'opération dure de dix à douze heures pour les quantités ci-dessus. — Le produit obtenu est de consistance fluide et d'aspect bien homogène — Conserver pour l'usage en flacons bouchés à l'émeri stérilisés, qu'au moment de l'emploi le médecin agitera fortement. »

Posologie. — A l'origine on dosait par gouttes ce remède et l'on prescrivait par exemple une injection « avec cinq, huit, dix gouttes d'huile grise ».

Mais on n'a pas tardé à s'apercevoir des inconvénients, voire des dangers d'une telle posologie, la *goutte* d'huile grise étant sujette à de grandes variétés suivant des conditions multiples qu'il serait superflu de spécifier ici.

Et, après des tâtonnements, des tergiversations dont je vous ferai grâce, on est arrivé au seul mode posologique acceptable en l'espèce, à savoir : un *dosage en volume pour le véhicule* et *en poids pour le mercure;* car c'est par le volume seul du liquide injecté qu'on peut se rendre compte du poids de mercure injecté. En autres termes on prescrit ainsi : Injection d'huile grise à 4, 8, 10 centigrammes de mercure. Or, que veut dire cela, sinon injecter un volume d'un véhicule convenu, volume qui répond en poids à 4, 8, 10 centigrammes de mercure? — Ici, un peu d'arithmétique est de rigueur.

Un centimètre cube d'huile grise, ai-je dit, contient 40 centigrammes de mercure; donc 1 centigramme de mercure est représenté par un quarantième de centimètre cube. Donc, injecter 4, 8, 10 centigrammes de mercure, c'est injecter 4, 8, 10 quarantièmes de centimètre cube. Mais comment injecter 4, 8, 10 quarantièmes de centimètre cube?

Nous avons dans les mains un instrument connu de tous qui nous en fournit le moyen. C'est la seringue de Pravaz, laquelle cube exactement 1 centimètre cube, et qui, de plus, est divisée en 20 parties. Chacune de ces divisions, égalant un vingtième, ou, ce qui revient au même, deux quarantièmes de centimètre cube, équivaut à 2 centigrammes de mercure. Donc, pour injecter 4 centigrammes de mercure nous n'avons qu'à injecter le contenu de deux divisions de la seringue. — Et de même, pour injecter 8 ou 10 centigrammes de mercure, nous n'avons qu'à injecter le contenu de 4 ou 5 divisions de la dite seringue... Rien de plus simple.

A la rigueur, la seringue de Pravaz peut suffire aux injections d'huile grise. A coup sûr toutefois elle n'est pas d'un emploi commode, et cela pour deux raisons, à savoir : 1° parce que, trop voisines, trop rapprochées les unes des autres, ses divisions, inscrites sur le corps de pompe, y sont d'une lecture difficile; — et 2° parce que la course de son piston est très restreinte et qu'une pression un peu forte ou un faux mouvement court risque de provoquer un débit excessif de l'injection. On peut donc, on doit même parer à cet inconvénient, à ce danger possible, par l'emploi d'instruments mieux appropriés.

On a fabriqué déjà dans cette visée nombre de seringues graduées de différents modèles (seringues de Barthélemy, de Le Pileur, de Barthélemy et Lévy-Bing, d'Edmond Fournier, de Lafay et Lévy-Bing, etc.).

Je donne actuellement la préférence à celle d'Edmond Fournier, parce qu'elle me paraît simple, parce qu'elle a l'avantage d'être graduée suivant le système métrique, parce que ses divisions suffisamment distancées sont d'une lecture facile, parce que d autre part elle peut être utilisée pour d'autres injections.

Elle est toute en verre, longue, fine, et de construction assez solide.

Sa contenance exacte est *d'un demi-centimètre cube*. — Elle est graduée en dix divisions, dont chacune par conséquent répond à 2 centigrammes de mercure avec la préparation actuelle de l'huile grise du Codex.

Il suffira donc (je ne crains pas de préciser pour éviter toute erreur) d'injecter avec cette seringue :

le contenu de deux de ses divisions pour injecter 4 centigrammes de mercure;

le contenu de trois de ses divisions pour injecter 6 centigrammes de mercure;

le contenu de trois et demie de ses divisions pour injecter 7 centigrammes de mercure (dose usuelle, dose la plus commune);

le contenu de cinq de ses divisions pour injecter 10 centigrammes de mercure.

Etc... [1].

II. — La technique est celle des injections de calomel, précédemment étudiée, et se résume en ceci : Antisepsie, antisepsie parfaite, absolue.

Les injections seront toujours faites profondément, *en plein muscle*[2]. — On aura soin d'en conserver le schéma topographique, de façon à éviter de lancer une injection dans un ancien foyer.

1. Edmond Fournier a encore proposé une simplification au procédé qui précède. « Dédoublez, a-t il dit, l'huile grise actuelle du Codex, c'est-à-dire faites préparer une huile grise ne contenant que 20 centigrammes de mercure (au lieu de 40) par centimètre cube. Avec cette huile une division de ma seringue contiendra exactement 1 centigramme de mercure. Il suffira alors d'injecter autant de divisions qu'on voudra injecter de centigrammes de mercure. Simplification. »

On a objecté, il est vrai, que l'huile grise ainsi *diluée* devenait par cela même plus douloureuse Mais le fait est-il bien établi? Je ne le crois pas pour ma part, tout au moins ce résultat ne m'a pas paru ressortir de mon observation.

2. Un de nos confrères cependant (M. le Dr Étienne) dit n'avoir pas trouvé d'inconvénients à les pratiquer dans le tissu cellulaire.

Grâce aux rayons X on a pu obtenir des photographies de la région injectée et constater nettement que « l'huile grise ne se collecte pas, mais fuse immédiatement entre les fibrilles musculaires. Quarante-huit heures après l'injection, elle a déjà disparu presque complètement. Au delà du quatrième jour on ne trouve presque plus trace du métal. » (Lévy-Bing). — A conclure de cet examen qu'un léger massage consécutif à l'injection n'est pas sans avantage pour favoriser la diffusion de la matière injectée dans le parenchyme musculaire [1].

III. — La dose à injecter, cela va sans dire, varie suivant les sujets et l'intention poursuivie. En moyenne, elle oscille entre 5 et 10 centigrammes.

Précisant mieux, je dirai : Pour un homme adulte, robuste, du poids de 80 kilogrammes environ, elle sera de 7 à 9 centigrammes ; — et pour une femme, dans des conditions équivalentes, de 5 à 7.

Mais cette moyenne peut être sensiblement dépassée. On l'a élevée (pour l'homme, par exemple) à 10, 12, 14 centigrammes, et sans accidents. — M. Duhot (en « triant » ses malades, il est vrai, c'est-à-dire « en excluant les alcooliques, les tuberculeux, les débiles, les cardiaques, les sujets à foie ou rein insuffisant, et surtout à dentition défectueuse ») a pu administrer toute une série d'injections à 14 centigrammes sans déterminer le moindre trouble morbide. « Mais, a-t-il soin d'ajouter, un tel traitement n'est pas fait pour tous les syphilitiques, et, d'autre part, il exige du médecin un examen attentif et une surveillance toujours en éveil afin d'arrêter la cure à la moindre alerte. »

1. De belles radiographies, dues à MM. Oudin et Barthélémy, nous montrent que l'huile grise, au lieu de se collecter dans le muscle en un foyer central, s'y dissémine au contraire, s'y éparpille sous forme de longues fusées qui écartent les fibrilles musculaires. On reconnaît nettement, en plein muscle, l'injection métallique se dessinant par de fines traînées noires, semblables à de petits vaisseaux et mesurant de 1 à 2, voire 4 centimètres de longueur. (Mais en est-il ainsi dans tous les cas ?)

Ce même procédé d'exploration nous révèle aussi un fait important, à savoir : la rapidité avec laquelle se produit la résorption de l'huile grise au sein du tissu musculaire. Et, en effet, il existe une différence considérable entre deux épreuves radiographiques recueillies l'une immédiatement après l'injection et l'autre quarante-huit heures plus tard. Sur cette dernière les fusées métalliques sont infiniment plus grêles et plus courtes. Au quatrième jour on ne trouve presque plus traces de métal.

De même l'examen des urines témoigne de cette rapidité de résorption. Ainsi, « le mercure commence à apparaître dans l'urine une heure après l'injection. Et, d'autre part, c'est par exception seulement que l'élimination mercurielle se continue au delà d'un mois et demi après une cinquième injection hebdomadaire de trois gouttes et demie d'huile grise ». (G. Gagnière. *Nouvelles contributions au traitement de la syphilis par l'huile grise*, Th. de Paris, 1896.)

Et en effet, bien qu'on ait pu sans accidents injecter à des malades des doses supérieures encore (20, 25 centigr. de mercure), de telles doses risquent fort de devenir dangereuses, d'être toxiques et même *mortelles*. C'est à elles sans nul doute qu'il convient d'attribuer quelques-uns des cas de mort qui ont été relatés ces derniers temps.

D'ailleurs, pourquoi ces doses, alors qu'avec 7 à 10 centigrammes on réalise presque sûrement l'effet curatif désiré ?

IV. — Très généralement les injections d'huile grise ne se répètent pas à intervalles plus rapprochés que huit à dix jours.

Six de ces injections composent ce qu'on appelle en langage technique une cure.

Six injections faites, il y a indication le plus souvent, disons même presque toujours à suspendre la médication, au moins pour un temps. C'est qu'alors en effet les malades, en général, se disent « fatigués, courbaturés, mal à l'aise », etc. ; ce qui d'ailleurs est en plein accord avec les résultats des examens du sang, qui révèlent ceci : sept à huit jours après la première piqûre, les globules et l'hémoglobine commencent à augmenter ; — cette augmentation progressive se continue après les deuxième, troisième, quatrième piqûres ; — puis, dès la cinquième se produit souvent un mouvement inverse (Gagnière).

AVANTAGES ET INCONVÉNIENTS DES INJECTIONS D'HUILE GRISE. — ACCIDENTS POSSIBLES, VOIRE ACCIDENTS MORTELS. — MORTS PAR INJECTIONS D'HUILE GRISE. — CONSÉQUENCES PRATIQUES.

Sans doute les injections d'huile grise comportent les inconvénients et les accidents de toute injection mercurielle insoluble, mais elles ne les comportent que réduits à un véritable minimum comme fréquence et comme importance. Ainsi, elles sont assez souvent douloureuses, j'en conviens ; mais elles ne le sont (sauf exceptions rares) que d'une façon tout au plus moyenne et souvent légère.

Elles ne réagissent qu'assez rarement sur la bouche d'une façon quelque peu intense (3 à 4 fois sur 100, d'après le Dr Le Pileur), et presque jamais sur l'intestin.

Elles ne déterminent que d'une façon également rare des nodi de quelque importance.

Dans un petit nombre de cas, elles aboutissent à de faux abcès, sortes d'abcès sanguins, aseptiques, amicrobiques, « abcès chocolat », comme on les a appelés.

Elles ne provoquent enfin que très exceptionnellement un mouvement fébrile, une albuminurie légère et passagère, etc.

Qu'il y a loin de cela aux accidents possibles et assez communs qui suivent les injections de calomel !

Comme témoignage, je citerai les résultats d'une consciencieuse étude d'Edmond Fournier, portant sur 6.446 injections et se résumant en ceci :

Sur ce nombre d'injections, 17 accidents, répartis sur 14 malades ; — à savoir :

Une fois, douleurs extrêmement vives, ayant immobilisé le malade au lit pendant trois ou quatre jours ;

Cinq fois, abcès aseptique, abcès chocolat ;

Six fois, stomatites légères ;

Quatre fois, stomatites moyennes ;

Une fois (sur une malade affectée très probablement d'une lésion rénale), stomatite grave, fort intense, fort douloureuse, ayant duré une quarantaine de jours et donné lieu à quelques alarmes.

Au total, je le répète, 17 accidents ou menaces d'accidents sur 6.446 injections, c'est-à-dire un accident sur 379 injections ; — un accident sur 22 malades.

Et notez qu'à cela près de quelques réserves dont je vais bientôt parler, tous les membres de la Société de dermato-syphiligraphie qui ont pris part à la discussion de février 1907 sont venus témoigner dans le même sens en faveur de l'huile grise, s'accordant tous sur la rareté et sur la bénignité (au moins très habituelle) des accidents qu'elle est susceptible de développer.

Donc, pas d'hésitation sur ce premier point, qu'on peut considérer comme acquis.

Mais de là à l'inoffensivité absolue du remède il y a encore de la marge, et je ne conçois vraiment pas l'enthousiasme de certains de nos confrères qui ont doté l'huile grise de tous les mérites, qui l'ont représentée comme un remède « *idéal* », exempt de tout défaut, ne connaissant pas de résistances, devant en conséquence constituer la base *systématique* de tout traitement de la syphilis. Sans parler même de ceux qui en ont fait un « *abortif* » (je cite textuellement), c'est-à-dire un agent susceptible « de tuer dans l'œuf le germe de la maladie ».

Au risque de me répéter, je déclarerai une fois de plus que j'accorde à l'huile grise une puissance thérapeutique considérable. Sans doute je ne la mettrai pas sur le même rang que le calomel. Je la crois moins active, moins violemment active que ce dernier. Je n'attendrais pas d'elle ces effets thérapeutiques étonnants, stupéfiants, ces coups de force, ces coups de théâtre que réalise souvent le calomel ; mais je lui reconnais une action qui, pour être plus modeste, n'en est pas moins certaine et sûre, et au total suffisante pour ce que nous avons à lui demander dans la grande généralité des cas. En tout cas, après le calomel, elle constitue notre agent le plus énergique. En nombre de cas elle a réalisé des effets curatifs que n'avaient pas réussi à produire d'autres composés mercuriels. A preuve, pour n'en citer qu'un exemple, cette observation typique d'Edmond Fournier.

Un malade était affecté depuis dix-huit mois d'un énorme ulcère phagédénique de la verge qui avait déjà détruit les deux tiers du gland et largement ouvert l'urèthre. Cet ulcère n'avait éprouvé aucun effet curatif d'un traitement au protoiodure suivi pendant deux mois, non plus que d'une centaine au moins d'injections mercurielles solubles (au benzoate et au biiodure notamment). Si bien que l'inutilité de cette médication avait fait croire à plusieurs médecins étrangers qu'il s'agissait non pas d'un ulcère spécifique, mais d'un épithéliome, et que le malade venait à Paris « pour subir l'amputation de la verge ». On eut toutes les peines du monde à lui faire accepter un nouvel essai de traitement mercuriel. Eh bien, à la troisième injection d'huile grise, l'ulcère était déjà complètement modifié et commençait à se cicatriser sur ses bords ; à la septième, il était guéri !

Et que d'autres cas semblables n'aurais-je pas à citer ?

Eh bien, que prouve cela ? Que l'huile grise est un bon remède, un excellent remède, c'est entendu. Mais cela prouve-t-il qu'elle constitue « un traitement de choix », un traitement « idéal, obligatoire » pour tous les cas de syphilis ? Nullement, je pense, car voyez plutôt.

D'abord, de l'aveu même de son plus fougueux partisan, c'est là un traitement qui ne convient pas à tout le monde. Il ne convient, certes, ni aux vieillards, ni aux débiles, ni aux cachectiques, ni aux lymphatiques, ni aux alcooliques, ni aux sujets à foie suspect ou à rein insuffisant, ni, tout particulièrement, aux sujets à dentition défectueuse. Voilà, déjà pas mal d'exclusions.

Ajoutez-y celles que le traitement se charge lui-même de faire pour son compte, et cela de par divers accidents qu'il ne laisse pas de provoquer de temps à autre, tels que : douleurs pouvant être très vives, « terribles, épouvantables » [1] ; — hyperesthésie locale dérivant à la longue de piqûres répétées ; — accidents d'intoxication [1] ; — bien plus souvent stomatites de tel ou tel

1. Je citerai comme exemples les quelques cas suivants, empruntés à ma pratique de ville :

OBS. I. — Homme, 29 ans. Syphilis au début. Deux injections d'huile grise. Chacune détermine des douleurs «*épouvantables*», qui débutent le troisième ou le

genre, stomatites aiguës, de type commun, stomatites tardives, et aussi stomatites chroniques, dont il faut que je vous dise un mot au passage parce qu'on les oublie trop souvent et qu'on n'y prend pas garde. Le type de cet ordre est l'affection gingivale que j'ai décrite sous le nom de GINGIVITE HYPERTROPHIQUE OU SCORBUT MERCURIEL. Cette gingivite diffère essentiellement du type usuel, du type courant, en ce qu'au lieu de s'établir avec le cortège de symptômes aigus qui caractérisent ce dernier (douleurs, turgescence, éréthisme inflammatoire de la bouche, ulcérations des gencives, salivation, etc.), elle procède lentement, sourdement, d'une façon presque insensible, pour aboutir progressivement à transformer les gencives en gros bourrelets saillants, durs, puis durs et mollasses à la fois, scléro-fongueux, décollés de la dent, très difficilement réductibles et réfractaires pour longtemps à toute médication. Dommage tout d'abord, mais dommage particulièrement préjudiciable par la suspension forcée de tout traitement mercuriel pour un temps indéfini.

Puis vient le chapitre bien autrement troublant des *morts* par injection d'huile grise. On a cité déjà pas mal de cas de ce genre, et il en est d'autres inédits, voire beaucoup d'autres[1].

quatrième jour après l'injection et se prolongent une quinzaine; à chaque injection, sept à dix jours de lit.

Obs. II. — Homme, 26 ans. Syphilis au début. Une injection d'huile grise (à 7 centigr.). Douleurs très violentes, avec fièvre. Trois jours de lit. Le malade déclare énergiquement « *ne plus vouloir entendre parler d'un tel traitement* ».

Obs. III. — Homme, 43 ans. Glossite tertiaire. A subi 15 injections de calomel qui toutes ont été douloureuses. A dû y renoncer, et alors a fait trois essais d'injections d'huile grise. Celles-ci ont été encore plus douloureuses, « *atroces* »; douleurs se prolongeant pendant trois jours ; à la suite de chacune, alitement, avec sorte de « paralysie de la jambe, énervement, insomnie », etc.

J'ai dans mes notes plus d'une douzaine de cas tout semblables, que je m'abstiendrai de citer.

Obs. IV. — Autre genre d'accidents. — Homme, 40 ans. Tabès. Cinq injections d'huile grise. A la suite de la dernière, *coliques* très vives, *diarrhée* profuse ; dit être allé sur le vase « plus de cent fois en une nuit, et cela jusqu'au sang ». Puis *stomatite*, qui dégénère en *gingivite hypertrophique*.

1. Sous le titre de *Passif des injections mercurielles*, une statistique très curieuse, très instructive et, au total, très importante a été produite l'année dernière sur les *accidents graves* et les *cas de mort* ayant résulté des injections mercurielles (quelles qu'elles soient, solubles ou insolubles).

Ce travail ne comprend pas moins de quatre articles publiés dans les *Annales de dermatologie et de syphiligraphie* (1908). Il est l'œuvre très méritoire d'un laborieux confrère, M. le Dr Lasserre (de Bagnères-de-Bigorre).

De cette statistique il ressort que, jusqu'à l'année dernière, on comptait, à ne parler que des cas *connus*, 110 accidents graves et 70 ACCIDENTS MORTELS, parmi lesquels *l'huile grise figure pour 23 cas*.

Voilà donc, comme le dit l'auteur, un procédé thérapeutique qui commence par avoir « sa mortalité propre » (!), et quelle mortalité !

Impossible de ne pas donner ici, si courte soit-elle, une analyse de ce considérable travail.

« ... En résumé, dit l'auteur, nous apportons la mention ou l'observation de 70 accidents

« Tous les cas de cet ordre, nous disait notre savant collègue M. Balzer, n'ont pas été publiés. Dans l'espace d'un an on en a compté 5 ou 6 à l'hôpital Saint-Louis, et j'estime que, pour être exact, il faudrait doubler la statistique des cas mortels dénoncés ». Je sais très bien et j'accorde que, pour plusieurs de ces cas, l'huile grise doit être exonérée et que la cause vraie de la mort incombe bien plus sûrement à des impru-

mortels et de 110 accidents graves, dans la production desquels on peut incriminer les injections de préparations mercurielles soit solubles, soit insolubles.

« Nous avons relevé, en outre, 133 cas d'embolies ou de troubles pulmonaires plus ou moins sérieux, mais à terminaison bénigne.

« Les 69 accidents mortels se sont montrés à la suite d'injections des préparations suivantes :

Benzoate de mercure et huile grise	2 fois
Calomel	15 —
Enésol	1 —
Hermophényl	1 —
Huile grise	23 —
Huile de mercuriol	5 —
Mercure métallique	2 —
Oxyde jaune de mercure	1 —
Salicylate de mercure	7 —
Salicylate de mercure et huile grise	1 —
Solution de Lambkin	2 —
Sublimé	4 —
Thymolacétate de mercure	2 —
Thymolacétate de mercure et huile grise	1 —
Sels solubles indéterminés	2 —
Sel soluble ou insoluble	1 —

« Si on examine le mécanisme de la mort on voit que d'une manière très générale les observations assez explicites indiquent à peu près constamment les formes habituelles caractérisées par la stomatite, l'entéro-colite, la néphrite. Tantôt c'est l'entéro-colite qui paraît avoir joué le rôle principal, tantôt c'est la néphrite, tantôt la stomatite. Il y a là autant de formes cliniques dont l'étude nous mènerait beaucoup trop loin et ne serait pas d'un intérêt topique.

« Au point de vue de l'étiologie nous remarquons que la proportion d'accidents observés chez la femme paraît plus élevée que chez l'homme. Nous avons constaté en effet que, sur 69 décès, une trentaine [1] au moins sont survenus chez des femmes, et il nous semble que, eu égard à la fréquence beaucoup plus considérable de la syphilis chez l'homme, cette proportion de décès est plus forte chez la femme.

« On doit se demander dans quelle mesure les accidents sont en rapport avec des fautes thérapeutiques. C'est là un point très difficile à élucider. En effet nombre d'observations ne sont pas suffisamment complètes et, d'autre part, l'accord sur les doses est loin d'exister.

« Dans un grand nombre des observations que nous rapportons la dose, parfois même la nature de la préparation mercurielle qui a été injectée ne nous est pas connue ; dans plusieurs, une faute thérapeutique est certaine, parfois lourde ; tantôt la dose habituelle de mercure fut notablement dépassée, tantôt le traitement intensif était manifestement contre-indiqué (début de stomatite, d'entérite, ou symptômes d'intolérance dus à un traitement antérieur, mauvais état de la dentition, malade débilité ou tuberculeux, etc.), tantôt enfin des quantités énormes de mercure (par exemple une seringue entière d'huile grise) furent injectées par erreur.

« Ces cas mis à part, il reste néanmoins certain que des accidents sérieux et même mor-

1. Le nombre n'a pu en être exactement déterminé, car dans beaucoup d'observations le sexe n'a pas été mentionné.

dences ou des impérities des observateurs ; mais, franchement, il en est aussi où l'huile grise ne peut décliner la responsabilité de la terminaison fatale. A citer comme tel le cas suivant qui, lui aussi, est resté inédit jusqu'à ce jour, confié, qu'il m'avait été, par un de mes très honorables confrères. En voici le résumé :

Un homme affecté d'une syphilis déjà quelque peu ancienne présente des accidents d'encéphalopathie spécifique. Il en est traité par des injections mercurielles solubles et il guérit.

A quelque temps de là, rechute. Nouveaux accidents cérébraux. Cette fois, « pour mieux faire », on a recours aux injections d'huile grise. Six de

tels ont pu survenir consécutivement à des doses normales et après des injections bien faites.

« Le tableau suivant résume, autant qu'on peut se baser sur des observations souvent insuffisamment détaillées, parfois même entachées d'erreurs, dues à de faux renseignements fournis par les malades, les conditions dans lesquelles se sont produits les accidents mortels et les accidents graves.

	Accidents mortels	Accidents graves
« Injections faites à des doses pouvant être considérées comme normales, et sans que l'observation révèle l'existence de contre-indications au traitement mercuriel intensif.	15	34
« Injections faites à des doses inconnues	29	49
« Injections faites à des doses manifestement anormales ou chez des sujets présentant soit des troubles généraux graves, soit des accidents d'intoxication mercurielle contre-indiquant l'emploi de la méthode	25	27

« La quantité d'accidents que nous avons pu réunir paraîtra, croyons-nous, considérable. C'est beaucoup que 70 morts au passif d'une méthode thérapeutique, sans parler de désastres moins complets, et cependant on doit considérer comme infiniment probable que le nombre réel de ces accidents est de beaucoup supérieur à celui que nous connaissons. On pourrait sans hésiter, si l'on tient compte des cas omis, dissimulés ou passés inaperçus, multiplier ce chiffre par deux et même par trois. Rien qu'en ce qui concerne l'huile grise nous citerons cette phrase de Balzer (123) : « Pour être exact il faudrait doubler la statistique des cas de mort. » On peut objecter, il est vrai, que, parmi ces désastres, beaucoup sont le résultat de fautes. Il n'en est pas moins vrai que les malades sont morts ou ont été gravement atteints parce que la méthode est délicate. D'autre part, on doit toujours songer à l'existence possible d'une idiosyncrasie momentanée ou permanente que rien ne peut faire prévoir et qui fournit aux accidents une gravité parfois irrémédiable.

« Il faut cependant se garder de chercher ici le principal élément d'appréciation de la méthode. On ne doit pas oublier que cette proportion d'accidents, très forte en apparence, a été observée sur un nombre de malades et d'injections qui se chiffre par centaines de mille, sinon davantage. On ne sera édifié sur le danger réel des injections mercurielles que lorsqu'on pourra établir le pourcentage des accidents et mettre en balance les risques qu'elles font courir aux malades et les avantages qu'ils en retirent, lorsqu'en un mot à leur passif on pourra opposer leur actif.

« Nous n'avons pas qualité pour émettre une appréciation sur la valeur des injections mercurielles dans le traitement de la syphilis. Toutefois nous nous croyons autorisé à conclure :

« 1o Il est incontestable que la *méthode des injections mercurielles comporte une mortalité ;*

« 2o Il semble que le sexe féminin soit plus particulièrement exposé aux accidents ;

« 3o Un praticien ne doit pas faire une injection mercurielle s'il n'est pas parfaitement fixé sur sa technique, son instrumentation, le médicament et ses doses ;

« 4o *Une injection mercurielle nécessite une indication préalable et précise.* »

ces injections sont pratiquées avec grand soin, suivant la formule usitée. Rien de particulier et notamment pas d'accident de stomatite. Les manifestations cérébrales s'amendent. Mais, six semaines après la dernière injection, éclatent des phénomènes menaçants de stomatite. Salivation surabondante, fétidité horrible de l'haleine, tuméfaction extraordinaire des gencives, ulcérations multiples de la bouche, profondes et du plus mauvais aspect, puis phénomènes *gangréneux*. Alors, affaissement général, adynamie ; et finalement, en dépit de tous les soins, *mort* ; et, sûrement, *mort par stomatite*, sans autres symptômes.

On conçoit qu'en face de catastrophes de ce genre un de nos collègues ait pu dire : « La thérapeutique à l'huile grise se flatte d'être commode ; on ne saurait non plus lui refuser l'épithète de *redoutable* (professeur Gaucher).

On a prétendu, il est vrai, que dans les cas menaçants, la terminaison fatale pourrait être évitée par l'extirpation du dépôt mercuriel, la « vidange de foyer ». Mais est-on autorisé à compter toujours sur cette ressource, alors que dans un cas récemment cité par M. Letulle, il fut impossible de retrouver, *même à l'autopsie*, aucun des foyers d'injection ? Cette intervention pourrait avoir chance de succès pour le calomel qui a tendance à s'enkyster ; mais elle est beaucoup plus aléatoire pour l'huile grise dont le propre, tout au contraire, est de fuser dans les interstices musculaires (Dr Balzer).

Eh bien, je demande si un traitement qui aboutit, somme toute, à des risques de cet ordre, mérite d'être qualifié de « traitement de choix », de « traitement obligatoire et systématique de la syphilis », de « traitement idéal ».

D'autant que, d'autre part, il n'est pas parfait ce traitement. Comme tout autre, il a ses cas rebelles, réfractaires. Plusieurs fois, on a dû lui substituer, après échec confirmé, tel ou tel autre mode d'intervention mercurielle. Le regretté Dr Mauriac et M. Renault estiment que, « lorsqu'on compare sans parti pris ses effets thérapeutiques à ceux du protoiodure, l'avantage reste à ce dernier, surtout s'il est administré à la dose quotidienne de 20 centigrammes ».

M. Renault dit n'avoir jamais remarqué « que ce mode de traitement fît disparaître plus vite les accidents que les remèdes internes ou les frictions ». Il estime même que ces dernières sont plus actives que les injections d'huile grise, et il se réclame sur ce point de l'autorité de Stoukowenkoff (de Kiew). De même M. Danlos croit que, dans bien des cas, par exemple pour le traitement des syphilides secondaires rebelles (telles que syphilides acnéiques ou micro-papuleuses), l'action des injections solubles est supérieure à l'huile grise.

D'une façon générale, d'ailleurs, le même collègue estime que le système des injections (quelles qu'elles soient) n'est pas doué d'une puissance curative supérieure à celle des autres méthodes. « Si, dit-il, nous blanchissons un peu plus vite les syphilitiques par les injections que par les procédés anciens, *nous ne les guérissons pas mieux*. Après les injections, les récidives ne sont ni moins fréquentes, ni moins graves, l'effet préventif n'est pas supérieur, et les quelques jours que nous gagnons par ce procédé ne compensent pas les dangers — exceptionnels, je le reconnais, — mais très réels et souvent impossibles à prévoir ou à éviter, auxquels il expose sans nécessité les malades [1]. »

M. Etienne nous a relaté ici-même un cas dans lequel un traitement intense par l'huile grise, inauguré dès le début du chancre, n'a pas empêché le malade de devenir deux ans plus tard hémiplégique par artérite cérébrale et, trois ans au delà, paralytique général. — Et de même pour les récidives. Stoukowenkoff avait été conduit par ses observations à n'accorder à l'huile grise qu'un effet curatif peu énergique. Il ajoute même qu'avec ce remède les récidives sont fréquentes ; il les a vues s'élever à 30 0/0. De même, enfin, j'aurais à relater pour ma part nombre de cas où des récidives ont succédé à des traitements énergiques et longtemps poursuivis par l'huile grise, comme à la suite du reste de n'importe quel traitement. A n'en citer qu'un seul, j'ai vu, de mes yeux vu une syphilide tuberculeuse sèche à éléments orbiculaires ou annulaires, syphilide patente, dont la spécificité était irrécusable, se produire sur la verge d'un malade qui depuis plusieurs années avait subi toutes espèces de traitement et qui notamment avait reçu (bien comptées, arithmétiquement comptées) 125 injections soit de calomel, soit d'huile grise.

Je ne prolongerai pas davantage cette discussion, car les conclusions qui en dérivent me semblent actuellement démontrées, et ces conclusions, très essentielles à bien spécifier, sont les suivantes :

Que, bien certainement, les injections d'huile grise constituent une médication énergique, destinée à rendre les plus grands services au traitement de la syphilis ; — qu'elles sont le plus habituellement de tolérance facile ; — mais qu'elles ne laissent pas cependant d'exposer à de réels accidents, en général peu sérieux ; — enfin, qu'exceptionnellement, elles ont pu déterminer des accidents tout à fait graves, voire susceptibles d'aboutir à la mort [2].

1. *Bull. de la Soc. médicale des hôpitaux de Paris*, 1906.
2. Je pourrais ajouter aujourd'hui : « *Ayant abouti à la mort au moins 23 fois*,

Et de là le bon sens déduit cette double conséquence :

1° *Les injections d'huile grise ne sauraient être prescrites d'une façon générale, « systématique »*;

2° *Elles ne doivent être prescrites que sur des indications précises et formelles.*

Il ne faut pas dire, comme on l'a dit : « Que valent quelques unités à terminaison fatale contre des milliers de cas heureux? » Déplorable argument qui n'exonère en rien la méthode. Je voudrais bien savoir ce que pensent dans leur tombe ceux qui en ont été victimes.

Il ne faut pas dire, comme on l'a dit : « Mais le chloroforme a bien des cas de mort ; doit-on pour cela renoncer au chloroforme? — Non certes ; mais il ne faut recourir au chloroforme qu'à bon escient, et personne ne doit songer à le mettre en œuvre pour une opération où il n'est pas nécessaire, où l'on peut s'en passer ou bien lui substituer un autre mode anesthésique tel que l'anesthésie locale. Eh bien, je demande qu'on agisse de même pour l'huile grise. Employons-la toutes les fois qu'il nous paraît *opportun, utile, nécessaire*, d'en utiliser la grande puissance, car c'est un bon remède, un excellent remède, je ne crains pas de le répéter encore une fois, mais gardons-nous d'y avoir recours sans en avoir reconnu, pour le cas particulier, *l'indication* formelle, l'indication dûment motivée.

Dernier point. — On dit encore : « Les injections d'huile grise constituent, pour réaliser le *traitement chronique intermittent* du Dr Fournier, le *mode idéal*, car elles sont à la fois d'une efficacité et d'une rapidité d'action remarquables non moins que d'un maniement véritablement très pratique. » (Lévy-Bing) [1].

Eh bien, je ne partage pas ce sentiment. Ah ! que l'on confie à l'huile grise une, deux ou trois des nombreuses cures qui composent le traitement en question, rien de mieux. Mais les lui confier toutes, décider systématiquement que, toutes, elles se feront par la même méthode, cela me paraît illogique, imprudent, contraire à l'esprit médical.

On m'objecte que l'huile grise est un « bon traitement », un

à ne parler que des observations livrées à la publicité. — Il est vrai que le chiffre est très minime relativement au nombre *immense* des injections pratiquées.

1. De même vous avez entendu le Dr Duhot, exposant ici les principes de sa méthode abortive, nous dire : « Ce traitement abortif n'est en somme que la méthode du professeur Fournier, mais avec des renforcements d'action dus aux perfectionnements de la thérapeutique. »

traitement « énergique », etc. D'accord, mais qu'ai-je besoin « d'énergie », alors qu'il s'agit d'une simple mercurialisation préventive, de ce qu'on a appelé « un traitement d'entretien » ? Puis, d'autre part, le traitement à l'huile grise, nous venons de le voir, n'est pas sans comporter ennuis, inconvénients, accidents, et pis que cela par occasion. Pourquoi risquer de molester, de décourager le malade, de le pousser à la révolte et d'aboutir à ce qu'il ne se traite pas comme il le devrait, aussi longtemps qu'il le devrait ? — « Mais de telles éventualités sont rares, me répondra-t-on, très rares. » — Sans doute, mais pourquoi multiplier les occasions qu'elles auront de se produire en multipliant le genre de cures dont elles procèdent ? Et cela surtout alors que nous disposons de traitements autres qui, inoffensifs, confèrent ou semblent bien conférer les mêmes garanties préventives.

En revanche, je crois que ces traitements à l'huile grise trouvent leur indication rationnelle et légitime à une époque plus avancée de la maladie, à cette époque périlleuse où les deux fléaux de la syphilis, tabès et paralysie générale, ont leurs invasions les plus habituelles et où j'ai dû placer pour ce motif ce que j'ai appelé les *cures de renforcement*. Ces cures, dont j'aurai à vous parler longuement en temps et lieu doivent être énergiques et, de plus, n'ont plus besoin que d'être semestrielles ou même annuelles. A ce double titre l'huile grise trouve là son indication précise ; elle y est à sa place. Mais n'anticipons pas davantage sur ce qui doit suivre et pour l'instant poursuivons l'énumération des composés mercuriels pouvant servir aux injections insolubles.

INJECTIONS INSOLUBLES (*suite*)

Après le calomel et l'huile grise signalons encore deux autres composés qui ont été appliqués non sans succès à la méthode des injections rares.

1° Salicylate de mercure (*salicylate de mercure basique*, dit aussi *salicylate à mercure dissimulé*). — Introduit dans la pratique par le Dr Silva Araujo, ce sel a été depuis lors étudié par de nombreux observateurs, notamment par le Dr Tarnowski, qui en a été assez satisfait pour l'élever au rang de remède favori dans le traitement qu'il prescrit à ses malades au cours des premières années de l'affection.

C'est en effet un agent doué d'une action spécifique indéniable et même assez puissante, bien qu'inférieure certainement et de beaucoup à celle de l'huile grise (donc, inutile de le dire, très inférieure à celle du calomel).

Ce qui le recommande surtout au choix du praticien, c'est son innocuité, au moins habituelle. Il ne détermine en général que « des douleurs prochaines assez légères et de faible durée ». Le plus habituellement aussi il reste exempt de phénomènes de réaction locale, de stomatite, de nodi[1], etc.

Il s'administre à la dose hebdomadaire de 12 à 13 centigrammes, que l'on peut diviser en deux injections.

Formule :

℞ Salicylate de mercure	10 centigr.
Huile de vaseline.	1 cc.

Dose : Une demi-seringue de Pravaz, correspondant environ à 6 centigr. de sel mercuriel.

2° Thymolacétate. — Très vivement préconisé, il y a quelques années, par MM. Barthélemy, Spillmann et Etienne. — Remède puissant et d'action « parfois stupéfiante » (Etienne). Dans un cas, par exemple, il soulagea du matin au soir une dyspnée formidable d'origine laryngée qui persistait depuis quelques jours et pour laquelle une trachéotomie paraissait de nécessité imminente. — Mais, « sans être supérieur à l'huile grise, il provoque parfois une irritation très vive des tissus, cause de phénomènes douloureux. C'est pour cela que le Dr Barthélemy a fini par y renoncer » (Lévy-Bing).

Dose hebdomadaire : 5 à 10 centigrammes.

Enfin, je dois accorder une mention à quelques essais — peu heureux, il est vrai, — en vue de substituer les sels solubles aux sels insolubles dans la pratique des injections rares.

On a tenté d'appliquer les sels mercuriels solubles ou solubilisés (sublimé, benzoate, etc.) au programme du traitement de la syphilis par injections rares. Ainsi, l'on a prescrit des injections hebdomadaires de sublimé aux doses de 5 centigrammes, voire de 8 et 10 centigrammes.

C'est là une grande hardiesse. Car, si l'on peut espérer que l'absorption d'agents insolubles se fasse d'une façon lente et progressive en raison même de leur insolubilité, il n'en est

1. Cependant, sur un malade maigre, qui avait subi, quelques mois auparavant, plus d'une cinquantaine d'injections de salicylate, j'ai vu les deux fesses littéralement farcies de nodi durs, ronds et indolents. Ces nodi étaient tellement nombreux que les deux fesses donnaient très exactement au palper la sensation dite « du *sac de noisettes* ».

plus de même pour celle des agents solubles qui doit se produire d'une façon immédiate ou tout au moins rapide ; auquel cas on court risque d'une intoxication aiguë. Et c'est là, en effet, ce qu'on a observé plus d'une fois. Ainsi l'on a vu des injections de sublimé aux doses de 4 à 5 centigrammes déterminer à échéance de quelques heures divers phénomènes d'intolérance ou même d'empoisonnement aigu, tels que : abattement, refroidissement, petitesse du pouls, nausées, troubles intestinaux (épreintes, diarrhée, voire diarrhée sanguinolente ou colliquative), albuminurie légère, vomissements, syncope, puis stomatite et même stomatite sérieuse. Sprecher et Allgeyer disent avoir observé avec ce procédé cinq cas d'intoxication *grave*, et ajoutent même qu'une injection de 5 centigrammes de sublimé « peut mettre la vie en danger ».

D'ailleurs, quoi d'étonnant à cela ? Ce qui est étonnant, tout au contraire, c'est que des accidents de cet ordre et de cette gravité ne se soient pas produits plus souvent. Car il paraît, au dire des partisans de la méthode, mieux renseignés que nous sur ce point, que ces grosses doses de composés mercuriels solubles sont généralement tolérées et restent « inoffensives » (Dr Malherbe), tandis que l'intolérance « ne serait que l'exception ». D'où il suit que de deux choses l'une : ou bien l'absorption desdites doses ne se fait que d'une façon progressive et relativement plus ou moins lente, cela pour un motif qui reste à déterminer ; ou bien nos connaissances actuelles sur la toxicité du bichlorure administré par voie hypodermique sont matière à révision.

Quant aux résultats thérapeutiques de cette méthode audacieuse, ils sont ce que logiquement on peut les prévoir, à savoir ceux d'une mercurialisation intensive. Personne ne sera surpris d'apprendre qu'administré à de telles doses le sublimé ait exercé sur tels ou tels accidents de syphilis secondaire ou même tertiaire une action répressive « puissante, énergique, voire parfois miraculeuse ». Aussi accepterons-nous, sans le mettre en doute, le dire de certains observateurs affirmant que ces injections de sublimé à doses massives sont « comparables ou même égales comme effets thérapeutiques immédiats aux injections d'huile grise ou de calomel ». En revanche, il ne semble pas qu'elles exercent sur la diathèse une influence bien persistante, car plusieurs fois on a vu des récidives leur succéder à échéances vraiment peu distantes.

Au reste, cette méthode n'a été que rarement expérimentée parmi nous, et pour cause. C'est qu'en effet, disons le mot, *on s'en défie*. Il paraît bien osé de recourir à de telles doses qui peuvent être toxiques, et chacun se dit : « Quand ces doses sont administrées à des sujets qui les tolèrent, rien de mieux ; mais sait-on à l'avance quels sujets les toléreront? Et le jour où l'on aura la malchance de tomber sur un malade quelque peu sensible au mercure, une catastrophe sera possible. » Aussi bien se tient-on en garde contre une éventualité de ce genre.

C'est d'ailleurs ce qu'ont parfaitement compris la plupart des médecins qui ont préconisé cette méthode ; car, après en avoir vanté les effets, ils s'empressent d'ajouter que « c'est là une méthode qui ne saurait être érigée en traitement général de la syphilis, mais bien qui doit être réservée à des indications spéciales, telles que manifestations menaçant le système nerveux, syphilides ulcéreuses, syphilis malignes ou rebelles, etc. »

Une prétendue modification a été apportée à la méthode précédente par la substitution d'un « sérum » à l'eau en tant que véhicule. Ainsi le Dr Chéron a préconisé un traitement de la syphilis par des injections hebdomadaires de sublimé (à 5 centigrammes en moyenne), dissous dans 20 grammes de « sérum »[1]. Ces injections de sérum bichloruré auraient l'avantage, a-t-on dit, d'être bien moins douloureuses que les injections ordinaires, de rester presque exemptes de stomatites et de complications locales, de ne déterminer aucun accident toxique, etc. Mais, « en outre et surtout, ce seraient des injections spéciales, ne ressemblant à aucune autre, parce qu'elles seraient à la fois antisyphilitiques par leur sublimé et *dynamogéniques* par leur sérum, c'est-à-dire exerçant sur l'économie une action de réconfort, d'invigoration ». Aussi conviendraient-elles spécialement aux syphilis de forme asthénique, adynamique, consomptive, etc.

En réalité, je crois, elles n'agissent qu'au titre d'injections mercurielles à dose intensive. Comment admettre, en effet, que la toxicité usuelle du sublimé puisse être atténuée par le chlorure de sodium, qui passe au contraire pour favoriser l'absorption du sublimé? Et, d'autre part, comment admettre aussi qu'une dose hebdomadaire de 20 centigrammes de sel marin ait la singulière vertu « d'augmenter la vitalité, d'activer toutes les fonctions de l'économie et d'élever la puissance de tous les systèmes de l'organisme humain » ?

1. Voici sa formule :

℞ Bichlorure de mercure	0 gr. 25 centigr.
Chlorure de sodium.	1 gr.
Acide phénique neigeux.	1 gr.
Eau distillée stérilisée.	100 gr.

Vingt centimètres cubes de cette solution renferment donc cinq centigrammes de sublimé.

INJECTIONS INTRA-VEINEUSES

Enfin, comme complément à ce qui précède, je dois ajouter quelques mots sur un procédé spécial de la méthode des injections, à savoir les *injections intra-veineuses*.

Ce procédé, qui n'était pas sans audace, fut inauguré par Baccelli (1893). Depuis lors il a été expérimenté par quelques médecins, notamment par Blaschko, Dinkler, Görl, Stoukowenkoff, Jemma, Campana, Abadie, Lane, Chopping, Uzac, etc.

La technique en est théoriquement des plus simples et consiste en ceci : faire choix d'une veine apparente ; la rendre saillante par une compression, comme pour la saignée ; la ponctionner avec une aiguille bien parallèlement à son trajet ; lever alors l'obstacle à la circulation en retour ; puis lancer dans la veine la solution médicamenteuse. (Je passe sous silence ce qui a trait aux précautions antiseptiques.)

Les sels mercuriels dont on a fait usage jusqu'ici pour ces injections intra-veineuses sont : le sublimé (à la dose de quelques milligrammes à 1 centigramme et plus), le cyanure (à peu près aux mêmes doses), le benzoate, le biiodure en solution aqueuse, l'hermophényl.

Ces injections se pratiquent tous les deux jours en général, quelquefois tous les jours. Et l'on estime qu'une cure par ce mode thérapeutique comprend 20, 30, 36 injections, ce qui d'ailleurs n'a rien de fixe, bien entendu.

Comme avantages de ce procédé, on a invoqué : l'absence de douleurs (ce qui est incontesté) ; — l'absence d'accidents locaux, au moins très usuellement ; — l'absence d'accidents d'intoxication (ce qui n'a rien d'étonnant, étant donnée la faible dose du sel mercuriel injecté) ; — un dosage mathématique du remède ; — l'introduction instantanée dans l'organisme de l'agent curatif ; — et, enfin, les résultats thérapeutiques obtenus, résultats « très beaux et tout à fait concluants ». Ce procédé, a-t-on dit, réalise une action efficace et puissante contre tous les accidents de la syphilis. (Vraiment, comment pourrait-il en être dépourvu, puisqu'il porte directement dans le sang le remède que toutes les méthodes s'efforcent d'y faire pénétrer et dont on sait les heureux effets ?) On l'a même proclamé d'emblée, comme il est d'usage au reste en pareille situation, « le moyen le plus sûr, le plus rapide et le plus énergique de traiter la syphilis ».

Cependant, en dépit de ce programme, la méthode des

injections veineuses n'a fait que bien peu de prosélytes. On l'a essayée « pour voir », puis le plus souvent on l'a abandonnée. Parmi nous on peut la dire presque inusitée. J'ai fait récemment une petite enquête sur ce point, et, sur une quinzaine environ de mes collègues des hôpitaux que j'ai interviewés, je n'en ai trouvé qu'un seul qui ait mis en œuvre ladite méthode; encore l'a-t-il délaissée après quelques mois d'expérimentation pour la raison « qu'elle lui a semblé ne valoir ni plus ni moins que les injections ordinaires, mais en revanche exposer davantage malade et médecin ». Quant à moi, je confesse n'y avoir jamais eu recours, cela pour des raisons que je vais dire.

C'est qu'en effet il est des raisons à cette abstention quasi-générale vis-à-vis d'un procédé qui cependant a certes bien sa valeur thérapeutique. Et, ces raisons, les voici :

1° C'est, d'abord, que le procédé est assez délicat comme technique et exige un apprentissage spécial. On peut très facilement « rater » la veine, s'égarer à côté, la traverser de part en part, etc. D'ailleurs, on ne trouve pas toujours de veines bien apparentes et propices à l'opération, surtout chez les femmes et les sujets obèses. Puis, il y a souvent « impossibilité de trouver une veine disponible après un certain nombre de piqûres » (Blaschko), etc.

2° C'est, en second lieu, que le procédé n'est pas toujours exempt d'inconvénients ou d'accidents. On l'a vu développer des thromboses, des phlébites adhésives, des phlébites « plus ou moins graves », des périphlébites avec ou sans sphacèles cutanés (alors notamment qu'on a injecté en dehors de la veine), des irritations buccales, de la polyurie, des symptômes diarrhéiques ou dysentériformes, etc. Sans compter qu'il comporte tous les inconvénients reprochés à la méthode des injections fréquentes, sans compensations d'autre part.

3° C'est encore et surtout que ses résultats thérapeutiques, quoi qu'on en ait dit, n'ont rien de bien encourageant et qu'ils ne semblent pas notablement supérieurs à ceux d'autres méthodes. Sans doute on trouve dans les observations publiées à son sujet de nombreux exemples de guérison ; mais, franchement, on n'y trouve rien de bien extraordinaire, rien qui rappelle ces cas éclatants, ébahissants, ces coups de théâtre thérapeutiques tels qu'en réalisent souvent le calomel et l'huile grise. Puis, on y trouve aussi des insuccès (ce dont je ne songe pas à lui faire reproche, car est-il une méthode qui n'ait pas ses cas réfractaires ?), et surtout, ce qui est pis, des récidives assez fréquentes, voire des récidives à courte échéance[1] (Lewin,

1. Cette fréquence des récidives serait-elle due à une trop rapide élimination du mercure ? On nous dit en effet que cette élimination est plus hâtive avec les

Dinkler, Görl). Enfin, Blaschko déclare qu'en somme ce traitement par injections veineuses, même dans la période secondaire, est moins efficace que les frictions mercurielles ou les injections intra-musculaires.

4° Mais venons au grand point. — Si les injections veineuses n'ont trouvé qu'un nombre très restreint d'expérimentateurs, c'est à coup sûr parce qu'elles ont effrayé. Positivement *on en a peur*, et je confesse le premier en avoir peur. A tort ou à raison chacun se dit dans son for intérieur qu'il n'est peut-être pas prudent de mettre l'endocarde en contact direct et soudain avec un toxique tel que le mercure. D'autant que les expériences d'Ullmann sont peu rassurantes à ce point de vue, non pas parce qu'il a vu des animaux mourir à la suite d'injections veineuses contenant des doses un peu fortes de mercure, mais parce qu'en certains cas il *n'a pas trouvé de lésions* pour expliquer la mort ; ce qui permet de supposer que la mort, dans cet ordre de cas, résulte d'une syncope, d'une action paralysante subite s'exerçant sur le cœur. Sans doute jusqu'ici on n'a rien observé de semblable sur l'homme, je me hâte de le reconnaître ; mais chacun a raisonné de la sorte : « N'est-ce pas là l'histoire du chloroforme et de la cocaïnisation rachidienne qui ne produisent pas d'accidents en mille cas, puis qui, au mille et unième cas, déterminent une catastrophe, et l'on sait de quel genre ? » Au surplus, telle est l'impression que j'ai conservée de la petite enquête dont je vous parlais à l'instant, d'après les déclarations que j'ai recueillies de mes collègues. « C'est là, m'ont répondu la plupart, une méthode curative dont je ne voudrais pas pour moi, et non sans cause ; donc il va de soi que je n'en veuille pas pour mes malades. »

Je parlerai franchement et dirai : Pour ma part, je n'ai jamais eu recours aux injections intra-veineuses, parce que mon instinct clinique me soufflait à l'oreille que je pourrais bien rencontrer un endocarde intolérant qui réagirait contre le contact subit d'une solution mercurielle par une syncope mortelle. Ce qui (fasse le ciel que je sois mauvais prophète !) pourrait bien se produire quelque jour.

C'est là d'ailleurs, ce que, parmi les partisans de la méthode, ont bien compris ceux que j'appellerai les *sages*, les prudents tout au moins. Ils se sont gardés de la présenter comme un procédé applicable à tous les cas ; ils sont convenus « qu'elle

injections veineuses qu'avec tout autre procédé de mercurialisation, qu'elle se fait, voire se complète « en quelques heures ». D'où il suivrait que « la méthode peut être bonne pour produire une action énergique immédiate. mais qu'elle n'imprègne pas assez longtemps l'organisme pour le mettre à l'abri des récidives ».

n'a pas, pour combattre l'infection générale, de supériorité bien manifeste »; ils en ont limité l'emploi à « certains cas exceptionnels », tels que ceux où il convient « d'aller vite[1] », de surprendre l'ennemi (formes de « syphilis rapidement envahissante »), tels encore que ceux qui menacent gravement et rapidement l'œil, la moelle, le cerveau, ou qui intéressent particulièrement le système vasculaire ; — et, de plus, ils l'ont donnée, pour la plupart au moins, comme un procédé provisoire, à délaisser dès qu'il a fourni ce qu'on peut en attendre.

D'autres, à la vérité, considèrent la méthode comme surtout indiquée pour les cas où l'on a en vue d'éviter de fortes doses de mercure, c'est-à-dire chez les tuberculeux, les nerveux, les débilités, etc. (Blaschko) ; ce qui, vraiment, n'est pas lui faire honneur d'une bien haute intensité thérapeutique.

MÉTHODE PAR INGESTION

RAISONS DIVERSES QUI ONT TOUJOURS PORTÉ LES PRÉFÉRENCES VERS CETTE MÉTHODE. — RAISON PRINCIPALE : C'EST QU'ELLE EST, PAR EXCELLENCE, LA MÉTHODE SIMPLE, COMMODE ET PRATIQUE. — ELLE NE LAISSE PAS CEPENDANT D'AVOIR DES CONTRE-INDICATIONS.

J'arrive enfin à la méthode qui consiste à faire ingérer le mercure par l'estomac et qui est dite *méthode par ingestion* ou bien encore *méthode buccale*, *méthode stomacale*.

Celle-ci, je puis l'appeler par avance la grande, la véritable méthode de traitement de la syphilis. En tout cas, c'est la méthode usuelle, courante, celle qui, de vieille date, a rallié — et continuera à rallier, soyez-en sûrs — les suffrages de l'énorme majorité des praticiens.

Tout d'abord, pourquoi la préférence généralement accordée à cette méthode ? Est-ce en raison d'une de ces supériorités thérapeutiques qui s'imposent sans souffrir de parallèle ? Non. Est-ce parce que ladite méthode se montre exempte des inconvénients et des dangers inhérents à d'autres systèmes ?

1. « Aller vite. » Mais, pour ne pas être instantanée comme avec l'injection veineuse, l'introduction du mercure dans le sang ne s'en fait pas moins d'une façon très rapide avec les modes usuels d'injections. Ainsi elle n'attend pas une heure avec l'injection d'huile grise. Donc, comme rapidité, le bénéfice en faveur de l'injection veineuse est de *moins d'une heure*. Vraiment cette infime différence est-elle de nature à constituer une différence notable comme effets thérapeutiques ?

Non. Est-ce parce qu'elle constitue un procédé facile, commode et sûr à la fois, *pratique* en un mot ? Oui.

Des inconvénients, des dangers même, certes elle en comporte. Vous savez comme moi qu'elle expose à tous les accidents de la mercurialisation, qu'elle est susceptible en particulier d'irriter les gencives, d'offenser le système digestif, de troubler la nutrition, etc. Mais ce que vous savez aussi, c'est qu'il y a moyen de parer à ces dangers et de les conjurer, sinon toujours, au moins pour l'énorme majorité des cas. Et comment ? Tout simplement, par une direction médicale attentive, vigilante, qui aboutit à faire bénéficier le malade des avantages de la médication en le tenant à l'abri des préjudices qu'il en pourrait éprouver. D'ailleurs, jugez-en par ce que vous voyez ici. Est-ce que, parmi les innombrables malades traités de la sorte dans nos services, il en est beaucoup qui soient affectés de stomatite, qui perdent l'appétit, qui maigrissent, qui souffrent et se plaignent de leur traitement ? Quelques-uns de temps à autre en éprouvent bien certains dommages, mais dommages légers, réparables, éphémères et sans conséquences, *pour peu qu'on intervienne à temps*. Au total, la *tolérance* du traitement s'établit presque toujours ; ce n'est là qu'affaire de surveillance, de mesure et de stratégie thérapeutique.

Et, d'autre part, ce qui compense plus que largement ces quelques griefs imputables à la méthode par ingestion, c'est que cette méthode est exempte de certains inconvénients, de certains dangers inhérents à d'autres procédés, ou tout au moins qu'elle ne les comporte pas au même degré. Ainsi, elle expose bien moins à la stomatite que ne le font les frictions ; et, de plus, ainsi que nous l'avons établi précédemment, la stomatite à laquelle elle aboutit parfois est bien moins aiguë, moins rapide, moins générale d'emblée, et, au total, infiniment moins redoutable que celle des frictions. De même, comparée à la méthode des injections, elle épargne aux malades les douleurs et les accidents locaux presque inséparables de cette dernière.

Mais inutile, au surplus, d'insister davantage, car ce n'est pas sur des considérations de cet ordre que s'est établie et affirmée la préférence des médecins pour la méthode par ingestion. La raison de cette préférence est tout autre, et la voici : c'est que cette méthode est PRATIQUE, pratique au sens précis et complet du mot, c'est-à-dire *facile*, *commode*, non moins que *sûre* comme résultats.

Et en effet, quoi de plus simple que ceci : avaler chaque jour une ou deux pilules, une ou deux cuillerées d'une solution, d'un sirop, d'une préparation mercurielle quelconque ?

Cela n'est ni une gêne, ni un embarras ; cela se fait en un instant ; cela n'exige ni assistance, ni appareil, ni quoi que ce soit.

Comparez cette *idéale simplicité* à la pratique des frictions ou à celle des injections. Avec la première, assujettissement biquotidien à la friction du soir et au dégraissage du matin. Avec la seconde, visite quotidienne chez un médecin. Que de temps perdu ! Quel ennui, quelle importunité !

Supposons l'un de nous affecté de syphilis et ayant le choix entre ces trois méthodes. A laquelle (sauf indication particulière) donnerait-il la préférence ? Quant à moi, je déclare que je n'aurais pas l'ombre d'une hésitation, et que je considérerais la méthode stomacale comme une atténuation à l'ennui de mon traitement, comme une véritable grâce en ma disgrâce. Je me dirais : « Eh bien, avec cette méthode, il sera bien possible que j'éprouve de temps à autre une certaine fluxion gingivale ou de légers accidents intestinaux qui me forceront à interrompre le traitement pendant quelques jours ; mais voilà tout. Du moins, avec cette méthode, n'aurai-je à m'occuper de mon traitement qu'une minute par jour, et ne serai-je pas distrait de mes occupations. Tandis qu'avec les frictions j'aurais le cauchemar vespérin et matinal d'un graissage et d'un dégraissage qui me demanderaient une bonne heure par jour ; — tandis qu'avec les injections je subirais l'importunité quotidienne de me déranger et d'aller déranger un de mes collègues pour le prier de me faire ma piqûre ; sans compter qu'un beau jour je pourrais bien être alité par la douleur ou les suites de ladite piqûre. Donc, puisque j'ai la liberté du choix, je fais choix de la méthode stomacale qui est un allègement à mon épreuve. »

Ainsi raisonnerais-je pour mon propre compte ; — et vous tous, Messieurs, sans nul doute, avec moi. Ainsi, de même, convient-il de raisonner pour nos malades, en faisant élection pour eux du mode de traitement le plus compatible avec leurs occupations, leurs convenances, leurs obligations sociales et professionnelles, c'est-à-dire du traitement le plus simple, le plus commode, et surtout (c'est là son avantage capital en l'espèce) le plus *pratique*.

En tout état de cause il importe, pour faire accepter des malades un traitement quelconque, de choisir le procédé thérapeutique qui leur sera le moins incommode, le moins gênant, le moins importun. Mais c'est pour la syphilis plus que pour toute autre maladie (je l'ai déjà dit et ne crains pas de le répéter) que ce précepte est de circonstance et qu'il s'impose comme règle. Car ne perdez jamais de vue ces deux considérations : 1° que la syphilis est une maladie qui exige, pour guérir, un long, un très long traitement; — et 2° qu'elle doit être traitée non pas seulement au cours de ses stades d'activité patente, mais aussi dans leurs intervalles et bien au-delà, alors qu'elle n'existe plus qu'à l'état de diathèse latente.

Or, comment espérer qu'un malade consentira à se traiter aussi longtemps et surtout à se traiter alors qu'il se croira guéri, si vous lui infligez un traitement difficile, importun, vexatoire, dont il aura hâte d'être délivré? Vous n'obtiendrez, vous ne parviendrez à obtenir de lui la docilité et la persévérance nécessaires à sa guérison que si vous réalisez à son usage un programme précisément inverse, c'est-à-dire si vous lui proposez un traitement facile, commode, simple, tolérable.

N'allez pas toutefois exagérer ma pensée. Ne croyez pas que je vienne vous dire: « C'est la méthode par ingestion qui mérite vos préférences, et, conséquemment, c'est elle que *toujours,* dans tous les cas, dans toutes les situations que peut réaliser la syphilis, vous aurez à prescrire. »

Bien loin de là ! Rappelez-vous tout au contraire ce que je n'ai cessé de vous répéter, à savoir : qu'il n'y a rien, qu'il ne saurait y avoir rien d'absolu dans le choix d'une méthode thérapeutique, et que toujours ce choix doit être subordonné aux indications individuelles, indications relevant du malade et de la maladie, indications naturellement des plus variables.

Et, pour mieux vous convaincre encore que ma prétention n'est pas de vous inféoder à la méthode en question, je tiens dès ce moment à spécifier qu'elle souffre, comme toute autre, des contre-indications. Ainsi, comme exemples, il y aura lieu de lui substituer tout autre procédé thérapeutique dans les diverses éventualités suivantes, qui ne laissent pas d'être communes en pratique:

1° Alors qu'on aura affaire à un sujet affecté d'un état morbide préalable des voies digestives (gastralgie, dyspepsie, gastrite, dilatation d'estomac, entérite, etc.) ou présentant une intolérance idiosyncrasique de ce système par rapport au mercure;

2° Alors qu'on aura affaire à un malade en état de débilitation cachectique, ne se rattachant plus à la vie que par un reste de puissance digestive. Et, en effet, ne serait-ce pas un non-sens que d'introduire du mercure dans un estomac qui ne tolère plus qu'à grand'peine quelques aliments légers et choisis?

3° Dans tous les cas où il y aura indication à laisser libres les voies digestives en faveur d'autres remèdes jugés opportuns;

4° Et de même encore, dans tous les cas où un danger pressant, urgent, rend nécessaire une mercurialisation rapide, presque instantanée. — Etc.

Mais, à cela près de ces indications et de quelques autres que j'aurai à vous signaler en temps et lieu, c'est la méthode par ingestion qui, vraiment et sans contradiction possible, s'impose au choix du médecin, et cela en raison des divers avantages qui lui confèrent par excellence le caractère d'une méthode simple et pratique.

AGENTS DE CETTE MÉTHODE

BICHLORURE DE MERCURE. — LIQUEUR DE VAN SWIETEN. — PILULES DE DUPUYTREN. — PROTOIODURE DE MERCURE. — PILULES DE RICORD. — PARALLÈLE DU BICHLORURE ET DU PROTOIODURE.

Très nombreux sont les composés pharmaceutiques qui ont été proposés et préconisés comme agents de mercurialisation par la voie gastrique. Il n'y aurait même que peu d'exagération à dire qu'on a mis en œuvre pour ce mode de traitement à peu près toutes les préparations qu'a pu réaliser la féconde chimie contemporaine.

Je n'essayerai pas de vous en donner la liste. Et il serait plus fastidieux encore de vous exposer les raisons pour lesquelles la plupart de ces remèdes, rapidement délaissés, sont restés à l'état de mort-nés.

Je me bornerai à vous citer les plus importants de ces composés mercuriels, en y adjoignant quelques autres qui, oubliés de nos jours, ont joué un certain rôle dans l'histoire et auxquels se rattachent des formules autrefois célèbres.

Sans parler de deux grands remèdes qui se partagent aujourd'hui la faveur commune et que nous aurons bientôt à étudier longuement (sublimé et protoiodure d'hydrargyre), on a mis en usage, à différentes époques, les agents que voici :

1° Le *mercure métallique*, que l'on administre de diverses façons, à savoir : soit divisé, « éteint » (suivant l'expression technique) d'une façon quelconque ; — soit sous forme d'onguent mélangé à des poudres diverses.

Une préparation fameuse de cet ordre fut celle que, dit-on, Barberousse, le célèbre corsaire d'Alger, envoya au roi François Ier. Elle consistait en pilules qui ont longtemps figuré dans les vieux formulaires sous le nom de *pilules de Barberousse*[1].

1. Voici, sommairement, la composition de ces pilules : mercure éteint avec le suc de roses rouges, agaric, rhubarbe, cannelle, myrrhe, mastic, térébenthine, etc. (V. Lémery, *Pharmacopée universelle.*)

A ranger aussi dans cette catégorie les préparations suivantes, qui ont eu leur temps de célébrité :

Le *mercure gommeux de Plenk* (dit encore sirop de mercure), composé de mercure éteint dans la gomme arabique, puis incorporé au sirop de têtes de pavot[1].

Les *pilules de Belloste*[2].

Les *pilules bleues* anglaises[3].

Les *pilules de Sédillot,* qui sont encore quelquefois prescrites de nos jours. En voici la formule :

℞ Pommade mercurielle double . . .	30	grammes
Savon médicinal pulvérisé	20	—
Poudre de réglisse.	10	—

Faites une masse homogène; divisez-la en pilules de vingt centigrammes. — Chacune de ces pilules contient *cinq centigrammes* de mercure[4].

2° Le *calomel,* qui, après avoir joui d'une certaine faveur autrefois, est tombé dans un discrédit complet. D'abord, c'est un antisyphilitique très infidèle; et, d'autre part, on lui a fait très justement un double grief et de son action diarrhéique et de la facilité avec laquelle il développe la stomatite.

Il faisait la base des *pilules de Plummer*[5].

3° Le *biiodure de mercure,* toxique violent, qui ne s'emploie guère plus qu'associé à l'iodure de potassium. — C'est un des deux sels constitutifs du trop fameux *sirop de Gibert,* dont nous aurons à parler plus tard.

1. V. Jourdan, *Pharmacopée universelle*, 1828, t. II, p. 37.

2. Plusieurs fois modifiées et de façons différentes. — Voici la composition actuelle qu'en donne le *Formulaire pharmaceutique des hôpitaux de Paris:*

℞ Mercure purifié.	60	grammes
Miel blanc	60	—
Poudre d'aloès.	60	—
— de poivre noir	10	—
— de rhubarbe.	30	—
— de scammonée d'Alep	20	—

F. s. a. une masse bien homogène, et divisez-la en pilules de 20 centigrammes, qui contiennent *cinq centigrammes* de mercure.

3. Composition :

℞ Mercure purifié	5 grammes.
Conserve de roses	7 gr. 50
Poudre de réglisse	2 gr. 50

F. s. a. et divisez en 100 pilules. — Chacune de ces pilules contient *cinq centigrammes* de mercure. (*Formulaire pharmaceutique des hôpitaux de Paris.*)

4. *Formulaire pharmaceutique des hôpitaux de Paris.*

5. Composées de calomel et soufre doré d'antimoine, p. e. — Actuellement inusitées.

4° Le *bioxyde de mercure.*

5° Le *sulfure noir de mercure.*

6° L'*acétate de mercure*, base d'une préparation très célèbre, lancée au siècle dernier par un charlatan allemand, Keiser, sous le nom de *dragées de Keiser.* — C'est sans doute aux frais de ce Keiser que, comme panégyrique dudit remède, Linguet écrivit sa spirituelle « Cacomonade »[1], sorte d'épilogue au « Candide » de Voltaire.

7° Le *cyanure de mercure*, vanté par Parent-Duchâtelet.

8° Divers sels mercuriels, qui n'ont eu qu'un moment de vogue : protonitrate, prototartrate, sous-phosphate, turbith, manganate, etc.

Plus récemment, quelques autres préparations ont été introduites dans la thérapeutique de la syphilis. Citons notamment les trois suivantes :

1° Le *peptonate de mercure*, préconisé surtout par Martineau. — On lui reproche de n'être pas, chimiquement, un composé défini. « On peut bien réaliser des composés peptoniques tenant en dissolution du mercure ; mais la proportion de ce métal est essentiellement variable dans ces composés suivant le mode de préparation. De sorte que le peptonate d'un pharmacien n'est pas celui d'un autre ; et même celui d'un pharmacien ne sera pas toujours identique à lui-même » (P. Pouchet)[2].

2° Le *tannate de mercure.* — On l'a présenté, suivant l'usage, comme « la meilleure des préparations mercurielles » ; car, « d'une part, a-t-on dit, il serait exempt de tous les accidents (troubles digestifs, stomatite, etc.) auxquels donnent lieu les autres sels mercuriels ; et, d'autre part, il ferait justice à brève échéance des accidents les plus graves de la syphilis »[3]. Mal-

1. La Cacomonade, *Histoire politique et morale*, Cologne, 1766.

2. La peptone hydrargyrique ammonique s'administre en pilules. — Voici la formule des pilules en usage dans les hôpitaux de Paris :

℞ Peptone hydrargyrique ammonique . . .	2 grammes.
Poudre d'opium	0,50 centigrammes.
Extrait de gaïac	1 gramme.
Poudre de gaïac	1 —

F. s. a. 100 pilules, et vernissez-les à l'éthérolé de tolu.

Chacune de ces pilules renferme 2 centigrammes de peptone hydrargyrique ammonique, soit *cinq milligrammes* de sublimé combiné à la peptone. (*Formulaire pharmaceutique des hôpitaux de Paris.*)

3. Voici la formule proposée par le Dr Lustgarten :

℞ Tannate de mercure.	1 gramme.
Acide tannique	0,50 centigrammes.
Sucre de lait	4 grammes.
Poudre d'opium	0,05 centigrammes.

Pour dix pilules.

Une de ces pilules une demi-heure après le repas. (P. Raymond, *Notes sur le traitement de la syphilis en Allemagne et en Autriche.*)

heureusement il est loin d'avoir tenu de si belles promesses. On l'a vu d'abord déterminer la stomatite, la diarrhée, etc., à la façon de tous les composés mercuriels. Et, de plus, il a un tort capital, qui le condamne avant toute expérimentation clinique, c'est de *ne pas être un composé défini!* « Le tannate de mercure, me disait un jour un de nos grands chimistes, *n'existe pas chimiquement*. Je vous ferai bien une série de corps contenant du mercure et du tannin, tous différents les uns des autres, mais je ne vous ferai jamais ou du moins, quant à présent, je suis incapable de vous faire un corps défini, toujours identique à lui-même, et méritant le nom de tannate de mercure. Celui que je vous fabriquerai aujourd'hui ne sera pas semblable à celui que tel autre chimiste vous composera ou que moi-même je vous composerai demain. » (Berthelot) — Quelle confiance accorder à un médicament de ce genre?

3° Le *salicylate de mercure*. — Préparation bien autrement sérieuse et douée d'une action antisyphilitique assez puissante, à la dose quotidienne de 5 à 10 centigrammes. — C'est au Dr Silva Araujo (de Rio-de-Janeiro) que nous devons les premières expérimentations sur ce composé [1].

BICHLORURE ET PROTOIODURE

PARALLÈLE ENTRE CES DEUX REMÈDES.

De tous ces remèdes il en est deux — et il n'en est que deux — auxquels la faveur publique soit restée fidèle. Ces deux remèdes, consacrés par une longue expérience, à l'avance vous les avez nommés; ce sont le sublimé et le protoiodure. On a dit qu'ils étaient les « colonnes » de la médication mercurielle par ingestion; ce n'est pas moi qui leur contesterai ce titre.

Étudions-les donc l'un et l'autre avec toute l'attention que

1. Silva Araujo, *Le Salicylate de mercure et ses applications dans la syphilis et dans quelques dermatoses*, « Journal de méd. et de pharm. », Paris, 1887. — Bruno Chaves, *Estudo medico chimico do mercurio*, Thèse inaug., Bahia, 1887. — Analyse dans les « Annales de dermat. et de syph. », 1888, p. 228.

— A signaler encore, parmi les préparations récemment expérimentées, le *phénate de mercure* (Gamberini, Schadek), qui, dit-on, serait bien supporté et n'irriterait pas l'intestin. — Voici la formule à laquelle s'est arrêté Schadek:

℞	Phénate de mercure	60 centigrammes
	Poudre de lycopode	āā q. s.
	Baume de Tolu	

Pour trente pilules. — Dose: 2 à 4 de ces pilules chaque jour. (Raymond, mémoire précité.)

nous devons accorder à ces deux véritables « guérisseurs de la vérole », comme on les a encore qualifiés.

I. — Le SUBLIMÉ (deutochlorure ou bichlorure de mercure) est d'introduction ancienne dans la thérapeutique de la syphilis ; mais c'est à Boerhaave et Van Swieten qu'il doit le début de la haute faveur dont il n'a cessé de jouir jusqu'à nos jours.

Chimiquement, vous le savez, c'est un sel solide, blanc, cristallisable, soluble dans 13 fois son poids d'eau, plus soluble dans l'alcool. Il a une saveur âcre, métallique, éminemment désagréable.

Il fait la base de deux préparations extrêmement célèbres et d'usage courant, à savoir : la *liqueur de Van Swieten* et les *pilules de Dupuytren*.

I. — La liqueur de Van Swieten *française* et *actuelle* (vous verrez dans un instant pourquoi je précise de la sorte) a la composition suivante :

℞ Eau distillée	900	grammes.
Alcool à 90 degrés	100	—
Bichlorure d'hydrargyre . . .	1	—

Elle est donc au millième. — En sorte que chaque cuillerée à bouche de cette solution contient exactement seize milligrammes de sublimé, c'est-à-dire (environ) un centigramme et demi.

Deux remarques de posologie.

1° La liqueur actuelle de la pharmacopée française n'est pas l'ancienne liqueur de Van Swieten. Elle est notablement plus forte que cette dernière, ce qui importe pour l'intelligence des anciennes doses.

2° La liqueur de Van Swieten n'a pas la même formule en tous pays. Ainsi la liqueur française est plus forte que celle de la pharmacopée espagnole, et plus faible que celle de la pharmacopée anglaise.

II. — Les *pilules de Dupuytren* sont composées (actuellement[1]) suivant la formule que voici :

1. Elève de Dupuytren, M. le Dr Diday est mieux renseigné que tout autre sur la véritable formule de ces pilules, « telles qu'elles étaient administrées en 1832, 1833 et 1834 » dans le service de son maître. Or, cette formule, *relativement à la dose de l'opium*, est très différente de celle qu'on trouve partout reproduite aujourd'hui. La voici, d'après M. Diday (*Pratique des mal. vén.*, 3e édit. p. 416) :

℞ Bichlorure de mercure	30	centigrammes.
Extrait aqueux d'opium	10	—
Extrait de gaïac	3	grammes.

Pour 30 pilules.

Dans cette formule, la dose d'extrait d'opium contenue dans chaque pilule est

℞ Bichlorure d'hydrargyre . un centigramme.
Extrait d'opium . . . . deux —
Extrait de gaïac. . . . quatre —
Pour une pilule.

Cette formule contient une dose d'opium beaucoup trop considérable. Généralement on la remplace aujourd'hui par la suivante :

℞ Bichlorure d'hydrargyre . } āā un centigramme.
Extrait d'opium. . . . }
Pour une pilule.

C'est encore le sublimé qui sert de base à diverses préparations qu'il faut connaître au moins de nom, à savoir : pilules majeures d'Hoffmann [1] ; — pilules de Chomel [2]; — sirop de Cuisinier [3] ; sirop de Larrey [4] ; — sans parler d'une foule d'autres panacées exploitées par des charlatans, toutes naturellement « garanties *sans mercure* », mais toutes à bases de sublimé.

II. — Le PROTOIODURE D'HYDRARGYRE est un sel solide, d'un jaune verdâtre, altérable à la lumière, presque insoluble dans l'eau, complètement insoluble dans l'alcool.

Il a été introduit dans la thérapeutique par Biett, qui eut le mérite d'en reconnaître les vertus antisyphilitiques (1831). Mais, bien certainement, c'est à Ricord qu'il a dû sa haute fortune.

Les *pilules de Ricord*, connues du monde entier, ont la formule suivante :

℞ Protoiodure d'hydrargyre. . . . 3 grammes.
Extrait thébaïque . . . . 1 —
Thridace . . . . 3 —
Conserve de roses . . . . 6 —
Pour soixante pilules.

de 0 gr. 0033 ; — tandis qu'elle est de 2 centigrammes, c'est-à-dire *six fois plus considérable*, dans la formule contemporaine.

Cette dernière dose est *excessive* et *inutile*. — A ce point de vue, donc, je crois la *vieille* formule de Dupuytren très préférable à la formule *modifiée* qui, malheureusement, se trouve aujourd'hui consacrée par l'usage.

1. Composition : sublimé, eau distillée et mie de pain.

2. Composées à parties égales de sublimé et d'extrait gommeux d'opium (un demi-centigramme pour chaque pilule).

3. V. *suprà*.

4. Composition : Sirop dépuratif de Larrey (salsepareille, sureau, squine, gaïac, sassafras, séné, bourrache), 500 grammes. — bichlorure de mercure, hydrochlorate d'ammoniaque et extrait aqueux d'opium, āā 25 centigrammes ; — liqueur d'Hoffmann, 2 grammes. — Dose : 20 à 60 grammes, quotidiennement.

Chacune de ces pilules contient donc cinq centigrammes de protoiodure.

Sublimé et protoiodure, voilà deux excellents remèdes à notre disposition. Lequel allons-nous choisir ?

Eh bien, si vous m'en croyez, nous n'établirons pas de choix entre eux, car nous avons mieux à faire que cela. C'est de nous servir de l'un et de l'autre en n'obéissant qu'aux indications individuelles et particulières qui pourront, dans un cas donné, nous faire préférer l'un à l'autre.

J'entends souvent tel ou tel de mes confrères me dire : « Décidément, moi, je n'emploie plus que le protoiodure ; c'est un bon remède », ou bien inversement : « Je ne puis abandonner le *vieux* sublimé, c'est un agent parfait ». Eh bien, ces préférences exclusives sont absolument contraires au véritable esprit médical, lequel ne peut avoir pour règle que d'adapter, d'approprier à un malade et à une situation pathologique le remède qui, empiriquement, conviendra le mieux à l'un et à l'autre.

Inspirons-nous de cet esprit, et, au lieu de faire élection par principe, par prédilection *à priori*, de l'un ou de l'autre de ces agents, voyons quels ils sont, quels avantages et quels inconvénients chacun d'eux comporte, à quelles indications chacun d'eux semble plus spécialement répondre.

Pour procéder méthodiquement à ce parallèle, nous pouvons en ranger les éléments sous trois chefs, à savoir : action exercée sur la bouche ; — action exercée sur le système gastro-intestinal ; — effets curatifs.

I. — Au point de vue de l'action exercée sur la bouche (que nous appellerons abréviativement *action ptyalique*), une différence marquée sépare le protoiodure du sublimé.

Le protoiodure est un irritant pour la bouche, cela n'est pas à nier. Il est « ptyalique », comme on dit.

Le sublimé affecte bien moins les gencives. Vous trouverez même écrit qu'il « ne les affecte jamais », ce qui est une erreur. La vérité, c'est qu'à doses faibles ou moyennes il reste inoffensif pour la bouche ; mais c'est aussi qu'à doses plus élevées il exerce sur elle l'action de tous les composés mercuriels. Seulement, comme on n'est pas obligé d'atteindre ces dernières, au moins le plus souvent, pour obtenir le résultat thérapeutique qu'on a en vue, il suit de là, au total, qu'à doses curatives le sublimé ne détermine que rarement des symptômes d'inflammation buccale. — Et vous concevez tout aussitôt quel parti nous pouvons tirer, en certaines circonstances, de cette résistance *relative* de la bouche au sublimé.

Tout au contraire, je le répète et j'insiste sur ce point, le protoiodure est ce qu'on peut appeler un remède ptyalique. Cela, il faut bien le savoir et s'en souvenir toujours, afin de ne pas se laisser surprendre en pratique par les accidents buccaux qui peuvent résulter de ce remède.

Sans nul doute, le protoiodure est moins ptyalique que le calomel et surtout que le calomel à doses réfractées ; il est moins ptyalique aussi que les frictions mercurielles et d'une façon bien moins dangereuse, comme nous l'avons établi précédemment. Mais il l'est à sa façon, dans sa mesure ; et c'est là le grief principal qui peut lui être opposé, car, à tous autres égards, il constitue vraiment un excellent remède.

Au surplus, précisons, car la précision est de rigueur avec un remède comme celui-ci, d'usage journalier.

A quelle dose est-il ptyalique?

Mettons d'abord hors de cause ce qu'on appelle les *idiosyncrasies*. Ainsi, il est certains sujets dont la bouche ne tolère pas le protoiodure à ses doses curatives ; c'est là un fait rare, mais un fait authentique. Et, inversement, il en est d'autres qui le tolèrent je dirai presque à toutes doses. J'ai vu nombre de malades n'avoir en rien la bouche offensée par des doses quotidiennes de 15, 20 et 25 centigrammes.

Dernièrement, le Dr Barthélemy me racontait qu'un de ses malades avait supporté des doses quotidiennes de 15 centigrammes pour la première semaine, de 30 centigrammes pour la seconde, de 45 centigrammes pour la troisième, et cela sans accidents buccaux. — Une toute jeune femme (dont je vous ai déjà parlé) a pris un seul jour 34 pilules de Ricord, et en a été quitte pour une simple fluxion gingivale, sans stomatite véritable.

Mais ce ne sont là que des exceptions, des curiosités ; n'en parlons pas, et occupons-nous seulement des faits d'ordre commun.

I. — Relativement au degré de tolérance buccale pour le protoiodure, notons d'abord un point majeur, à savoir : qu'il existe, à cet égard, une grande inégalité d'un sexe à l'autre.

Incontestablement, la bouche de la femme supporte bien moins le protoiodure que la bouche de l'homme. Et cela est d'autant plus inattendu que, d'une part, la femme a généralement la bouche mieux tenue que l'homme, la bouche en meilleur état comme gencives, comme dents, et que d'autre part, elle est presque toujours exempte d'une cause intense d'irritation buccale extrêmement commune chez l'homme (usage et le plus souvent même abus du tabac).

II. — En second lieu, quel est, dans l'un et l'autre sexe, le *taux usuel de tolérance buccale* pour le protoiodure ?

A. — Pour l'homme, on peut dire ceci :

1° Une dose quotidienne de cinq centigrammes reste, sauf exceptions très rares, absolument inoffensive pour la bouche ;

2° Très communément aussi, une dose quotidienne de 7 à 8 centigrammes n'exerce aucune action nocive ;

3° Huit ou neuf fois sur dix, une dose de 10 centigrammes (deux pilules de Ricord) est tolérée sans dommage, à la condition d'un bon état préalable de la bouche, d'une hygiène buccale bien entendue au cours du traitement, et de quelques interruptions momentanées, alors que les gencives semblent en imminence de fluxion.

4° Il n'est pas rare que, pour un certain temps (une quinzaine, par exemple), des doses supérieures (12, 15 centigrammes, voire 20 centigrammes en quelques cas) soient acceptées sans réaction buccale.

Si bien, au total, qu'*on peut considérer une dose quotidienne de* 10 *centigrammes de protoiodure comme la dose moyenne de tolérance buccale chez l'homme,* réserves toujours faites pour les susceptibilités individuelles.

B. — Chez la femme, la tolérance buccale est notablement inférieure. Ainsi, pour elle :

1° Une dose quotidienne de 5 centigrammes reste le plus souvent sans influence sur les gencives. Cela est, dirai-je, de constatation courante. Car, journellement, vous me voyez ici inaugurer le traitement à cette dose (une pilule de Ricord), et cette dose, pour la très grande majorité des cas, n'offense en rien la bouche.

2° Mais déjà, en l'espèce, les exceptions à ce qu'on peut appeler la règle ou le fait courant, deviennent moins rares que chez l'homme. Ainsi, de temps à autre, entendons-nous telle ou telle de nos malades, même pour cette dose minime de 5 centigrammes, se plaindre de la bouche. Et alors nous constatons sur elles, non pas une stomatite (le mot serait excessif), mais une certaine tension, une bouffissure légère du bord gingival, quelquefois avec ébauche de décollement rétro-molaire. — Il n'est pas rare non plus que, dans les cas de cet ordre, nous ne constations rien d'objectivement appréciable, et c'est même là un point sur lequel, incidemment, je dois appeler votre attention. Chez certaines femmes, l'influence mercurielle ne se traduit sur la bouche que par un état *névralgique*, une sorte d'*éréthisme douloureux* du système dentaire, sans lésions manifestes. J'ai sous les yeux depuis quelques mois un exemple du genre. Une de mes clientes de la ville éprouve, pour une simple dose quotidienne de 5 centigrammes de protoiodure, une véritable odontalgie presque généralisée, une irritation, une « tension des gencives », « un agacement de toutes les dents », comme elle le dit. Fort inquiète de ce symptôme, car elle est très coquette de ses dents, qui sont du reste des plus belles, elle est venue plus de vingt fois me faire examiner sa bouche qu'invariablement j'ai trouvée dans un état d'intégrité absolue.

Ce n'est pas tout. Il n'est pas très rare de voir cette dose de 5 centigrammes déterminer chez la femme, non pas à coup sûr des stomatites généralisées, mais des stomatites circonscrites, partielles, d'intensité ou légère ou presque moyenne. Veuillez, comme spécimens, vous rappeler deux cas de cet ordre qui se sont présentés à nous ces derniers mois. Deux jeunes femmes (que nous traitions à la consultation — soit dit à notre décharge — et qui conséquemment n'étaient pas surveillées quant à leur état buccal) nous sont arrivées ici avec des stomatites vraies, et cela pour des doses quotidiennes de 5 centigrammes de protoiodure. A la vérité, l'une et l'autre étaient petites, chétives, maigres et de faible poids, ce qui n'est peut-être pas sans importance en l'espèce, puisque, d'après les physiologistes, la considération de poids, la considération de kilogrammes d'être vivant doit entrer en ligne de compte pour l'appropriation d'une dose à l'individu. — Des faits de ce genre, en tout cas, sont éminemment instructifs, car ils démontrent qu'il est toujours essentiel de surveiller la bouche des malades, *quelle que soit la dose de mercure administrée.*

3° La tolérance moyenne de la bouche pour le protoiodure s'arrête, chez la femme, aux environs de 7 à 8 centigrammes.

4° Au delà de cette dose, l'intolérance devient le fait habituel. Il est peu de femmes dont la bouche supporte sans irritation une dose de 10 centigrammes (deux pilules de Ricord). Presque toujours à cette dose la stomatite est imminente, et elle ne manque guère de se produire si l'on insiste sur le traitement.

A coup sûr, nous parvenons bien quelquefois, quand besoin est, à faire accepter cette dose, voire à la dépasser ; mais comment? D'abord, à force d'hygiène et de surveillance buccale ; — puis et surtout en ne maintenant le traitement à ce taux élevé que pour un temps, quelques jours par exemple ; — ou bien en procédant par séries alternes de stades de traitement et de stades de repos ; — enfin, bien entendu, en suspendant la médication dès la moindre alerte.

Résumons-nous en disant :

1° Tolérance buccale pour le mercure bien moindre chez la femme que chez l'homme.

2° Tolérance moyenne pour le protoiodure pouvant être évaluée, comme doses quotidiennes :

Chez l'homme, à 10 centigrammes.

Chez la femme, à 7 ou 8 centigrammes.

II. — Second point : *Action sur les voies digestives.*

A cet égard, différences notables et curieuses à signaler entre les deux composés dont nous continuons le parallèle.

I. — Pour le sublimé, chacun sait d'abord que c'est un toxique violent, et, d'autre part, qu'une bonne partie de son action nocive porte sur les voies digestives. Rien d'étonnant, donc, à ce qu'à doses thérapeutiques il détermine d'une façon rudimentaire quelques-uns des phénomènes par lesquels se traduit son action toxique.

Mais, chose curieuse, à doses thérapeutiques il influence bien plutôt l'estomac que l'intestin. Il ne produit qu'assez rarement la diarrhée, à moins qu'on ne dépasse certaines doses ; tandis qu'au contraire il offense fréquemment l'estomac, même pour des doses assez basses.

Ainsi, nombre de malades, au cours du traitement par le sublimé, se plaignent de souffrir de l'estomac. Ils y accusent des douleurs gastralgiformes, des crampes, des sensations bizarres qu'ils traduisent sous les termes « de coliques, de tortillements, de pincements », etc. Il y a donc ce qu'on pourrait appeler une *gastralgie du sublimé.* — Et souvent même cette gastralgie est assez accentuée, assez pénible pour que les malades soient forcés de suspendre l'usage du remède.

En général, cette gastralgie est toute provisoire et disparaît avec la cessation du traitement. Il n'est pas rare toutefois qu'elle subsiste un certain temps. Quelquefois aussi elle fait place à une *dyspepsie* qui peut être assez persistante. J'ai rencontré plusieurs malades qui, après avoir subi de longs traitements au sublimé, disaient « ne plus digérer comme autrefois » et être devenus sujets depuis lors « à des malaises, des fatigues, des susceptibilités d'estomac » qu'ils ne connaissaient pas antérieurement.

Point à noter : cette action irritante du sublimé sur l'estomac s'observe bien plus souvent chez la femme que chez l'homme. A doses non pas égales, mais inférieures, l'estomac féminin le supporte moins bien que le nôtre. Ce qui m'a fait dire de vieille date que le *sublimé n'est pas un remède pour les femmes.* D'abord son affreuse saveur leur répugne, les dégoûte, leur fait horreur. Il est vrai qu'on peut parer à cet inconvénient en le prescrivant sous forme pilulaire. Mais alors il n'en offense que davantage l'estomac. Je me souviens qu'à Lourcine la liqueur de Van Swieten était baptisée par nos malades du sobriquet de « casse-poitrine ».

Toutefois n'exagérons rien et disons : Voilà ce que peut produire le sublimé, voilà son inconvénient réel. Mais cela, il ne le produit que sur certains sujets et dans un certain nombre de cas. Assez fréquemment, au contraire, il est toléré par l'estomac, surtout si l'on a soin de n'en pas exagérer les doses, de l'administrer suivant certaines règles que nous préciserons dans un instant, et surtout de ne pas en prolonger l'usage.

Ce dernier point, en particulier, est majeur, tout à fait majeur, et je vous le signale expressément. Le sublimé n'est pas un de ces remèdes comme l'iodure de potassium, le bromure de potassium, le bicarbonate de soude, l'arsenic, etc., dont l'usage puisse être prolongé. Même quand il est bien accepté de l'estomac, il ne l'est que *pour un temps*, passé lequel il commence à devenir offensif, à faire mal, à nuire. Ce temps, je l'évalue à trois semaines, quatre semaines au plus. Aussi, empiriquement, ai-je été amené dans ma pratique à ne jamais prescrire à mes malades de traitements au sublimé supérieurs comme durée à un mois (au maximum), et souvent même j'ai dû les réduire à une vingtaine de jours, quitte à les reprendre après un certain répit accordé à l'estomac ; ou, mieux encore, je divise une cure d'un mois en deux quinzaines séparées par un repos de quatre à dix jours. Cette pratique, je crois, est infiniment préférable, relativement à la tolérance gastrique, aux traitements de longue haleine, et je vous la recommande comme un résultat d'expérience.

II. — Pour le protoiodure, les choses se présentent différemment.

D'abord, d'une façon générale, il est bien mieux toléré que le bichlorure ; — et, en second lieu, quand il n'est pas toléré, c'est l'intestin qu'il affecte bien plus souvent que l'estomac.

Il est bien mieux toléré que le bichlorure en ce sens que, dans la plupart des cas, il ne détermine rien autre que quelques coliques passagères, avec une diarrhée ou insignifiante ou tout au plus moyenne. A cela près, il passe véritablement inaperçu. Très souvent même il ne détermine aucun phénomène d'intolérance, aucun symptôme appréciable ; si bien que parfois les malades sont surpris, voire presque alarmés de cette bénignité apparente du remède. « C'est étonnant, vous disent-ils ; vos pilules, docteur, ne me font rien ; est-ce que malgré cela vous les croyez capables de me guérir ? »

Au total — notez bien ceci, Messieurs, car rien n'est plus utile pour la pratique — le protoiodure est généralement un *remède de facile tolérance,* tout au moins au point de vue gastro-intestinal.

Ce n'est pas cependant qu'il ne détermine parfois quelques troubles, quelques incidents (plutôt qu'accidents) vers ce système. Mais alors c'est bien moins l'estomac que l'intestin sur lequel il porte son action. Il est vraiment rare que les malades aient l'estomac réellement offensé par ce remède. Au début de la médication, quelques-uns se plaignent bien de « pincements d'estomac », de coliques gastriques, mais cela n'est jamais que léger, éphémère, et c'est tout. — A ce point de vue, donc, le protoiodure se différencie heureusement du sublimé, car il ne détermine presque jamais ce que produit assez souvent ce dernier, à savoir gastralgie immédiate et dyspepsie consécutive.

En revanche, il réagit plus que le sublimé sur l'intestin. Avec lui, la diarrhée est assez commune ; ou plutôt, disons mieux, avec lui sont assez communs des accès de diarrhée passagère.

Il y a, d'abord, ce que j'appellerai la diarrhée de noviciat. Attendez-vous, quand vous prescrivez le protoiodure pour la première fois à un malade et surtout à une femme, à quelques phénomènes initiaux de coliques et de diarrhée. Cela ne manque guère, mais cela est affaire de quelques jours ; après quoi, l'accoutumance se fait et la tolérance s'établit.

En second lieu, il est assez commun qu'en plein cours de traitement, alors que le remède est bien toléré depuis un certain temps, se produise soudainement et sans raison appréciable un accès de diarrhée, lequel dure quelques heures, un jour ou deux jours, puis s'apaise. Qu'est cela ? Je n'en sais rien. J'imagine que ces accès non motivés de diarrhée intercurrente doivent être dus à quelque réaction chimique accidentellement intervenue entre le sel mercuriel et tel ou tel aliment. Mais ce n'est là qu'une hypothèse.

Plus rarement, la diarrhée s'établit à une certaine étape du traitement, puis s'entretient, devient ou permanente ou sujette à retours rapprochés. Dans ce cas, l'intolérance est formelle, et alors l'indication non moins précise est de suspendre immédiatement la médication qui, prolongée, ne ferait plus que nuire.

Et, rien de plus, rien autre. Si bien qu'à part ces quelques troubles, qui bien rarement atteignent une importance réelle, le protoiodure est un remède généralement bien toléré. Il constitue ce qu'on a très justement appelé une *médication douce*. C'est là du reste ce qu'apprécient très bien certains malades qui, après avoir fait tour à tour usage du sublimé et du protoiodure, sont devenus excellents juges en la question. « A la bonne heure ! me disait récemment un client de cet ordre ; avec le protoiodure, ça va tout seul, tandis qu'avec le sublimé il fallait vraiment un estomac d'autruche pour y résister. »

III. — Reste enfin, pour terminer le parallèle que nous poursuivons, à comparer les deux remèdes quant à leurs effets thérapeutiques.

Je pourrai être bref sur ce point; car, s'il existait de l'un à l'autre un grand écart, une différence marquée relativement à leur action sur les symptômes morbides, la question actuelle ne se poserait même pas. L'expérience serait acquise de vieille date et aurait consacré la supériorité de l'un par rapport à l'autre.

Or, rien de cela en l'espèce. L'un et l'autre sont de bons remèdes, d'excellents remèdes. Tous deux exercent une influence active et des plus marquées sur les manifestations d'ordre syphilitique. Si bien qu'il n'est pas à les différencier à ce point de vue, ni surtout à établir entre eux une sorte d'inégalité. Donner la palme à l'un serait, me semble-t-il, commettre un déni de justice vis-à-vis de l'autre.

Je ne dissimulerai pas une préférence personnelle pour le protoiodure ; mais cette préférence résulte, comme vous allez le voir dans un moment, de considérations indirectes. D'ailleurs, je l'avoue par avance, il est des cas (dont nous parlerons en temps et lieu) où le protoiodure reste impuissant à réaliser ce qu'on obtient du bichlorure.

Au surplus, il y a mieux à faire que de s'évertuer à établir la supériorité d'un de ces remèdes sur l'autre ; c'est de chercher à tirer le meilleur parti possible de l'un et de l'autre, c'est de s'attacher à trouver les indications auxquelles chacun d'eux satisfait le plus spécialement.

Or, dans cette voie, deux points sont à noter.

I. — C'est, d'abord, que le protoiodure permet parfois mieux que le sublimé de réaliser des effets thérapeutiques *intenses*. Et cela, pour une raison indirecte, à savoir : parce qu'avec lui on a la faculté d'élever davantage les doses médicamenteuses sans offenser l'estomac. Est-il besoin d'une dose importante en vue d'un accident ou sérieux ou rebelle, bien vite on est arrêté, avec le bichlorure, par des phénomènes d'intolérance gastrique ; tandis qu'avec le protoiodure on a plus de marge et (passez-moi l'expression) on a les coudées plus franches pour proportionner les doses à l'effet cherché et obtenir une action thérapeutique plus puissante.

Par exemple, on réussit souvent, pour un temps, à maintenir le protoiodure aux doses de 15 à 20 centigrammes par jour, sans déterminer d'accidents. Et, tout au contraire, si l'on dépasse les doses quotidiennes de 3 à 4 centigrammes de sublimé, on est forcé le plus habituellement de battre en retraite devant des phénomènes d'intolérance gastrique.

II. — En second lieu le protoiodure et le sublimé ne me semblent pas aptes à se suppléer réciproquement à toute période, à tout âge de la maladie.

Très certainement le protoiodure convient mieux que le sublimé aux étapes *jeunes* de la syphilis ; — et le sublimé, inversement, a sa place mieux marquée dans les phases plus avancées de la diathèse. — Pourquoi cela ? Je l'ignore absolument, et ne parle qu'au nom de l'empirisme.

En tout cas j'ai cru remarquer plus d'une fois que le sublimé, administré dans les premiers temps de la syphilis, n'exerce sur les accidents secondaires qu'une action incomplètement satisfaisante au double point de vue curatif et préventif, c'est-à-dire qu'il n'en vient à bout qu'assez lentement et que, d'autre part, assez souvent il les laisse se reproduire. J'incline donc à penser que, dans les étapes jeunes de la maladie, son influence thérapeutique n'est pas équivalente à celle du protoiodure, certainement plus actif (d'après moi tout au moins) à cette période. Ces jours derniers, par exemple, je voyais en ville un jeune homme qui traité pendant trois ans (avec interruptions de temps à autre) par les pilules de Dupuytren, n'en était pas moins affecté d'une syphilide palmaire assez intense et d'une glossite desquamative. Des échecs de ce genre, à coup sûr, peuvent s'observer à la suite d'un traitement par le protoiodure, mais je les crois moins fréquents qu'avec le sublimé [1].

Inversement il m'a semblé que, dans les phases avancées de la maladie, la mercurialisation par le sublimé était mieux *appropriée* au caractère des accidents et plus active. Il est là *à sa place*, si je puis ainsi dire, et il y est mieux que le protoiodure, lequel, bien sûrement aussi, se montre moins efficace à cette période. En tout cas, il s'associe, se combine mieux que ce dernier à l'iodure de potassium pour constituer ce qu'on appelle le traitement mixte.

Mais, ai-je besoin de le dire ? ce sont là toutes choses d'appréciation si difficile et si délicate qu'après les avoir observées ou avoir cru les observer maintes fois, j'en suis à me demander encore si je les ai bien et sainement jugées. Ces résultats

1. C'est là une opinion que l'expérience a affermie de plus en plus en mon esprit. Je tiens pour certain actuellement que le protoiodure exerce une action bien plus intense, bien plus curative que le sublimé, sur les accidents des *jeunes* étapes de la syphilis.

de thérapeutique comparée, je les crois vrais, mais je n'oserais cependant les donner comme définitivement acquis, démontrés, et je les soumets au contrôle de mes confrères.

Ce parallèle achevé entre les deux grands agents de la médication mercurielle, résumons maintenant les points principaux qui en découlent :

I. — Avec le sublimé, peu d'accidents ptyaliques ; — mais inconvénients majeurs d'intolérance gastrique ;

II. — Avec le protoiodure, accidents ptyaliques ; — mais tolérance gastrique plus facilement assurée ;

III. — Au point de vue thérapeutique, effets sensiblement égaux des deux remèdes ; — mais faculté de réaliser des effets plus intenses avec le protoiodure, en raison d'une liberté plus étendue d'élévation des doses.

Eh bien, de tout cela qu'avons-nous à conclure ? Il me semble qu'au point de vue pratique trois déductions ressortent de ce qui précède, à savoir :

1° Qu'il n'est pas de préférence exclusive, systématique, à accorder soit au sublimé, soit au protoiodure ; car l'un et l'autre sont susceptibles de rendre les plus utiles services.

2° Qu'il faut prescrire l'un ou l'autre suivant les indications dérivant du cas particulier. C'est ainsi, à ne citer que deux exemples, qu'on fera élection du sublimé pour les sujets dont la bouche en mauvais état ne supporterait pas l'action ptyalique du protoiodure ; — et du protoiodure chez les sujets dont l'estomac délicat, susceptible, nerveux, ne tolérerait pas le sublimé.

3° Enfin, qu'en dehors de toute indication particulière il y a eu lieu de préférer le protoiodure au sublimé en tant que remède usuel, courant, et cela pour une double raison : parce que, d'abord, c'est un remède mieux toléré en général que le sublimé, plus maniable, « plus doux » ; — et, en second lieu parce que l'intolérance buccale pour le protoiodure est certainement plus rare que l'intolérance gastrique vis-à-vis du sublimé. Ainsi, il est nombre de sujets qui supportent le protoiodure sans accidents buccaux, et il en est bien moins qui tolèrent le sublimé sans accidents gastriques.

C'est pour cela, n'en doutez pas, c'est pour cet ensemble de raisons que le protoiodure est devenu de nos jours le remède *favori*. On l'a appelé « le chef de file » de la médication mercurielle. Il y tient en effet le premier rang, qu'il serait difficile, je crois, de lui disputer.

BICHLORURE ET PROTOIODURE (*suite*)

SOUS QUELLES FORMES PHARMACEUTIQUES ADMINISTRER CES DEUX REMÈDES?

Diverses questions d'ordre exclusivement pratique s'imposent maintenant à notre examen.

Et, d'abord, sous quelles *formes pharmaceutiques* convient-il d'administrer l'un et l'autre des deux remèdes qui nous occupent en ce moment ?

I. — Le sublimé se prescrit généralement soit en solution, soit en pilules.

La solution usuelle, c'est la *liqueur de Van Swieten* dont je vous ai déjà parlé. Cette liqueur serait irritante pour l'estomac si l'on n'avait soin de la diluer, et il convient même de la diluer fortement. On en donnera, par exemple, une cuillerée à bouche dans un verre d'un véhicule quelconque propre à en masquer l'affreuse saveur (eau édulcorée avec un sirop agréable, eau aiguisée de rhum, thé, infusion de menthe ou de mélisse, café, etc.). Il est plus simple encore et préférable de la faire prendre dans du lait. Le lait, dit-on vaguement, modifie le bichlorure, le « change en albuminate », le « dulcifie » ; en tout cas il le rend tolérable à l'estomac.

Quand on administre ce même remède sous forme pilulaire, c'est généralement aux *pilules de Dupuytren* qu'on a recours. Chacune de ces pilules, je vous le rappelle, contient 1 centigramme de sublimé, 2 centigrammes d'extrait d'opium, et 4 centigrammes d'extrait de gaïac.

Or, c'est là une formule, me semble-t-il, sujette à révision.

D'abord, à quoi bon le gaïac ? Que vient faire là ce vieux remède inerte et inutile ?

En second lieu, la dose d'opium y est vraiment exagérée (2 centigrammes par pilule). Car, lorsqu'on prescrit à un malade — ce qui est courant — deux ou trois de ces pilules par jour, on se trouve lui faire absorber quotidiennement 4 ou 6 centigrammes d'extrait d'opium, ce qui est une dose excessive, inutile, et non exempte d'inconvénients en certains cas. Pourquoi tant d'opium[1], alors que la liqueur de Van Swieten, souvent bien tolérée, n'en contient pas un atome ?

1. Ne pas oublier d'ailleurs que, dans la *véritable* formule de Dupuytren, restituée par M Diday (V. *supra*), chaque pilule ne contient qu'une dose bien moindre d'extrait d'opium, 3 milligrammes environ (exactement 0 gr, 0033).

J'incline donc à penser que la vieille formule de Dupuytren pourrait être avantageusement modifiée de la façon que voici :

℞ Bichlorure d'hydrargyre . . } āā 1 centigramme.
Extrait d'opium . . . . . }
Pour une pilule.

En tout cas, cette dose d'opium (1 centigramme par pilule) m'a toujours paru suffisante pour la visée qu'on poursuit, c'est-à-dire suffisante pour assurer la tolérance gastrique du sublimé.

II. — Quant au protoiodure, il ne peut guère être administré que sous forme pilulaire, étant donnée son insolubilité.

Ici se présente une formule connue de tous, qui a fait, je puis dire, le tour du monde, celle des fameuses *pilules de Ricord.* (V. page 274.)

Cette formule cependant me paraît passible du même reproche que j'adressais à l'instant aux pilules de Dupuytren. Elle contient trop d'opium, à savoir plus de seize milligrammes (0,016) par pilule. De sorte qu'à la dose de deux pilules par jour (dose courante habituelle) on administre au malade *plus de trois centigrammes* d'extrait thébaïque quotidiennement. C'est excessif à coup sûr, et, de plus, c'est inutile. Il me semble donc que la formule de mon maître gagnerait à être modifiée de la sorte :

℞ Protoiodure d'hydrargyre . . 5 centigrammes.
Extrait d'opium . . . . . 1 —
Pour une pilule.

Telle est la formule en usage ici, soit dans nos salles, soit à la Consultation externe, et vous avez pu vous convaincre qu'elle est généralement bien tolérée.

Au surplus, elle n'a rien de fixe, bien entendu. Il est tout simple d'y élever ou d'y abaisser la dose d'opium proportionnellement au degré de la tolérance individuelle.

Et même, puisque l'opium ne joue en l'espèce aucun rôle curatif, quel avantage y aurait-il à l'associer systématiquement au mercure et pour toute la durée du traitement mercuriel ? Qu'on le prescrive au début par précaution et pour assurer la tolérance, rien de mieux. Mais, la tolérance assurée, il n'est plus qu'inutile, sinon nuisible même. Je le supprime pour ma part dès que je crois n'en avoir plus besoin, quitte à le reprendre si l'indication s'en impose à nouveau.

Simple détail de pratique, mais détail d'importance majeure.

Quand vous prescrirez des pilules mercurielles, recommandez toujours à vos malades de n'accepter de leur pharmacien que des pilules *de consistance molle*. Pourquoi? Parce que les pilules dures risquent de ne pas être absorbées, c'est-à-dire d'être rendues telles qu'on les a prises. De cela j'ai eu la preuve — et la preuve matérielle — plus d'une fois.

C'est qu'en effet, dans certaines pharmacies ou plutôt dans certaines drogueries à bon marché, on fabrique à l'avance et par milliers des pilules de Dupuytren et des pilules de Ricord, qu'on laisse ensuite vieillir dans les bocaux en attendant la vente. Or, ces pilules, dès qu'elles sont un peu anciennes, durcissent singulièrement ; à la longue, elles deviennent cornées, dures comme du bois, comme des noyaux de cerise ; l'ongle ne les entame plus, et elles rebondissent comme des grains métalliques quand on les jette sur le parquet. Jugez si, dans cet état, elles se prêtent à l'absorption !

Et il est si simple de conserver à ces pilules une mollesse convenable ! Il suffit pour cela que le pharmacien ait la précaution d'y ajouter une petite dose de glycérine.

Que de fois n'ai-je pas vu, dans ma pratique de ville, les résultats d'un traitement mercuriel se modifier presque d'un jour à l'autre par le seul fait de la substitution de pilules convenables à des pilules peu dignes de ce nom. Voici, pour votre édification, le dernier cas de cet ordre qui s'est présenté à moi.

Un tout jeune homme (17 ans) vient me consulter pour une syphilide papuleuse confluente et quelques autres accidents secondaires. Je lui prescris une pilule de protoiodure à 5 centigrammes quotidiennement. — Quinze jours après, nul effet. Je double la dose en dépit de l'âge, tout prêt à battre en retraite au moindre incident. — Dix jours plus tard, encore nul effet, ni thérapeutique, ni même physiologique. Je demande alors à examiner les pilules dont fait usage mon client, et je les trouve tellement dures qu'elles auraient pu sans grand désavantage être comparées à des plombs de chasse. Je prescris alors à nouveau les mêmes pilules, mais avec recommandation expresse de ne les accepter que si elles sont de consistance absolument molle. Dix jours après, rétrocession déjà notable, puis guérison rapide de l'exanthème.

C'est pour remédier à cet inconvénient de la forme pilulaire que mon collègue le Dr A. Renault a pris le parti (et il m'a dit s'en être bien trouvé) de substituer aux pilules les *cachets* au protoiodure, cachets qu'il formule ainsi :

℞ Protoiodure d'hydrargyre. . 5 centigrammes.
Poudre d'opium brut . . . 1 à 2 centigrammes.
Poudre de quinquina . . . Qs.

Pour un cachet.

Quand et dans quelles conditions administrer l'un ou l'autre de ces remèdes (protoiodure ou sublimé)?

La coutume est de les faire prendre le soir, au coucher, quelques heures après le dernier repas, ou bien matin et soir, quand on les donne en deux doses. Mauvaise pratique, je crois. De par expérience, le mercure est bien mieux toléré par l'estomac quand il est ingéré *avant les repas* et immédiatement avant. Quelquefois même, alors qu'il y a un peu d'intolérance gastrique, on se trouve bien de le donner au cours du repas.

Pour ma part, voici ce à quoi j'ai abouti, après avoir essayé de tous les procédés : Quand le malade n'est qu'à la dose d'une pilule, je lui conseille de la prendre avant le repas principal, qui est généralement le dîner du soir. — Quand il est à la dose de deux pilules par jour, je lui prescris de les prendre à intervalles aussi distancés que possible, c'est-à-dire l'une avant le petit déjeuner du matin, et l'autre avant le dîner du soir.

Quelque minime que soit la dose prescrite, il y a souvent avantage à la fractionner, quand on a affaire à des estomacs délicats. Telle femme, par exemple, qui ne supporte pas ou supporte mal une pilule de 5 centigrammes de protoiodure, pourra la tolérer parfaitement si on a soin de lui faire diviser cette pilule en deux moitiés, dont l'une sera prise le matin et l'autre au dîner.

BICHLORURE ET PROTOIODURE

DOSES. — EN GÉNÉRAL LE MERCURE N'EST PAS ADMINISTRÉ A SA DOSE. — DOSE MOYENNE EFFICACE. — DOSE DU SYMPTOME. — DOSE DU MALADE.

J'arrive enfin à la question la plus importante, celle des *doses*.

Je commence par affirmer qu'en général le mercure n'est pas administré à sa dose vraie, à sa dose efficace. Le plus souvent on se tient au-dessous de cette dose. Positivement, *on a peur* de lui, et cela pour le malade sans doute, mais un peu aussi pour le médecin.

Comment savez-vous cela ? me direz-vous. Je le sais de par les témoignages de mes malades, de par les ordonnances qu'ils m'apportent et que j'ai toujours la curiosité de lire, de par les conversations que j'ai eues avec quelques pharmaciens de mes amis, etc. Que d'exemples sur ce point n'aurais-je pas à citer, et des plus probants !

C'est ainsi que *nombre de malades soi-disant traités n'ont jamais été soumis en réalité qu'à des médications insuffisantes, faibles, timides, inertes, forcément frappées d'impuissance*, sans même parler de ceux qui n'ont eu jamais qu'un simulacre de traitement.

Et je n'exagère pas. A preuve les quelques cas suivants :

Il y a quelques semaines, il m'est arrivé d'être consulté par un jeune homme de 28 ans, grand et solide gaillard, qui se croyait affecté d'une « maladie de peau ». Grand fut son étonnement lorsque je lui déclarai que cette maladie de peau n'était rien autre qu'une syphilide tuberculeuse. « C'est impossible, monsieur le docteur, me dit-il; j'ai bien eu la syphilis, c'est vrai ; mais je dois en être guéri, j'en suis sûrement guéri, car j'ai été traité et bien traité ; voyez mes ordonnances. »

Or, que résultait-il de ces ordonnances? Qu'en effet il avait été traité, pendant huit à neuf mois, par le protoiodure, mais à quelles doses? Aux doses quotidiennes de 3 à 5 centigrammes ; jamais plus ! Eh bien, est-ce que de telles doses constituaient un traitement pour un sujet de cet âge, de cette force, de cette taille, de ce poids? Qu'en pouvait-on attendre en tant qu'effet préventif, si ce n'est ce qui s'est produit? A parler net, donc, ce malade *n'avait jamais été traité*.

Eh bien, cette histoire, sachez-le, est celle de 15 malades de ville sur 20, approximativement. Oui, je n'hésite pas à le dire, 15 malades sur 20, dans la pratique de ville, ne reçoivent que des traitements de ce genre, à doses absolument timides et forcément inactives en tant que sauvegarde d'avenir.

Et il y a plus. C'est que parfois le mercure n'est prescrit qu'à doses infimes, véritablement dérisoires, comme vous allez en juger.

Une de mes premières clientes dans la pratique médicale fut une dame espagnole affectée d'une énorme syphilide serpigineuse dont le début remontait à trois ans. Or, vous ne devineriez jamais à quel traitement cette malade était soumise depuis ce temps. On lui donnait chaque jour *un milligramme* de sublimé, et jamais elle n'avait dépassé cette dose ! Aussi bien, lorsque je lui proposai de lui administrer une dose vingt fois supérieure pour le moins, prit-elle peur — en raison sans doute de mes cheveux blonds... à cette époque — et me priat-elle de mander M. Ricord en consultation, ce que j'acceptai de tout cœur, comme bien vous pensez. M. Ricord confirma ma prescription, et le résultat fut que cette dame guérit en quelques semaines.

Troisième exemple. — L'année dernière, j'ai reçu la visite d'un malade de province, âgé d'une quarantaine d'années, grand et vigoureux, qui venait me consulter au sujet d'une syphilide ulcéreuse. D'après l'ordonnance qu'il me présenta, il était soumis depuis deux mois à un traitement par le sublimé, mais à quelle dose ! « Vingt-cinq milligrammes de sublimé divisés en 40 pilules », dont il prenait une seule par jour ; c'est-à-dire que sa ration quotidienne de sublimé était de *six dix milligrammes* (0 gr. 0006) ; c'est-à-dire qu'elle était environ *cinquante fois inférieure* à la dose qui aurait pu lui être utile !

De telles doses sont bien faites pour ne pas compromettre le médecin ; mais à coup sûr elles ne sont pas moins faites pour ne pas guérir le malade.

Et voilà ce qu'on appelle parfois de la « syphilis traitée », et qu'on ferait mieux, en vérité, d'appeler la syphilis abandonnée à l'expectation sous le masque d'un traitement inerte.

C'est de telles erreurs, Messieurs, qu'il convient de nous garder pour le plus grand bien de nos malades, en faisant pour le mercure ce qu'on fait pour tout remède, c'est-à-dire en le prescrivant *à sa dose*, à sa dose véritablement efficace, utile, nécessaire au double point de vue de l'action curative et préventive. Eh bien, cette dose, quelle est-elle donc?

Il est toujours bien délicat de répondre à une question de ce genre. Car, on l'a dit très justement, en fait de doses médicamenteuses, la seule bonne est *celle qui guérit*, quelle qu'elle soit d'ailleurs. Or, cette dose qui guérit est naturellement très variable suivant les symptômes, et variable aussi suivant des conditions multiples et complexes.

Toutefois, pour le mercure comme pour tout remède, il est ce qu'on peut appeler la *dose moyenne*, à savoir la dose qui, sans convenir à tout le monde, convient au plus grand nombre. Eh bien, parlons de celle-là d'abord, toutes réserves faites pour les amendements divers qu'il peut être indispensable de lui faire subir.

I. — En ce qui concerne le sublimé, la dose efficace moyenne peut être évaluée (approximativement) comme il suit :

Deux à trois centigrammes (par jour) pour un homme adulte, de constitution moyenne ;

Un à deux centigrammes (par jour) pour une femme dans les mêmes conditions ;

II. — Pour le protoiodure, cette même dose efficace moyenne semble bien être (toujours approximativement):

Pour un homme adulte, de 10 à 12 centigrammes (par jour).

Pour une femme, de 7 à 8 centigrammes (par jour).

C'est à de telles doses, je crois, qu'il convient en général de prescrire ces deux grands agents de la médication mercurielle pour en obtenir des résultats sérieux, et cela soit comme effets curatifs actuels, soit surtout (ce qui est plus essentiel encore) comme effets préventifs, comme sauvegarde d'avenir.

Voilà pour la dose moyenne. — Mais la dose moyenne n'est pas toujours, nous le savons de reste, la *dose efficace*. Celle-ci est bien autrement complexe en tant qu'éléments propres à la modifier, et peut même varier dans des proportions vraiment considérables. Ce serait par trop m'écarter de mon sujet que d'étudier ici les conditions multiples qui réagissent sur elle en tel sens ou tel autre. Laissez-moi seulement, à titre de spécimens, vous en signaler deux principales, relevant l'une de la qualité du symptôme à combattre, et l'autre de la qualité de la personne, du malade à traiter.

Il y a, en effet, ce que vous me permettrez d'appeler la *dose du symptôme* et la *dose du malade*. Je m'explique.

I. — *Dose du symptôme*. — Toutes les manifestations de la syphilis ne sont pas également influencées par une même dose de mercure ou d'un composé mercuriel quelconque. Il en est qu'une dose minime suffit à juger, à effacer tout aussitôt. Il en est qui, pour disparaître, exigent déjà une dose notablement supérieure. Il en est qui ne rétrocèdent que devant des doses infiniment plus fortes.

Prenons deux cas extrêmes, pour que l'opposition soit plus frappante. La roséole se dissipe facilement sous l'influence du protoiodure, à la dose quotidienne, par exemple, d'une pilule de Ricord. Et, inversement, administrer (comme je l'ai vu faire plus d'une fois) une pilule de Ricord par jour contre des accidents de syphilis cérébrale équivaut à une expectation déguisée; mercurialiser à cette dose un malade affecté d'accidents cérébraux, c'est, à parler net, le laisser sans traitement.

Il y a plus. Des lésions d'un même système organique, soit du système cutané pris comme exemple, ne sont pas toutes également justiciables d'une même dose mercurielle.

Ainsi, c'est un fait d'expérience que des syphilides disséminées, généralisées, cèdent à des doses mercurielles qui restent absolument insuffisantes devant des syphilides circonscrites, cantonnées sur un point, « régionales », comme nous les appelons.

De même, certaines déterminations cutanées se montrent tout particulièrement rebelles. Comme type du genre je citerai certaines formes de dermatose palmaire qui, sous le nom très impropre de psoriasis palmaire, font souvent invasion à une étape tardive de la diathèse, c'est-à-dire à 8, 10, 12 ans de date au delà du début de l'infection et même plus tard encore quelquefois [1]. Ce sont là, de l'aveu de tous, des formes extrêmement tenaces, tout à fait réfractaires, qui ne disparaissent qu'au prix d'une intervention exceptionnellement énergique du traitement mercuriel.

Et de même pour tant d'autres exemples que j'aurais à produire. En sorte, vous le voyez, que certaines manifestations de la syphilis ont leurs doses *à elles*, leurs doses spéciales. Il y a donc, en posologie spécifique, la *dose du symptôme*.

II. — *Dose du malade*. — C'est un fait commun à tous les médicaments de ne pas agir également à doses égales sur tous les sujets. Le mercure ne se dérobe pas à cette règle. Mais besoin est de spécifier, dans le cas particulier, qu'il peut y avoir d'un sujet à un autre, relativement à la dose mercurielle efficace, des écarts vraiment inattendus, considérables, impossibles à prévoir et que l'expérience seule vient révéler.

Ainsi, très positivement, il est des sujets sur lesquels agissent seules des doses mercurielles que ne tolérerait pas la grande généralité de nos malades. Exemple du genre, que je recommande à votre attention:

Je donne mes soins, depuis quelques années, à une jeune femme pour une seule et même espèce d'accidents spécifiques, à savoir une syphilide papulo-tuberculeuse du menton et des lèvres, à recrudescences ou récidives presque incessantes. J'ai longtemps lutté et avec un insuccès absolu contre cette syphilide, jusqu'à ce que, empiriquement, j'aie fini par découvrir la dose médicamenteuse qui convient à cette malade. Or, cette dose, c'est 5 à 6 centigrammes de sublimé quotidiennement. Au-dessous, effet nul ; à ce taux, guérison. Et cette dose, absolument considérable, est plus considérable encore relativement, car — notez bien ceci — la malade en question est une jeune femme, plutôt petite que grande, plutôt faible que forte, délicate, lymphatique, maigre, etc. Que d'hommes vigoureux ne tolèreraient pas *six pilules de Dupuytren par jour*, et cela pour plusieurs semaines ! Eh bien, cette dose exceptionnelle, la petite malade en question la tolère, et la tolère sans accidents, sans irritation gingivale, sans diarrhée, sans troubles gastriques. Pourquoi ? Parce que c'est là sa dose personnelle,

1. V. sur ce sujet mon livre sur la *Syphilis secondaire tardive*, Paris, 1906.

sa *dose à elle*, c'est-à-dire, au total, la dose qui lui convient. Cela, elle le sait, elle s'en rend compte. Si bien qu'il y a quelques mois, ayant été reprise en Angleterre d'un nouvel assaut de sa syphilide, elle s'est administré de sa propre inspiration le même traitement, à la même dose, et elle a guéri, alors qu'un de nos confrères, à qui elle avait confié son intention, lui avait dit : « Malheureuse, ne faites pas cela, vous allez vous empoisonner ! »

Cette dose individuelle, cette dose *du malade*, ne saurait, bien entendu, être préjugée. Elle ne ressort jamais que de l'empirisme ; elle n'est jamais non plus déterminable, quant à son degré propre, que par les résultats de l'observation [1].

IODURE DE POTASSIUM

HISTORIQUE : WALLACE ET RICORD. — MERVEILLEUSE ACTION DE CE REMÈDE CONTRE UN CERTAIN ORDRE D'ACCIDENTS DE LA SYPHILIS.

Des deux grands remèdes dont nous sommes armés contre la syphilis, l'un nous est connu par ce qui précède. Le second se présente actuellement à notre étude.

Celui-ci, vous l'avez nommé à l'avance, c'est l'IODURE DE POTASSIUM.

Deux noms doivent être placés en vedette de ce paragraphe et salués avec reconnaissance :

Celui de Wallace (de Dublin), qui le premier expérimenta l'iodure de potassium contre la syphilis et en signala l'action

1. Pour ne rien omettre de ce qui a trait à l'absorption du mercure par le tube digestif, je dois mentionner encore une méthode d'administration de ce remède par la *voie rectale*. Cette méthode a été proposée ces derniers temps par M. le professeur Audry (de Toulouse).

Elle consiste en ceci : introduction quotidienne dans le rectum d'un suppositoire au beurre de cacao additionné d'huile grise, cela dans les proportions nécessaires pour contenir une quantité donnée de mercure métallique, soit 3 centigrammes le plus souvent comme dose d'adulte.

La méthode de l'auteur s'est montrée dans tous les cas « irréprochable » « Elle ne détermine ni douleurs, ni ténesme, ni épreintes, ni réaction buccale... Comme efficacité, elle serait sensiblement égale à celle d'un traitement quelconque administré par la voie buccale, exception faite pour le bichlorure de mercure à haute dose .. Hors les cas d'urgence, elle offre un mode de mercurialisation qui paraît suffisant. Mais dans les cas graves, elle cède le pas aux frictions et aux injections. »

Prudemment, toutefois, l'auteur réclame encore, dans son intéressant mémoire, deux années d'observation pour recueillir un nombre de cas suffisant à l'examen complet de la méthode.

énergique contre cette maladie. C'est en 1836 (date à ne pas oublier) qu'il publia dans la *Lancette anglaise* ses premiers résultats sur l'application de ce nouvel agent.

Et celui de Ricord, qui s'empara de ce remède, l'étudia plus à fond, et eut le mérite d'en reconnaître l'appropriation plus particulière à une catégorie spéciale d'accidents syphilitiques, ceux de la période tertiaire. C'est Ricord, on peut le dire, qui, par ses expériences, par son enseignement, par son autorité, a vulgarisé, popularisé ce remède.

Depuis lors, l'iodure est resté dans la thérapeutique de la syphilis, et il y est resté à l'état d'agent incontesté. Plus heureux, cent fois plus heureux que le mercure, il n'a pas eu à connaître les contradictions multiples, les oppositions formidables, les haines féroces, qu'a subies ce dernier.

Quel est-il ? Chacun le connaît. C'est un sel solide, blanc, cristallisant en gros cubes, inodore, à saveur piquante et désagréable. Il est très soluble dans l'eau, moins soluble dans l'alcool.

Il est merveilleusement fait pour l'absorption et la diffusion dans l'organisme. Et, en effet, ingéré par la bouche, il apparaît rapidement dans l'urine, au bout de vingt minutes environ.

Relativement à la rapidité avec laquelle il est absorbé, puis éliminé de l'organisme, de très curieuses expériences ont été pratiquées sur un sujet affecté d'exstrophie vésicale [1]. Sur l'individu en question les uretères venaient s'ouvrir à l'extérieur, environ trois pouces au-dessus du pubis ; en sorte qu'on avait toute facilité pour recueillir l'urine au moment même où elle se présentait par gouttelettes à l'orifice uretérique. Or, en recueillant l'urine de la sorte, on y a constaté la présence de l'iodure aux échéances que voici :

Après ingestion par l'estomac	14 à 15 minutes.
Après simple dépôt sur la langue . . .	14 m. et demie.
Après injection dans le tissu cellulaire .	20 m. et demie.
Après injection dans le rectum	23 minutes.

Ajoutez que, d'autre part, l'imprégnation de l'économie par l'iodure ne tarde pas à devenir générale. On a constaté chimiquement la présence de ce sel dans toutes les sécrétions, notamment dans la salive, la bile, les larmes, le lait, voire jusque dans l'urine d'enfants allaités par des nourrices soumises au traitement ioduré.

1. *Medico-chirurgical Transactions*, Londres, 1867, t. XXXII.

L'iodure, vous le voyez, a donc toutes les qualités d'un remède facilement absorbable et rapidement diffusible.

A parler immédiatement de ce qui nous intéresse le plus, de ce que nous avons surtout intérêt à savoir, l'iodure est un remède doué d'une *action antisyphilitique* des plus puissantes.

Sans la moindre exagération on peut dire que c'est un remède merveilleux, réalisant presque des miracles.

Et, en effet, administré contre un certain ordre d'accidents syphilitiques, à savoir les accidents d'ordre tertiaire, il les amende, les atténue, les résout presque toujours avec une intensité d'action thérapeutique et une rapidité vraiment extraordinaires.

C'est merveille, par exemple, de le voir soulager presque instantanément, puis dissiper à brève échéance certains phénomènes douloureux, tels que les névralgies spécifiques ou les douleurs parfois si aiguës, si atroces, de certaines exostoses. — J'ai dans mes notes l'histoire d'un malade qui, affecté d'une exostose tibiale effroyablement douloureuse, n'avait pas dormi depuis quinze nuits. Le premier jour où on lui administra l'iodure, il eut quelque repos ; il dormit absolument bien la seconde nuit.

C'est merveille encore de le voir exercer son action résolutive et curative sur les lésions gommeuses de la période tertiaire, sur les syphilomes gommeux de la peau ou des muqueuses, notamment sur les syphilomes du voile palatin et de l'arrière-gorge.

C'est merveille de le voir résoudre les exostoses, les hyperostoses, les lésions tertiaires de la langue, les lésions tertiaires des muscles, les infiltrations viscérales, etc.

C'est à lui que sont dues tant et tant de ces guérisons extraordinaires, confinant presque au prodige, dont témoignent une foule d'observations insérées dans nos annales ou que conservent en souvenir les praticiens pour les servir à l'ébahissement de leurs confrères ; — observations, par exemple, relatives soit à des phagédénismes qui semblaient devoir s'éterniser, puis qui ont guéri comme par enchantement dès qu'on les a soumis à cet héroïque remède ; — soit à d'affreux lupus ou soi-disant lupus, cédant en quelques semaines à l'iodure ; — soit à des cas plus incroyables encore de malades plongés dans le coma, semblant toucher à la mort, et revenant, de par l'iodure, à la connaissance et à la vie ; — soit même à des guérisons de sujets cachectiques, de pseudo-phtisiques, semblant avoir déjà un pied dans la tombe, et, pour ainsi dire, ressuscités par l'iodure, etc.

Que de faits de cet ordre n'aurais-je pas à produire ! Entre mille, laissez-moi vous citer le suivant :

En 1873 entrait à Lourcine une jeune femme affectée de l'effroyable phagédénisme du pied que vous voyez reproduit sur cette pièce [1]. En outre, cette femme était pâle, affaiblie, émaciée, prostrée ; bref, elle offrait l'habitus d'un dépérissement avancé, voisin du marasme. Et comme, d'autre part, elle portait à l'un des sommets thoraciques une grande caverne, je la considérai tout à la fois comme une syphilitique et comme une phtisique dont les jours étaient comptés. Personne, je l'affirme, ne lui eût donné plus de quelques semaines à vivre. Par acquit de conscience, bien plutôt qu'avec l'espérance du moindre résultat thérapeutique, je lui prescrivis l'iodure, aidé de quelques frictions mercurielles. Or, quelle ne fut pas ma stupéfaction de voir tout à coup cette femme renaître, se ranimer, se modifier, se transformer, se métamorphoser littéralement, reprendre appétit, manger, engraisser, tandis que, parallèlement, ses deux lésions du poumon et du pied évoluaient d'une façon rapide vers la guérison ! Bientôt, il devint évident que je m'étais trompé, absolument trompé sur l'une de ces lésions, et que la prétendue phtisie tuberculeuse n'était rien autre qu'une phtisie syphilitique. Bref, quatre mois plus tard, cette moribonde était devenue une femme grosse et grasse, absolument bien portante, ayant repris ses forces et sa santé d'autrefois ; et finalement, au lieu de quitter l'hôpital, suivant nos prévisions premières, par la petite porte de l'amphithéâtre, elle en sortit par la grande, en état florissant [2].

Eh bien, ce n'est pas tout. Car l'iodure fait encore mieux que cela ; il fait quelque chose de plus extraordinaire pour nous médecins, quelque chose que ne réalise aucun autre remède, à savoir : Il résout, il fond des tumeurs. Il résout, il fond des testicules gros comme le poing et durs comme du bois. Il résout, il *fond des tumeurs* de tout siège, dans le tissu cellulaire aussi bien que dans les parenchymes viscéraux, et des tumeurs de tout volume, depuis celui d'une noisette jusqu'à celui d'une orange, d'une tête de fœtus, et au delà [3] !

1. Pièce n° 152 ; Musée de Saint-Louis. Collection particulière de l'auteur.

2. J'ai relaté tout au long devant l'Académie l'histoire de ce cas extraordinaire. — V. *Phagédénisme tertiaire du pied ; phtisie syphilitique simulant la phtisie commune ; traitement spécifique ; guérison.* « Union médicale », 1878.

3. Je pourrais ajouter : « Et l'iodure fait cela *à toute période* de la syphilis, jusqu'à des termes éloignés, très éloignés du début de la maladie. » Comme exemple, je rappellerai un fait que j'ai publié jadis, relatif à une énorme gomme survenue *cinquante-cinq ans* après le début de l'infection, et guérie par l'iodure en six semaines ! (Société méd. des hôp. « Union médicale », 1870.)

Et cette incroyable, cette merveilleuse action curative, notez bien ceci, Messieurs, il ne la doit qu'à lui seul. C'est en tant qu'iodure qu'il agit de la sorte, et non pas — comme on l'a prétendu — grâce à l'assistance du « mercure exhumé ». Je m'explique et profite de l'occasion qui m'est offerte pour faire justice à ce propos d'une hérésie. On a dit : « Oui, sans doute, l'iodure agit merveilleusement sur les accidents tertiaires, mais ce n'est pas en tant qu'iodure, ce n'est pas par ses forces propres. Il agit en reprenant le mercure préalablement déposé dans les tissus, en le dissolvant et en le rendant à la circulation. Ce qu'il semble faire, c'est le mercure devenu libre, le mercure *exhumé*, qui le fait en réalité ». Eh bien, cette singulière doctrine ne tient pas devant l'observation clinique, et cela pour la très simple raison que l'iodure exerce la plénitude de son action antisyphilitique alors même qu'il n'a pas été précédé par un traitement mercuriel. C'est par milliers que l'on compterait les cas où il a guéri des accidents spécifiques graves sur des sujets qui n'avaient jamais absorbé un atome de mercure.

C'est donc, de par lui seul, un antisyphilitique puissant.

Ajoutez, d'autre part, qu'il produit ces résultats curatifs sans offense pour l'état général. Il respecte la santé. A cela près de quelques troubles dont nous parlerons dans un instant, il est généralement bien toléré par l'économie. Il excite même l'appétit et active la nutrition.

On peut donc à double titre, au point de vue de son action spéciale sur la maladie comme de son action sur l'organisme, le dire un remède *parfait*. Vous voyez que je ne lui ménage pas les éloges, et j'ai besoin de vous le faire remarquer pour que vous ne m'accusiez pas tout à l'heure de partialité, voire d'hostilité à son égard.

INCONVÉNIENTS ET DANGERS DE L'IODURE

CORYZA. — ACNÉ. — GRIPPE IODIQUE. — DOULEURS NÉVRALGIFORMES, ETC. — IODIDES. — PURPURA. — IODIDES GRAVES, SYPHILOÏDES. — ŒDÈMES. — ŒDÈME GLOTTIQUE. — CAS MORTELS. — PATHOGÉNIE DE CES ACCIDENTS.

C'est qu'en effet il est un revers à la médaille. Ce grand remède n'est pas sans comporter des désagréments, des inconvénients, voire des dangers. Il en comporte même tant et de telle nature que ce n'est pas trop de ses éclatants états de service pour contre-balancer les griefs qu'on a pu formuler contre lui.

De quoi donc peut-il être coupable ? Cela, je dois vous en parler en détail, et pour deux raisons : d'abord, parce qu'il convient de connaître à fond ce que peut produire un remède d'usage aussi commun, et, en second lieu, parce que certains symptômes qui en dérivent exposent à des erreurs diagnostiques des plus inattendues et des plus regrettables, comme vous pourrez en juger bientôt.

Très multiples et très variés sont les accidents qui peuvent résulter de l'iodure, les accidents « iodo-potassiques », comme on les appelle quelquefois.

Force est donc de les classer suivant une certaine méthode pour un exposé didactique. Généralement on les décrit par appareils, par systèmes. Je préfère suivre un plan tout autre, en les catégorisant par fréquence relative ; ce qui aura l'avantage, me semble-t-il, de les mettre en scène à leur point, si je puis ainsi parler, c'est-à-dire suivant leur ordre d'intérêt clinique.

En procédant de la sorte, on aboutit tout naturellement à les distribuer en trois groupes : les uns d'ordre très commun, très habituel, courant ; — les seconds déjà beaucoup plus rares ; — les troisièmes tout à fait exceptionnels et véritablement idiosyncrasiques.

I. — Ceux qui composent le premier groupe ne sauraient être taxés du terme d'accidents ; mieux vaut les appeler les *désagréments* de l'iodure.

Ils sont au nombre de trois : la saveur iodurique ; — le coryza ; — et l'acné.

1° La *saveur iodurique* n'est qu'un petit ennui. Elle consiste en ceci : une sorte de « mauvais goût » que les malades soumis à l'iodure conservent assidûment dans la bouche. C'est, disent-ils, une saveur « comme salée » ou bien « comme métallique ». Elle est surtout accentuée le matin, au réveil. — Les femmes sont particulièrement sensibles à ce désagrément, d'autant qu'elles se figurent, et à tort, que la saveur qui les importune est perceptible pour autrui sous forme de « mauvaise haleine ».

2° Le *coryza* est le symptôme le plus habituel qui résulte de l'ingestion de l'iodure. Il est même habituel à ce point qu'on pourrait presque le qualifier de constant. Bien peu de sujets y échappent. C'est là un fait banal, connu de tous, voire des gens du monde qui vous diront « qu'on ne peut prendre d'iodure sans être enrhumé du cerveau ».

Ce coryza, en effet, n'est rien autre qu'un rhume de cerveau vulgaire. Comme celui-ci, il se caractérise par de l'enchifrènement avec sensation d'obstruction nasale, du flux nasal, des éternuements, un malaise local avec irradiations douloureuses vers les sinus frontaux, du mal de tête, etc.

Il est plus ou moins accentué suivant les sujets : très léger chez les privilégiés ; — moyen sur la plupart ; — intense sur quelques-uns, au point que certains malades, les premiers jours du traitement, ne cessent de se moucher et d'éternuer, et que le flux est suffisant à mouiller plusieurs mouchoirs dans la journée.

Ce flux nasal n'est pas identique à celui du coryza vulgaire. Il est bien plus séreux, moins catarrho-purulent. Dans les premiers temps surtout, il n'est constitué que par une sorte de pituite grisâtre, très fluide, non liée, mouillant le mouchoir sans le tacher en jaune, et s'échappant quelquefois subitement du nez en gouttelettes aqueuses que le malade n'a pas le temps de retenir.

Il est variable comme durée. Quelquefois il disparaît ou s'apaise tout au moins en quelques jours. D'autres fois il persiste tout le temps que le malade continue l'iodure, mais en s'atténuant, en perdant l'éréthisme aigu des premiers jours.

Dans ses formes légères, ce n'est qu'un désagrément. Dans ses formes plus intenses, c'est une incommodité réelle, exactement comparable à ce qu'est un fort rhume de cerveau.

3° *Acné.* — Conséquence également très habituelle de l'iodure.

Ce qu'on appelle l'acné iodique consiste en lésions éruptives qui rappellent exactement comme physionomie l'acné pustuleuse vulgaire, sous forme de petits boutons rouges à sommet pustuleux.

Chacun de ces boutons est constitué par une papule rouge, inflammatoire, ronde de contour, faisant une légère saillie, et surmontée à son centre d'une pustulette jaunâtre ou jaune, qui crève et s'encroûte.

Ce bouton acnéiforme est variable comme importance : le plus souvent petit, tout au plus légèrement supérieur comme volume à une tête d'épingle ; — assez souvent aussi, un peu plus gros et comparable à une moitié de pois ; — quelquefois plus volumineux, plus renflé, et analogue alors à un petit furoncle.

Ce que produit l'iodure, ce n'est pas, comme on le dit, une éruption d'acné, mais seulement un nombre restreint de boutons acnéiques. On en trouve, par exemple, trois, quatre, six à un moment donné, rarement davantage. Mais le désagrément, c'est que cette germination d'acné s'entretient, se renouvelle. Chacun de ces boutons, après une durée de quelques jours, se dessèche, se flétrit et disparaît. Mais d'autres surgissent, puis d'autres encore, et ainsi de suite. — Il est vrai qu'en général ils deviennent moins abondants à mesure que le traitement se prolonge.

Mais, d'autre part, ce qui contribue à les rendre importuns par excellence, c'est leur prédilection pour le visage. C'est au visage qu'ils se portent le plus souvent, à savoir sur le nez, le front, les joues. Plus rarement ils affectent le cou, le tronc, les membres.

Ces deux symptômes usuels de l'iodure, acné et coryza, sont essentiellement sujets à *récidives*. Ils se reproduisent fatalement au cours de plusieurs cures iodurées, soit chronologiquement voisines, soit espacées. Si bien que les malades qui ont fait un apprentissage du remède savent parfaitement ce à quoi ils doivent s'attendre dès qu'ils reprennent l'iodure. Ils s'annoncent, ils vous annoncent ce qui va leur arriver. « C'est de l'iodure que vous m'ordonnez encore, me disait ces temps derniers un de mes malades ; eh bien, je vais avoir une jolie figure dans quelques jours, avec un nez bourgeonnant et coulant ! » Facile prophétie, qui, en effet s'est réalisée de tous points.

II. — Le second groupe comprend des accidents d'ordre bien plus rare, mais qui ne laissent pas de se rencontrer de temps à autre.

Celui-ci est beaucoup plus complexe que le premier. Qu'y trouvons-nous ?

D'abord, les deux accidents que nous venons d'étudier en dernier lieu, mais exagérés, amplifiés, à savoir ;

1° Un *coryza* vraiment formidable, avez flux nasal surabondant, incessant, coulant goutte à goutte ; — tuméfaction nasale; — rougeur et endolorissement des narines ; éternuements à toute minute ; — bouffissure rosée et presque rouge des paupières ; — céphalalgie violente, etc., etc.

Ce coryza est tel en quelques circonstances qu'il devient un supplice et que les malades éprouvés de la sorte une fois ou deux se refusent à jamais reprendre de l'iodure. J'ai dans mes intimes un sujet tellement sensible à ce remède que, dès la première cuillerée, il est affecté d'un coryza de cet ordre, et cela en quelques heures. Trois fois il a tenté l'épreuve, et trois fois la même scène s'est identiquement reproduite. Aussi « pour rien au monde il ne consentirait plus à avaler une goutte de cet abominable remède ».

2° De même il est des cas où, au lieu de quelques boutons clairsemés, il se produit une véritable éruption acnéique, à papulo-pustules multiples, volumineuses, pisiformes, inflammatoires, furonculoïdes, etc., qui déshonorent le visage. Inutile de dire si les malades dont la face bourgeonne de la sorte s'empressent de délaisser un traitement qui les défigure, les affiche, les « compromet ».

3° Vient en troisième lieu ce que nous appelons la *grippe iodique*. C'est un ensemble d'accidents fluxionnaires se produisant d'une façon suraiguë et rappelant très positivement l'invasion grippale.

La scène est vraiment extraordinaire, et il faut que je vous l'expose en détail, car il est important que vous la connaissiez pour vous tenir en garde contre les erreurs diagnostiques auxquelles elle peut donner lieu.

Vous avez, je suppose, prescrit de l'iodure à un de vos clients aujourd'hui même. Eh bien, cette nuit ou demain matin, il se peut qu'on vienne vous mander en toute hâte, et vous trouverez votre malade dans un état affreux, à savoir : couché, anxieux, agité, en proie à une angoisse véritable, se plaignant d'un mal de tête des plus violents, respirant avec difficulté, et surtout méconnaissable de physionomie, à savoir avec un visage bouffi, rouge, vultueux, des paupières œdémateuses, le nez gonflé et quasi-érysipélateux, etc.

Il m'est bien arrivé une dizaine de fois dans ma vie de praticien d'être réveillé la nuit pour des cas de cet ordre. On venait me chercher en me disant : « Accourez vite, nous ne savons pas ce qu'a votre client. Hier il était très bien portant, il a dîné comme de coutume ; et voilà que, cette nuit, il a été pris d'un mal étrange ; il ne respire plus, il est tout rouge, tout gonflé ; nous croyons qu'il a un érysipèle, etc. » Qu'était cela ? Tout simplement une grippe iodique, succédant à une première prise d'iodure de potassium.

Mais détaillons la scène, analysons-la dans ses multiples et divers symptômes.

Ce que l'on constate au premier coup d'œil est ceci : Bouffissure œdémateuse et rosée du visage ; — paupières gonflées, œdémateuses, avec suffusion rosée ; quelquefois même (mais rarement) occlusion complète des yeux par œdème palpébral; — conjonctive rosée, sub-œdémateuse ; — nez rouge, tuméfié en masse ; — narines érythémateuses.

Si bien qu'au premier aspect on a l'impression (momentanée pour le moins) soit d'un érysipèle, soit d'un début d'eczéma aigu ou d'une urticaire œdémateuse. — Mais poursuivons.

D'autre part, tous symptômes d'un coryza suraigu : obstruction nasale, flux nasal abondant, éternuements, larmoiement, etc.

Puis, troubles généraux : état fébrile, avec malaise intense ; agitation continue ; insomnie ; et surtout céphalalgie atroce, avec sensation de plénitude cranienne, d'élancements, de dilacération. Le malade vous dit que « sa tête va éclater, que son crâne va se fendre », etc.

Quelquefois encore s'ajoutent au tableau les phénomènes suivants :

Malaise, plutôt que douleur, vers la gorge qui est rouge, tuméfiée, avec ou sans œdème de la luette ; — raucité de la voix, due sans doute à une congestion semblable du larynx ; — dyspnée, anxiété respiratoire, résultant aussi en toute vraisemblance d'une congestion analogue des bronches.

Telle est la scène, rappelant assez bien, comme vous le voyez, l'invasion grippale, et la rappelant à double titre : 1° par la nature des déterminations locales : coryza, larmoiement, mal de gorge, enrouement, dyspnée ; — 2° par les symptômes généraux : fièvre, abattement, malaise extraordinaire, céphalalgie intense, anxiété nerveuse, agitation, etc. De là le nom de *grippe iodique* donné à cet ensemble de phénomènes.

Comme évolution, deux points à noter : d'une part, ces divers symptômes se manifestent d'une façon presque soudaine, pour atteindre leur apogée en quelques heures ; — d'autre part, ils n'ont qu'une courte durée, à la façon de la plupart des intoxications aiguës, de l'ivresse par exemple. C'est un feu de paille qui, d'emblée, fait grand éclat, mais pour tomber et s'éteindre à courte échéance. Dès le lendemain, en effet, tout cet ensemble morbide presque alarmant s'est considérablement amendé ; le troisième ou le quatrième jour, tout est fini.

C'est donc là (sauf addition possible, mais très rare, de certaines complications laryngo-pulmonaires dont nous aurons à parler bientôt) un état pathologique sans gravité, sous l'apparence de symptômes graves. Mais toujours est-il que ces symptômes constituent une passe vraiment pénible pour le patient et alarmante pour son entourage.

Quand le médecin a la clef d'une telle situation, nul embarras. Il sait qu'il a donné de l'iodure la veille à son malade ; il voit que les phénomènes ont surgi quelques heures après les premières prises du remède ; c'est chose des plus simples que de rattacher l'effet à la cause. Mais, supposez un médecin appelé inopinément près d'un malade qu'il ne connaît pas, qui ne lui dit pas avoir pris d'iodure, ou même qui le niera au besoin ; quel sera, quel pourra être son diagnostic sur cet ensemble étrange de symptômes morbides? Or, de telles surprises ne sont pas rares en pratique de ville, et cela pour la bonne raison que les gens du monde n'ont guère l'habitude de se faire traiter de leur syphilis par leur médecin ordinaire, et que, précisément, c'est le médecin ordinaire, le médecin de famille, qui est mandé pour les accidents en question. Aussi bien la grippe iodique a-t-elle donné lieu en maintes circonstances aux erreurs (si tant est qu'on puisse qualifier cela d'erreurs) les plus diverses et les plus singulières. J'ai toute une série de cas dans mes notes où elle a été taxée, au moins momentanément, d'érysipèle, d'urticaire, d'eczéma, de rougeole, d'amygdalite infectieuse, de grippe, d'accès d'asthme, etc., etc.

Des accidents qui composent le groupe que nous étudions actuellement, celui dont nous venons de parler est à coup sûr le plus important et le plus utile à connaître pour la pratique. Cependant quelques autres méritent encore une mention particulière. Citons surtout les suivants :

4° *Douleurs névralgiformes.* — Il n'est pas rare que l'iodure détermine des pseudo-névralgies sous forme de sensations douloureuses vagues, rarement assujetties au siège et au trajet d'un nerf, telles que : douleurs « dans la tête », dans les orbites et surtout « dans les mâchoires ». Certains malades se plaignent avec insistance de douleurs de divers genres « dans les mâchoires », dès qu'ils font usage de l'iodure. Cela s'observe surtout chez la femme. Une de mes clientes me disait dernièrement que l'iodure ne manque jamais de « lui serrer, de lui sangler les mâchoires ». Que sont ces douleurs maxillaires ? Impossible de les localiser.

De temps à autre, encore, on rencontre des sujets, des femmes notamment, chez qui l'iodure détermine des *douleurs dentaires* ou plutôt une sorte d'état hyperesthésique du système dentaire. En pareil cas j'ai souvent examiné et fait examiner les dents par d'habiles dentistes ; peine perdue, car on n'y trouvait rien de morbide, rien de nature à expliquer ces singulières douleurs. Et cependant cet état d'éréthisme douloureux est assez accentué parfois pour que les malades doivent renoncer au traitement. J'ai dans ma clientèle une jeune femme qui n'a jamais pu supporter l'iodure pour ce seul motif.

5° *Sialorrhée.* — L'iodure excite quelquefois un certain degré de salivation. Cette salivation, certes, ne ressemble en rien à celle du mercure ; elle n'en a ni l'abondance, ni l'odeur, ni les phénomènes inflammatoires. C'est une sialorrhée à froid, si je puis ainsi dire, avec intégrité absolue de la bouche. C'est de plus une sialorrhée légère, voire minime le plus souvent. — Je la comparerais volontiers à la sialorrhée de la grossesse.

6° *Conjonctivite oculaire*, dite encore *sclérite iodique*. — Elle consiste simplement en une rougeur plus ou moins accentuée de la conjonctive bulbaire. — Très accentuée (ce qui est rare), elle peut aboutir à constituer un chémosis œdémateux.

7° Enfin, l'iodure détermine chez quelques sujets une éruption pétéchiale que j'ai décrite sous le nom de *purpura iodique* [1].

Nul doute à conserver sur la relation pathogénique de cette éruption avec l'iodure. Et, en effet, certains sujets sont affectés de ce purpura quand ils prennent de l'iodure, et n'en sont affectés que dans ces conditions, exclusivement. J'en ai vu qui ont été pris de purpura jusqu'à 4, 6, 8 et 10 fois à propos d'un nombre équivalent de traitements iodurés.

Ce purpura iodique a un véritable siège de prédilection, à savoir la *face antérieure des jambes*, d'une façon symétrique. Bien plus rarement il affecte le tronc.

En général, il est assez discret. — Il se compose exclusivement de petites pétéchies miliaires ou lenticulaires d'un rouge foncé, ne s'effaçant pas sous la pression du doigt, complètement indolores, voire aprurigineuses, et, pour ce motif, passant souvent inaperçues. — Je l'ai vu cependant affecter en quelques cas une réelle confluence.

III. — Troisième groupe. — Ce groupe se compose de divers accidents d'ordre tout à fait *exceptionnel*.

Il serait très chargé, considérable même, s'il fallait y admettre tous les accidents que l'on a rapportés à l'iodure. Et, en effet, de combien de griefs ne l'a-t-on pas accablé ? On formerait presque, comme pour le mercure, toute une pathologie avec les troubles morbides qu'on lui a imputés.

On l'a accusé, par exemple, de déterminer l'impuissance ; — d'atrophier les testicules ; — de « faire tomber les seins » ; — de produire l'albuminurie et de servir d'origine au mal de Bright ; — de provoquer des désordres nerveux multiples : faiblesse de mémoire, hébétude, délire, hémiplégie, coma, paralysie générale, démence, paraplégie (!), etc., etc.

De ces derniers griefs, aucun n'est légitimé par l'ébauche même d'une démonstration scientifique. Inutile, en conséquence, de nous y arrêter.

En revanche, il est nombre d'autres accidents ioduriques malheureusement avérés ; — les uns sans grande importance, mais d'autres vraiment sérieux, voire graves, et quelques-uns même des plus graves. Ainsi (d'une façon toujours exceptionnelle et très exceptionnelle, que cela soit bien entendu par

1. *Revue mensuelle de médecine*, sept. 1887.

rapport à tout ce qui va suivre), on a vu l'iodure déterminer :

1° Des phénomènes d'intolérance gastrique ou intestinale (nausées, vomissements, diarrhée).

2° Des épistaxis, des hémoptysies ou, pour mieux dire, des crachotements sanglants, consistant en l'expuition d'une petite quantité de sérosité sanguine. — On a parlé aussi de diarrhées sanguinolentes, mais les faits de cet ordre demandent confirmation.

3° Des gonflements fluxionnaires des glandes salivaires (de la parotide notamment), constituant de véritables oreillons iodiques (*iodisme ourlien*).

4° Des œdèmes localisés de la face, tels qu'œdèmes des paupières et des lèvres. — Un de mes malades ne peut prendre une cuillerée d'iodure sans présenter une fluxion œdémateuse de la lèvre supérieure. Je garantis le fait pour l'avoir constaté plusieurs fois sur le malade en question.

5° Des suintements uréthraux. — Ceci est bien authentique. J'ai vu plusieurs fois des écoulements uréthraux se développer, sans aucune autre cause provocatrice, sur des malades en cours de traitement ioduré ; et, ce qui est confirmatif, j'ai vu des écoulements de cet ordre se répéter plusieurs fois à propos de plusieurs cures iodurées.

Mais que sont ces écoulements ? Fort peu de chose. Ils ne consistent qu'en un flux uréthral léger et presque minime, séreux, limpide ou lactescent, souvent même en une simple exagération d'humidité uréthrale. De plus, ils disparaissent toujours *sponte suâ* avec la suspension du traitement.

6° Des « tuméfactionsfluxionnaires, vagues et diffuses, autour des tendons, autour des articulations ». — Je n'avais observé rien de semblable jusqu'à ces derniers temps, quand le hasard m'en a fourni un exemple à la fois des plus authentiques et des plus accentués. Sur un jeune étudiant en médecine, l'iodure de potassium a déterminé à trois reprises un groupe d'accidents consistant en ceci : fluxion inflammatoire des tendons périmalléolaires aux deux jambes ; — hydarthrose d'un genou ; — et talalgie sous-calcanéenne, absolument identique à la fameuse talalgie blennorrhagique.

7° Des phénomènes nerveux : « vertiges, fourmillements, incertitude des mouvements, pesanteur dans les membres inférieurs, somnolence, inaptitude au travail, difficulté de parole », etc. ; tous symptômes qu'on a quelquefois groupés sous le titre d'*ébriété iodique*, et que, pour ma part, je n'ai pas encore observés.

8° Des éruptions importantes, sérieuses, quelquefois graves, voire graves jusqu'à la mort. Ces « *iodurides graves* », comme on les a appelées, composent un chapitre de dermatologie des plus intéressants, mais qui ne serait pas ici à sa place. Je me bornerai donc à les énoncer sommairement.

Elles se présentent sous des types extrêmement divers, dont les trois suivants sont à la fois les plus communs et les plus importants :

1° Le *type bulleux*, décrit sous le nom de pemphigus iodique ou d'iodide bulleuse, consiste en une éruption de véritables bulles, voire de grosses phlyctènes, se produisant avec un degré variable de confluence sur divers points du corps, notamment sur le visage, le cou et les extrémités supérieures.

2° Le *type furonculo-anthracoïde*, se caractérisant par des tumeurs inflammatoires qui rappellent le furoncle, voire l'anthrax.

3° Le *type pustulo-crustacé*, constituant des lésions ulcéro-croûteuses qui simulent exactement les syphilides de même nom. C'est là le type insidieux par excellence des éruptions iodiques, en ce qu'il affecte une telle identité objective avec les dermatoses tertiaires que les plus experts s'y laissent tromper. Il est impossible même, dirai-je, qu'on n'y soit pas trompé ; et le plus souvent on ne parvient à établir le diagnostic différentiel que sur des considérations indépendantes des signes extérieurs [1].

1. Objectivement, l'analogie ou disons même la *similitude* peut être complète, absolue, entre ces éruptions ioduriques et certaines syphilides ulcéro-croûteuses, tuberculo-croûteuses. Il m'est arrivé bien souvent de *mettre en parallèle*, côte à côte, des malades affectés les uns d'éruptions ioduriques et les autres de syphilides, sans trouver à relever de par le seul examen objectif les moindres différences entre ces deux ordres de lésions. Le Dr Gémy a même cité un cas plus curieux dans lequel un placard d'éruption iodurique, qui était venu se juxtaposer sur le visage à d'autres placards d'ordre syphilitique, ne se distinguait de ces derniers par aucune différence appréciable. — Aussi bien arrive-t-il *très fréquemment*, bien plus fréquemment qu'on ne saurait l'imaginer, que ces éruptions ioduriques soient imputées à la syphilis. Des erreurs de ce genre seraient, je l'affirme à nouveau, extrêmement nombreuses à citer. Comme exemple, je relaterai la suivante :

Une jeune malade, que j'avais traitée deux ans auparavant pour une syphilide tuberculo-crustacée des membres inférieurs, revient me trouver pour une éruption exactement *identique* d'aspect, mais siégeant cette fois sur le cou et l'épaule. « Reprenez l'iodure de potassium », lui dis-je. — Mais, me répond-elle, j'en prends déjà deux grammes par jour depuis quelques semaines, comme j'ai coutume de le faire de temps à autre, suivant votre conseil. — Alors doublez la dose — Dix jours plus tard, seconde visite de la malade qui m'arrive désolée. L'éruption, en effet, non seulement subsiste, mais s'est accrue de placards nouveaux. J'examine avec grand soin cette éruption, me méfiant d'une erreur et tout spécialement d'une erreur due à une influence médicamenteuse, bien que déjà la malade (qu'on remarque bien ceci) ait pris maintes fois de l'iodure sans en éprouver le moindre accident. Mais, en vérité, les caractères objectifs me semblent encore tellement ceux des syphilides croûteuses qu'après mûr examen je persiste dans mon diagnostic et conseille de continuer le traitement. — Douze jours plus tard, l'éruption s'est encore accrue, tout en conser-

Exceptionnellement, enfin, l'exanthème iodurique peut revêtir un type affreux, dont vous avez eu un exemple ces derniers temps dans le service, à savoir le *type mycosique*, constitué par de véritables et grosses tumeurs en forme de macarons ou de « tomates » à surface profondément ulcérative. C'est là par excellence une *forme maligne*, qui presque invariablement a été suivie de mort [1].

9° J'arrive enfin à un dernier ordre d'accidents heureusement très rares, très exceptionnels, mais les plus importants de tous

vant le même aspect syphilitique. Alors force m'est bien de me rendre à l'évidence; je fais supprimer l'iodure et prescris, pour toute médication, régime lacté, laxatifs, bains, cataplasmes de fécule, etc. — Six jours après, notable amélioration, puis disparition complète de l'éruption en une quinzaine.

De ce fait, qui m'a vivement frappé et que j'ai toujours conservé en souvenir, j'ai conclu pour ma gouverne et j'engage mes lecteurs à conclure avec moi qu'il faut toujours penser à la possibilité d'une éruption iodurique, *même alors que les caractères objectifs de cette éruption rappellent au plus haut degré ceux d'une syphilide.*

Est-ce donc qu'une erreur en pareille occurrence serait toujours inévitable? Non, certes, et bien loin de là. Car il est un certain nombre de signes qui peuvent, sinon toujours, au moins le plus souvent, révéler la qualité iodurique de l'exanthème, à savoir :

1° *Soudaineté*, ou tout au moins *rapidité d'invasion*. Une éruption iodurique a toujours une *explosion brusque* et passe très rapidement de la modalité initiale vésiculeuse, pustuleuse ou bulleuse, à l'état croûtelleux ou croûteux qui simule les syphilides. Or, il faut *bien plus de temps* à une syphilide pour se constituer de la sorte et surtout pour aboutir à l'incrustation.

2° *Modalité initiale de l'éruption.* — Quand on assiste au début même de l'éruption, on la voit entrer en scène sous des modalités qui ne rentrent pas dans le cadre de la syphilis, telles que modalité vésiculeuse, bulleuse, phlycténoïde, furonculeuse, anthracoïde, etc.

De même il est possible que, dans une éruption déjà accomplie, on rencontre sur un placard plus jeune les modalités initiales susdites, qui impliquent une origine causale autre que la syphilis. Exemple : sur un de mes malades qui offrait au visage une éruption iodurique tout à fait syphiloïde, deux éléments bulleux situés sur une oreille attestaient bien sûrement un processus étranger à la syphilis.

3° *Caractère inflammatoire de l'aréole.* — Plus aiguës et plus phlegmasiques que les syphilides, les éruptions ioduriques trahissent souvent leur nature par une aréole d'un rouge vif, d'un rouge inflammatoire, donc très différente de l'aréole sombre, brune, jambonnée, des syphilides.

4° *Base plus souple*, pouvant bien offrir une certaine rénitence d'empâtement phlegmasique, mais n'offrant pas la dureté sèche du tubercule syphilitique.

5° En tout cas, *la suppression de la cause* est ici le critérium par excellence. Car les éruptions ioduriques ne survivent pas longtemps à la suspension du traitement ioduré. Dès que l'iodure cesse d'être ingéré, elles cessent de s'accroître, puis se fanent bientôt et, sauf exceptions rares, ne tardent pas à disparaître. La question diagnostique se trouve alors jugée.

Donc, au total, la véritable difficulté en l'espèce, *c'est de songer à la possibilité d'une éruption iodurique*. Si l'on n'y songe pas, l'erreur est fatale. Si l'on y songe, on est tout aussitôt renseigné par les commémoratifs d'ingestion récente d'iodure. Et alors, ou bien le diagnostic ressortira des quelques signes sus-énoncés, ou bien, au besoin, il sera fait par la suppression du traitement.

1. V., relativement à cette forme peu connue, J. Hutchinson, *A smaller atlas of illustrations of Clinical Surgery*; — Canuet et Barasch, *Ioduride maligne à forme mycosique et à terminaison mortelle*, « Arch. génér. de Méd. », 1896.

en raison de leur haute gravité, à savoir les *œdèmes iodiques des voies respiratoires* (œdème laryngé, œdème pulmonaire).

Déjà nous avons remarqué la tendance de l'iodure à déterminer des fluxions œdémateuses. Il en produit sur la pituitaire, les paupières, la conjonctive, la luette, etc. Eh bien, il peut également en produire sur les muqueuses du larynx, de la trachée et des bronches.

Ces œdèmes laryngé et pulmonaire d'origine iodique ne sont pas, comme on a eu grand tort de le dire, des « dangers imaginaires ». On a constaté l'un au laryngoscope et l'autre sur la table d'autopsie. Exemples:

Sur un malade de M. Huchard, l'iodure de potassium détermina tout à la fois des œdèmes des paupières, des conjonctives, de la luette et du larynx. Mandé en consultation, M. Gouguenheim constata nettement au laryngoscope les signes d'un œdème glottique, sous forme de deux bourrelets faisant saillie dans la région des aryténoïdes.

A l'autopsie d'un malade, mort d'accidents laryngo-pulmonaires à la suite et par le fait d'ingestion d'iodure, on trouva, d'une part, un œdème de toute la partie supérieure du larynx, des cordes vocales, de l'épiglotte, et, d'autre part, une congestion aiguë des deux poumons [1].

Ce que doit être et ce que peut devenir une scène clinique correspondant à des lésions de cet ordre et de ce siège, on le conçoit de reste. Naturellement, elle se compose des phénomènes usuels de l'obstruction laryngo-pulmonaire de forme aiguë, à savoir : gêne de la respiration ; — inspiration spécialement difficile, longue, bruyante ; — enrouement ; — toux ; — puis dyspnée véritable ; — puis orthopnée ; bref, tous phénomènes d'imminence asphyxique ; — finalement, recours d'urgence à la trachéotomie, et quelquefois asphyxie.

Oui, plusieurs fois, en pareille situation, on a dû, pour essayer de conjurer des accidents aussi graves, pratiquer la trachéotomie. Déjà en 1856, M. Ricord nous racontait le fait suivant, qui s'était produit quelques années auparavant dans les salles du Midi. Un malade entre à l'hôpital pour quelques accidents syphilitiques, mais d'ailleurs bien portant. On lui prescrit une faible dose d'iodure, un gramme par jour. A peine a-t-il absorbé la moitié (environ) de cette dose qu'il est pris soudain d'accidents formidables d'iodisme : coryza, gonflement des yeux, gonflement de la gorge, aphonie, symptômes d'œdème de la glotte,

1. Observation de Lawrie-Adair. — V. l'excellente thèse de Mme Elisabeth Bradley (*L'iodisme*, Paris, 1887), où l'on trouvera consignés plusieurs faits de cet ordre. Je ne saurais assez recommander la lecture de cette remarquable monographie.

imminence d'asphyxie, et tout cela en quelques heures ; puis, asphyxie devenant rapidement menaçante, au point qu'on fut forcé d'intervenir par la trachéotomie. « Sans la trachéotomie, ce malade serait sûrement mort », nous disait notre maître.

De même en d'autres cas, comme ceux qui ont été relatés par Huchard, Fenwick, etc., des accidents de même ordre nécessitèrent d'urgence la trachéotomie.

Et la mort même a été observée plusieurs fois comme terminaison de cette scène. Exemple le cas suivant dû au Dr Lawrie Adair : Une jeune femme de 30 ans, syphilitique, est soumise au traitement ioduré. Le lendemain, elle est prise de mal de gorge. La nuit du surlendemain, elle est affectée tout à coup d'une dyspnée aiguë avec enrouement. Les accidents augmentent de telle façon qu'on se décide presque, vers onze heures du matin, à la trachéotomie. Mais une légère rémission se produit, et l'on diffère l'opération. A trois heures, la malade succombe subitement.

C'est terrifiant. Quoi ! A propos d'un remède d'usage courant, tel que l'iodure, nous voici amenés à parler de pareilles choses, d'œdème glottique, de trachéotomie, de mort se produisant en quelques heures ! Quoi ! Voici, je suppose, un sujet bien portant à qui nous prescrivons l'iodure aujourd'hui, et il se pourra que, cette nuit, nous soyons exposés soit à lui pratiquer la trachéotomie, soit même à le regarder mourir sans pouvoir lui porter secours, si l'obstacle respiratoire siège au-dessous du larynx ! Quelle responsabilité pour le médecin, et quelle responsabilité à propos d'un remède d'usage courant !

Rassurez-vous cependant, Messieurs ; car les cas de ce genre, s'il n'est pas à en récuser l'authenticité, n'en restent pas moins à l'état d'*exceptions rarissimes*. Ils sont bien plus exceptionnels certes, pour prendre une comparaison, que les accidents mortels du chloroforme. Voilà trente-huit ans que je prescris journellement l'iodure soit en ville, soit à l'hôpital ; je l'ai donc prescrit à des milliers de malades, et je n'ai pas encore observé, pour mon compte personnel, un seul fait semblable à ceux dont je viens de vous parler. Affaire de chance et de hasard, sans nul doute, car rien ne me garantit que demain ma statistique, blanche aujourd'hui, ne sera pas marquée d'un point noir par une catastrophe de ce genre. Cependant, par ce résultat de ma pratique jusqu'à l'heure où je vous parle, jugez de l'excessive rareté de ces cas désastreux.

Certes, donc, il nous faut compter avec ces dernières éventualités ; il nous faut les avoir toujours présentes à l'esprit quand nous prescrivons l'iodure et nous armer contre elles de certaines précautions dont j'aurai bientôt à vous entretenir.

Mais il convient, au total, de ne les prendre que pour ce qu'elles sont. Et il serait insensé, en définitive, de renoncer aux bienfaits énormes, prodigieux, que réalise l'iodure par crainte des dangers tout à fait exceptionnels auxquels il peut exposer.

La raison de ces accidents et surtout de ces dangers de l'iodure serait bien curieuse et essentielle à connaître. La possédons-nous? Non. Ce n'est pas faute de l'avoir cherchée, mais elle s'est dérobée jusqu'ici à toutes les investigations. Voyons cependant le peu que nous savons sur ce chapitre.

I. — On a dit d'abord : « Ce n'est pas l'iodure qu'il faut accuser de tels accidents, mais bien l'iodure *impur*, mal préparé, contenant des iodates. »

Il paraît en effet que l'iodure commercial ne brille pas toujours par sa pureté. « Ce n'est pas moi, me disait un jour un très éminent chimiste à qui j'avais l'honneur de donner mes soins, qui prendrai jamais l'iodure qu'on débite dans le commerce, car je sais ce qu'il vaut pour en avoir analysé bien des échantillons. Quand vous me prescrivez de l'iodure, je le fabrique moi-même, ou bien je purifie celui que j'achète chez un droguiste. »

Eh bien, il est possible que certains des accidents de l'iodure aient relevé parfois de ses défectuosités de fabrication, de ses impuretés, notamment, dit-on, des iodates qu'il peut contenir et qui sont toxiques. Mais ce n'est pas là, à coup sûr, la raison de *tous* ses accidents et de ses accidents usuels; car plus d'une fois, et tout récemment encore ici-même, j'ai fait analyser par des chimistes compétents des solutions iodurées ou des sirops iodurés qui avaient déterminé tels ou tels symptômes nocifs, et jamais on n'y a découvert d'impuretés, de substances étrangères, ni même d'iodates. Il faut donc chercher ailleurs que dans la composition chimique la raison des accidents en question.

II. — Cette raison, on a cru la trouver dans un état morbide des reins, dans une *insuffisance d'élimination rénale* dérivant d'une affection rénale antérieure. « C'est le rein qui est coupable en pareil cas », a-t-on dit.

En effet, on a observé quelquefois des accidents de cet ordre en relation avec des états morbides des reins, comme, par exemple, dans un cas des plus curieux relaté par Morrow. De même, le Dr Gaucher a vu, sur un malade affecté à la fois et de syphilis cérébrale et de néphrite interstitielle avec albuminurie, l'iodure de potassium provoquer une hémorrhagie bronchique abondante qui, par accumulation du sang dans les voies aériennes, devint cause de suffocation et d'asphyxie mortelle.

Mais telle n'est pas encore, bién sûrement, l'explication à donner aux phénomènes d'intoxication iodique. Car ces phénomènes se produisent très usuellement chez des sujets en santé, ayant des reins irréprochables, des viscères sains, etc.

III. — Serait-ce affaire de *doses ?* Les accidents iodiques résulteraient-ils soit d'une « accumulation médicamenteuse » se produisant à la longue, soit de trop fortes doses administrées d'emblée ?

Pour cela, non ! Et voici pourquoi. C'est, d'abord, que le plus souvent ils surgissent du premier coup, quelques heures après l'ingestion des premières doses, voire parfois de la première dose, comme dans le cas précité de Ricord. C'est, en second lieu, que, le plus souvent aussi, on les a vus se produire à propos de doses tout au plus moyennes, voire de doses faibles, parfois presque minimes.

Ce dernier point, même, est des plus curieux et mérite une mention toute particulière. Des centaines d'observations démontreraient au besoin que de faibles doses d'iodure ont suffi à déterminer des phénomènes importants d'intoxication. Couramment on voit des malades n'avoir pas plus tôt absorbé un demi-gramme, un gramme, un gramme et demi d'iodure, qu'ils se sentent pris de coryza, de gonflement des paupières, de céphalalgie violente, quelquefois de grippe iodique, ou même d'accidents bien plus graves.

Ce serait certes une exagération de dire ce qu'on a dit quelquefois, à savoir : 1° que les fortes doses ne produisent pas les accidents que produisent les petites et que l'iodure « devrait plutôt se donner par grammes que par centigrammes » ; — et 2° que, plus on abaisse les doses du remède, plus on s'expose à développer ses effets nocifs. Mais ce qu'on peut dire et ce que je ne crains pas d'affirmer pour ma part, c'est, d'une part, qu'il suffit de petites, de très petites doses pour déterminer tous les accidents que nous avons décrits ; — et, d'autre part, que les accidents les plus graves de l'iodisme ont souvent succédé à des doses basses, très basses, d'iodure. Exemple :

Dans un cas de Nélaton, œdème glottique ayant succédé à une dose quotidienne d'*un gramme ;* — dans un cas de Weist, même accident produit par une seule dose de *cinquante centigrammes ;* — dans un cas de Guillemet, même accident à la suite d'une seule dose de *quinze à vingt centigrammes.*

Dans trois cas où la trachéotomie a dû être pratiquée les doses productrices des accidents étaient de :

Environ 50 centigrammes dans le cas de Ricord;
Trente grains (par jour) dans le cas de Fenwick;
25 centigrammes à 1 gramme dans le cas de Huchard.

On a vu, d'autre part, des éruptions bulleuses succéder à des doses de *trente-sept centigrammes* (Lindslay), voire de *dix centigrammes* (Besnier).

Enfin, ce fut une dose de treize centigrammes qui, administrée à un enfant syphilitique de cinq mois, détermina un purpura considérable, suivi de mort en soixante-huit heures (Mackensie).

Tout cela est péremptoire. Donc, ce n'est ni l'accumulation progressive du remède, ni l'excès d'une dose initiale d'où dérive l'intoxication iodique [1].

IV. — Mais, en fin de compte, si ce n'est rien de tout cela, qu'est-ce donc ? — Impossible, quant à présent, de répondre à cette question.

Tout ce qu'il nous est permis de dire, c'est que, bien certainement, la raison qui produit ces accidents est d'ordre *personnel*, propre au sujet sur lequel ils se produisent, et qu'il ne faut pas la chercher en dehors de lui.

1. Dans un intéressant travail sur les accidents de l'iodisme, le Dr P. Tissier aboutit à une conclusion identique. « Ce n'est pas, dit-il, l'usage prolongé de l'iodure, ce ne sont pas les hautes doses d'iodure qui provoquent les accidents laryngés de l'iodisme, tout au contraire. Ces accidents sont des symptômes *précoces* de l'intoxication, pouvant apparaître dès les premiers jours, les premières heures même, et après l'administration de doses relativement *petites*. Le tableau suivant, emprunté à Grœnouw, montre bien le fait.

APPARITION DE L'ŒDÈME GLOTTIQUE :

Fournier. . . .	1er jour	pour une dose de	0 gr. 20	d'iodure
Grœnouw . . .	1er jour	—	0 gr. 50	—
Fournier. . . .	1er jour	—	0 gr. 50	—
Fournier. . . .	1er jour	—	1 gr. »	—
Fœrster	2e jour	—	2 gr. »	—
Malakowski . .	2e jour	—	2 gr. »	—
Fenwick. . . .	2e jour	—	gr. 60	—
Grœnouw . . .	6e jour	—	13 gr. »	—

Le Dr Briquet (d'Armentières), dans sa très intéressante et remarquable monographie sur le *Traitement ioduré* (Paris, 1897), exprime une opinion contraire. « Il faut renoncer, dit-il, à l'idée courante que les faibles doses d'iodure sont plus nocives que les doses moyennes ou fortes. Il est certain, au contraire, que plus la dose donnée d'un iodure est forte, plus le sujet est exposé à l'iodisme et plus il est à craindre que cet iodisme soit sérieux. » Il ne peut nier que l'iodisme grave n'ait été plus fréquemment le fait de petites doses que de grosses doses; mais il trouve à cela la double explication suivante : qu'il est très rare que l'on commence l'administration de l'iodure par de fortes doses, et que, les accidents d'iodisme se produisant d'une façon très rapide, on s'empresse de suspendre la médication dès la première alerte. Mais ces accidents, ajoute-t-il, ne se produisent pas moins quand on administre d'emblée des doses moyennes ou fortes, et cela même d'une façon à la fois plus fréquente et plus intense.

La question, on le voit, est litigieuse et réclame une nouvelle enquête.

Et, en effet, le caractère idiosyncrasique de ces accidents ressort en l'espèce de toute une série de considérations que voici :

1° C'est, d'abord, qu'ils ne se manifestent pas chez tous les sujets soumis à l'iodure, mais sur un certain nombre seulement ; — 2° c'est que les individus « susceptibles à l'iodure » y restent susceptibles d'une façon continue, permanente[1]. Donnez à dix reprises de l'iodure à un sujet qui en a éprouvé une fois des effets toxiques, dix fois il en éprouvera des effets toxiques ; — 3° c'est, enfin, que tout sujet influencé par l'iodure d'une certaine façon sera toujours ou presque toujours influencé par ce remède *de la même façon*. Exemples : Tel sujet a présenté du purpura à propos d'un premier traitement ioduré ; dix fois il présentera du purpura à propos de dix autres cures iodurées. — Tel autre, que l'iodure a affecté d'un exanthème bulleux, sera infailliblement repris du même exanthème bulleux à chaque nouvelle administration de l'iodure. — Un de mes malades, pour la plus petite dose d'iodure qu'il absorbe, offre le curieux phénomène d'une turgescence œdémateuse de la lèvre supérieure, sans rien autre. — Pellizzari a vu l'administration de l'iodure déterminer sur un de ses malades une éruption fébrile si bizarre et si importante qu'il fut sur le point de la considérer comme « un farcin ». Or, *cinq fois de suite*, le même remède développa chez ce sujet des accidents identiques.

Chaque individu, vous le voyez, traduit donc *à sa façon*, suivant un mode qui lui est propre, les effets toxiques de l'iodure.

Tout cela ne démontre-t-il pas que les accidents iodiques, quels qu'ils soient, dérivent d'une disposition *individuelle* ? Très positivement *il y a des sujets pour lesquels l'iodure est un poison*, voilà le fait. Au total, donc, on est éprouvé par l'iodure pour cette raison qu'on porte en soi une disposition à « intolérer » l'iodure et à traduire cette intolérance de telle ou telle façon. Mais, quant à définir, à caractériser cette disposition après l'avoir reconnue, cela n'est plus en notre puissance.

Au surplus, cette disposition mystérieuse n'a rien qui soit

1. Cette règle cependant comporte des exceptions. Ainsi, j'ai vu quelques-uns de mes clients, après avoir été *incapables* de tolérer l'iodure à une certaine époque de leur vie, arriver ensuite, quelques années plus tard, à le prendre sans accidents. — L'inverse s'observe également. Certains sujets, après avoir absorbé l'iodure sans inconvénients, aboutissent plus tard à ne plus le tolérer. « C'est étonnant, me disait ces jours-ci un de mes clients, je prenais de l'iodure autrefois sans m'en apercevoir, et aujourd'hui impossible ! Il me rend tout à fait malade. » — Bizarreries inexplicables.

spécial à l'iodure. Elle n'est tout au contraire que l'analogue de ces idiosyncrasies multiples et variées que tant et tant d'individus portent en eux vis-à-vis d'un remède, d'un aliment quelconque, et qui, pour rester inexpliquées, n'en sont pas moins d'une authenticité clinique indéniable [1].

MODES D'ADMINISTRATION DE L'IODURE. — DOSES.

Modes d'administration. — L'iodure de potassium a été administré de trois façons : par la bouche; — en lavements ; — en injections sous-cutanées.

Disons tout de suite, pour n'avoir plus à y revenir, que le procédé *par injections sous-cutanées* ne saurait entrer en ligne de compte qu'au titre de méthode d'exception, répondant à des indications particulières et des plus rares. Il est si simple de donner l'iodure par la bouche et, d'autre part, ce remède est si bien toléré en général par l'estomac, que ce serait vraiment une dérision de l'administrer par la méthode incommode et pénible des injections hypodermiques. D'autant que les injections d'iodure sont souvent douloureuses, peuvent déterminer

1. Comme moyen de prévenir ou de combattre les accidents que peut déterminer l'iodure, on a proposé soit de le donner dans du lait et dans une grande quantité de lait, soit d'administrer concurremment avec lui divers remèdes considérés comme neutralisants, comme antidotes de ses effets toxiques, à savoir : le bromure de potassium, la belladone, le bicarbonate de soude, le chlorate de soude, la morphine, le salol, le sulfanilate de soude, le menthol, etc.... soit encore de soumettre les malades à un régime spécial pauvre en chlorures, etc. — L'expérience n'a guère confirmé jusqu'ici les quelques résultats énoncés en faveur de ces divers procédés. — Ce qui paraît mieux établi, d'après d'intéressantes observations d'Aubert (de Lyon), c'est l'influence exercée par la belladone sur les accidents naso-pharyngiens de l'iodure. D'après ce médecin distingué, la belladone atténuerait, voire annihilerait l'intolérance naso-pharyngienne que certains malades présentent à un haut degré pour l'iodure. Des malades, qui ne pouvaient pas absolument supporter l'iodure en raison d'accidents de cet ordre, l'ont bien toléré dès qu'on les a soumis simultanément à l'usage de la belladone (5 à 10 centigrammes d'extrait de belladone quotidiennement). Et même, ajoute Aubert, « dans l'une de mes observations, j'ai pu, après quelques jours, suspendre l'emploi de la belladone (tout en continuant l'iodure) sans voir survenir l'intolérance. » (*Lyon médical*, 1883.)

Mais ai-je à signaler quels inconvénients pourrait comporter (à moins d'être exclusivement temporaire) l'adjonction au traitement ioduré d'un remède tel que la belladone, remède toxique, dangereux, capricieux, inégalement toléré, etc. ?

On a dit encore : « Quand une dose d'iodure détermine des accidents, doublez-la, triplez-la, quintuplez-la, et le remède deviendra inoffensif, sera bien toléré.» Soit, pour les cas où les accidents qui résultent de l'iodure sont sans importance et sans danger ! Mais quel médecin prendrait la responsabilité de ladite méthode, alors que l'action de l'iodure se traduit par des phénomènes graves, tels qu'une imminence d'œdème glottique ? Et, à moins d'un succès éclatant, comment serait jugée une telle conduite ?

des eschares [1], et devraient être multipliées à profusion pour atteindre le taux usuel des doses d'effet utile. — Je ne vois qu'un seul ordre de situations où ce procédé soit appelé à trouver place, à savoir les cas de syphilis cérébrale avec perte de connaissance et relâchement des sphincters [2]. Impossible alors d'administrer l'iodure par la bouche (et encore resterait la ressource de la sonde œsophagienne), non plus que par le rectum. Reste seule la voie hypodermique qui, à défaut d'autres, peut être utilisée.

De même, bien que beaucoup plus pratique, le procédé *par lavements* sera réservé à certains cas spéciaux d'intolérance gastrique. On rencontre en effet quelques malades qui ne peuvent absolument pas tolérer l'iodure par l'estomac.

Quand on aura recours à ce procédé, on prendra soin d'évacuer l'intestin au préalable par un lavement simple ; puis on administrera le lavement ioduré sous la forme suivante : 2 à 4 grammes d'iodure en solution dans 200 à 250 grammes d'eau. — On facilitera la tolérance, au besoin, par l'addition de quelques gouttes de laudanum.

Mais, en dehors de toute indication spéciale, c'est à la *méthode gastrique* que tout naturellement on donnera la préférence. Quatre-vingt-dix-neuf fois sur cent, pour le moins, l'iodure s'administre de la sorte. — Sous quelle forme ?

I. — Un fait ressort de l'expérience : c'est que l'iodure est d'autant mieux toléré par l'estomac qu'on le lui offre en solution plus étendue.

Excluons donc à double titre le mode d'administration par pilules, capsules, dragées, pastilles, cachets, etc. D'une part, comme il faut avaler une foule de ces pilules ou dragées pour absorber la dose utile qui se compte généralement par grammes, ce procédé n'est ni commode ni surtout recommandable aux clients peu fortunés. Et, d'autre part, il expose souvent à

1. V. à ce sujet un travail de M. le Dr Gilles de la Tourette (*Sur les injections sous-cutanées d'iodure de potassium, Progrès médical*, 1883). — V. aussi : E. Besnier, *Sur les injections sous-cutanées d'iodure de potassium, Progrès médical*, 1883. — « J'ai pu, dit mon éminent collègue, dans un cas d'intolérance de l'iodure de potassium, chez une malade à qui un demi-gramme de ce remède, pris par la voie digestive, produisait une urticaire extrêmement prurigineuse, injecter la même dose de médicament au centre de gommes syphilitiques sans donner lieu au même phénomène. Il y a donc là une voie nouvelle ouverte à la thérapeutique et à l'expérimentation, dont l'intérêt serait grand au point de vue pratique. »

2. Comme exemple : M. le Dr Gilles de la Tourette et moi avons été réduits à un traitement de cet ordre sur un malade de la ville qui, affecté d'une syphilis cérébrale des plus graves (à laquelle, du reste, il a rapidement succombé), ne pouvait plus rien avaler et ne retenait plus les lavements.

des irritations stomacales parce qu'il met directement la muqueuse de l'estomac en contact avec l'iodure pur, non dissous.

Reste le mode le plus simple, le plus naturel, et de beaucoup le meilleur à coup sûr, celui qui consiste à donner l'iodure en solution ou en sirop. C'est d'ailleurs celui qui est presque universellement adopté.

Quand on procède ainsi, il est pratique et utile de se servir de solutions ou de sirops titrés environ à *un gramme par cuillerée à bouche*. De la sorte, on se rend facilement et immédiatement compte de la dose à prescrire aussi bien que de la dose que le malade vous dit tolérer. C'est pourquoi les deux formules suivantes sont devenues d'usage courant :

Solution :

℞	Eau distillée, ...	500 grammes.
	Iodure de potassium	30 —
	M.	

Sirop :

℞	Sirop (*ad libitum*).	500 grammes.
	Iodure de potassium	25 —
	M.	

La solution précédente (à 1 gr. par cuillerée à soupe) ne doit jamais être donnée pure, car elle pourrait encore être irritante pour l'estomac. Il convient de l'étendre d'eau, et cela dans la proportion d'un quart de verre au moins par cuillerée à bouche. — Inutile d'ailleurs d'ajouter qu'en vue de masquer la saveur du remède, l'eau pure pourra être remplacée par un liquide quelconque, dont on laissera le choix à la convenance et au goût des malades : eau sucrée, eau édulcorée avec un sirop agréable (sirop de groseille, de cerise, de menthe, de grenadine, etc.); — eau légèrement aiguisée de curaçao ou d'anisette (cette dernière liqueur, tout particulièrement, dissimule assez bien la saveur iodique) ; — lait; — lait additionné de quelques gouttes d'eau de fleurs d'oranger ; — et, mieux encore, bière. Nombre de mes malades m'ont dit, après essais multiples, préférer la bière à tout autre liquide.

De même, si l'on prescrit l'iodure sous forme de sirop, chaque cuillerée devra être prise dans un demi-verre d'eau.

On fera choix, pour ce dernier mode d'administration, d'un sirop agréable, non désagréable tout au moins, et, si possible, jouissant de quelques propriétés ou toniques ou peptiques. A ce titre, le sirop d'écorces d'oranges amères a réuni les préférences de nombre de praticiens. — Au reste, il va sans dire que tout agent qui pourra diminuer le dégoût qu'éprouvent certains malades pour l'iodure ou favoriser la tolérance gastrique sera le bienvenu. Maintes fois il m'est arrivé (surtout quand j'avais affaire à des femmes du monde nerveuses, éréthiques, dégoûtées de tout par avance, trouvant tout détestable et nauséeux), d'être forcé de varier les formules à l'infini avant d'aboutir à une préparation à peu près agréée. Ce qui réussit le mieux — ou le moins mal — en pareil cas, c'est de donner l'iodure dans du vin d'Alicante ou du vin de quinquina, dans du sirop de café, ou bien dans un sirop additionné d'une certaine quantité d'une liqueur agréable, telle que le curaçao ou l'anisette. Une formule qui plaît assez à cette catégorie de malades intolérants et surtout aux femmes est la suivante :

℞	Sirop simple	350	grammes.
	Anisette de Bordeaux. . .	150	—
	Iodure de potassium. . . .	25	—
	M.		

II. — Quelle que soit la dose d'iodure administrée, il y a toujours avantage à la fractionner en plusieurs doses partielles, qui seront prises en deux ou trois fois par jour.

III. — D'autre part, il n'importe pas moins que l'iodure soit donné *avant* ou même, au besoin, *pendant* les repas. Pris à jeun ou quelques heures après les repas, alors que l'estomac est vide, il « irrite », comme disent les malades, et provoque souvent des phénomènes d'intolérance. Il est infiniment mieux accepté, au contraire, lorsqu'il est ingéré *avant* et *immédiatement avant les repas*.

Si, donné de cette façon, il provoque encore quelque révolte de la part de l'estomac, le mieux est de procéder comme il suit : recommander au malade de verser la dose d'iodure à absorber par jour dans la ration d'eau qu'il consomme quotidiennement à ses repas, et de se servir à table de ce mélange pour couper son vin. Il prendra ainsi son remède par petites fractions, mélangé à ses aliments, et, de par expérience, il aura toutes chances pour mieux le supporter ainsi que de n'importe quelle autre façon.

A quelles doses administrer l'iodure? — On s'entend bien moins que pour le mercure sur cette question. Et, en effet, si vous interrogez la pratique courante, vous verrez ceci, à ne parler que des pratiques précisément inverses et extrêmes : certains médecins ne faire usage que de petites doses, et s'en louer ; — d'autres, au contraire, ne procéder systématiquement que par fortes doses et s'en applaudir.

Entre ces opinions contradictoires, où se trouve la vérité ?

Il va sans dire, d'abord, qu'il ne saurait exister pour l'iodure, pas plus que pour n'importe quel remède, de doses fixes, absolues. Il est par trop manifeste que la dose utile, efficace, est éminemment sujette à varier, et cela suivant des conditions multiples d'âge, de sexe, de constitution, de tolérance individuelle, et surtout d'état pathologique. A ne citer qu'un exemple, un traitement ioduré « par extinction », dirigé contre une syphilis actuellement muette, n'exigera qu'une dose très inférieure à celle par laquelle on s'efforcera de combattre une syphilis cérébrale à accidents graves qui menacent immédiatement la vie.

Mais, sous le bénéfice de ces réserves, il est pour l'iodure, comme pour le mercure, ce que nous avons appelé une *dose efficace moyenne*. Celle-ci, quelle est-elle ?

Eh bien, tant au point de vue curatif que préventif, cette dose, d'après mes résultats personnels, me paraît pouvoir être approximativement évaluée comme il suit :

1° Pour un homme adulte et de constitution moyenne, da force moyenne : *trois grammes* par jour ;

2° Pour une femme adulte, dans les mêmes conditions : *deux grammes*.

Je considère les doses inférieures à celles-ci comme insuffisantes, sinon absolument toujours, au moins dans la grande généralité des cas. Pour le moins j'affirme que des doses notablement inférieures, comme celles dont font usage nombre de praticiens (à savoir : 25, 50, 70 centigrammes, ou même 1 gramme par jour), restent absolument au-dessous de l'action thérapeutique qu'on est en droit d'attendre de l'iodure. J'aurais à relater des centaines de cas où de telles doses sont restées impuissantes devant des manifestations spécifiques qui ont guéri sous l'influence de doses supérieures ; et, si je m'abstiens de citations particulières, c'est que le fait est vulgaire, non contestable et non contesté.

Quant aux doses supérieures à la moyenne (approximative) que je viens de fixer, je m'empresse de reconnaître qu'elles sont souvent utiles, voire formellement indiquées par certaines éventualités que j'aurai bientôt à préciser, mais qu'elles sont inutiles dans la plupart des cas, dans ce qu'on peut appeler la catégorie des cas communs, des cas courants. Très certainement, le diapason d'activité thérapeutique, pour la pratique usuelle, oscille aux environs de 2, 3 ou, au plus, 4 grammes d'iodure, comme dose quotidienne.

Des doses plus élevées, dites *doses intensives*, composent une médication d'un autre ordre. Dans celle-ci, on prescrit d'emblée l'iodure à 5 ou 6 grammes par jour, pour atteindre rapidement des doses quotidiennes de 10 à 12 grammes. Parfois même des indications ont paru assez urgentes pour légitimer d'emblée des doses de 10 grammes et au delà.

Nul doute qu'à ce taux on n'obtienne des effets plus intenses qu'aux doses dites moyennes. Cela est indéniable.

Donc, inutiles et excessives pour les cas d'ordre courant, pour les cas notamment où l'iodure n'est prescrit qu'à titre préventif, ces doses intensives trouvent leur indication dans l'ordre des éventualités graves de la syphilis, c'est-à-dire alors qu'il s'agit de frapper un grand coup en vue de conjurer un péril imminent, ou bien alors qu'il y a lieu d'imprimer à la médication une énergie particulière contre des manifestations anciennes et rebelles.

Ce sont, comme exemples, les doses de cet ordre qu'il y aura lieu de prescrire soit dans les cas de gomme du voile palatin menaçant de s'ouvrir à brève échéance; — soit contre des accidents graves de syphilis cérébrale ou de syphilis médullaire ; — soit contre des ulcérations phagédéniques à marche aiguë et menaçante ; — soit encore contre des lésions anciennes, immobilisées, chroniquement réfractaires, etc.

Mais convient-il d'aller plus avant encore dans cette voie, au risque de se laisser entraîner à une thérapeutique effrénée qui ne connaît plus de limites ? Ces dernières années, on a fait — passez-moi l'expression — de véritables débauches d'iodure, en le prescrivant à des doses quotidiennes de 20 grammes, de 25 grammes, de 30 grammes, de 40 grammes, voire davantage encore, me suis-je laissé dire. Or, à quoi bon de telles intempérances ?

Qu'on ait fait cela autrefois, à l'origine, et que même on ait dépassé ces doses (puisqu'un ancien médecin de l'hôpital du Midi, le vénérable Dr Puche, est allé jusqu'à prescrire — je l'affirme *de visu* — 70 grammes d'iodure par jour), à la rigueur je le conçois. Cela avait alors sa raison, son objectif et sa justification, parce qu'on était alors à la période de recherches, d'études, de tâtonnements, et qu'on ne savait pas encore ce qu'on pouvait obtenir du remède administré à de telles doses. Mais aujourd'hui ces excès n'auraient plus le même motif ni la même excuse. Aujourd'hui, l'expérience est acquise, et l'on sait, à n'en pouvoir douter, que ces doses extrêmes dépassent absolument celles où le remède est efficace, celles où il fait ce qu'il peut faire, où il produit tout ce qu'il peut produire. Eh bien, de même qu'il n'est pas besoin de dix bouteilles d'eau de Sedlitz pour purger un malade, de même il est superflu de prescrire 40 grammes d'iodure pour déterminer un effet que 5 à 6 grammes seraient suffisants à réaliser. Et alors, je le répète, à quoi bon ces doses monstrueuses, colossales, qui ne sont du reste — remarquez-le bien — que des doses *fantaisistes ?*

Fantaisistes, ai-je dit, oui, et je légitime le mot. N'est-ce pas en effet fantaisie pure que de tripler, quadrupler, décupler la dose d'un remède, alors qu'aucune observation précise ne démontre une différence d'action thérapeutique entre telle ou telle de ces doses excessives ? A-t-on jamais, même une seule fois, précisé une inégalité d'action entre 20 et 30 grammes d'iodure entre 30 et 40, entre 40 et 50 ? Non, que je sache du moins. Et alors, pourquoi prescrire 30 grammes plutôt que 20, et 40 plutôt que 30 ? Fantaisie pure [1].

On répond que ces fortes doses ne comportent aucun danger, qu'elles sont bien tolérées par l'estomac, bien tolérées par l'organisme, etc. Je veux croire qu'il peut en être ainsi, puisque des confrères dignes de foi me l'affirment. Mais il n'est pas moins vrai que les doses en question, au dire d'autres médecins, sont souvent mal acceptées par l'estomac, produisent du dégoût, de l'inappétence, de la dyspepsie, dépriment le système nerveux, etc. En tout cas, la discussion est inutile à poursuivre sur ce point, car il est une autre raison plus que suffisante à elle seule pour condamner ces doses excessives, raison pratiquement péremptoire : c'est qu'elles sont *inutiles.*

Oui, inutiles. Car, au nom de l'expérience, on peut poser ceci en principe : *Ce qu'une dose de dix grammes d'iodure*

1. On a objecté, il est vrai :

1° Qu'en certains cas on n'était parvenu à obtenir de l'iodure des effets curatifs qu'au prix de doses très élevées (20 à 30 grammes par jour et au delà), alors que des doses inférieures étaient restées insuffisantes.

Rien à dire contre l'expérience, répondrai-je. Mais, si de tels faits sont authentiques, à coup sûr ils ne constituent que des exceptions bien rares, tout à fait idiosyncrasiques.

2° Que l'iodure de potassium était par excellence un remède fantasque, capricieux, dont les effets ne sont en rien adéquats à la dose. Ainsi parfois ce remède produit à très basses doses des effets physiologiques ou même curatifs étonnants, voire extraordinaires. Eh bien, pourquoi, de par une idiosyncrasie inverse, ne pourrait-il pas agir sur certains sujets qu'à doses excessives ? Donc, les doses intensives de 20 à 30 grammes par jour ne sauraient être bannies de la thérapeutique.

Tout cela est vrai, répondrai-je encore, et rien n'est impossible en fait d'idiosyncrasies. Mais force est bien de reconnaître qu'il ne s'agit encore en l'espèce que d'idiosyncrasies, c'est-à-dire d'exceptions. Je le répète, c'est et ce sera toujours une exception rarissime d'avoir besoin de 20 à 30 grammes d'iodure par jour pour obtenir de ce remède un effet curatif.

V. sur ce sujet : Maurice Laurent, *De l'utilité de très hautes doses d'iodure de potassium dans certains cas de syphilis*, Th. de Paris, 1900.

ne produit pas, une dose supérieure ne le produit pas davantage.

Cela, je l'affirme, et je l'affirme aussi bien de par ce que j'ai vu que de par les témoignages de nombre de mes collègues. Bien des fois, en face de cas rebelles et dûment réfractaires, je me suis laissé tenter, moi aussi, par l'espoir d'obtenir mieux de doses supérieures, de doses massives. Bien des fois, déçu avec 10 grammes d'iodure, j'en ai prescrit 12, 15, 18, 20 (sans avoir dépassé ce dernier chiffre, je l'avoue). Eh bien, je n'ai pas été moins déçu avec ces dernières doses qu'avec la première. En sorte que je suis revenu de ces doses folles, extravagantes, et que, pour ma pratique, je ne dépasse plus en moyenne la dose suffisamment « intensive » de 10 grammes, bien convaincu que je ne gagnerais rien à l'excéder.

DIRECTION DU TRAITEMENT IODURÉ.

Deux questions se présentent ici à résoudre.

I. — La première et la plus délicate est la suivante : A quelle dose *inaugurer* le traitement ioduré sur un malade dont la tolérance vis-à-vis de ce remède est encore inconnue ?

On serait tenté de croire *à priori* que l'accoutumance à l'iodure doit être obtenue par une graduation ascendante des doses, et qu'il convient conséquemment de commencer le traitement par de petites doses qu'on élèvera ensuite progressivement. Eh bien, ce procedé rationnel est condamné par l'expérience. Car (nous l'avons vu précédemment) ce sont le plus souvent de petites doses, voire parfois des doses minimes, qui ont été suivies de graves accidents d'intoxication. En l'espèce, *les petites doses paraissent donc particulièrement nocives*. Je ne dis pas qu'elles le soient seules, à l'exclusion des autres, mais je dis qu'elles le sont ou tout au moins qu'elles l'ont été plus que d'autres jusqu'à ce jour. Pour ma part, je crois qu'il est plus prudent, en vue de se soustraire aux regrettables éventualités de l'iodisme, de commencer le traitement par des doses moyennes que par les doses infimes de 25, 50, 60 centigrammes. Je me demande même si je ne dois pas l'heureuse chance de n'avoir pas encore été éprouvé dans ma pratique par de graves accidents iodiques à ce fait que toujours et par principe je me suis tenu en garde contre les petites doses.

Précisons. — Empiriquement, voici ce qui m'a réussi comme dose initiale de la médication :

Pour un homme adulte, deux grammes par jour ;

Pour une femme, un gramme à un gramme et demi.

Je n'abaisse jamais (pour un homme) au-dessous de deux grammes la dose initiale. — Le plus souvent, en ville, je procède de la façon suivante : le soir même de la première visite, un gramme ; — le lendemain, deux grammes ; — quelques jours après, deux à trois grammes (sauf au cas de coryza trop importun).

En outre, sauf indication particulière, j'use d'une précaution dont je ne saurais encore préciser la valeur, mais que je signalerai cependant parce que jusqu'à ce jour elle a *paru* me réussir. Avant de commencer le traitement ioduré, je *tâte* la susceptibilité du malade en lui prescrivant pour un certain temps le sirop de Gibert, préparation iodomercurielle qui produit bien quelques-uns des effets de l'iodure, mais qui, règle générale, ne produit pas de phénomènes graves d'intoxication. Si le malade est *touché* par ce sirop, je me méfie et je me tiens sur mes gardes ; au cas contraire, j'ai ou je crois avoir une certaine garantie de nature à m'enhardir. — J'appelle sur ce point le contrôle de mes confrères.

II. — Seconde question : A quelles *doses ultérieures* poursuivre le traitement ?

Une fois la tolérance assurée, on a les coudées franches ; l'éventualité des grands accidents d'invasion soudaine est évanouie, et l'on a toute liberté pour élever les doses en proportion de l'indication à remplir.

Or, cette ascension des doses au cours d'un traitement ioduré me paraît obligatoire. Bien souvent, en effet, j'ai constaté que l'action curative de l'iodure s'émousse rapidement et se ralentit. L'économie semble « se faire » à l'iodure et n'en plus éprouver qu'une influence qui va s'amoindrissant avec la durée d'administration. Pour maintenir au même taux l'action du remède, il faut en élever les doses progressivement.

Je crois, en un mot, qu'un traitement d'une seule teneur, continué uniformément à la même dose, est infiniment moins actif qu'un traitement à *doses ascendantes*, c'est-à-dire qu'un traitement qui, inauguré par exemple à 2 grammes comme dose quotidienne, sera élevé quelques jours après à 3 grammes, puis, un peu plus tard, à 4 grammes, voire davantage au besoin. — Je suis d'accord, au surplus, sur ce point, avec la grande majorité de mes confrères.

Ainsi, comme exemple, pour un traitement ioduré d'un mois, je prescris généralement une dose de 2 grammes pour la première semaine, de 3 grammes pour la quinzaine qui suit, et de 4 grammes pour les derniers jours du mois.

L'IODURE EST-IL INDISPENSABLE AU TRAITEMENT ? — PEUT-IL SUPPLÉER LE MERCURE ? — TROIS RAISONS CONDAMNENT LE TRAITEMENT EXCLUSIF PAR L'IODURE.

Mercure et iodure, voilà les deux armes dont nous disposons contre la syphilis. Ces deux armes nous sont actuellement connues par l'étude que nous venons d'en faire ; nous en savons l'action, la portée, le maniement, les avantages, les inconvénients. Reste à nous en servir.

Or, comment nous en servir et surtout nous en servir utilement ? Telle est la question ou plutôt tel est l'ordre de questions nouvelles qui s'imposent à nous actuellement.

Tout d'abord, est-il indifférent que, des deux grands remèdes dont l'action antisyphilitique est consacrée par l'expérience, nous choisissions l'un ou l'autre *ad libitum*, au gré par exemple des préférences ou des antipathies de nos malades ?

Non certes, et pour cause.

Que le mercure puisse suffire au traitement de la syphilis, c'est-à-dire guérir les accidents actuels et sauvegarder l'avenir, cela n'est pas douteux. Cela, nous le savons par expérience séculaire. Nos aïeux n'avaient pas l'iodure et cependant ils guérissaient la syphilis. Ils la guérissaient plus péniblement que nous et surtout moins rapidement dans ses manifestations tertiaires, mais enfin ils en venaient à bout. Les exemples non plus ne manqueraient pas de nos jours pour attester le même fait. Car il n'est pas rare, parmi nous, que certains malades, pour une raison ou pour une autre, ne soient traités que par le mercure, et cependant ils guérissent. A titre de spécimen, je pourrais citer l'histoire d'une vingtaine pour le moins de mes malades à qui il m'a été impossible, littéralement impossible, de faire tolérer l'iodure, et chez lesquels la syphilis, exclusivement traitée par le mercure, est restée inoffensive de vieille date jusqu'à ce jour.

Conclusion : *l'iodure n'est pas indispensable au traitement de la syphilis.*

Mais, autre question : Le mercure peut-il être suppléé par l'iodure dans le traitement de la syphilis ? C'est-à-dire : l'iodure suffit-il seul au traitement de cette maladie ?

On l'a cru, on l'a dit, et cela surtout à l'époque où l'iodure a commencé à s'attester par les merveilleux résultats qui lui lui sont familiers. Mais aujourd'hui, à part quelques oppositions isolées, la question est jugée en sens précisément contraire.

Pour moi, après avoir essayé autrefois et pour un temps du traitement exclusif par l'iodure, ma conviction est faite à son endroit. Je m'excuse et me repens de ce péché de jeunesse, car l'expérience m'a appris à considérer le traitement en question comme insuffisant et périlleux à divers titres. Je le tiens, à parler net, pour un *mauvais traitement*.

Mais je vous dois sur une question aussi importante les raisons de mon jugement. Ces raisons, les voici sommairement :

Je condamne le traitement exclusif par l'iodure pour quatre motifs :

1° Parce qu'il est vraiment peu actif, voire presque inerte parfois, contre les manifestations de l'étape secondaire ;

2° Parce que, laissant subsister pour un temps plus ou moins long les accidents de cette période, il assume la responsabilité de conséquences sociales des plus graves, dérivant de la contagiosité de ces accidents ;

3° Parce qu'il n'éteint pas la disposition syphilitique, parce qu'il laisse subsister la tendance au tertiarisme, en un mot parce qu'il ne constitue pas une sauvegarde d'avenir.

4° Enfin, parce qu'il est insuffisant à conjurer les dangers héréditaires de la maladie.

Quelques développements sur ces propositions.

I. — Relativement à la première, tout le monde est à peu près d'accord, à peu d'exceptions près. De l'aveu général, l'iodure, si merveilleusement actif contre les accidents tertiaires, n'exerce qu'une influence médiocre, minime, sur les accidents de forme secondaire (réserve faite pour quelques-uns dont nous parlerons dans un instant).

Savez-vous, en effet, ce qu'on observe alors qu'on administre l'iodure à l'époque du chancre ou en pleine étape secondaire ? Ceci :

D'une part, les poussées secondaires se produisent et se reproduisent à peu près comme si l'on ne faisait rien. J'ai vu maintes fois, sur des malades traités de la sorte, des manifestations de forme secondaire (syphilides cutanées, plaques muqueuses, alopécie, iritis, adénopathies, phénomènes nerveux, etc.) pulluler et repulluler, parfois même d'une façon sub-intrante. Si bien que j'ai dû, pour ma part, renoncer à ce traitement. Si bien que certains de mes clients, qui s'étaient refusés tout d'abord à tout autre traitement que l'iodure, sont venus de guerre lasse réclamer de moi « quelque chose d'autre, serait-ce le mercure », pour être enfin débarrassés de leurs accidents. Et, en effet, je ne réussissais à les en délivrer que par le mercure.

D'autre part, certains accidents secondaires (de l'ordre de ceux qui ne s'effacent *sponte suâ* que d'une façon très lente) se montrent absolument réfractaires à l'iodure, voire à toutes doses d'iodure. Deux exemples, pris au hasard :

Sur un de mes malades, l'iodure, même à hautes doses, a laissé subsister seize mois un psoriasis palmaire et quelques syphilides papulo-squameuses régionales, tandis que le mercure a effacé ces accidents en quelques semaines.

Sur un autre malade, une lésion exactement semblable a persisté sans modification pendant dix-sept mois, en dépit de fortes doses d'iodure, et n'a commencé à se modifier que sous l'influence de frictions mercurielles *in situ*.

II. — Ma seconde raison n'est qu'un corollaire de la précédente, mais vous allez voir quelle importance spéciale s'y rattache.

N'exerçant qu'une influence répressive des plus médiocres sur la modalité infectieuse secondaire, l'iodure laisse subsister et laisse se reproduire les manifestations par lesquelles elle a coutume de se traduire.

Or, quelles sont ces manifestations ? Précisément celles qui offrent le plus de dangers au point de vue de la contagion ; précisément celles qui servent d'origine la plus habituelle à la transmission de la syphilis, celles qui constituent la source la plus féconde des contaminations, celles qui, par excellence, alimentent et perpétuent la vérole, à savoir les syphilides muqueuses, les plaques muqueuses.

Eh bien, le premier devoir du médecin et de l'hygiéniste n'est-il pas de condamner, de réprouver un traitement qui aboutit à des conséquences de cet ordre ? C'est pour cela qu'à mes yeux, je le répète, le traitement exclusif de la syphilis par l'iodure constitue un véritable *danger social*, en ne réprimant pas la pullulation des accidents les mieux faits pour propager la vérole.

III. — Enfin, je condamne ce traitement parce que, bien sûrement, il n'exerce pas sur la maladie une action assez intense, assez profonde, pour tarir la source des accidents spécifiques, et, parce qu'il ne constitue pas au même degré que le mercure ce qu'on peut appeler une médication préventive.

Je tiens pour démontré qu'administré seul, à l'exclusion du mercure, l'iodure laisse fréquemment la voie ouverte aux accidents du tertiarisme. Souvent, en effet, très souvent, j'ai vu les malades traités de la sorte aboutir à des manifestations tertiaires, et cela pour une proportion certainement bien supérieure à ce qu'on observe usuellement à la suite du traitement mercuriel.

Je trouve ceci, par exemple, en compulsant mes notes de

ces quatre dernières années. Sur 12 malades de ville qui ont été exclusivement traités par l'iodure, 7 se trouvent déjà affectés d'accidents tertiaires, et d'accidents de formes particulièrement graves, à savoir :

Syphilides tertiaires	2 cas.
Syphilide phagédénique	1 —
Syphilis cérébrale	3 —
Syphilis médullaire	1 —

IV. — Enfin, je tiens de même pour démontré que l'iodure est insuffisant pour conjurer les dangers héréditaires de la maladie. Et j'aurais de nombreux cas à vous citer pour vous en donner la preuve. Mais cette démonstration m'entraînerait loin de mon sujet et je me bornerai à vous relater une observation topique du Dr Barthélemy, observation qui vraiment semble faite à dessein tant elle est significative. La voici en deux mots : Une femme mariée reçoit à 25 ans la syphilis de son mari. Bien entendu, on fait tout au monde pour la tromper, et notamment on ne lui administre pas un atome de mercure, remède de mauvais renom, compromettant. En revanche, comme on veut la guérir, on la gorge littéralement d'iodure et — c'est à n'y pas croire, mais le vrai peut quelquefois n'être pas... croyable — on la tient sous l'administration de l'iodure PENDANT VINGT ANS (!), et cela à la dose de 10 GRAMMES PAR JOUR (!). Résultat : trois enfants, hérédo-syphilitiques; — et, pour elle-même, au bout de vingt ans, périostites et gommes osseuses de haute gravité. On continue l'iodure *qui ne guérit pas,* et l'on est forcé, de guerre lasse, de faire intervenir l'huile grise qui, elle, débarrasse enfin la malade.

Voilà pourquoi, à quadruple égard, le traitement exclusif par l'iodure me paraît condamné par l'expérience clinique.

APPROPRIATION PLUS PARTICULIÈRE DE L'IODURE AUX ACCIDENTS DE FORME TERTIAIRE. — TOUTEFOIS TRÈS HEUREUX EFFETS DE CE REMÈDE CONTRE CERTAINES MANIFESTATIONS SECONDAIRES.

Au surplus, nous avons mieux à faire que de discuter la question de savoir si nous pouvons nous priver des services du mercure ou de l'iodure ; c'est de rechercher ce que nous avons à attendre de l'un et de l'autre au mieux des intérêts de nos malades et d'employer nos efforts à bénéficier des effets propres à chacun d'eux.

Or, à ce point de vue, l'expérience a consacré un résultat thérapeutique qui, bien vu et formulé par Ricord, n'est plus discuté ni discutable aujourd'hui, à savoir : l'appropriation plus particulière du mercure au traitement des symptômes d'ordre secondaire, et de l'iodure à celui des affections d'ordre tertiaire.

En autres termes, on est d'accord pour considérer le mercure comme « le spécifique de la période secondaire », et l'iodure comme « le spécifique de la période tertiaire ».

Des milliers d'observations, en effet, nous ont montré et nous montrent ceci chaque jour : d'une part, le mercure exerçant une influence curative des plus intenses sur l'ordre des manifestations par lesquelles se traduit la maladie dans ses deux ou trois premières années ; — et, d'autre part, l'iodure exerçant une influence encore plus active et plus rapide sur l'ordre des accidents qui composent les étapes tardives de la diathèse.

Aussi bien ne viendrait-il à l'esprit de personne d'intervertir les rôles en l'espèce, c'est-à-dire de traiter les accidents secondaires par l'iodure et les tertiaires par le mercure. Voici, je suppose, une roséole, une syphilide papuleuse, des plaques muqueuses, etc. ; cent médecins sur cent prescriront le mercure contre ce genre de manifestations. Et voici, d'autre part, une gomme palatine qui menace de perforer le voile ; cent médecins sur cent l'attaqueront avec l'iodure. Ce serait une grosse faute, en effet, ce serait donner à cette gomme le temps de crever le voile, que de la combattre par la médication mercurielle.

Toutefois, cette appropriation de chacun de ces deux remèdes à une catégorie spéciale d'accidents est-elle exclusive, absolue ? Est-ce que le mercure n'a d'action que sur les accidents de forme secondaire, et l'iodure sur ceux de forme tertiaire ? Non certes. Gardons-nous de cette dichotomie brutale qui volontiers scinderait la vérole en deux moitiés dont l'une serait justiciable du mercure et l'autre de l'iodure. Qu'une telle doctrine repose sur un fond de vérité, sur un ensemble de résultats thérapeutiques non contestables, nous venons de le dire. Mais hâtons-nous d'ajouter qu'ici comme ailleurs la règle comporte des exceptions. Or, en l'espèce ces exceptions sont à la fois nombreuses et majeures. Précisons au surplus et ne craignons pas les détails en l'espèce, car nous sommes en plein domaine pratique.

Certes, l'iodure n'est doué que d'une action médiocre, en

général, contre les accidents de la période secondaire, notamment contre les formes éruptives de cette période. Eh bien, par un singulier et inexplicable contraste, il exerce une influence des plus accentuées sur certaines manifestations de cette même étape morbide. A ce point de vue citons comme exemples :

1° La *céphalée secondaire*, qu'il soulage et dissipe rapidement. Quand vous aurez à combattre un « mal de tête » vespérin ou nocturne de l'étape secondaire, ne négligez jamais d'associer au mercure une petite dose d'iodure (environ un gramme par jour), car vos malades en retireront le plus utile profit. (Petite dose, ai-je dit, parce qu'il suffit d'un peu d'iodure en pareil cas, tandis que tout au contraire des doses bien plus élevées sont rigoureusement indispensables contre la céphalée tertiaire.)

2° Les *névralgies secondaires*, les *douleurs névralgiformes* à localisation vague, qui sont si communes (chez la femme spécialement) dans les premiers mois de l'infection.

3° Les manifestations secondaires du système locomoteur, à savoir : *périostites, ostéalgies, arthralgies, myosalgies*, etc.

J'ajouterai que l'iodure a encore sa place marquée, au cours de la période secondaire, dans les deux ordres de cas suivants :

1° Dans les cas de *syphilis maligne précoce*, où prédominent les processus d'infiltration gommeuse et d'ulcération. — C'est tout simple, puisque la syphilis maligne précoce n'est, à tout prendre, qu'une syphilis tertiaire succédant au chancre sans transition, sans période secondaire.

2° Dans tous les cas où des contre-indications au traitement mercuriel ressortent de circonstances diverses, telles qu'intolérance idiosyncrasique vis-à-vis du mercure, état préalable de débilitation, scrofule grave, tuberculose, cachexie, etc. [1].

1. Je ne terminerai pas ce qui est relatif au traitement ioduré sans signaler divers remèdes qui ont été proposés comme pouvant servir de succédanés à l'iodure de potassium. A savoir :

I. — Les *iodures de sodium* et *d'ammonium*. — D'après quelques auteurs, l'iodure de sodium serait mieux toléré que l'iodure de potassium, moins irritant pour la gorge et l'estomac, moins « dépressif », moins sujet à déterminer des éruptions, etc.; mais on s'accorde généralement, en revanche, à le considérer comme moins énergique que son congénère.

L'iodure d'ammonium a été déclaré par Gamberini « supérieur et préférable » aux autres iodures. Il aurait, d'abord, l'avantage d'exercer, à doses moindres, une action équivalente et même plus rapide. D'autre part, il provoquerait moins fréquemment des accidents d'iodisme.

Hutchinson a réuni les trois iodures dans une même préparation et dit en avoir retiré d'utiles effets.

Pendant plusieurs mois j'ai substitué systématiquement l'iodure de sodium à l'iodure de potassium dans les salles de mon service, et, si je n'ai pas continué cette expérience plus longtemps, c'est que vraiment je n'y ai trouvé aucun avan-

LE MERCURE SEUL EST ANTISYPHILITIQUE A TOUTE PÉRIODE. — C'EST LUI QUI CONSTITUE LE TRAITEMENT DE FOND, LE TRAITEMENT PRÉVENTIF. — SON ROLE DANS LA PÉRIODE TERTIAIRE.

Réciproquement — et ceci a une bien autre importance — le mercure occupe une large place dans la thérapeutique de la syphilis tertiaire. On peut dire de lui, et cela bien plus légitimement que pour l'iodure, que c'est un *antisyphilitique à toute période de la diathèse.*

Il a droit, en effet, de figurer à trois titres divers dans le traitement de la période tertiaire : tantôt comme agent auxiliaire, pour un grand nombre de cas ; — tantôt comme agent principal, pour quelques cas plus rares ; — tantôt et surtout (c'est là son grand rôle) comme agent préventif. — Je m'explique.

I. — Le mercure, d'abord, est utile, très souvent utile dans cette période en tant qu'agent *auxiliaire.* Il ajoute alors son influence propre à celle de l'iodure ; et ce concours, ce renfort est maintes fois propice, car ce n'est pas trop, en nombre de cas, de deux forces thérapeutiques contre certains assauts de la diathèse.

tage. L'iodure de sodium m'a paru doué, à la vérité, d'une action antisyphilitique remarquable ; certainement encore, il est mieux toléré par certains malades que l'iodure de potassium ; mais, sans nul doute également, il n'a pas l'énergie thérapeutique de ce dernier. Rien à gagner au change, si ce n'est pour les sujets (en bien petit nombre) qui sont décidément réfractaires à l'iodure de potassium.

II. — *L'iodure de rubidium*, le meilleur succédané, dit-on, de l'iodure de potassium, au double point de vue de la tolérance et de l'action thérapeutique. Mais inusité en raison de sa préparation difficile et de son prix élevé. (Dr Briquet d'Armentières.)

III. — *L'iode.* — Susceptible de quelques bons effets (comme l'ont surtout démontré les expériences d'un médecin militaire distingué, le Dr Guillemin), mais très inférieur à l'iodure de potassium comme agent antisyphilitique. — Il a sa place indiquée dans les cas où ce dernier remède ne serait pas toléré ; car, d'après Guillemin, même à dose très suffisante pour influencer les symptômes ou les lésions syphilitiques, il ne déterminerait pas le moindre accident. — La solution proposée par Guillemin est ainsi dosée : teinture d'iode au 10e, 5 grammes, et eau distillée, 1000 grammes. Deux ou trois cuillerées à bouche matin et soir, avant les repas. (*Gazette hebd. de méd. et de chir.*, 1865.)

IV. — *L'iodoforme.* — Autant il constitue un merveilleux topique, autant il paraît mal doué en tant que remède interne. — Rarement toléré, susceptible même de déterminer des accidents toxiques.

V. — *L'iodol*, *l'iodalbacide*, *l'iodipine*, la *benzo-iodhydrine*, *l'iodalose*, etc.

Tous ces remèdes et tant d'autres que je passerai sous silence sont bien loin d'équivaloir à l'iodure de potassium comme action antisyphilitique. En sorte que, dans l'état actuel de nos connaissances, ce dernier agent reste encore notre meilleur recours dans tous les cas où se présente l'indication du traitement ioduré. Spécifions bien que c'est le seul agent auquel, *en cas grave ou urgent*, il soit permis de faire appel. J'ai vu plus d'une fois de prétendus « succédanés » de ce remède laisser se produire des accidents regrettables que lui-même eût très vraisemblablement conjurés.

Cette combinaison, cette association des deux grands antisyphilitiques (mercure et iodure) constitue ce qu'on appelle le traitement mixte, dont nous allons parler dans un instant.

II. — Parfois, mais ceci est moins fréquent, le mercure s'élève, dans la période tertiaire, au rang d'agent curatif *principal*, voire indispensable.

Et, en effet, l'iodure, ce merveilleux remède, n'est pas sans avoir quelquefois, lui aussi, ses défaillances, et c'est à de telles défaillances que peut subvenir le mercure. En autres termes et d'une façon plus précise, il est des cas où l'iodure reste impuissant ou incomplètement puissant, et dont on ne vient à bout qu'avec l'assistance du mercure.

A n'en citer qu'un seul exemple, le sarcocèle, qui guérit si bien par l'iodure dans la très grande généralité des cas, lui résiste quelquefois et ne cède qu'au mercure. Gosselin et Reclus disent avoir observé plusieurs fois des sarcocèles spécifiques sur lesquels l'iodure, même à doses fort élevées, n'exerçait qu'une action incomplète, insuffisante, et dont le mercure seul a fini par avoir raison. J'aurais également à citer, pour ma part, quelques faits de même ordre.

III. — Mais c'est surtout au titre de *préventif* que le mercure a sa place utilement marquée dans l'étape tertiaire. Et, en effet, le mercure est par excellence le *remède de fond* de la syphilis. Comptez sur lui bien plus que sur l'iodure pour prévenir les récidives et sauvegarder l'avenir.

Certes, l'iodure, nous l'avons dit, est le remède immédiat des lésions tertiaires, qu'il résout, qu'il fond, qu'il efface de la façon brillante que vous savez. Mais, s'il constitue un merveilleux *effaceur* d'accidents (passez-moi le mot), il n'est pas au même degré un « guérisseur » de la syphilis. Il « *laisse revenir* », comme on dit en langage familier ; il laisse se reproduire des accidents à la suite de ceux dont il a fait justice.

Eh bien, des récidives de ce genre ne s'observent pas — du moins avec la même fréquence — à la suite de traitements mercuriels intervenant au cours de la période tertiaire.

Je ne dis pas, certes, que le mercure prévient à coup sûr et toujours les récidives, car j'ai appris par expérience que les récidives peuvent se produire en dépit de toute espèce de traitement. Mais j'affirme — et je parle preuves en mains — qu'elles se produisent bien plus rarement à la suite du traitement mercuriel qu'à la suite du traitement ioduré.

Je vous le répète, Messieurs, et ceci est capital, et ceci, je voudrais le graver en vos souvenirs : *En temps que médication préventive, il est bien plus de confiance à accorder au mercure qu'à l'iodure.* Très certainement le mercure se rapproche bien plus que l'iodure d'un remède idéal servant d'antidote au poison syphilitique. Il neutralise plus efficacement, plus complètement, ce poison, si je puis ainsi parler. Il exerce en tout cas sur la maladie une action plus profonde et plus durable que ne le fait l'iodure. Il *guérit* mieux, au sens précis du mot. Il sauvegarde plus sûrement l'avenir.

S'il fallait que quelque jour l'un de ces deux remèdes vînt à disparaître (pardonnez-moi l'absurdité de l'hypothèse), je me consolerais bien plus facilement de la perte de l'iodure que de celle du mercure ; car, ce dernier me restant, je serais bien plus sûr avec lui qu'avec l'iodure de venir à bout finalement de la syphilis.

Une application pratique ressort de ce que je viens de dire. C'est que, *toujours, la guérison d'un accident tertiaire doit être suivie d'un traitement mercuriel*, en vue de conjurer des récidives et de sauvegarder l'avenir.

Voici, je suppose, un malade qui vient d'être traité et guéri d'une manifestation tertiaire quelconque. Je dis que, dans ces conditions, il y a nécessité à soumettre ce malade à l'influence mercurielle, et cela par une série de cures intermittentes. A cette condition, des récidives pourront être évitées, conjurées, pour l'avenir. Tandis que, si vous vous bornez, après guérison de l'accident actuel, à mettre en œuvre le traitement ioduré pur et simple, vous laissez votre malade bien autrement exposé à des retours offensifs de la diathèse.

Tel est du moins le résultat qui, dans mes recherches sur les causes du tertiarisme, m'a paru ressortir d'un grand nombre d'observations. Ces observations, je ne saurais les produire ici, parce qu'un long défilé de faits particuliers n'a jamais rien que de fastidieux ; mais tenez pour certain que les conclusions auxquelles m'a conduit l'analyse de ces faits n'en sont que l'expression condensée et fidèle.

TRAITEMENT MIXTE

DEUX MODES SUIVANT LESQUELS IL PEUT ÊTRE RÉALISÉ.

Un dernier point me reste à envisager.

Le mercure et l'iodure sont-ils exclusifs l'un de l'autre, antagonistes, incompatibles ?

On l'a prétendu. « Associer le mercure et l'iodure, a-t-on dit, c'est souffler le chaud et le froid, c'est s'efforcer à combiner le feu et l'eau. Car, puisque l'iodure est un éliminateur du mercure, à quoi bon réunir deux remèdes dont l'un exclut l'autre ? » Ce n'est là, Messieurs, qu'une conception purement théorique, à laquelle l'observation inflige un démenti formel.

Loin d'être antagonistes, ces deux remèdes font au contraire (passez-moi l'expression) bon ménage ensemble et se prêtent un mutuel renfort. La clinique, en tout cas, a établi catégoriquement ce fait, que certaines manifestations diathésiques guérissent bien mieux sous l'influence combinée du mercure et de l'iodure que sous l'action isolée, exclusive, de tel ou tel de ces remèdes. Cette combinaison, que l'on appelle le TRAITEMENT MIXTE, constitue pour nombre de cas un mode d'intervention thérapeutique des plus efficaces, je dirai même non pas seulement efficace, mais nécessaire, indispensable.

Quels sont ces cas ? J'aurai à les spécifier individuellement alors que je vous exposerai le mode de traitement applicable à chacun des accidents ou des groupes d'accidents de la syphilis. Mais, dès aujourd'hui, laissez-moi vous en citer quelques-uns, à titre d'exemples.

Le prototype des accidents contre lesquels le traitement mixte trouve une indication précise et formelle, c'est la syphilide tuberculeuse sèche. Ni le mercure, ni surtout l'iodure n'influence cette syphilide d'une façon aussi intense et aussi rapide que le fait le traitement mixte.

De même ce traitement sera prescrit avec avantage contre toute la catégorie nombreuse d'accidents à classification indécise qui occupent la lisière (si je puis ainsi parler) des périodes secondaire et tertiaire, à savoir : iritis, choroïdite, sarcocèle, péri-onyxis, syphilides ulcéro-croûteuses, périostites, etc.

A un autre point de vue, le recours au traitement mixte ne souffre pas discussion, voire s'impose véritablement, dans tous les cas graves intéressant la vie d'un organe ou *a fortiori* menaçant l'individu. Quel est le médecin qui, en face d'une syphilis cérébrale, par exemple, ne s'empressera pas de faire feu de toutes pièces, c'est-à-dire de réunir toutes les forces thérapeutiques dont il peut disposer ?

Le principe établi, reste l'application. Comment constituer ce qu'on appelle le traitement mixte ?

Deux procédés se présentent. On peut ou bien réunir les deux remèdes (mercure et iodure) dans une préparation pharmaceutique ; — ou bien les administrer isolément.

Le premier procédé est réalisé par diverses préparations connues sous les noms de sirop de Gibert, sirop de Boutigny, solution de biiodure ioduré de Ricord [1], pilules de Gibert [2], etc.

La plus connue, de beaucoup, c'est le *sirop de Gibert* (dit encore sirop de biiodure ioduré), dont voici la formule :

℞	Sirop simple	500 grammes.
	Biiodure d'hydrargyre	20 centigr.
	Iodure de potassium.	10 grammes.
	M.	

La cuillerée à bouche de ce sirop contient 8 milligrammes de biiodure et quarante centigrammes d'iodure de potassium.

Ce sirop a fait une brillante fortune. En France, tout au moins, il est d'usage très commun.

Et cependant que de griefs à relever contre lui !

D'abord, *saveur abominable*, qui répugne à nombre de malades, aux femmes spécialement. Que de fois n'ai-je pas entendu des clients de la ville me dire : « Surtout, docteur, pas de sirop de Gibert, n'est-ce pas ? Tout ce que vous voudrez, mais pas cela ! Car il m'est impossible de supporter cette infernale drogue. »

En second lieu, c'est une préparation *mal tolérée* en nombre de cas. Elle offense l'estomac. Elle est même vomie quelquefois.

Troisième grief, celui-ci plus grave : c'est une préparation *médiocrement active*. Active, elle l'est certes ; et comment ne le serait-elle pas, alors qu'elle contient réunis les deux plus grands remèdes dont nous disposions ? Mais elle ne l'est que faiblement et insuffisamment aux doses que l'estomac tolère (c'est-à-dire deux cuillerées, au plus trois cuillerées par jour).

1. Solution de biiodure ioduré de Ricord :

℞	Eau distillée	500 grammes.
	Biiodure d'hydrargyre	15 centigr.
	Iodure de potassium.	15 grammes.
	M.	

Dose : 2 à 3 cuillerées à bouche par jour.

2. Pilules de biiodure ioduré de Gibert :

℞	Biiodure de mercure	10 centigr.
	Iodure de potassium	5 grammes.
	Gomme arabique pulvérisée . .	50 centigr.
	Miel	q. s.

Pour une masse bien homogène que l'on divisera en 20 pilules.

Deux de ces pilules représentent les doses médicamenteuses contenues dans 25 grammes de sirop de Gibert. (Bouchardat.)

Assurément, elle contient trop peu d'iodure (moins d'un demi-gramme par cuillerée). De sorte qu'en donnant 2 à 3 cuillerées de ce sirop par jour, on n'arrive même pas à donner un gramme ou un gramme et demi d'iodure, doses manifestement très inférieures à la moyenne nécessaire, indispensable, dans un cas quelque peu sérieux.

Si bien que, très usuellement, on aboutit par expérience à corriger la formule de Gibert en y augmentant dans une notable proportion la dose d'iodure qu'on élève à 20 ou 25 grammes.

Voici, quant à moi, la dose du sirop mixte que je prescris le plus souvent :

℞	Sirop de café	500 grammes.
	Biiodure d'hydrargyre	20 centigr.
	Iodure de potassium	20 à 25 gr.
	M.	

Des reproches de même ordre, mais plus accentués encore, seraient à spécifier contre les pilules ou les dragées dites de Gibert, si déjà elles n'étaient presque tombées dans l'oubli.

Au total, les diverses préparations où se trouvent associés le mercure et l'iodure sont bien susceptibles à coup sûr de rendre quelques services, mais elles ne sauraient être recommandées pour la pratique du traitement mixte qu'au titre d'agents thérapeutiques d'intensité *moyenne*, tout au plus moyenne. A leurs doses *tolérées* elles ne fournissent comme rendement utile qu'une médiocre partie de ce que peut donner le traitement mixte combiné d'une autre façon.

Ainsi, par exemple, le trop fameux sirop de Gibert, qui est d'un usage extraordinairement répandu (sans doute parce que son nom dispense d'une formule), ne constitue qu'un antisyphilitique *faible*. Il peut bien suffire à la curation de cas ou légers ou moyens ; mais il est tout à fait disproportionné à des cas quelque peu sérieux et surtout à des cas véritablement graves. Attaquer une syphilis cérébrale (comme je ne l'ai vu faire que trop souvent) par le sirop de Gibert, aux seules doses tolérables de deux à trois cuillerées par jour, c'est courir inévitablement au-devant d'un désastre par insuffisance d'action thérapeutique.

Tout au contraire, bien autrement pratiques et commodes de maniement, bien autrement actives surtout sont les méthodes qui consistent à administrer le mercure et l'iodure *séparément*.

Avec celles-ci on procède de la façon suivante : d'une part, on donne l'iodure, en solution ou en sirop ; — et, d'autre part, on administre le traitement mercuriel sous la forme qui paraît le mieux répondre aux indications du cas particulier, c'est-à-dire soit par ingestion, soit par frictions, soit par injections.

Alors, trois combinaisons possibles, à savoir :

1° *Association de l'iodure et du traitement mercuriel par ingestion.*

On prescrit, par exemple, deux ou trois pilules de Dupuytren, et trois à quatre grammes d'iodure, comme doses quotidiennes.

Et, dans ce cas, ou bien on fait prendre simultanément les deux remèdes, à savoir : une pilule et une cuillerée de la préparation iodurée avant chacun des repas ; — ou bien on les alterne, à savoir : pilules avant le déjeuner du matin et le dîner du soir ; iodure à midi et au coucher. — Cela, suivant les malades et la tolérance de l'estomac. Affaire de tâtonnement.

2° *Association de l'iodure et des frictions.* — Excellente pratique, qui réalise l'avantage de ménager l'estomac ; seule pratique utilisable en nombre de cas.

Rien de plus simple, d'ailleurs : iodure avant les repas ; — et frictions le soir, au coucher.

Cette dernière méthode est en pleine faveur aujourd'hui, et à juste titre. Elle permet de soumettre les malades à un traitement des plus énergiques, voire à un traitement *intensif*, sans fatiguer les organes digestifs et sans éveiller de phénomènes d'intolérance. C'est à elle que, de l'assentiment presque unanime, il convient de confier le traitement des cas graves, des grands cas de syphilis viscérale en particulier.

3° *Association de l'iodure et des injections* (injections quotidiennes ou injections rares suivant les indications du cas particulier). — Méthode également satisfaisante, très puissante, et d'un emploi qui tend à devenir de plus en plus fréquent.

Résumons-nous en disant :

Des deux méthodes qui réalisent le traitement mixte, celle qui administre séparément le mercure et l'iodure est certainement préférable à celle où les deux remèdes sont réunis, combinés en une préparation pharmaceutique ; — et cela pour deux raisons :

1° Parce qu'avec la première on a la *liberté de graduer les doses de chacun des remèdes*, par exemple d'élever celles de l'un et de diminuer celles de l'autre suivant les indications, suivant la tolérance, etc. ; — parce qu'elle permet, en un mot, d'adapter l'un et l'autre remède à toutes les exigences du cas particulier.

2° Parce qu'avec cette méthode on a la faculté d'*élever les doses du traitement mixte* à un niveau d'intensité thérapeutique bien supérieur à celui que permet d'atteindre l'autre méthode. Avec le sirop de Gibert on est bien vite arrêté à des doses mercurielles et iodurées tout au plus moyennes ; tandis qu'avec l'autre méthode (et tout particulièrement avec le procédé des frictions ou des injections combinées à l'iodure) on peut réaliser un traitement bien plus énergique, permettant de bénéficier de la somme intégrale des effets thérapeutiques que l'un et l'autre remède sont susceptibles de fournir.

INJECTIONS DE SÉRUM ANIMAL

Je ne terminerai pas ce qui a trait aux diverses médications instituées contre la syphilis sans vous parler en quelques mots de certains essais tentés dans une autre voie.

A voir le spectacle étonnant des espèces animales si invariablement réfractaires à la syphilis, tout le monde est conduit naturellement à se demander s'il n'y aurait pas moyen d'utiliser pour l'homme cette étrange immunité. Mais comment, par quel artifice expérimental ? En toute vraisemblance, cette mystérieuse immunité des animaux doit résider dans quelque qualité matérielle, chimique ou autre, de leurs humeurs. N'y aurait-il donc pas moyen de conférer à l'homme une immunité semblable en lui inoculant *quelque chose de l'animal*, quelque molécule vivante de l'être animal? Fol espoir, peut-être illusion chimérique ; mais illusion si séduisante, si rationnelle même, au moins théoriquement, qu'on a peine à s'en séparer et que même après échec on y revient irrésistiblement.

Eh bien, cette idée, pour laquelle certes je suis loin de réclamer la priorité, j'ai tenté récemment de lui donner une application pratique ; et vous avez pu voir dans nos salles plusieurs malades syphilitiques sur lesquels j'ai expérimenté l'injection de sérum animal (sérum de chien ou sérum de cheval) suivant la méthode et grâce à l'obligeance de mon éminent collègue et ami le professeur Richet.

Ces expériences, à coup sûr, sont encore trop peu nombreuses et de date trop récente pour qu'il soit possible d'en rien inférer. Toutefois, dès à présent, elles ont produit quelques résultats intéressants qu'il y a lieu de mentionner.

I. — Les injections de sérum animal ont-elles une action antisyphilitique? Je me garderai bien de l'affirmer, et je commencerai même par dire que je n'en sais rien. Mais qu'elles soient douées d'une action quelconque sur les malades syphilitiques et indirectement sur la syphilis, c'est là ce que dès ce moment je crois peu discutable.

Il est certain qu'à un titre quelconque et par un processus que j'ignore elles ont eu jusqu'ici une action favorable sur plusieurs de nos malades.

Rappelez-vous, comme exemple, cette femme de la salle Henri IV qui nous est arrivée ici le 13 avril dernier avec un affreux phagédénisme du visage, conséquence d'une syphilis maligne toujours en éveil depuis quatre ans. Sous l'influence d'injections de sérum et d'un simple pansement, cette lésion s'est cicatrisée en moins d'un mois, en même temps que se produisait une curieuse modification de l'état général (relèvement des forces, amélioration de la santé, augmentation du poids, etc.).

Un autre malade du service, en proie depuis trois ans à d'incessants assauts d'une syphilis maligne qui lui a criblé le corps d'énormes ulcérations, a été soumis de même, à propos d'une récidive de semblables lésions, aux injections de sérum animal. Tout d'abord l'effet a été excellent, et toutes les ulcérations ont marché d'un pas rapide vers la cicatrisation. Puis s'est produite une poussée nouvelle de lésions gommeuses, qui nous a effrayés et conduits à reprendre l'iodure de potassium. Toujours est-il que, sous l'influence de ces injections et d'une faible dose d'iodure (dose bien inférieure à celle qui, même avec addition du mercure, avait été nécessaire pour venir à bout des poussées antérieures), les accidents nouveaux sont entrés en résolution. Le malade est actuellement guéri [1].

Et de même pour quelques autres cas.

Donc, en toute évidence, les injections de sérum ne sont pas sans influence sur nos malades. Elles exercent certes un effet favorable sur leurs lésions. Il y a, comme on dit familière-

1. Voy. H. Feulard, *Sur la valeur thérapeutique des injections de sérum de chien*, *Bulletin de la Société française de dermat. et de syph.*, 1891, p. 331.

Tommasoli (*Gaz. degli ospitali*, 1892), qui a expérimenté avec du sérum d'agneau et du sang de bœuf, dit avoir obtenu de bons résultats de ce mode de traitement. « En 8 cas il a vu des syphilodermies graves disparaître avec une rapidité plus grande qu'avec n'importe quel traitement sous l'influence d'injections de quelques centimètres cubes de sang d'agneau. » — En revanche, Kollmann (*Deutsche medic. Woch.*, 1892), expérimentant dans les mêmes conditions, n'a tiré aucun profit de ce mode de traitement, qui a laissé la syphilis poursuivre son évolution normale comme si l'on n'eût rien fait.

De même, je dois à la vérité de le dire, mes dernières expériences ne m'ont donné que des résultats bien moins satisfaisants que les premières. — Et cependant je n'en persiste pas moins à croire qu'il est un parti utile à tirer de la méthode.

ment, « quelque chose à en tirer ». Mais quelle est la mesure de leur action, et de quel ordre est cette action, c'est là seulement ce que pourront établir des observations ultérieures.

II. — Un second point résulte de nos expériences et d'autres de même ordre instituées sur des sujets affectés de lupus. C'est que les injections de sérum animal paraissent douées d'une action *tonique* sur l'organisme. Elles relèvent les forces; elles amendent les constitutions affaiblies, débilitées, appauvries; elles favorisent la nutrition; elles engraissent. Sur tous nos malades (syphilitiques ou lupiques) nous avons presque invariablement noté une augmentation notable du poids du corps, augmentation s'élevant, en l'espace de quelques semaines, de deux à trois mois, à 2, 3, 4 kilogrammes, voire 6 kilogrammes et demi sur le dernier malade auquel je viens de faire allusion. Est-ce donc par ces effets de réconfortation générale que les injections de sérum agiraient (indirectement, alors) sur la syphilis? Est-ce en modifiant « le terrain » qu'elles permettraient la guérison plus facile des lésions syphilitiques? Cela est fort possible, probable même, dirai-je. Mais cela encore reste à établir.

Qu'importe, au surplus? Qu'elles soient favorables d'une façon ou d'une autre, soit par une action microbicide, soit par une simple influence de tonicité rendue à l'organisme, ce résultat n'en est pas moins précieux pour les malades et utilisable pour la thérapeutique. D'autant que, comme effets locaux, ces injections nous ont toujours paru inoffensives. Elles sont indolentes, dépourvues d'action inflammatoire, et, au total, bien tolérées [1].

Que conclure de ce qui précède? Rien autre, quant à présent, que ceci, à savoir : que, dans un certain nombre de cas, la plupart graves, ces injections ont paru exercer sur la santé générale des malades et sur leurs lésions spécifiques une influence favorable; — et, conséquemment, qu'il y a lieu de les soumettre à des expérimentations nouvelles pour établir : 1° si elles sont réellement efficaces, et 2°, au cas où elles seraient reconnues telles, comment, par quel processus elles peuvent influencer la syphilis.

III. — A un point de vue tout différent, c'est-à-dire en vue d'attaquer le poison syphilitique par une *antitoxine*, on a

1. Toutefois, d'après M. le Dr Morel-Lavallée, ces injections pourraient ne pas être toujours inoffensives. En deux cas, il a cru devoir leur rapporter quelques incidents morbides, notamment, dans l'un d'eux, la production d'une « *urticaire* massive, géante, au niveau du point injecté, urticaire qui dura une dizaine de jours et laissa des ecchymoses ». (*Bulletin de la Soc. franç. de dermat. et de syph.*, 1891, p. 339.) — V. de même Tommasoli (mémoire précité).

essayé de traiter la syphilis par l'injection de divers sérums, à savoir :

Sérum sanguin de sujets syphilitiques, recueilli à la période tertiaire de la maladie, voire à la période secondaire ;

Sérum sanguin de sujets hérédo-syphilitiques ;

Sérum provenant de sécrétions ou de liquides pathologiques de sujets affectés de syphilis ;

Sérum d'animaux auxquels on avait inoculé divers produits syphilitiques ou même qu'on avait *gorgés* de produits syphilitiques (comme l'a fait Tarnowsky sur deux pouliches qu'il inocula, l'une 97 fois, l'autre 100 fois !).

D'autres tentatives et des plus variées ont été faites dans cette même intention de combattre la syphilis par un antidote organique. C'est ainsi, par exemple, qu'on a proposé contre elle des injections consistant en une décoction de ganglions lymphatiques (Dr Butte).

Ces multiples essais, comme d'autres encore plus récents, n'ont abouti jusqu'à ce jour à rien de sérieux. Je n'ai donc qu'à les passer sous silence.

Que cependant cette série d'insuccès n'aille pas décourager les chercheurs et les amis du progrès ! Des échecs répétés peuvent avoir leur revanche. Les méthodes pasteuriennes ont accompli tant de prodiges qu'un de plus en l'espèce n'est sans doute pas irréalisable pour elles. Et c'est bien à elles seules, s'il existe un vaccin de la syphilis, qu'il appartiendra — bienfait suprême — d'en doter l'humanité.

DIRECTION GÉNÉRALE DU TRAITEMENT

I. — A QUELLE ÉPOQUE LE COMMENCER ? — *Le plus tôt possible.* — MAIS NE LE COMMENCER QUE SUR UN *diagnostic de syphilis certain, formel, irrécusable.*

De par ce qui précède nous connaissons les divers agents thérapeutiques dont nous sommes armés contre la syphilis et leur appropriation plus particulière à telle ou telle étape de la maladie, à tel ou tel ordre d'accidents.

Mais ce n'est là encore que la partie la moins importante de notre sujet. Car des questions plus graves, plus difficiles et surtout plus controversées, vont s'imposer à nous actuellement.

Ces armes que nous avons en main, comment nous en servir ?

D'une façon plus explicite, ces remèdes dont nous disposons, comment les mettre en œuvre d'une façon utile et suffisante ? Comment doit être compris *d'ensemble* le traitement de la syphilis ? Quelle direction générale lui imprimer ? Quand inaugurer ce traitement ? Et au delà, de quelle façon le poursuivre ? Puis, finalement, quelle durée lui assigner ? etc.

Ces divers problèmes vont nous occuper.

Premier point : *A quelle époque convient-il de commencer le traitement de la syphilis ?*

Cette question, d'après moi, ne comporte d'autre réponse que celle-ci : *Il convient de commencer le traitement d'une syphilis dès qu'on a dûment et à l'abri de toute cause d'erreur constaté cette syphilis.*

A priori le bon sens autorise presque à préjuger que plus tôt le traitement sera institué, plus il aura de chances pour exercer sur la diathèse l'influence atténuante, corrective et préventive que nous en attendons.

Eh bien, cette induction rationnelle est confirmée par l'expérience.

Bien des fois, en effet, j'ai eu à constater et tout le monde a eu à constater les deux faits que voici :

1° *Les syphilis originairement traitées se montrent en général* (et toutes réserves faites pour quelques cas exceptionnels) *facilement accessibles au traitement, bénignes comme symptômes actuels, et peu redoutables* (*relativement au moins*) *comme manifestations éloignées.*

2° Et, tout au contraire, *les syphilis tardivement traitées sont en général bien plus rebelles aux agents thérapeutiques, plus chargées d'accidents, plus fécondes en rechutes, au total moins curables et plus dangereuses.*

Oui, je le répète, avec un traitement inauguré dès les premiers temps de l'infection, on a toutes chances pour éviter au malade la plupart, voire la presque totalité des accidents sérieux ou graves de la diathèse. Tandis que, si l'on n'est appelé que plus tard à intervenir ou si, de parti pris, intentionnellement, on n'intervient que d'une façon tardive, on trouve la maladie moins docile aux agents thérapeutiques, plus réfractaire, plus rebelle. Les traitements qui essaient de faire trop tard ce qu'il eût fallu faire plus tôt, les traitements *de rattrapage*, comme nous les qualifions familièrement entre nous, n'aboutissent que difficilement à maîtriser l'impulsion acquise de la maladie. Il semble que cette maladie longtemps respectée ait jeté ses racines plus profondément dans l'économie, ou, pour parler le langage du jour, y ait multiplié ses colonies microbiques. Il semble qu'en arrivant trop tard on ait affaire à plus forte partie, comme si l'on se heurtait à un ennemi auquel on a laissé le temps de s'affermir, de se fortifier dans ses positions.

Mes impressions et mes souvenirs de praticien ne me permettent aucun doute à cet égard. On vient à bout facilement, dix-neuf fois sur vingt pour le moins, d'une syphilis qu'on attaque *ab ovo* ; — et, tout au contraire, il faut se débattre d'une façon bien autrement longue et pénible avec une syphilis à laquelle une longue expectation a permis de prendre pied, de s'ancrer, si je puis ainsi dire, dans l'organisme. Dans le premier cas, il est de nombreuses chances pour qu'on aboutisse (ce qui est l'essentiel, en l'espèce) à sauvegarder l'avenir ; dans le second, les risques de récidives ou prochaines ou éloignées sont bien plus à craindre.

Aussi le vieil adage *Principiis obsta* trouve-t-il ici son application. Et je crois vous donner un utile conseil en vous disant ceci : Si vous en avez le choix, *attaquez la vérole plus tôt que plus tard.*

Au surplus, notez-le bien, Messieurs, la question de savoir s'il convient ou non de traiter la vérole *illico*, dès qu'on l'a constatée, n'a jamais été discutée qu'à propos d'un seul de ses accidents, à savoir son accident initial, le chancre. Jamais il n'est venu à l'esprit d'un médecin, en face d'un symptôme secondaire ou tertiaire, de se demander s'il était opportun d'instituer séance tenante un traitement antisyphilitique ou bien s'il n'était pas préférable de différer ce traitement. En face d'une plaque muqueuse ou d'une gomme, personne n'hésite à formuler du coup une prescription contre la cause originelle, contre le principe morbide de cette plaque muqueuse ou de cette gomme. Mais, s'il s'agit d'un chancre, c'est tout autre affaire. Avec le chancre, les doutes surgissent et les divergences commencent. Les uns font pour le chancre ce qu'ils font pour tout autre accident spécifique, c'est-à-dire prescrivent immédiatement une médication générale ; mais d'autres, résolument, se refusent à faire intervenir d'emblée un traitement de cet ordre ; ils préfèrent *attendre*.

Et de longues, d'interminables discussions se sont engagées sur les avantages et les inconvénients de ces deux pratiques.

Eh bien, à notre tour, abordons ce problème — puisque problème il y a — en le posant comme il doit être posé, c'est-à-dire comme il se présente en pratique.

Voici un chancre. Or, de deux choses l'une : ou bien ce chancre est très sûrement, incontestablement, un chancre syphilitique ; — ou bien un doute, si minime soit-il, peut subsister sur la nature syphilitique de cet accident.

Dans l'une et l'autre de ces alternatives, quelle conduite s'impose au médecin ? C'est bien là, n'est-il pas vrai ? — et en dehors de toute ambiguïté — la question à résoudre ; c'est bien là le problème *pratique* sur lequel nous voulons être édifiés.

Discutons donc sur cette base.

I. — Première alternative : Le chancre est *certain* en tant que chancre syphilitique. Il est indéniable, je suppose, et cela de par ses caractères objectifs, de par son induration, de par son adénopathie bien formulée, voire encore, si vous l'exigez, de par les signes tirés de l'incubation, de l'auto-inoculation, de la source contagieuse, etc. Bref, à n'en pouvoir douter, nous sommes en face d'un chancre syphilitique ; c'est entendu.

Eh bien, étant donné un chancre de cet ordre, doit-on commencer immédiatement le traitement antisyphilitique ; — ou bien doit-on différer ce traitement, et le différer, par exemple, jusqu'à l'invasion des accidents secondaires, comme le veulent quelques médecins ?

Cette question a été très vivement agitée. Les uns se sont prononcés pour l'intervention immédiate. Pour d'autres, au contraire, l'intervention immédiate, dès l'époque du chancre, serait « *superflue* », car elle n'a pas pour résultat de prévenir les accidents secondaires, ni même de les atténuer. Certains même l'ont réputée « *dangereuse* », et cela en ce qu'elle troublerait une prétendue évolution « régulière » des accidents, voire en ce qu'elle serait susceptible « de déterminer l'invasion de phénomènes secondaires graves, tels que des périostites, ou même de symptômes tertiaires importants [1] ».

1. On a fait à ce qu'on appelle le traitement *précoce* ou *immédiat* de la syphilis toute une série d'objections qui se ramènent aux quatre chefs suivants :

1° « *Ce n'est pas un traitement abortif ; il laisse des accidents se produire à sa suite.* » — Rien de plus vrai. Mais le traitement précoce n'a nullement la prétention d'être un traitement abortif. Nous pensons seulement que c'est un traitement meilleur que d'autres en ce qu'il intervient plus tôt. Cette objection passe donc à côté de nous sans nous atteindre.

2° « *C'est un traitement perturbateur, qui apporte l'irrégularité dans l'évolution normale de la syphilis.* » — Cela serait, d'abord, qu'il resterait à établir que cette prétendue « irrégularité » est vraiment préjudiciable aux malades. Mais cela est-il ? Qu'est-ce que l'évolution « normale » de la syphilis ? Qui donc pourrait la spécifier, en tracer le programme ? Assigner à la syphilis une évolution quelconque (à cela près des grandes lignes que chacun connaît), c'est parler au nom de lois et d'éventualités pathologiques dont nous n'avons pas le secret.

3° « *Ce traitement est dangereux en ce qu'il prépare pour l'avenir des accidents graves, notamment des destructions d'organes et des manifestations importantes vers le système nerveux.* » — Allégation imprudente, hypothétique, auss

Entre ces deux opinions le bon sens et l'expérience se sont prononcés.

D'abord, au nom du simple bon sens, n'est-il pas évident que, si le mercure constitue le remède par excellence de la syphilis, il y a tout intérêt à le mettre en œuvre le plus tôt possible et à profiter de son action bienfaisante dès le premier instant où l'infection est avérée ? Comment n'y aurait-il pas avantage, quand il s'agit d'entrer en lutte contre une maladie, à l'attaquer et à la surprendre dès une époque voisine de son éclosion ? N'est-il pas plus rationnel de travailler à prévenir des symptômes morbides que d'attendre leur invasion pour les combattre[1] ?

Et, d'autre part, l'expérience clinique a démontré ceci :

1° Qu'en l'absence d'un traitement immédiat, inauguré dès l'époque du chancre, les premières poussées secondaires peuvent être, sinon graves, du moins intenses, confluentes, pénibles, douloureuses ;

2° Qu'avec le traitement immédiat, au contraire, ces premières

peu motivée que possible, aussi contraire au simple bon sens qu'à l'observation clinique. A qui pourra-t-on faire croire, par exemple, qu'une gomme palatine ou une syphilis cérébrale soit la conséquence d'un traitement inauguré en avance de quelques semaines ! A qui pourra-t-on faire croire que cette gomme ou cette syphilis cérébrale ne se serait pas produite si, au lieu de commencer le traitement dans les premiers temps du chancre, on ne l'avait institué que trois, quatre ou cinq semaines plus tard ! Cela n'a rien de sérieux, et l'objection est de celles, vraiment, dont on a le droit d'être étonné.

4° « *C'est un traitement qui affaiblit par avance les effets thérapeutiques du mercure, de sorte que, au moment où apparaissent les accidents, on a usé la meilleure arme pour les combattre.* » — A cela notre réponse sera aussi simple que formelle. Ce qui affaiblit la puissance du mercure, ce n'est pas le fait de le donner ou trop tôt ou trop tard, c'est le fait d'en donner trop longtemps ou de le donner d'une façon *continue*, sans stades de désaccoutumance.

Au total, aucune de ces objections (à mes yeux, tout au moins) n'a la plus petite valeur.

Et, d'ailleurs, la question mérite-t-elle l'importance qu'on semble lui avoir accordée ? Nullement, à mon sens. Sur quoi, au total, porte le débat ? Sur *quelques semaines* d'avance ou de retard dans l'inauguration du traitement mercuriel. Est-ce que, vraiment, un intérêt de premier ordre peut se rattacher à une différence aussi minime, alors qu'il s'agit d'une maladie chronique telle que la syphilis ? D'autant qu'en pratique cette différence s'atténue encore, voire s'efface presque, en raison de ce fait que la plupart des malades ne se présentent à nous qu'à une époque déjà plus ou moins distante de l'origine même de leur chancre.

1. « .... Il est évident que, du moment où nous sommes convaincus d'être en présence d'un véritable chancre et que nous sommes, par conséquent, dans l'impossibilité d'empêcher l'infection générale de l'organisme, il ne peut exister aucune raison suffisante pour nous empêcher de réagir contre cette infection... Rien n'explique la conduite des médecins qui ne veulent commencer le traitement spécifique qu'à la période où apparaissent déjà des symptômes nombreux dits secondaires (roséole, angine, plaques muqueuses, etc.). . Il est difficile de comprendre pourquoi, *en présence d'un incendie, on doit d'abord laisser le feu s'allumer*, pour ne s'occuper de son extinction que lorsqu'il aura déjà atteint une certaine intensité. » (Smirnoff.)

poussées sont très généralement légères, bénignes, superficielles, tolérables. Très positivement et au-dessus de toute contestation possible, le traitement immédiat réalise ce résultat d'*atténuer la période secondaire,* et de l'atténuer comme nombre, comme intensité, comme qualité de manifestations. Très positivement, une période secondaire qui succède à une médication commencée avec le chancre se montre généralement pauvre en accidents, et les quelques accidents dont elle se compose alors offrent presque toujours un cachet irrécusable de bénignité. C'est dans les cas de ce genre qu'on observe des syphilides incroyablement discrètes et manifestement *avortées* eu égard au petit nombre de leurs éléments éruptifs ; à savoir, par exemple, des roséoles constituées par une vingtaine de petites taches disséminées, ou des syphilides papuleuses consistant en une douzaine, une demi-douzaine de papules, etc. Est-ce là une roséole, est-ce là une syphilide papuleuse d'observation courante, alors que la maladie a été abandonnée à son évolution propre ?

On a même vu (le fait est très rare, mais authentique), le traitement spécifique, inauguré avec le chancre et méthodiquement poursuivi au delà, supprimer la période secondaire, la supprimer à ce point qu'elle ne se traduit par aucun accident.

Enfin, au point de vue pratique, n'est-ce pas rendre service aux malades, n'est-ce pas aller au-devant de leurs plus chers désirs, que de leur éviter par un traitement précoce certains accidents ou pénibles ou compromettants, « affichants », de la période secondaire? Si on peut le faire — et on le peut — pourquoi ne pas le faire [1]?

Donc la question est jugée. Elle l'est du moins pour moi ; car, après avoir entendu un vénéré maître de l'Ecole du Midi, Cullerier, faire l'éloge de la méthode qui consiste à proroger l'administration du mercure après l'invasion de la roséole, j'ai tâté de cette méthode autrefois, je l'ai mise en œuvre très scru-

1. Je ne fais que répéter ici ce que Ricord a dit et bien dit de vieille date : « ... J'avoue que je ne comprends pas, pour ma part, les avantages que peut présenter la pratique qui consiste à attendre, pour administrer le mercure, le développement de manifestations constitutionnelles. Si la diathèse existe dès le début du chancre, pourquoi ne pas la combattre tout d'abord ? Si elle doit fatalement, et dans un terme prochain, révéler son existence par une série de symptômes plus ou moins pénibles et douloureux, pourquoi ne pas essayer de mettre un frein à ces manifestations ? Vaut-il mieux attendre qu'une lésion se produise pour la guérir que la prévenir dans son développement ? Je serais curieux de savoir, en vérité, si les malades se trouvent satisfaits de cette expectation et s'ils applaudissent bien sincèrement à cette sage lenteur alors qu'ils commencent soit à sentir l'aiguillon nocturne de la syphilis, soit à voir leur peau se couvrir de macules, leur front ceindre la couronne de Vénus, ou leur crâne se dégarnir de cheveux. » (*Leçons sur le chancre.*)

puleusement ; eh bien, par expérience, il m'a fallu y renoncer.

Je voudrais donc vous éviter et éviter à vos malades l'apprentissage que j'en ai fait. Et c'est dans cette intention que je terminerai ce paragraphe en vous disant : Si vous m'en croyez, vous commencerez le traitement de la syphilis *dès le chancre*, et vous le commencerez le plus tôt possible : car, suivant la formule de mon éminent collègue et ami J. Hutchinson, « *il est impossible de le commencer trop tôt* ».

Seulement, cela posé, je m'empresserai d'ajouter aussitôt et pour cause : Ce traitement, ne le commencez jamais qu'à bon escient, à savoir sur la base d'un diagnostic certain, positif, irrécusable ; car, au cas contraire, vous commettriez une faute réelle, une faute grave, comme nous allons l'établir en discutant la seconde des deux alternatives que nous avons à envisager.

MAIS SURTOUT PAS DE TRAITEMENT S'IL Y A LE MOINDRE DOUTE SUR LA SYPHILIS. — CONSÉQUENCES GRAVES D'UN TRAITEMENT ENTREPRIS SANS DIAGNOSTIC CERTAIN DE SYPHILIS.

II. — Seconde alternative : Le chancre reste *douteux* comme caractère.

Je vous suppose en face d'une lésion qu'après examen minutieux vous avez abouti à considérer comme un chancre et comme un chancre syphilitique ; mais, en fin de compte, vous n'êtes pas absolument sûrs de votre diagnostic, et un certain doute, si léger, si minime soit-il, subsiste en votre esprit. En telle occurrence, que faut-il faire ?

C'est bien simple : *Se garder de prescrire le mercure* et *attendre*.

Attendre quoi ? La confirmation ou l'infirmation du caractère syphilitique du chancre, et cela de par l'apparition ou la non-apparition des accidents secondaires. Puis alors, la lumière faite, agir en conséquence ; c'est-à-dire, au premier cas, instituer le traitement de la syphilis, puisque syphilis il y a ; — et au second, ne rien faire, puisqu'il n'y a pas syphilis.

Telle est la règle pratique, règle *qui ne souffre aucune exception*, et à laquelle le médecin est rigoureusement tenu d'obéir. Car y déroger, c'est-à-dire instituer un traitement préventif sur la foi d'un diagnostic resté douteux, n'aboutit qu'à compromettre les intérêts du malade, qu'à risquer de nuire et de nuire gravement au malade. Comment et pourquoi ? Laissez-moi vous citer ici une page de Ricord, qui a merveilleusement exposé la situation.

« Ce n'est pas, en pareille occurrence, d'une simple question de thérapeutique qu'il s'agit ; ce sont des intérêts plus élevés qui se trouvent en cause. Il n'est pas indifférent pour un homme de savoir s'il a ou s'il n'a pas la vérole. Une maladie qui s'attache pour toujours au corps de sa victime, une diathèse qui poursuit sa victime pour toute la vie et au delà (c'est-à-dire dans sa postérité), un vice constitutionnel transmissible et héréditaire, ce ne sont pas là, je pense, choses vaines et considérations frivoles. Les gens du monde ne se trompent pas sur les conséquences possibles d'un chancre, et veulent être dûment renseignés à ce sujet, par rapport à eux-mêmes dans le présent et l'avenir, par rapport à leurs proches, à leur future famille, etc. Ils exigent de nous, sur les conséquences possibles d'un chancre, un diagnostic actuel contenant un pronostic d'avenir irrévocable.

« Eh bien, si, pour un accident primitif *douteux*, vous administrez le mercure, voyez dans quelles conditions vous allez vous placer. Vous risquez de vous priver et de priver votre malade d'une notion exacte de son état ; vous risquez de le laisser en face d'un fantôme ou de lui donner une sécurité qui peut devenir regrettable.

« Le mercure, en effet, a pour résultat de prévenir ou de retarder les manifestations constitutionnelles. Or, je vous le demande, avec la médication spécifique commencée dès le début à propos d'un chancre de caractère douteux, quelle sera pour vous la signification de l'absence de tout accident dans les premiers mois qui suivront ce chancre ? Devrez-vous considérer l'immunité actuelle comme le témoignage d'une immunité complète et définitive, ou simplement comme un effet temporaire du traitement ? Faudra-t-il l'attribuer à la nature même de l'accident primitif, qui n'était pas un chancre syphilitique, ou bien à l'intervention prophylactique du remède? Vous n'en saurez rien. Et plusieurs mois, plusieurs années peut-être pourront s'écouler sans que votre diagnostic soit plus avancé qu'au premier jour.

« Supposez, au contraire, qu'en raison de votre incertitude sur la qualité d'un chancre vous laissiez simplement agir la nature, en abandonnant la maladie à son développement spontané, que va-t-il arriver ?

« Si la diathèse existe, s'il y a syphilis, soyez sûrs que quelques semaines ne se passeront pas sans que cette syphilis se traduise par des manifestations non douteuses; et dès lors la lumière sera faite, le diagnostic ne sera que trop nettement établi.

« D'autre part, que rien ne se produise dans les deux, trois, quatre premiers mois, voilà déjà quelques présomptions d'immunité ; puis, que le cinquième s'écoule à son tour sans accidents, puis que le sixième s'achève aussi de même, dès lors le diagnostic sera fait, et, avec lui, votre pronostic se trouvera établi. La non-infection sera certaine, et vous pourrez sans crainte donner à votre client l'assurance d'une immunité absolue pour le présent aussi bien que pour l'avenir...[1]. »

Rien de plus vrai, rien de plus pratiquement observé.

Eh bien, après mon maître, j'insisterai à mon tour sur le véritable *dommage* fait au malade par l'institution du traitement « à tout hasard », prescrit à propos d'un chancre resté douteux comme caractère. J'insisterai, parce que rien n'est plus commun que cette détestable pratique, comme le démontre l'expérience de chaque jour. Ainsi, couramment, il m'arrive d'être consulté par des malades qui m'exposent leur situation comme il suit :

« Monsieur le docteur, je viens réclamer votre avis au sujet d'un chancre que j'ai eu il y a quelque temps. Ce chancre, on n'a jamais été bien certain de ce qu'il était au juste ; les uns le disaient mou, et les autres induré. Mais mon médecin, *par prudence* (!), m'a prescrit du mercure, et j'en ai pris pendant quelques mois (deux mois, quatre mois, six mois ou plus, cela varie suivant les cas). Rien ne s'est produit, grâce sans doute à ce traitement. Or, aujourd'hui, je voudrais bien savoir à quoi m'en tenir, c'est-à-dire savoir si j'ai eu vraiment la syphilis et s'il me reste quelque chose encore à faire. Veuillez donc me renseigner à ce double point de vue. »

Que si, en examinant ce malade, je trouve sur lui quelque accident ou quelque témoignage de syphilis, j'aurai le droit d'avoir une opinion sur son état et de lui donner un conseil motivé. Mais, au cas contraire, qu'aurai-je à lui répondre ? Et, dans ce cas, que lui conseiller, que faire ? Suis-je autorisé à le laisser sans traitement ? Parti singulièrement périlleux, car, si ce malade a eu la syphilis, ce n'est pas avec un traitement de quelques mois qu'il peut en être guéri ; et ne pas le traiter à nouveau, c'est le laisser non guéri, sous le coup d'accidents à venir ? Mais, d'autre part, s'il n'a pas eu la syphilis, à quoi bon continuer à le traiter d'une maladie qu'il n'a jamais eue ?

Vous voyez l'embarras. Eh bien, c'est à cet embarras qu'aboutit presque nécessairement, à un moment donné, l'institution d'un traitement *d'aventure*, d'un traitement *sans base*, ne repo-

1. Ricord, *Leçons sur le chancre*, rédigées et publiées par A. Fournier.

sant pas sur un diagnostic primitif bien certain, absolu, irrévocable.

Et ce sera bien pis encore, si le malade qui vous consulte en pareille situation vient ensuite à ajouter la question suivante : « Puis-je me marier ? » Qu'aurez-vous à lui répondre ? Sur quelles bases établirez-vous un jugement pour ou contre son admissibilité au mariage ? S'il a eu la syphilis, ce n'est certes pas avec un traitement de quelques mois qu'il sera devenu un mari non dangereux pour sa femme et ses futurs enfants ; faudra-t-il donc lui défendre le mariage ? Mais, s'il n'a pas eu la syphilis, pourquoi le condamner, par arrêt médical, au célibat ? A quoi donc se résoudre en définitive ? Pas d'issue, c'est une impasse.

Eh bien, c'est à de tels embarras, à de telles situations inextricables pour le médecin et préjudiciables à tous égards pour les malades, qu'aboutit fréquemment la mauvaise, la néfaste et cependant très usuelle pratique qui consiste à prescrire le mercure à tout hasard contre un chancre de qualité douteuse. Jugez donc s'il importe de se tenir en garde contre une faute médicale de cet ordre, comportant de semblables conséquences. Or, il y a, pour s'en garer, un moyen aussi simple que facile, et il n'y en a qu'un ; c'est, dans le doute, de *s'abstenir*, de ne rien faire, et surtout, par dessus tout, de ne pas prescrire le mercure. Seule, en pareil cas, l'*expectation révélatrice* peut faire la lumière sur un diagnostic primitivement douteux.

Je conclurai donc en vous disant :

En face d'un chancre de caractère douteux, ayez le courage de vous avouer et d'avouer à votre client que vous ne savez pas ce qu'est ce chancre ; — et, pour le savoir à brève échéance, abstenez-vous de toute médication qui serait de nature à vous priver des enseignements révélateurs de l'évolution morbide.

II. — COMMENT POURSUIVRE LE TRAITEMENT ? — *Ici deux méthodes opposées :* MÉTHODE OPPORTUNISTE ET MÉTHODE PRÉVENTIVE.

Nous savons, par ce qui précède, comment et à quelle époque il convient de commencer le traitement de la syphilis ; voyons maintenant comment il convient de le poursuivre.

Un premier traitement, je suppose, a été institué contre la syphilis, soit à propos de l'accident initial, à propos du chancre, soit à l'occasion d'un accident secondaire, d'une poussée secondaire, peu importe. Ce premier traitement, je suppose encore, a duré quelques semaines, deux mois, trois mois, et, grâce à lui, tout ce qui existait en tant que phénomènes morbides a disparu, tout est rentré dans l'ordre. Le malade alors pourrait se croire guéri, mais nous savons bien, nous, qu'il n'est pas guéri et que notre tâche est loin d'être terminée. Tout au contraire, elle commence seulement, elle ne fait que commencer. En conséquence, une question va s'imposer à nous : Que faire à ce moment ou tout au moins dans un avenir prochain ?

D'abord, faudra-t-il, après un certain temps de repos accordé au malade, reprendre le traitement spécifique ?

Pour cela, oui. Sur ce premier point, tout le monde est d'accord. Très certainement, oui, il y a nécessité de traiter encore ce malade, parce que, pour tout médecin qui a quelque expérience de la syphilis il est bien certain que les choses n'en resteront pas là et que d'autres accidents sont en imminence prochaine. Malheureusement, on n'en a pas fini avec la syphilis au prix de quelques semaines de traitement mercuriel, le fait n'est que trop avéré.

Donc, aucun doute. En principe, il faudra reprendre le traitement spécifique à un moment donné.

Mais, quand et dans quelles conditions conviendra-t-il de le reprendre ? C'est ici que vont éclater les divergences ; c'est ici que va surgir une des plus graves questions qui composent la thérapeutique de la syphilis, une question capitale en l'espèce, dont dépend le succès ou l'insuccès de la médication et que, par conséquent, j'ai le devoir d'aborder, de traiter et de discuter devant vous dans tous ses détails.

De quoi s'agit-il donc ? Du choix à faire entre deux méthodes, comme direction générale du traitement de la syphilis.

Deux méthodes, en effet, se trouvent ici en présence.

L'une et l'autre, je l'ai dit, s'accordent sur un point préalable, à savoir la nécessité d'un traitement ultérieur. Mais elles divergent absolument sur le *modus agendi*, à savoir sur les conditions de mise en œuvre, d'application de ce traitement

L'une ne veut, n'entend traiter la maladie qu'*à propos et à l'occasion de ses manifestations ultérieures.* Dans l'intervalle de ces manifestations, dans les entr'actes qui séparent les explosions morbides, elle n'intervient pas, elle reste inactive, elle s'en tient purement et simplement à ce qu'elle appelle une « expectation vigilante ».

L'autre, au contraire, traite la maladie non pas seulement à l'occasion et au cours de ses poussées, mais encore indépendamment et en dehors de ses poussées, c'est-à-dire *dans ses stades d'accalmie*, et cela en prévision des accidents à venir, en vue de conjurer les manifestations futures en combattant le principe même dont elles dérivent.

Mais précisons mieux encore, car, je le répète, nous voici aux prises avec une question de toute première importance. Or, pour préciser, je ne saurais mieux faire que de procéder par un exemple.

Voici, je suppose, un malade qui a été affecté d'un chancre, puis de divers accidents secondaires (roséole, plaques muqueuses, etc.). Il a subi pour ces accidents un premier traitement, et, aujourd'hui, tout est effacé ; plus rien d'apparent. Que va-t-il falloir faire à ce malade dans le présent et dans l'avenir ?

Tout le monde est d'avis qu'il faudra encore le traiter, car très sûrement il n'est pas guéri ; de nouvelles manifestations ne sauraient manquer de se produire, et besoin sera en toute évidence de traitements nouveaux pour imposer silence à ces manifestations.

Mais quand et dans quelles conditions conviendra-t-il de reprendre le traitement ? C'est sur ce point que l'accord va se rompre d'une méthode à l'autre.

Les adeptes de la première vous diront ceci : « Le malade n'a plus rien pour l'instant ; eh bien, ne le traitons plus. Attendons qu'un accident nouveau vienne à se produire, et alors seulement, à ce propos seulement, nous reprendrons le traitement. »

Surgit l'accident attendu ; tout aussitôt, fidèles à leur programme, les médecins en question reprennent le traitement.

Puis, se fait une accalmie ; pendant toute sa durée (quelle que soit d'ailleurs cette durée), les mêmes médecins s'en tiennent à l'expectation.

Puis, nouvel accident ; — traitement nouveau.

Et ainsi de suite.

Bref, l'esprit de la méthode, l'intention poursuivie se résume, vous le voyez, à *ne traiter la syphilis qu'à propos de ses manifestations.*

Donc, en dehors des manifestations, pas de traitement, et cela de parti pris. Écoutez, par exemple, un des plus éminents adeptes de la doctrine formuler son programme : « Au moment des poussées, dit M. le Dr Diday, attaquez la syphilis à coups de massue ; poursuivez énergiquement chaque nouvelle fermentation. Mais, dans les intervalles des poussées, dans les accalmies normales de la maladie, sachez vous abstenir, et épargnez à vos malades un traitement aussi inutile qu'intempestif. » — Voilà qui est clair.

En conséquence, la doctrine repose sur ce double principe : 1° abandonner la syphilis à elle-même dans ses stades d'accalmie ; — et 2° attendre, pour la traiter, ce que l'on considère comme une « *opportunité thérapeutique* », à savoir, l'entrée en scène de symptômes morbides.

De là le nom de doctrine OPPORTUNISTE qui lui a été conféré tout naturellement. Qui, le premier, lui a appliqué ce qualificatif? Est-ce moi, est-ce quelque autre? Je ne saurais le dire, et une telle priorité n'a pas d'intérêt. En tout cas, le mot est commode, bref, expressif; il me semble bon à conserver. — Donc, voilà la DOCTRINE OPPORTUNISTE.

Tout autre est la seconde méthode qu'il me reste à mettre en parallèle ou plutôt en opposition avec la précédente.

Cette seconde méthode, sans doute, a un point commun avec la première : c'est de traiter la syphilis au moment de ses manifestations. A cet égard, en effet, il ne saurait exister d'opinions contradictoires.

Mais, à cela près, elle diffère radicalement de la précédente en ce qu'au lieu de traiter la syphilis exclusivement à propos de ses manifestations, elle la traite aussi en dehors et indépendamment de ses stades morbides. Elle la traite *patente* et *latente;* elle la traite ou s'efforce tout au moins de la traiter en tant que maladie diathésique, et cela en vue d'en attaquer, d'en atténuer le principe même, en vue de neutraliser (si possible) l'origine, le germe de ses manifestations.

Elle n'attend pas que des accidents se soient produits pour intervenir; elle va au-devant ou essaie d'aller au-devant de ces accidents.

Ainsi, pour reprendre l'exemple qui nous servait tout à l'heure, en face d'un malade venant d'être délivré d'une première poussée par un premier traitement, elle procédera comme il suit.

Après avoir accordé à ce malade un certain temps de répit (dans la double intention de ménager ses forces digestives et d'éviter les effets d'accoutumance thérapeutique), elle instituera un second traitement, et cela sans attendre — comme le veut la doctrine opportuniste — une nouvelle explosion d'accidents. Alors même que le malade resterait indemne du moindre symptôme morbide, elle reprendra la médication, sachant bien que le silence actuel de la maladie ne comporte aucune sécurité d'avenir et que la disposition syphilitique, pour ne se traduire par rien d'apparent quant à présent, n'en est pas moins vivace et persistante dans l'économie.

Et de même au delà. Alors même que de nouvelles explosions ne se seraient pas reproduites, elle continuera à instituer, à échéances variées, une série de traitements nouveaux, toujours en vue de neutraliser l'infection latente, de diminuer les risques de récidives, de sauvegarder l'avenir, et, dans la mesure du possible en l'espèce, de *guérir*. Elle vise, en un mot, à réaliser ce qu'on pourrait appeler, quant à sa nature, un traitement de fond, et, quant à ses résultats, un TRAITEMENT PRÉVENTIF.

Cela dit, concevez-vous bien maintenant, Messieurs, les différences des deux méthodes ?

L'une ne traite que la syphilis patente. Elle n'intervient — et cela d'une façon exclusivement opportune, croit-elle — qu'à propos des manifestations, des poussées.

L'autre traite la syphilis patente et latente. Et ce qui la distingue essentiellement de la précédente, c'est qu'elle l'attaque indépendamment et en dehors de toute manifestation actuelle, en s'efforçant d'être *préventive*.

La première ne combat, ne veut combattre que des symptômes.

La seconde vise la maladie.

Aussi bien cette dernière, en raison du but qu'elle poursuit et — disons-le par avance — qu'elle atteint le plus souvent, mérite-t-elle le nom de méthode PRÉVENTIVE. Ainsi la qualifierons-nous dans ce qui va suivre.

Telles sont les deux méthodes qui se présentent au choix des praticiens.

Que valent-elles l'une et l'autre? C'est là ce que je vais essayer maintenant de déterminer.

MÉTHODE OPPORTUNISTE

EST-IL VRAI QUE LE MERCURE N'AGISSE QUE SUR LES SYMPTOMES DE LA MALADIE ET NON SUR LA MALADIE ? — RÉFUTATION. — CONDAMNATION DE CETTE DANGEREUSE MÉTHODE.

La méthode opportuniste s'affirme par les deux arguments que voici :

D'abord, elle pose un principe, à savoir : que le traitement spécifique n'a d'action que sur les périodes actives de la syphilis, c'est-à-dire sur les accidents de la maladie, et non sur la maladie même.

En second lieu, elle invoque une raison de fait, à savoir : les heureux résultats des traitements institués dans cet esprit, sur cette base, c'est-à-dire des traitements exclusivement réservés aux stades d'explosions morbides.

Examinons ces deux arguments que ladite méthode invoque en sa faveur.

I. — On a dit quelquefois que plus une proposition est contestable, voire erronée, plus elle a tendance à se présenter avec les allures tranchantes d'un principe transcendant et le ton d'un axiome. Eh bien, tel est le cas en l'espèce. Voyez l'axiome : « Le mercure n'agit que sur les symptômes de la vérole, sans agir sur la vérole. »

Ainsi, voilà qui est bien net : le mercure que l'on prescrit à un syphilitique ne fait qu'influencer *les symptômes* de la syphilis sans exercer la moindre action sur *la maladie.* Tel est le principe.

A la vérité, on pourrait avoir l'indiscrétion de demander aux auteurs dudit axiome comment ils ont pu pénétrer les mystères les plus intimes de la modalité thérapeutique du mercure, comment ils sont parvenus à se convaincre que son influence s'exerce sur des symptômes et non sur la maladie, sur la maladie en action et non sur la maladie en puissance, etc. Cette question ne laisserait pas de les embarrasser peut-être. Mais passons, et allons au fond des choses.

Le mercure, nous dit-on, n'influence que la syphilis *en état d'activité morbide.* Vraiment, que cela est peu croyable, même au seul point de vue rationnel et je pourrais dire aussi raisonnable ! Quoi ! Voici un remède doué d'une action antisyphilitique si puissante, si merveilleuse qu'il est considéré comme le spécifique par excellence de la maladie ; et cette action, il ne serait capable de l'exercer qu'autant que la maladie serait en état d'explosion morbide ! Tout-puissant aujourd'hui, je suppose, en raison d'une manifestation actuelle, il deviendrait inerte dans une quinzaine, alors et parce que cette manifestation n'existerait plus ! A quelques jours d'intervalle, il serait tour à tour actif, puis inactif, suivant les éventualités d'évolution d'un accident de la maladie !

Si cela était, je dis que cela serait plus que bizarre, que cela serait extraordinaire ; je dis que cela bouleverserait autant les notions générales de la thérapeutique que les lois du sens commun. Mais je poursuis.

On prétend aussi (ce qui est la même chose sous une autre forme) que le mercure agit seulement sur des *symptômes* et n'influence en rien la maladie. Cette assertion ne me choque pas moins. Et, en effet, si je consulte mes souvenirs de praticien, je vois le mercure modifier, maîtriser, réprimer à peu près tous les accidents de la maladie, quels qu'ils soient d'ailleurs, qu'ils consistent en des lésions superficielles ou profondes, ou bien en des symptômes sans lésions (tels que névralgies, névroses, etc.), ou bien encore en des troubles généraux (anémie, asthénie, etc.). Or, comment cet admirable remède, agissant de la sorte sur la presque universalité des manifestations syphilitiques, pourrait-il rester sans influence sur *le principe* même d'où dérivent toutes ces manifestations et ne jamais entrer en conflit avec la cause matérielle qui leur est commune? Je ne puis comprendre, je renonce à comprendre une telle subdivision, une dichotomie aussi singulière de l'action thérapeutique du mercure.

Et, d'autre part, si je soumets la doctrine en question au critérium de la clinique, je constate que la clinique lui inflige nombre de démentis formels. Faut-il en citer quelques-uns? Je n'aurai en vérité que l'embarras du choix. Deux me suffiront.

Voyez, d'abord, ce que devient la syphilis secondaire chez les sujets qui ont été soumis de bonne heure à l'action du mercure, par exemple dès l'invasion du chancre. Elle n'est en ces conditions, si je puis ainsi parler, que l'ombre d'elle-même. Elle se réduit en ces conditions à un petit nombre d'accidents superficiels, légers, essentiellement bénins ; il n'est même pas très rare qu'elle se réduise alors presque à néant, qu'elle reste pour ainsi dire muette. Or, expliquez donc ce résultat autrement que par une action directe du mercure sur le principe même de la maladie, quel que soit d'ailleurs ce principe (virus, microbe, toxine ou autre, peu importe). En l'espèce, bien évidemment, ce n'est pas par action du mercure sur les symptômes que s'est produite cette modification, cette quasi-transformation de la maladie, puisqu'en fait de symptômes il n'y en a eu que peu ou pas. Il faut donc, de toute nécessité, qu'elle soit le résultat d'une influence mercurielle sur le germe morbide.

Puis, jugez encore, Messieurs, de la doctrine par cette autre considération que je vous prie de bien apprécier à sa valeur, car elle est topique, décisive, de nature à forcer la conviction.

Il n'est pas rare de voir, dans un jeune ménage, une femme saine devenir enceinte une série de fois et aboutir coup sur coup soit à des fausses couches, soit à des accouchements prématurés avec enfant mort, soit à la naissance d'enfants étiques, étiolés, qui ne tardent pas à mourir. On s'inquiète, on cherche partout la cause de telles catastrophes qui affligent tant les familles, et, après avoir bien cherché, on ne trouve rien autre que ceci : une syphilis incomplètement traitée chez le mari, pendant sa vie de garçon. Et cependant ledit mari est sain d'apparence; il n'a rien eu depuis le mariage, et il n'a rien non plus quant à présent. N'importe; on le soumet au mercure; on le traite, *quoi qu'il n'ait rien* (quoi qu'il n'ait rien, remarquez bien cela), et voici qu'un ou deux ans plus tard survient dans ce ménage une nouvelle grossesse, laquelle amène un bel enfant, qui survit; et voici que plusieurs enfants non moins vivants et bien venants succèdent à celui-ci[1] !

Eh bien, quel est l'auteur de ce miracle? Le mercure; le mercure, n'en doutez pas, car il est coutumier du fait et telle est son habitude en pareilles circonstances. Or, en l'espèce, sur qui et en quelles conditions a-t-il produit cela? Sur un homme sain d'apparence, sur un homme qui ne présentait depuis longtemps aucune manifestation de syphilis, sur un homme en état de syphilis *latente*. Ici donc, en toute évidence, le mercure n'a pas agi *sur des symptômes*, puisqu'il n'en existait pas l'ombre; il n'a pas agi sur une syphilis en explosion morbide, puisque cette syphilis était silencieuse de vieille date. Il faut donc, pour qu'il ait réalisé ce bienfaisant résultat, qu'il ait exercé son influence, à défaut de symptômes morbides, sur *le principe même de la maladie*.

Que devient, devant de tels témoignages de la clinique, le premier argument, l'argument fondamental de la doctrine opportuniste ? Vous en avez jugé.

Venons au second.

II. — Celui-ci est brutal, comme un argument de fait. On nous dit ceci : « La méthode qui restreint l'application du traitement spécifique aux seules périodes où la syphilis est en action constitue, somme toute, une bonne méthode, puisqu'elle a guéri nombre de malades. Entre nos mains, elle a réussi, et il n'est pas à discuter avec elle, puisqu'elle a réussi. »

Eh bien, soit ! répondrons-nous. Bien loin de nous l'intention de discuter des succès qui nous sont affirmés par des confrères dont la loyauté, pas plus que le talent d'observation, ne saurait être mise en cause. Ces succès, nous les admettons, nous les enregistrons comme authentiques, et cela ne nous coûte en rien.

D'autant que nous avons, bien qu'adversaires de la méthode, deux raisons pour ne pas les récuser. La première, c'est que la syphilis a, comme toute maladie, ses cas bénins où tout réussit. La seconde et de beaucoup la plus importante, c'est qu'il est nombre de cas où, par la force des choses, la méthode opportuniste s'identifie presque en fait, comme direction de traitement, avec la méthode adverse. Tels sont, par exemple, ceux où une nombreuse série de récidives, échelonnées dans les premières années de la syphilis, devient l'indication « opportune » d'une série équivalente de stades thérapeutiques.

1. On trouvera nombre de cas de cet ordre dans mon livre sur *L'hérédité syphilitique*, Paris, 1891.

Mais, ajouterons-nous, si la méthode opportuniste peut revendiquer des succès, elle est responsable aussi d'insuccès, et ceux-ci très nombreux. Je l'ai vue maintes fois responsable de véritables désastres. Je dirai même presque *habituels* les résultats mauvais qui lui sont imputables.

Et ce n'est pas certes l'expérience qui nous manque et nous manquera jamais pour juger la dite méthode sur une large échelle. Car ce n'est pas là seulement une pratique intentionnelle et voulue de certains médecins ; c'est là aussi et surtout la pratique irraisonnée, inconsciente, de quantité de malades qui font de l'opportunisme thérapeutique en syphilis exactement comme ce bon monsieur Jourdain faisait de la prose, c'est-à-dire *sans le savoir*. Oui, quantité de malades se traitent *proprio motu* suivant les dogmes de la méthode opportuniste. Ont-ils un accident, bien vite ils accourent réclamer de nous un traitement qu'ils suivent avec ponctualité jusqu'à disparition dudit accident; puis, une fois guéris, ils s'empressent de revenir à l'expectation. Derechef surgit une manifestation ; derechef, nouveau traitement; puis, expectation au delà; et ainsi de suite, toujours de la même façon. Mais, quant à se traiter préventivement dans les stades d'accalmie, aucun n'en a même l'idée. Tout est fini, croient-ils, « puisqu'ils n'ont plus rien » ; donc, à quoi bon un traitement ? Si bien que ces malades, grâce à leur système d'indifférence, réalisent de tous points le programme opportuniste qui consiste, en effet, à traiter la syphilis dans ses périodes d'activité apparente, mais à ne plus s'en occuper dès qu'elle est rentrée dans le silence.

Or, je l'affirme, c'est sur les malades de cette catégorie, c'est sur les indifférents, les négligents de cet ordre, qui se traitent « quand ils ont quelque chose », mais qui s'empressent de ne plus se traiter dès qu'ils n'ont plus rien, que sévit par excellence le tertiarisme. Ce sont, je l'affirme, ces *opportunistes sans le savoir* qui fournissent le plus gros contingent à la syphilis tertiaire. Cela, mes relevés en témoignent.

D'ailleurs, j'en appelle sur ce point à vos souvenirs. Quelle est l'histoire la plus commune, quelle est l'histoire courante des malades qui entrent dans nos salles pour des accidents de syphilis tertiaire ? Cette histoire se résume dans le schéma suivant, qui va frapper vos esprits tout aussitôt, tant il réveillera en vous le souvenir de choses que vous avez entendues ici des centaines de fois :

« Syphilis contractée il y a, je suppose, 6, 10, 12, 15 ans. — Au début, traitement de quelques semaines ou de quelques mois. — Réapparition d'un accident quelconque; à ce propos, traitement nouveau. — Rien ne se manifeste plus, et le malade délaisse alors toute médication. — Puis, à échéance variable, invasion d'un symptôme autre, qui inquiète davantage et contre lequel un traitement plus prolongé intervient. — Alors, accalmie, véritable trêve, qui dure plus longtemps, quelques années en moyenne. — Finalement, coup de foudre tertiaire, se manifestant sous une forme toujours plus ou moins sérieuse, quelquefois grave, parfois mortelle.

N'est-ce pas là, je vous le demande, une histoire que nous entendons journellement ici et dans des termes qui varient peu ou ne varient pas? Eh bien, telle est également l'histoire de quantité de malades de ville. Des observations calquées sur le schéma que je viens d'esquisser, j'en possède par centaines. Laissez-moi, et seulement à titre de spécimens, vous en relater — très sommairement — quelques-unes.

I. — Un jeune homme contracte la syphilis et s'en traite quelques mois seulement au cours de la période secondaire. — Quatre ans plus tard, syphilide tuberculeuse régionale, limitée à la verge ; alors, seulement, second traitement de quelques semaines. — L'année suivante, récidive du même accident, toujours à la verge. — A ce propos, troisième traitement de quelques semaines. — Deux ans après, syphilide tuberculeuse disséminée, intense, confluente en divers points.

II. — J'ai pour client depuis dix-sept ans un jeune homme du grand monde qui, je dois le dire à sa louange, s'est toujours très bien traité chaque fois qu'il a été affecté de quelque accident de sa syphilis, mais qui, en revanche, a toujours fait de l'opportunisme malgré moi depuis dix-sept ans, c'est-à-dire qui a toujours dédaigné de se traiter du moment où, libéré de tout symptôme apparent, il se jugeait guéri. A toutes mes invitations de se traiter encore après disparition des accidents, il opposait toujours la même réponse : « Mais je n'ai plus rien, cher docteur; à quoi bon me droguer indéfiniment ? S'il m'arrive quelque chose, n'ayez pas peur, je reviendrai bien vite vous voir. » Bref, c'est un opportuniste tel que la méthode opportuniste n'en saurait rêver de plus convaincu ni de plus militant. Eh bien, sans parler de divers accidents d'ordre secondaire, ce malade a dû à sa méthode d'être affecté trois fois de symptômes tertiaires importants, à savoir : au cours de la troisième année de l'infection, sarcocèle ; — au cours de la quatrième, exostose tibiale ; — au cours de la treizième, nouvelle exostose de même siège.

III. — Voici qui est plus grave. — Syphilis en 1868 ; traitement toujours suivi d'après le mode opportuniste. — Dans la sixième année de l'infection, syphilide gommeuse du pharynx, étendue, intense, destructive ; — dans la septième, paralysie oculaire; — dans la douzième, syphilis cérébrale; deux hémiplégies successives, puis incidents multiples d'encéphalopathie spécifique, terminée par la mort.

IV. — Dernier exemple. — Syphilis en 1868, toujours traitée, quoi que j'aie pu faire, suivant la méthode opportuniste. — Série de rechutes, échelonnées comme il suit, de la quatrième à la dix-neuvième année :

Au cours de la 4e année, deux poussées de gommes sous-cutanées;
— 6e — nouvelles gommes;
— 8e — nouvelles gommes;
— 9e — syphilide tuberculeuse;
— 17e — syphilide tuberculo-ulcéreuse;
— 18e — syphilide tuberculeuse;
— 19e — syphilide tuberculo-crustacée.

Et de même pour tant et tant d'autres cas identiques que j'aurais à produire ; car, je le répète et ne saurais assez le répéter, les cas de cet ordre sont, littéralement, monnaie courante.

Aussi bien ma conviction est-elle faite relativement à la méthode opportuniste.

En principe, je condamne une méthode qui, *de parti pris, se résigne à attendre les événements, à « voir venir »* (comme si l'on ne savait pas ce qui doit venir !), et qui, *intentionnellement, volontairement, se refuse à tenter un effort préventif* contre la maladie.

De par expérience je condamne cette méthode, parce que je connais à son actif assez d'insuccès, assez de désastres, pour que j'aie été amené à la considérer comme l'une des origines les plus habituelles du tertiarisme. D'après ce que j'en ai vu, je crois exposé à de grands risques l'avenir de tout malade traité suivant le rite étroit et exclusif de la méthode opportuniste.

Et comme, en de telles matières qui intéressent si puissamment la santé de nos malades, il faut parler net, pour moi le traitement *opportuniste* de la syphilis est un traitement périlleux, un MAUVAIS TRAITEMENT.

MÉTHODE PRÉVENTIVE

TROIS OBJECTIONS FACILEMENT RÉFUTABLES. — CETTE MÉTHODE CONSTITUE LE PLUS SUR RECOURS QUE NOUS PUISSIONS OFFRIR AUX MALADES.

Après ce que je viens de dire de la méthode opportuniste, je pourrai être relativement bref sur la seconde méthode dont il me reste à vous parler, c'est-à-dire la méthode rationnelle ou préventive. Car la critique que j'ai dû faire de celle-là m'a conduit à vous exposer et à légitimer par avance les deux principes qui servent de base à celle-ci.

Il est acquis par ce qui précède: 1° que le mercure exerce une action thérapeutique sur la syphilis latente ; — 2° qu'il n'est pas seulement propre à guérir des symptômes actuels, mais que de plus il exerce une action préventive sur la diathèse.

Or, ce sont là les deux principes fondamentaux sur lesquels repose la méthode que nous allons étudier, méthode rationnelle théoriquement, méthode préventive comme visée, comme aspiration, et telle aussi généralement comme résultats.

Sans doute, comme la précédente, cette méthode s'attaque à la syphilis en action. Mais, en outre et à l'inverse de celle-ci, elle s'efforce de combattre la syphilis en puissance, en vue d'atténuer, de neutraliser les germes mêmes de la maladie, de prévenir l'évolution soit prochaine, soit éloignée des accidents diathésiques, et, somme toute, de sauvegarder l'avenir dans la mesure de ce que peut réaliser en ce sens une thérapeutique rationnelle.

Bien évidemment et pour toute la série de considérations que je développais tout à l'heure, c'est à cette méthode que nous nous adresserons, c'est elle dont nous ferons choix pour le traitement de nos malades.

Mais, avant d'aller plus loin, avant d'entrer dans les détails d'application de cette méthode, force nous est encore au préalable d'examiner quelques objections qui lui ont été opposées et de juger si ces objections ne seraient pas de nature à nous détourner de notre choix.

I. — On a dit ceci, tout d'abord : « Traiter la syphilis latente (comme se le propose la méthode en question), c'est traiter quelque chose d'invisible, d'insaisissable ; c'est partir en guerre contre un ennemi qu'on ne voit pas et dont on ne peut calculer les forces, etc. ». On a même dit, et je cite textuellement : « Traiter la syphilis en dehors de ses manifestations, c'est se battre contre des moulins à vent. »

Mais, répondrai-je en poursuivant la figure, un ennemi qu'on ne voit pas n'en est pas moins un ennemi, et, pour peu qu'on soit sûr de sa présence, la prudence la plus élémentaire prescrit de se tenir en garde contre lui. Or, pour revenir à la clinique, je demande si, étant donnée une syphilis récente et seulement soumise jusqu'alors, je suppose, à un premier traitement, on n'est pas absolument sûr de la permanence de cette syphilis dans l'économie ; — si l'on n'est pas absolument sûr que, pour latente qu'elle soit aujourd'hui, cette syphilis ne manquera pas de se traduire à échéance prochaine ou éloignée par quelque manifestation ; — si l'on n'est pas absolument sûr que cette syphilis abandonnée à son évolution propre, n'a pas les plus grandes chances pour aboutir à quelque production tertiaire plus ou moins importante, sérieuse probablement, peut-être même grave et très grave. Les réponses que comportent de telles questions ne sont pas douteuses. Donc, pour reprendre le langage de tout à l'heure, l'ennemi est là, à nos portes. Nous ne le voyons pas, mais il n'en est pas moins là. Ses assauts futurs ne sont pas des éventualités imaginaires. A n'en pas douter, ils se produiront un jour ou l'autre. Et quand, avec les moyens dont nous disposons, nous essayons de nous fortifier contre lui, quand nous nous efforçons, par une thérapeutique que nous avons le droit de considérer comme préventive, d'atténuer le principe virulent qui a pris possession de l'organisme, vous appelez cela « combattre un ennemi imaginaire » ! Des éventualités secondaires ou tertiaires dont l'explosion est attendue de tous et de vous-mêmes, vous traitez cela de « moulins à vent » !

Vous nous reprochez, alors que nous traitons une syphilis en période latente, de « partir en guerre contre un ennemi invisible, insaisissable ». Mais est-ce qu'une pratique de cet ordre constitue, en médecine, un fait unique, isolé, exceptionnel ? Bien au contraire, et c'est même là un procédé usuel, commun, banal, un procédé chaque jour usité contre nombre de maladies autres que la syphilis. Est-ce qu'on ne traite la goutte, par exemple, qu'au cours de ses accès ? Est-ce que, l'été venu, quantité de goutteux ne s'acheminent pas, sur le conseil de leurs médecins, vers Vichy, Contrexéville ou Carlsbad, alors même qu'ils ne souffrent plus de la goutte, alors même qu'en apparence ils n'ont plus rien de goutteux, alors, en un mot, que leur goutte est en pleine période *latente ?* De même est-ce qu'on traite exclusivement la scrofule dans les périodes où elle se traduit par des adénopathies, des ulcères, des abcès, des tumeurs blanches ou du lupus ? Allez donc faire une excursion l'été sur nos belles plages de Normandie ou de Bretagne, et voyez si vous ne rencontrerez pas là nombre de scrofuleux *en puissance*, n'ayant plus de lésions scrofuleuses pour l'instant, mais entachés d'une tare que leurs médecins essaient bien légitimement de combattre par une cure préventive. Et de même pour le rhumatisme, qu'on ne combat pas seulement au moment de ses accès; — et de même pour le paludisme, qu'on n'attaque pas seulement dans ses stades fébriles; — et de même pour la lithiase biliaire ou rénale, qu'on ne traite pas au seul moment de leurs migrations calculeuses. — Et ainsi de suite.

Donc, vous le voyez, Messieurs, il n'est rien d'anormal, d'irrégulier, d'extraordinaire, à faire pour la syphilis ce qu'on fait — et avec succès — pour tant d'autres maladies, c'est-à-dire à s'efforcer de la traiter dans ses stades de repos, d'accalmie. Traiter une maladie qui existe sûrement dans l'organisme, bien que ne se traduisant par aucun symptôme actuel, cela constitue une méthode générale, acceptée de tous, d'un usage journalier. Cela s'appelle « faire de la médecine *préventive* ». Et cette médecine préventive est de la bonne médecine ; c'est même la meilleure de toutes quand elle est d'application possible. Pourquoi donc, en l'espèce, nous serait-il refusé de faire bénéficier nos malades d'un procédé thérapeutique de ce genre?

Cette première objection à la méthode dont nous parlons est donc sans la moindre valeur. — Passons.

II. — On ajoute ceci: « Lorsqu'on traite une syphilis en action, c'est-à-dire une syphilis qui se traduit par des symptômes actuels, on sait ce qu'on fait, on s'en rend compte, et cela parce qu'on dispose d'un critérium, à savoir l'influence curative exercée sur les symptômes par le remède, l'influence curative exercée sur les symptômes par telle ou telle dose du remède. Mais traiter une syphilis latente, c'est agir en aveugle, c'est la traiter sans savoir ce qu'on fait, car on manque de tout contrôle pour juger ce qu'on fait. La traiter de la sorte, c'est donner des remèdes pour donner des remèdes, à l'aventure, à tout hasard, sans contrôle. »

Eh bien, non, répondrai-je ; ce n'est pas donner des remèdes à l'aventure que de prescrire contre la syphilis même latente tel ou tel des deux agents dont l'action antisyphilitique est acceptée de tous.

Non, ce n'est pas traiter la syphilis en aveugle que de la combattre par ces deux remèdes soit à doses reconnues habituellement efficaces, soit — encore moins — à doses qui, préalablement, ont exercé sur le malade une influence curative.

Non, enfin, ce n'est pas agir sans critérium, sans contrôle, à l'aventure, que de traiter ainsi la syphilis latente. Car le critérium, le contrôle, nous l'avons dans l'évolution ultérieure de la maladie, dans la façon dont se distancent les récidives, dans l'absence de récidives, dans les résultats généraux d'une telle pratique, etc.

Donc, passons encore sur ce second argument, véritablement sans portée.

III. — Dois-je maintenant vous parler d'un troisième, qui vraiment à mon sens ne mériterait guère plus d'attention?

« Traiter la syphilis latente, a-t-on dit, c'est s'astreindre à la traiter *toute la vie*. Car, si vous la traitez aujourd'hui à l'état latent, il n'y aura pas de raison pour ne pas la traiter de même, et toujours latente, dans un an, dans deux ans, dans dix ans, dans vingt ans, et ainsi de suite. »

L'objection aurait quelque valeur si nous traitions la syphilis latente parce qu'elle est latente, et si nous trouvions dans ce fait même un motif à intervention. Mais, en toute évidence, nous ne la traitons pas parce qu'elle est latente; nous la traitons *quoique latente*, ce qui est bien différent, et cela à une époque, et cela dans des conditions où nous avons lieu de croire qu'elle est encore vivace, où nous avons lieu d'en redouter encore quelque manifestation soit prochaine, soit éloignée. Que si, dans cette intention, nous la traitons (quoique latente) aujourd'hui, et de même dans un an, et de même dans deux ans, cela n'implique en rien que nous ayons l'obligation de la traiter de la sorte indéfiniment et « pour toute la vie ». Ce traitement préventif, certes, nous lui imposerons un terme. Ce terme, non moins sûrement, pourra bien être difficile, délicat à fixer; mais, enfin, nous essaierons de le fixer. Ce sera pour le définir, affaire d'observations, de tâtonnements, d'empirisme. En tout cas, nous obéirons inflexiblement à ce principe de n'abandonner la maladie à elle-même, de ne lui lâcher la bride, qu'après un long stade de thérapeutique active et dans des conditions où nous croirons avoir de sérieuses garanties contre la possibilité de récidives, d'explosions ultérieures.

L'argument en question est donc presque enfantin, et nous n'avons pas à en tenir compte.

Somme toute, les diverses objections que je viens d'examiner ne sont guère de nature à nous détourner de la voie que d'autres considérations bien autrement valables nous avaient autorisés jusqu'ici à juger la plus rationnelle, la plus sûre, la meilleure. Théoriquement, *a priori*, la méthode préventive est certes de nature à rallier tous les suffrages. Vous allez voir que, pratiquement, elle justifie la préférence qui lui est accordée sur sa rivale (méthode opportuniste) par la grande généralité des praticiens.

Et, en effet, c'est la méthode préventive qui confère aux malades ce double et inestimable bienfait : 1° de leur rendre presque constamment la période secondaire légère et tolérable ; — 2° de leur rendre, pour la très grande majorité des cas, la période tertiaire muette, exempte d'accidents, inoffensive.

Ces deux points réclament toute notre attention.

I. — Relativement au premier, la démonstration est je puis dire patente et de tous les jours. Voyez, comme je vous le disais précédemment, ce que devient la période secondaire chez les malades traités par la méthode préventive. Elle ne se compose alors généralement (réserves toujours faites pour quelques cas exceptionnels) que d'un petit nombre de manifestations absolument bénignes. Dix-neuf fois sur vingt les malades en sont quittes pour quelques taches à la peau, quelques érosions à la bouche (parce qu'ils fument, quoi qu'on puisse leur dire), quelques croûtes insignifiantes du cuir chevelu, quelques adénopathies cervicales qui passeraient inaperçues si l'on ne prenait soin de les rechercher ; et c'est tout. Comparez cela, comparez ces syphilis secondaires *avortées* à ce que sont ou peuvent être les syphilis secondaires où l'on attend « ce qui va venir », où l'on se borne à réprimer une première poussée en laissant à une seconde toute liberté pour se produire ! Rappelez-vous, par ce que vous voyez journellement ici, en quel état nous reviennent quantité de nos malades qui, après s'être traités pour leur chancre ou pour une première poussée secondaire, ont de leur propre inspiration renoncé à tout traitement une fois qu'ils se sont crus guéris.

Inutile d'insister sur ce premier point, car, en vérité, l'évidence est par trop notoire.

II. — Quant au second, la démonstration en est beaucoup plus difficile, parce qu'elle exige des faits qui, pour comporter une signification, doivent avoir été suivis pendant des laps de temps considérables. Pour parler de résultats relatifs à l'étape tertiaire, il faut des observations de longue haleine, portant sur des espaces chronologiques monstres, sur des durées de 10, 15, 20, 25 ans. Or, vous concevez si de tels faits sont faciles à collectionner. J'en possède cependant bon nombre aujourd'hui, pour avoir compris dès le début de ma carrière (et cela grâce à l'un de mes vieux maîtres) que, dans une maladie telle que la syphilis, « il n'est de bonnes observations que celles qui embrassent des laps de temps énormes, de véritables tranches de vie, et cela parce que seules elles permettent de juger et de l'évolution de la maladie, et de son pronostic réel, et de la valeur des méthodes thérapeutiques qui lui sont opposées ». Eh bien, aujourd'hui, profitant d'un certain stock de *vieilles* observations de ce genre, dont quelques-unes remontent aux premières années de mon doctorat, je me crois autorisé à vous présenter les deux propositions suivantes comme résultat de mon expérience personnelle, à savoir :

1° Que les syphilis qui paient le plus lourd tribut au tertiarisme sont celles qui ont été ou bien absolument abandonnées à leur évolution propre, ou bien insuffisamment traitées, ou bien exclusivement traitées à propos de leurs accidents, de leurs explosions successives (ce qui constitue, vous le savez, le programme de la méthode opportuniste) ;

2° Que, tout au contraire, les syphilis dont on s'est longtemps occupé, contre lesquelles (passez-moi le mot) on s'est *acharné* thérapeutiquement, et cela non pas seulement alors qu'elles étaient en période explosive, mais en dehors et au delà de leurs étapes d'activité morbide, les syphilis, en un mot, que l'on a soumises aux exigences multiples de la méthode préventive sont celles qui fournissent le plus faible contingent au tertiarisme.

Je ne dirai certes pas (car de trop nombreux mécomptes me rappelleraient à la réalité des choses) que cette méthode, même ponctuellement et rigoureusement appliquée, préserve toujours et à coup sûr nos malades des éventualités tertiaires. Mais je dirai, d'après ce que j'ai vu, de mes yeux vu, qu'elle les en préserve le plus souvent, dans l'énorme majorité des cas.

Cette méthode, donc, à mes yeux tout au moins, constitue le plus sûr recours que nous puissions offrir à nos malades contre les véritables dangers de la vérole, lesquels résident tous — ou bien peu s'en faut — dans les éventualités du stade tertiaire.

MÉTHODE DES TRAITEMENTS SUCCESSIFS OU TRAITEMENT CHRONIQUE INTERMITTENT

DEUX BASES A CETTE MÉTHODE : 1° AVANTAGES DES CURES INTERMITTENTES ; — NÉCESSITÉ D'UN TRAITEMENT TRÈS PROLONGÉ.

Les considérations que je viens de développer nous ont amenés à cette résolution majeure, capitale en l'espèce, d'appliquer au traitement de nos malades la méthode que nous avons étudiée et définie sous le nom de méthode préventive.

Cette méthode, reste à la mettre en pratique. Comment, d'abord, l'instituer, la poursuivre, l'agencer ? Puis, ensuite, quelle durée lui assigner? Graves et plus que difficiles questions qu'il nous faut aborder actuellement.

Avant d'entrer en matière, je dois vous présenter une observation préalable que j'aurais crue et croirais encore bien inutile, n'étaient les critiques auxquelles m'a exposé la faute de l'avoir oubliée dans un premier essai sur le sujet. C'est que les principes dont il va être question, les règles de pratique que je m'efforcerai de vous indiquer dans ce qui va suivre, ne sauraient comporter *rien de systématique, d'invariable, d'absolu.* Je n'ai nullement la prétention de vous tracer ici un plan de campagne thérapeutique qui puisse, dans tous les cas possibles, être suivi à la lettre et exécuté ponctuellement, à la façon d'une manœuvre militaire (ce dont, pourtant, on m'a accusé). Je suis assez médecin pour savoir qu'il n'est pas de traitement susceptible de s'appliquer indifféremment à tous les cas, de « *s'uniformiser* » (comme on me l'a fait dire), et que la maladie n'est pas un être abstrait qu'on manipule, qu'on régit à la façon d'une équation mathématique. Je suis assez médecin pour comprendre qu'il convient, tout au contraire, d'*individualiser* le traitement de la syphilis comme celui de toute maladie, et qu'il n'est pas de règles invariables à formuler contre la syphilis non plus que contre telle ou telle individualité pathologique.

Il va de soi qu'en vous disant, comme je vous le dirai dans quelques instants : « Voici, d'après moi, ce qu'il convient de faire à telle époque de la maladie ; voici ce qui paraît indiqué contre telle modalité morbide ; voici quelle durée semble devoir être assignée au traitement, etc., etc. », je n'entends, je ne prétends en rien vous présenter tout cela comme des règles absolues, comme un programme *ne varietur*, que je serais d'ailleurs le premier à enfreindre le cas échéant. En pareilles matières, l'absolutisme serait aussi déplacé que possible, cela de toute évidence. Vous voudrez donc bien ne prendre les indications thérapeutiques qui vont suivre que pour des formules générales, tout au plus susceptibles de s'appliquer aux cas d'ordre commun, mais passibles à l'infini d'amendements, d'atténuations, de modifications de tout ordre, et cela suivant des éventualités multiples, particulières à chaque sujet, à chaque cas individuel, etc.

Il paraît que j'avais commis une faute en négligeant de dire ce qui précède et ce que je croyais vraiment inutile à dire ; voilà ma faute réparée.

Deux enseignements majeurs, qui dérivent de l'expérience clinique, président à la direction générale du traitement de la syphilis.

Le premier, c'est que, pour fournir la somme intégrale de ses effets utiles, le traitement spécifique doit être administré *par cures intermittentes,* c'est-à-dire d'une façon discontinue.

Le second, c'est que, pour réaliser l'influence préventive que nous en espérons, le traitement spécifique doit être *prolongé fort longtemps.*

Insistons sur ces deux points capitaux.

1° *Avantages des cures intermittentes.*

On avait dit d'une façon toute théorique : « La syphilis est une infection continue, permanente ; donc il convient qu'elle soit traitée d'une façon continue. » L'induction pouvait être rationnelle, mais elle n'est pas susceptible d'application pratique, et cela pour deux raisons que voici :

1° L'estomac n'est pas un organe infatigable, qui puisse indéfiniment ingérer des remèdes, surtout des remèdes comme le mercure et l'iodure. A ce régime, il ne tarderait pas à se révolter. En toute évidence, une médication continue de ce genre n'aboutirait qu'à déterminer des accidents de dyspepsie, de gastralgie, d'entéralgie, de diarrhée, bref d'intolérance gastro-intestinale, dont il n'est pas besoin de dire les conséquences sur la santé.

A la vérité, on aurait la ressource, pour soulager le tube digestif, de substituer par intervalles à la méthode par ingestion tel ou tel autre procédé d'administration du mercure, comme les frictions ou les injections. Mais derechef l'expérience reprendrait ses droits pour témoigner de ce fait, que le traitement mercuriel, sous quelque forme qu'on le prescrive, ne saurait être supporté au delà d'un certain temps sans fatigue pour l'organisme, sans réaction sur l'état général, notamment sur la nutrition.

Tous les médecins qui ont l'habitude de manier le mercure seront unanimes à dire ceci : Le mercure est un admirable remède qui (sauf exceptions rares) est merveilleusement supporté par l'organisme, mais à la condition que l'usage n'en soit pas continué trop longtemps. Au delà d'un certain temps il n'est plus que mal toléré, et force est alors d'en suspendre l'administration, en raison soit de révoltes gastro-intestinales, soit de symptômes généraux d'atonie, d'alanguissement, de pâleur, de faiblesse, etc.

Il n'est donc pas possible, somme toute, de donner le mercure d'une façon continue tout le temps que besoin est pour un traitement complet de la syphilis.

2° Seconde raison : C'est une loi générale de thérapeutique que la continuité d'usage d'un remède aboutit à déterminer une sorte d'*accoutumance* qui affaiblit, amoindrit, voire annihile les effets physiologiques ou curatifs de ce remède.

Il est évident, il est incontestable qu'on s'accoutume à certains médicaments, qui, très actifs dans les premiers temps, en arrivent à ne plus exercer à la longue aucune influence sur un organisme *blasé*. Prenez ce soir une pilule d'opium, vous en ressentirez un certain effet. Prenez une de ces mêmes pilules huit ou quinze jours de suite, vous n'en éprouverez plus qu'un effet atténué. Continuez-en l'usage sans interruption pendant quelques mois, vous pouvez être sûrs qu'au bout de ce temps cette pilule n'exercera plus sur vous la moindre action narcotique ou sédative. Eh bien, le mercure est de même un remède auquel l'économie s'accoutume et qui, après un certain temps, finit par perdre tout ou partie de son influence.

De cela voici la preuve. Il n'est pas rare que, dans le cours d'un traitement mercuriel institué de longue date et poursuivi sans interruption, de nouveaux accidents syphilitiques viennent à surgir. Qu'arrive-t-il alors si, en raison de ces accidents, on insiste sur la médication ? C'est que l'on n'obtient plus du mercure, en de telles conditions, que des effets peu sensibles, lents, incomplets, insuffisants, au total atténués, si ce n'est parfois presque nuls. Il n'est même, en pareille occurrence, qu'un procédé pour restituer au remède son action première, c'est de le suspendre pour un certain temps, pour quelques semaines par exemple, puis, au delà, de le remettre en œuvre. Et alors, chose étonnante dont j'ai été témoin bien des fois, on voit le remède récupérer ses vertus habituelles, dont l'amoindrissement provisoire ne pouvait évidemment dériver que d'un fait d'*accoutumance*.

N'est-il pas évident, d'après cela, que des traitements mercuriels longtemps prolongés doivent perdre une bonne part de leur influence ? J'en ai acquis la conviction pour mon compte. Ainsi, je crois que, lorsqu'on a soumis un malade à de certaines doses mercurielles pendant deux ou trois mois consécutifs, les doses nouvelles que l'on continue à lui administrer sont données à peu près *en pure perte*, et que le remède est devenu désormais, sinon tout à fait inerte (ce que je n'oserais dire), du moins bien moins actif, bien moins puissant qu'au début. Je crois, pour spécifier, que six mois d'une médication mercurielle *continue* produisent infiniment moins d'effets curatifs que six mois de la même médication répartis par traitements de quelques semaines dans une durée de douze à quinze mois. J'ai vu même des malades qui, pendant une année entière, n'avaient cessé de prendre du mercure retirer moins de bénéfice de ce traitement énorme qu'ils n'en eussent vraisemblablement obtenu d'un traitement moitié moindre, mais plus intelligemment distribué.

Et ce qui est vrai pour le mercure ne l'est pas moins pour l'iodure de potassium. « L'iodure de potassium, a très justement écrit M. Rollet, peut devenir impuissant à force d'avoir été administré. »

Concluons donc sur ce premier point en disant :

De par analogie et de par expérience directe, *il y a tout avantage à administrer le mercure et l'iodure* PAR CURES INTERMITTENTES PLUS OU MOINS ESPACÉES.

2° *Nécessité d'un traitement très prolongé.*

Évaluations diverses sur la durée nécessaire d'un traitement de la syphilis. — Doctrines anciennes. — Doctrines contemporaines. — Réaction actuelle contre les traitements écourtés d'autrefois. — *A maladie chronique traitement chronique.*

Notre seconde proposition, je vous le rappelle, se formule ainsi : Il est indispensable que, pour réaliser l'action préventive à laquelle nous aspirons, le traitement spécifique soit administré *fort longtemps*.

Avec cette considération nous voici en regard du point capital de notre sujet. Car, traiter assez longtemps la vérole pour la traiter le temps nécessaire à sa guérison, tout est là. Or, cette condition, dont dépend le succès ou l'insuccès de la cure, est précisément celle qui se trouve le moins souvent réalisée en pratique. Certes tous nos malades entendent bien se traiter de la vérole ; mais en réalité combien peu s'astreignent à s'en traiter suffisamment ! Et de même pour les médecins : tous — ou bien peu s'en faut — s'appliquent, s'ingénient par des procédés divers à traiter de leur mieux la vérole ; mais combien se satisfont de traitements trop courts pour être réellement préservateurs !

Oh ! sans doute, si l'on ne demande à la médication spécifique qu'un effet actuel et temporaire sur la maladie, il peut suffire de quelques mois, voire parfois de quelques semaines, pour « blanchir » un malade, suivant l'expression consacrée. Mais, si l'on veut en obtenir une action durable, une véritable sauvegarde d'avenir, ce n'est qu'au prix d'un traitement prolongé, très prolongé, qu'on aboutit à ce résultat.

Combien de temps faut-il donc traiter la syphilis, je ne dirai pas pour la guérir (car ce mot soulèverait immédiatement une autre question, celle de savoir si l'on guérit jamais la syphilis), mais pour la rendre inoffensive et désormais silencieuse, pour espérer n'avoir plus rien à en redouter dans un avenir même éloigné ? Tel est le point qu'il nous faut mettre en discussion actuellement.

Ai-je besoin de vous avertir au préalable qu'un problème de ce genre n'est pas susceptible de recevoir une solution fixe, absolue, qui s'applique à tous les cas ? En toute évidence, il ne saurait exister une mesure chronologique pour la durée du traitement de la syphilis. Jamais on ne pourra dire : Il faut un traitement de tant d'années pour venir à bout de la syphilis. Car, suffisante pour tels cas, cette formule serait insuffisante pour d'autres, aussi bien peut-être qu'excessive pour tels autres.

Un homme du monde pourra bien demander à un médecin « combien il lui faudra de temps pour guérir de la syphilis » ; mais jamais un médecin ne répondra à cette question par une évaluation mathématique. Car, de par ses connaissances générales ou spéciales, tout médecin a la conviction formelle que la durée d'un traitement applicable à une maladie telle que la syphilis ne saurait être déterminée à l'avance, même approximativement. De toute nécessité, cette durée sera éminemment variable, et cela parce qu'elle est forcément soumise à des conditions multiples relevant de l'intensité de la maladie, de ses formes, de sa résistance au traitement, de la fréquence et du caractère de ses poussées, de son évolution générale, etc., etc. En l'espèce, donc, rien d'absolu.

C'est ainsi que certaines syphilis se laissent maîtriser presque d'emblée par un traitement tout au plus moyen, soit comme intensité thérapeutique, soit comme durée, et que d'autres inversement se montrent longtemps réfractaires à des médications même énergiques. Parmi ces dernières il convient même de distinguer une espèce toute particulière, sous le nom de *syphilis récidivante*, dont il faut que je vous dise un mot au passage.

Les syphilis de ce genre sont remarquables à deux points de vue presque contradictoires : d'abord, en ce qu'elles fournissent des récidives pour ainsi dire à robinet ouvert, récidives qui se succèdent coup sur coup, jusqu'à devenir parfois subintrantes ; — et, secondement, en ce que les accidents qui les composent sont bien loin de se montrer aussi indociles au traitement qu'on aurait lieu de le préjuger d'après le caractère de la maladie ; tout au contraire ils guérissent en général facilement. Si bien que ces singulières syphilis sont toujours en état alternant de guérison et d'explosion. On en vient toujours à bout, et c'est toujours à recommencer ; une poussée n'est pas plus tôt éteinte qu'une autre entre en scène, et le plus souvent, chose curieuse, sous la même forme, avec la même modalité morbide. Exemples : Un de mes malades a présenté, dans l'espace de trois ans, cinq récidives de roséole. — Sur un autre j'ai observé, en l'espace de six ans, *quatorze* poussées de syphilide érythémateuse, poussées bien nettes et bien individualisées [1]. — Une jeune femme de mes clientes a été affectée pendant quatre années d'incessantes récidives d'une syphilide papulo-psoriasiforme qui se localisait toujours au même siège, à savoir le pourtour de l'orifice buccal. — J'ai guéri quatorze fois, sur le même malade, une exostose frontale qui, passez-moi le mot, semblait jouer à cache-cache avec le traitement, disparaissant dès que le traitement entrait en scène, mais reparaissant dès qu'on le discontinuait pour quelques semaines, au plus pour quelques mois. — Enfin, laissez-moi vous citer encore le fait d'une de nos malades actuelles de la salle Henri IV. Cette femme n'a pas cessé depuis douze ans d'être en proie à d'incessantes récidives de manifestations tertiaires que nous avons toujours facilement guéries, mais qui se reproduisent avec une opiniâtreté désolante dès que, de guerre lasse, on suspend le traitement.

1. Les syphilis à *roséoles multiples* sont même loin d'être rares. J'en ai collectionné dans un mémoire spécial plus d'une soixantaine de cas. — V. *Roséoles syphilitiques à récidives multiples*, *Annales de derm. et de syph.*, 1896.

J'ai de plus étudié tout particulièrement cet ordre de cas dans une publication plus récente ayant pour titre : *Syphilis secondaire tardive*, Paris, 1906.

Que devient en de tels cas et par la force même des choses la durée du traitement, je vous le donne à penser. Mais de tels cas, à coup sûr, ne sont que des raretés, des exceptions. Laissons-les donc de côté pour l'instant, et parlons seulement des cas usuels, courants. Or, quelle est pour ceux-ci, approximativement, la durée *moyenne* de ce qu'on peut appeler un traitement suffisant ?

Cette durée moyenne, vous le préjugez bien, a été très différemment appréciée, et il ne sera pas sans quelque intérêt historique de rappeler à ce sujet certaines opinions qui ont eu cours dans la science.

Dupuytren, par exemple, voulait qu'après la cicatrisation du chancre on continuât à administrer le mercure autant de temps qu'il en avait fallu pour obtenir la guérison de ce chancre. — D'autres praticiens ont formulé des doses fixes qu'il suffirait d'atteindre pour en avoir fini avec la vérole. Pour Vidal (de Cassis) 100 à 110 pilules de Dupuytren, pour tel autre 80 à 100 cuillerées de liqueur de Van Swieten devaient suffire à éteindre tout principe virulent, tout germe spécifique dans l'organisme. — Esprit plus médical, Chomel tenait moins à la dose ingérée qu'à la durée totale et à la continuité du traitement. Cinq à six mois de médication mercurielle non interrompue, voilà ce qu'il imposait à ses malades comme condition indispensable de guérison et comme sauvegarde probable pour l'avenir. — M. Ricord, enfin, dans un livre que j'ai eu le grand honneur de rédiger pour lui, a résumé sur ce point le résultat de sa longue pratique dans les termes suivants : « *Six mois de traitement mercuriel*, à une dose journalière qui influence les accidents à combattre et qui indique, après qu'ils ont été détruits, que le médicament agit encore par ses effets physiologiques connus ; puis *trois mois d'un traitement ioduré*, destiné à prévenir les accidents éloignés de la diathèse ; telle est la médication qui donne les cures les plus soutenues, qui réussit dans l'énorme majorité des cas à neutraliser véritablement le virus toxique, je dirais volontiers à guérir la vérole au moins dans la généralité de ses manifestations. »

Nous sommes loin aujourd'hui de telles évaluations. Et, en effet, *plus on a étudié la syphilis, plus on a reculé les limites chronologiques du traitement jugé nécessaire à sa guérison*. C'est là, comme exemple, ce qui m'est arrivé personnellement. Au début de ma pratique, je procédais par des traitements qui me semblaient bien longs à cette époque et que je juge bien courts aujourd'hui. Puis, instruit par l'expérience, je suis arrivé, à mesure que j'avançais dans la carrière, à traiter mes malades bien plus longuement qu'on ne m'avait appris à le faire et que je ne croyais utile de le faire à mes débuts. Et, en définitive, l'observation m'a convaincu de ceci, d'une façon générale : c'est que, pour obtenir du mercure tout ce qu'il peut donner, pour en obtenir surtout ce qu'on a plus spécialement intérêt à lui demander, c'est-à-dire une influence non pas seulement curative pour le présent, mais *préventive,* il faut l'administrer *longtemps, très longtemps*, bien plus longtemps en tout cas qu'on ne le fait généralement.

Cela, je confesse ne l'avoir appris qu'aux dépens de mes malades et par des insuccès personnels que je déplore. C'est donc bien le moins que je ne laisse pas dans l'ombre un résultat aussi chèrement acquis ; c'est donc bien le moins qu'en l'énonçant je m'efforce de vous éviter et d'éviter à vos malades les conséquences d'un semblable apprentissage. Eh bien, ce que je puise dans mon propre fonds, ce qui a résulté pour moi de mon observation propre, est ceci :

1° D'abord, si l'on donne le mercure comme le voulait Dupuytren (à savoir un temps égal après la guérison des accidents à celui qu'ont exigé ces accidents pour guérir), on ne produit rien de sérieux, on laisse subsister la maladie avec toutes ses conséquences ultérieures. — Nul doute sur ce premier point.

2° En second lieu, si l'on administre le mercure à la façon de Vidal et autres, on n'obtient encore qu'un résultat actuel et tout provisoire, ce qui en l'espèce n'est que la minime partie du résultat cherché. On n'arrive avec ce traitement très écourté (100 cuillerées de liqueur de Van Swieten, 100 à 110 pilules de sublimé) qu'à éteindre les accidents d'un jour, d'une période, et à reculer les manifestations futures ; mais on n'agit pas à ce prix sur la diathèse d'une façon suffisante, on ne l'influence pas assez énergiquement — tant s'en faut — pour tarir la source d'accidents ultérieurs.

Consultez, en effet, les recueils d'observations, et vous y trouverez qu'un très grand nombre de malades traités de la sorte au début de l'infection, c'est-à-dire traités seulement pendant deux ou trois mois, ont été affectés plus tard d'accidents sérieux, graves ou mortels. Ce sont même — j'en trouve la preuve dans mes statistiques personnelles — les malades de cette catégorie qui fournissent le plus gros contingent à la vérole tertiaire, car assez rares en somme sont les sujets qui s'abandonnent exclusivement à l'expectation.

Oui, je l'affirme, l'histoire la plus commune de la vérole tertiaire, comme antécédents thérapeutiques, est modelée sur le schéma que voici : Un jeune homme prend la vérole ; au début, il se traite pendant quelques semaines, deux mois, trois mois, quatre mois. Tout disparaît. Alors il se croit guéri ; il ne fait plus rien ; il vit sur la garantie illusoire de l'immunité actuelle qui lui semble définitive. Puis, surviennent tout à coup, au milieu d'une sécurité parfaite, dans un ciel en apparence sans nuages, des manifestations nouvelles, et celles-ci parfois graves, parfois très graves, susceptibles même d'aboutir aux plus funestes terminaisons.

3° Ce que j'ai vu encore (moins souvent, il est vrai), c'est qu'à la suite de traitements plus prolongés, à la suite, par exemple, du traitement formulé par mon illustre maître — je demande humblement pardon à sa mémoire de cette critique nécessaire — la diathèse peut encore s'accuser par des décharges ultérieures et témoigner ainsi de sa présence persistante dans l'organisme. J'ai dans mes notes quantité de cas où des malades, après s'être régulièrement traités par le mercure pendant cinq ou six mois, ont été affectés plus tard d'accidents plus ou moins sérieux. Il est donc certain qu'une mercurialisation de cinq à six mois n'est pas suffisante à éteindre la diathèse et à conjurer tout péril d'avenir. Cela, je le déclare, je l'affirme, malgré tout le respect dû à mon maître, parce que l'expérience clinique me l'a bien des fois démontré.

Si bien qu'il y a déjà plus d'une trentaine d'années que, dans une série de leçons consacrées à ce sujet [1], je dénonçais l'insuffisance manifeste des modes de traitement jusqu'alors en faveur et insistais vivement sur la nécessité de recourir à des cures bien autrement prolongées.

« En moyenne, disais-je alors, c'est pendant *deux ans* qu'il faut laisser les malades soumis à l'action du mercure.... Deux ans, oui, et je ne crois pas exagérer. Encore n'est-ce pas tout. Car je suis de ceux qui sont d'avis qu'au traitement mercuriel doit être ajouté plus tard le traitement ioduré, etc... »

Ce qu'une telle proposition me valut, à cette époque déjà lointaine, d'objections, de critiques et de critiques parfois amères, je n'ai pas à le dire ici. On m'accusa d'exagération ; on me représenta comme un « fanatique » du mercure, et mes malades devinrent des « victimes d'un empoisonnement thérapeutique » ; on imprima que je pratiquais « *l'outrancisme du mercure* », et qu'entre mon traitement et la vérole « il valait mieux, quand on avait le choix, choisir la vérole, parce que

1. V. *Leçons sur la syphilis étudiée plus particulièrement chez la femme*, 1re édit., 1873.

de deux maux il faut toujours choisir le moindre », etc., etc.

Mais je suis amplement consolé de ces aménités aujourd'hui ; car, à ma grande satisfaction, la « dangereuse hérésie » dont on me proclamait alors coupable est devenue de nos jours le dogme en faveur.

Et en effet, si, d'une part, je regarde ce qui se passe autour de moi, ici par exemple, dans cet hôpital, ou bien si je consulte la pratique de mes confrères de ville, je vois que les choses ont bien changé de face dans ces derniers temps ; je vois qu'on ne traite plus la syphilis actuellement comme on la traitait il y a une trentaine, une vingtaine d'années, et qu'on n'accorde plus guère confiance aux traitements *écourtés* d'autrefois ; bref, je vois prévaloir la doctrine des *traitements prolongés.*

Et, d'autre part, si je m'en rapporte aux documents écrits, je trouve ceci, par exemple :

Berkeley Hill déclarant que « *deux années* ne sont pas de trop pour le traitement de la syphilis » ;

Alfred Cooper acceptant ce même terme de *deux ans ;*

Weber (de New-York) se prononçant, avec la majorité des médecins américains, pour la nécessité d'un traitement longtemps continué, et proposant d'administrer le protoiodure « pendant *un an et demi et plus*, avec des interruptions convenables » ;

Keyes conseillant l'usage du même remède pour une période moyenne de *deux ans et demi à trois ans et demi ;*

Neisser disant que le traitement doit durer de *deux* à *quatre ans*, et cela sans qu'on ait à tenir compte de la présence ou de l'absence de symptômes morbides ;

Lewentaner traitant ses malades pendant *quatre ans ;*

Martineau élevant à *cinq années* la durée du traitement antisyphilitique ;

Lesser disant avec nous « qu'une maladie chronique réclame un *traitement chronique* » ;

Maximilien Zeissl « se ralliant sans réserve à l'opinion représentée surtout par les Français (Fournier et Martineau), à savoir que le traitement de la syphilis doit être prolongé *le plus longtemps possible* » ;

Besnier déclarant que le traitement de la syphilis embrasse une *série d'années* et souvent de *longues portions de l'existence.*

Et ainsi de suite [1]. Sans parler même de certains médecins

1. J'arrête ici ces citations, à l'époque même où je les avais arrêtées jadis dans ces leçons. — Mais depuis lors que d'assentiments sont venus s'adjoindre à la doctrine des traitements *prolongés !*

qui, comme le regretté Denis-Dumont (de Caen), voudraient que l'on s'occupât de la syphilis toute la vie et qu'on saluât l'aurore de chaque saison par une cure iodurée, cela jusqu'au trépas!

On pourra discuter — et certes l'on discutera longtemps encore — sur la durée moyenne qu'il convient d'attribuer au traitement de la syphilis. Mais cela n'est plus qu'affaire de chiffres. Quant au *principe*, la question est jugée. Les traitements courts ont fait leur temps; on y renonce, on n'en veut plus, parce qu'on les a vus à l'œuvre et qu'on sait ce qu'ils valent [1].

1. Relativement à un point d'aussi capitale importance, je reproduirai ici les conclusions auxquelles j'ai été conduit en étudiant d'ensemble dans mon *Traité de la syphilis* l'étiologie du tertiarisme.

« De toutes les causes du tertiarisme, il en est une qui, à elle seule, est plus influente que toutes les autres réunies et que je ne crains pas d'appeler la *grande cause* en l'espèce. Celle-ci consiste en l'*absence* ou l'*insuffisance d'un traitement correctif* opposé à la maladie dans ses étapes originelles.

Trois raisons m'autorisent à considérer cette cause comme principale :

1° C'est, d'abord, que, dans la plupart des cas, elle est *la seule* à invoquer comme étiologie du tertiarisme. Quand on étudie d'une façon quelque peu suivie l'étiologie du tertiarisme, on constate que, pour un grand nombre de cas, le tertiarisme n'est expliqué par aucune des causes, soit individuelles, soit héréditaires, soit extérieures, etc., que j'ai mentionnées précédemment. Ainsi, nombre de sujets aboutissent au tertiarisme avec une constitution bonne ou moyenne, voire avec un état de santé irréprochable, en dépit d'une hygiène qui ne laisse rien à désirer, en l'absence de toute tare, de toute provocation locale, etc., en un mot, dans des conditions qui, par elles-mêmes, ne rendent en rien compte du tertiarisme. Pourquoi donc y aboutissent-ils? Analyse faite aussi minutieusement que possible, on ne trouve à cela qu'une raison plausible : absence de traitement modificateur, correctif, au début de la diathèse. Ces individus ne se sont pas traités, ou, ce qui est bien autrement fréquent, ne se sont pas traités d'une façon suffisante. Voilà seulement ce que l'on trouve à relever dans leurs antécédents.

2° Ma seconde raison, c'est que le tertiarisme est fréquent chez les sujets qui ne se sont pas traités ou qui n'ont subi qu'un traitement insuffisant au début de la maladie.

Au nom de l'expérience générale et de l'observation quotidienne, je déclare qu'une syphilis abandonnée à son évolution propre ou négligemment, incomplètement traitée dans ses étapes primaire et secondaire, a toutes chances pour aboutir au tertiarisme. Je ne dis pas, je ne suis pas autorisé à dire qu'elle y aboutira fatalement; mais j'ai le droit clinique d'affirmer que telle sera sa terminaison d'une façon ultra-fréquente, voire pour la très grande majorité des cas. L'expectation ou les traitements écourtés abondent en résultats désastreux et laissent la porte ouverte aux imminences tertiaires. Qu'on se rappelle à ce propos les accidents formidables si souvent constatés à la suite de ce que l'on appelle les syphilis ignorées, syphilis naturellement restées vierges de toute intervention thérapeutique. Sur ce point on peut dire que la science est fixée par quantité de catastrophes. Bref, rien n'est mieux démontré que l'absence ou l'insuffisance du traitement spécifique en tant que raison étiologique du tertiarisme.

3° D'autre part et inversement, le tertiarisme est véritablement rare chez les sujets qui ont été soumis à un traitement spécifique prolongé.

Loin de moi l'intention de prétendre que le traitement soit une absolue garantie contre le tertiarisme; car je n'ai vu que trop de syphilis aboutir au tertiarisme en dépit des efforts de la thérapeutique la plus rationnelle. Mais j'affirme, et j'affirme avec tout le monde, *qu'un traitement méthodique et prolongé cons-*

Et, presque généralement, on est d'accord sur ce point que la syphilis doit être attaquée par des traitements de longue haleine.

Et, en effet, comment pourrait-il en être autrement? Que la syphilis résulte de tel ou tel agent pathogène, elle ne s'en présente pas moins comme le prototype d'une maladie infectieuse *chronique*, d'une *diathèse* éminemment vivace et persistante dans l'organisme. Eh bien, que nous apprend la patho-

titue une sauvegarde contre la syphilis tertiaire pour la très grande majorité des cas. A l'appui de cette déclaration j'aurais à produire des centaines d'observations dans lesquelles la syphilis, grâce au traitement, n'a jamais dépassé le stade secondaire, bien que remontant comme origine à dix, vingt, trente, trente-cinq ans et au delà. Et je défie tout médecin de n'avoir pas à apporter à cette déclaration son contingent personnel de faits analogues. La preuve me semble donc établie sur ce point.

Cette preuve, d'ailleurs, comporte une contre-épreuve que, pour deux raisons, je tiens à produire ici : d'abord, parce qu'elle est essentiellement instructive en soi, comme on le verra, et, en second lieu, parce qu'elle constitue vraiment à l'adresse des syphilitiques soucieux de leur avenir une fiche de consolation, un réconfort moral que je suis heureux de leur offrir. La voici.

Elle dérive de résultats que m'a fournis et que fournira, j'en suis sûr, à tout observateur une enquête approfondie sur les *antécédents thérapeutiques chez les sujets ayant abouti au tertiarisme.* Je m'explique.

Sur un nombre donné de sujets syphilitiques ayant présenté telle ou telle manifestation tertiaire, quel est le pourcentage relatif entre ceux qui se sont traités et ceux qui ne se sont pas traités, entre ceux qui se sont insuffisamment, moyennement ou longuement traités?

Je dois à de nombreux documents, que j'ai accumulés de très vieille date sur cette question capitale du tertiarisme, d'avoir pu établir une enquête de cet ordre, et voici comment j'y ai procédé.

J'ai pris 4.000 observations de sujets affectés de tertiarisme. Exclusion faite d'un nombre considérable de ces observations, en raison des lacunes ou des incertitudes qu'elles contenaient sur les antécédents thérapeutiques, il m'en est resté 2.400 environ (exactement 2.396) dans lesquelles la nature des traitements suivis par les malades se trouvait suffisamment et nettement précisée. Recherchant alors quels avaient été ces traitements comme qualité et comme durée, je suis arrivé aux résultats que voici :

Absence absolue de traitement	197 cas.
Traitement mercuriel inférieur, comme durée, à trois mois.	490 —
Traitement mercuriel inférieur, comme durée, à six mois.	399 —
Traitement mercuriel inférieur, comme durée, à un an. .	594 —
Traitement d'un an (approximativement)	146 —
Traitement d'un à deux ans	357 —
Traitement de deux à trois ans.	98 —
Traitement de trois ans.	34 —
Traitement supérieur à trois ans	29 —
Traitement ioduré exclusif.	45 —
Traitement par salsepareille, « herbes dépuratives », « simples »; — traitement homœopathique, etc. . . .	7 —
Total.	2.396 cas.

Interprétant ces chiffres, on arrive à les répartir tout naturellement en trois groupes, à savoir :

1° Un groupe où les malades ou bien ne se sont pas traités du tout ou bien ne

logie générale relativement à des maladies de cet ordre, si ce n'est qu'elles exigent, pour disparaître de l'organisme ou tout au moins pour rester inoffensives, des médications démesurément longues? A MALADIE CHRONIQUE, IL FAUT TRAITEMENT CHRONIQUE, telle est la loi.

Croyez-vous donc, par exemple, qu'on guérissse la goutte

se sont traités que d'une façon très incomplète (tout traitement inférieur à une durée d'un an pouvant être, de par expérience, jugé insuffisant);

2° Un groupe où les malades se sont traités d'une façon moyenne, à savoir d'un à trois ans;

3° Un groupe où les malades ont fait un traitement véritablement sérieux, d'une durée égale ou supérieure à trois ans.

Or, le premier groupe (à traitement nul ou à traitement insuffisant) fournit au tertiarisme un contingent de 1.878 cas;

Le deuxième (à traitement moyen) un contingent de 455 cas ;

Et le troisième un contingent de 63 cas.

Ramenant ces chiffres au pourcentage, en vue de les rendre de compréhension et de comparaison plus faciles, nous aboutissons en définitive à ceci :

Sur 100 malades affectés d'accidents tertiaires, on en trouve (en chiffres ronds):

78 qui ne sont pas traités du tout ou bien qui se sont très mal et très incomplètement traités;

19 qui ont subi un traitement moyen ;

Et 3, tout au plus, qui se sont bien traités.

Quelle disproportion significative — et instructive — entre ces divers chiffres! Disproportion telle qu'elle me dispense, je crois, de tout commentaire.

Et d'autre part (on me pardonnera bien cette digression, en raison de l'intérêt qu'elle comporte), quel *allègement pour le pronostic*, s'il est vrai, comme en témoigne la statistique précédente, qu'*avec un bon traitement le quotient des risques de tertiarisme encourus par un malade s'abaisse à ce chiffre véritablement minime de* 3 *pour* 100 !

Quelle consolation, donc, pour un malade de pouvoir se dire : Si je m'occupe de ma vérole, si je me traite convenablement, j'aurai toute chance pour échapper au tertiarisme et n'avoir pas à redouter pour l'avenir de périlleux démêlés avec la syphilis tertiaire!

Conclusion : la question est capitale dans l'étiologie du tertiarisme ; — et, très certainement, la raison principale de l'extrême fréquence du tertiarisme dans notre société n'est autre que l'insuffisance du traitement opposé à la maladie.

Oui, je ne saurais trop le répéter, ce qui rend la vérole grave, c'est le plus souvent et de beaucoup la façon dont on la traite, je serais presque tenté de dire le *sans-gêne* avec lequel on la traite. En l'espèce, il faut faire ce que j'ai fait, c'est-à-dire dépouiller quelques milliers d'observations de syphilis tertiaire au point de vue des antécédents thérapeutiques, pour avoir une idée de l'*indifférence* des malades en ce qui concerne leur maladie, de leur négligence, de leur insouciance vis-à-vis d'elle.

Qui pourrait croire, si les chiffres qui précèdent n'étaient là pour l'attester, que, sur 2.400 syphilitiques, il ait pu s'en trouver près de 500 (c'est-à-dire plus du cinquième) assez naïfs pour s'estimer libérés vis-à-vis de la vérole par un traitement inférieur à trois mois, c'est-à-dire par un traitement de deux mois et demi, de deux mois, de six semaines, d'un mois!

Qui pourrait croire que, sur les 500 malades en question, il ait pu s'en trouver 12 qui, de leur propre déclaration (recueillie par moi sous leur dictée), ne se sont pas traités plus de quatre semaines, de trois semaines, de quinze jours, de dix jours, voire (pour 9 cas) de huit, de sept, de cinq et de trois jours!!

Il n'avait donc rien inventé, on le voit, le célèbre fantaisiste qui imagina un jour de traiter la vérole PAR LE MÉPRIS, car ce mode de traitement avait été mis en œuvre bien avant lui par de très nombreux malades.

par une station de quelques semaines à Vichy ou par une médication de quelques mois? Non, sans doute, et tous les praticiens sont d'accord pour ne promettre au goutteux, je ne dirai pas la guérison, mais l'apaisement de ses souffrances, qu'au prix de plusieurs saisons de Vichy, qu'au prix d'un traitement fort long et d'une hygiène indéfinie.

Croyez-vous de même qu'on vienne à bout de la scrofule par une saison de quelques semaines au bord de la mer, ou par une médication de quelques mois à l'huile de foie de morue et aux iodiques? Non encore, et, de l'aveu général, plusieurs années sont nécessaires pour modifier le tempérament scrofuleux.

Et de même pour le rhumatisme ; — et de même pour le paludisme, etc.

Eh bien, la syphilis ne fait pas exception à cette loi. Le tempérament syphilitique, comme le tempérament scrofuleux, goutteux, rhumatismal, etc., ne se modifie, ne s'amende, ne se corrige qu'au prix d'une médication longue, d'une dépuration longtemps entretenue, d'un véritable traitement *chronique* (je reviens toujours à ce mot parce qu'il est seul en situation).

Oui, le traitement de la syphilis ne saurait être que ceci : un TRAITEMENT CHRONIQUE.

Et comme, des deux remèdes dont nous disposons contre la syphilis, c'est le mercure qui très certainement (nous l'avons établi par ce qui précède) constitue notre plus sûr recours au point de vue préventif, il suit de là que c'est à une médication prolongée par le mercure que nous devons demander la guérison de la maladie, si tant est que nous puissions la guérir.

« Médication prolongée par le mercure, c'est encore là, me direz-vous, une évaluation vague et arbitraire. En pratique force est d'aboutir à un chiffre ; précisez-nous donc ce chiffre. »

Eh bien, d'une façon approximative et éminemment sujette à variétés, j'avais autrefois fixé ce chiffre à *deux ans* en moyenne, en ajoutant que, par la force des choses, on était souvent amené à le dépasser et de beaucoup. J'avais eu tort.

Aujourd'hui, avec pas mal d'années et d'expérience en plus, je déclare que cette évaluation — contre laquelle on s'est tant récrié autrefois en la taxant d'excessive — ne me satisfait plus. Elle me paraît, comme moyenne tout au moins, inférieure à la nécessité des choses. Oui, j'ai été amené à croire que traiter mercuriellement la vérole au cours de ses deux premières années, *ce n'est pas assez*, tant il m'est arrivé de fois de la voir, après des traitements de cette durée, renaître de ses cendres vivace et menaçante. J'estime donc actuellement que, comme règle habituelle, il y a prudence à insister sur la médication mercurielle, par cures espacées, au cours de la troisième et de la quatrième année de la maladie. Du moins ai-je été conduit par expérience à modifier ainsi ma pratique.

Et d'ailleurs que de fois n'est-on pas obligé — absolument obligé — par les événements mêmes à dépasser ce terme *approximativement moyen* de quatre années de traitement mercuriel ! Car il est quantité de malades (mes notes seraient là pour me le rappeler, si je pouvais l'oublier) sur lesquels j'ai dû continuer le traitement mercuriel bien au delà de ce terme, et cela pour des raisons diverses, à savoir soit à cause d'accidents rebelles, réfractaires, soit à propos de récidives, soit en considération du caractère menaçant de la maladie, etc.

Encore même n'est-ce pas tout. Car, pour nombre de médecins, le traitement mercuriel de la syphilis comporterait une suite, un complément nécessaire, « indispensable », dit-on, à savoir l'administration de l'iodure. Oui, d'après une opinion généralement accréditée, les cures mercurielles devraient être obligatoirement suivies d'une série de cures iodurées. — Voici le moment venu de nous expliquer à ce sujet.

L'ADMINISTRATION DE L'IODURE EST-ELLE UN COMPLÉMENT NÉCESSAIRE DES CURES MERCURIELLES ?

Je commencerai par le dire, c'est une question bien difficile que celle de savoir si l'iodure de potassium doit être administré consécutivement au traitement mercuriel et administré à la façon dont on prescrit le mercure, c'est-à-dire avec insistance, pour un temps plus ou moins long. Et cependant, en pratique on se conduit comme si c'était là chose jugée. Il n'est guère de médecins qui ne soumettent leurs malades au traitement ioduré, et cela à diverses reprises, après les avoir traités par le mercure. Tous les malades, d'ailleurs, s'empressent de réclamer de nous ce remède, et souvent même ils se l'administrent de leur propre inspiration ; car c'est là, croient-ils, un éliminateur du mercure, un dépuratif qui va « chasser » de leur corps un poison détesté.

Ce n'est certes pas une idée de cet ordre qui nous conduit, nous médecins, à faire succéder l'iodure au mercure dans le traitement de la syphilis. Mais, en agissant de la sorte, à quelle intention obéissons-nous donc, car je ne veux pas croire que nous obéissions seulement à la routine. Or, je crains bien que cette pratique n'ait eu pour point de départ et n'ait encore pour raison une conception toute théorique. On s'est dit : « L'iodure est incontestablement le curatif par excellence de la syphilis tertiaire; donc il doit en être également le préventif ». Pour être rationnelle, l'induction n'en eût pas moins gagné à être vérifiée expérimentalement. Il eût fallu la soumettre à l'épreuve d'une démonstration péremptoire, consistant en ceci: comparer à longue échéance, sur un certain nombre de malades, les effets d'un traitement exclusivement mercuriel à ceux d'un traitement mercuriel suivi d'un traitement ioduré. Or, il ne semble pas qu'une telle expérience ait jamais été instituée au moins d'une façon rigoureuse et véritablement scientifique. En sorte qu'aujourd'hui même la pratique qui consiste à associer l'iodure au mercure ne se justifie que par les bons résultats habituels d'une médication *mixte*, mercurielle d'abord et principalement, iodurée ensuite et presque accessoirement. Mais, dans cette médication mixte, quelle part du succès définitif revient à l'iodure, c'est là ce que nous ne sommes pas en mesure d'apprécier.

Aussi bien, depuis un certain temps s'est-il établi contre l'iodure une certaine réaction, laquelle même, comme toutes les réactions, a dépassé la juste mesure et à son tour commence à être combattue. Positivement l'iodure a subi de nos jours une réelle défaveur.

Entendons-nous bien toutefois. Personne ne conteste ce qui est incontestable, à savoir les vertus *curatives* de l'iodure, qui sont aussi évidentes que merveilleuses (j'ai dit le mot et ne songe en rien à le retirer ni à l'amoindrir). Ce qu'on met en cause seulement, ce qu'on discute, ce que quelques-uns renient délibérément, ce sont les vertus *préventives* de cet admirable remède. Or, ces vertus préventives, on n'en doutait pas autrefois, j'entends il y a quarante ans, vingt ans, quinze ans même. Ricord avait dit : « Six mois de traitement mercuriel, puis trois mois de traitement ioduré, voilà la médication qui donne les cures les plus soutenues, etc... » L'opinion générale non seulement accepta, mais confirma la doctrine du maître, et les cures iodurées devinrent le complément obligatoire des cures mercurielles. Moi aussi j'obéis à l'impulsion du jour et dans la formule de mon traitement je me gardai bien d'oublier l'iodure, que je recommandai d'administrer à la façon du mercure, c'est-à-dire « par cures intermittentes et espacées », « par saisons », et non suivant le mode continu, cela toujours en vue d'éviter l'accoutumance. Dans mes premières leçons je réglais ainsi ce traitement : Dès la troisième année, trois ou quatre cures iodurées, de quelques semaines chacune (en moyenne quatre semaines); — l'année suivante, trois cures semblables; — la suivante encore, deux cures, etc.

Pour le dire au passage c'est la dernière partie de ce programme qui a été le mieux agréée du public et des médecins. J'ai rencontré dans la clientèle nombre de malades qui, de leur propre inspiration, se sont soumis à un véritable traitement *chronique* par l'iodure, en prenant « à chaque renouvellement de saison » telle ou telle dose de ce remède. Il est nombre de médecins qui conseillent l'iodure (toujours par cures espacées) quatre, cinq, six, huit ans. J'en connais qui le prescrivent d'une façon pour ainsi dire indéfinie. Et j'en connais même qui, affectés autrefois de syphilis, prêchent d'exemple sur ce point.

Pour moi, force m'est d'avouer qu'avec la pratique ma foi première en l'iodure a baissé quant à ses vertus préventives (préventives seulement, bien entendu, et non autres). Et cela pour deux raisons, toutes deux empruntées à la clinique, que voici :

La première, c'est que j'ai vu nombre de malades qui, pour une raison ou pour une autre n'avaient jamais pris d'iodure, aboutir néanmoins — je ne voudrais pas dire à guérison, car sait-on jamais si un malade est guéri de la vérole? — mais à ce qui pratiquement équivaut à la guérison, à savoir l'absence prolongée de manifestations spécifiques, et cela tout comme s'ils avaient subi le traitement complet par le mercure d'abord, puis par l'iodure ensuite.

Ma seconde raison est d'ordre thérapeutique. Ainsi : on sait qu'un accident tertiaire est fréquemment le présage, le prélude d'un autre accident tertiaire qui lui succède à échéance plus ou moins rapprochée. Or, à la suite d'un accident de ce genre, il y a bien plus de chances d'en éviter un second de même ordre avec le traitement mercuriel qu'avec le traitement ioduré. C'est là ce que l'observation clinique m'a bien souvent démontré.

De là ressort cette première conclusion : Que l'iodure est bien loin d'être *indispensable* pour conférer au malade ce que nous appellerons, sinon la guérison, du moins l'immunité prolongée.

Mais de cette première conclusion allons-nous déduire cette autre, à savoir : que l'iodure n'est pas *utile* à l'obtention de ce résultat, qu'il n'a pas sa part dans la réalisation de cette bienheureuse immunité, notre visée suprême? Non certes, et je ne saurais aller jusque-là, à l'exemple de certains de nos confrères qui ont osé dire ceci : « L'iodure n'agit que sur des symptômes ou des lésions sans agir sur la maladie. » Il me semblerait bien difficile d'admettre qu'exerçant sur les manifestations de la syphilis l'action si intensive, si merveilleuse, si spécifique que nous lui connaissons, elle restât sans influencer la maladie d'où dérivent les dites manifestations. Que cette influence sur la maladie même ne soit pas ce qu'on la croyait autrefois, que spécialement elle ne soit pas préventive au même degré que l'est le mercure, c'est là ce qui a paru ressortir ces dernières années d'une étude plus attentive du remède et d'une connaissance plus approfondie de la maladie. Mais qu'elle soit nulle, négligeable, *non utilisable* thérapeutiquement, mon sens clinique ne se prête pas à le croire. Au reste, ces questions thérapeutiques sont toujours difficiles, délicates et controversables. Je me refuserai pour ma part à exprimer en la circonstance une opinion formelle et définitive. Plus prudemment, j'estime que le problème reste encore *sub judice* et qu'une enquête ultérieure, enquête qui devra être minutieuse et longue, est indispensable à en dissiper les nombreuses obscurités [1].

MÉTHODE DES TRAITEMENTS SUCCESSIFS ou TRAITEMENT CHRONIQUE INTERMITTENT

SCHÉMA D'APPLICATION. — DÉROGATIONS MULTIPLES QUE COMPORTE UN TEL PROGRAMME

Au total, il résulte de ce qui précède que deux principes majeurs dominent la thérapeutique de la syphilis. Et ces deux principes sont les suivants :

1° Il faut que le traitement de la syphilis soit prolongé, presque chronique, pour être suffisant, c'est-à-dire pour être préventif ;

2° Il faut que le traitement soit intermittent.

Eh bien, sur ces deux bases j'ai institué — et cela de bien vieille date déjà [2] — un mode de traitement dont la visée est de satisfaire à l'une et l'autre de ces indications et que j'ai appelé MÉTHODE DES TRAITEMENTS SUCCESSIFS OU TRAITEMENT CHRONIQUE INTERMITTENT.

Cette méthode, application pratique des principes que je viens d'exposer, n'a rien que de très simple. Elle consiste en ceci :

1. V. sur ce point une note lue par un médecin distingué, le Dr Bizard, devant la Société de médecine de Paris, 28 mars 1908.

2 C'est vers 1870-71 que j'ai exposé pour la première fois les principes de cette méthode dans mes *Leçons de Lourcine*, dont la 1re édition date de 1873.

Une série de cures, mercurielles d'abord, iodurées plus tard, échelonnées au cours des premières années de la maladie et séparées les unes des autres par des stades de repos d'autant plus prolongés qu'on s'éloigne davantage du début de l'infection.

Un exemple pris sur le vif vous fera comprendre mieux qu'un long exposé l'application de la méthode.

Voici, je suppose, un malade qui vient réclamer mes soins au sujet de quelques accidents issus d'une contamination récente, tels que roséole, plaques muqueuses, etc. Je lui prescris un traitement mercuriel (dix centigrammes de protoiodure quotidiennement, par exemple). Si les choses marchent comme d'usage, dans trois ou quatre semaines, tout aura disparu. Néanmoins je ferai continuer le traitement encore quelques semaines, au total deux mois environ. Car (laissez-moi placer incidemment une remarque qui a son intérêt et sur laquelle d'ailleurs je me réserve de revenir plus explicitement), il est d'expérience qu'un premier traitement doit être assez long. Un bon commencement est toujours salutaire ; un premier coup frappé solidement surprend en quelque sorte l'ennemi ; à parler sans figure, une énergique répression d'emblée maîtrise certainement l'évolution morbide.

Jusqu'ici, pas d'embarras, pas de discussion. Tout le monde fait de même.

Mais au delà ? — Au delà, je suspendrai le traitement, et cela pour deux raisons : 1° parce que déjà, sans doute, mon malade aura commencé à subir l'accoutumance du mercure et que de nouvelles doses n'exerceraient peut-être plus sur lui qu'une influence relativement atténuée ; — 2° et surtout parce que prolonger encore la médication courrait risque d'offenser les fonctions digestives que j'ai tant intérêt à respecter.

Je ferai donc une trêve de plusieurs semaines, d'un mois à six semaines environ.

Puis, au delà ? — Au delà, *quoi qu'il soit advenu* (quoi qu'il soit advenu, remarquez bien ceci), c'est-à-dire que le malade ait éprouvé de nouveaux accidents ou qu'il soit resté indemne je reprendrai *systématiquement* la médication. (Et c'est en cela, inutile sans doute de vous le signaler à nouveau, que la méthode rationnelle ou préventive se sépare de la méthode opportuniste qui, elle, ne consent à traiter le malade qu'à propos et à l'occasion de symptômes nouveaux.) Je reprendrai donc, disais-je, le traitement, quoi qu'il soit advenu, ne serait-il rien advenu du tout. Car, ne serait-il rien advenu, je tiens pour certain que mon malade n'en reste pas moins exposé à des manifestations prochaines que j'ai à cœur de conjurer. D'autre part et surtout, je m'attache moins, vous le savez, aux symptômes qu'à la maladie, et c'est la maladie, même latente, que je vise, que j'entends poursuivre, persécuter. — Donc, nouveau traitement ; — et nouveau traitement avec le même remède, le protoiodure, par exemple ; car, puisqu'il vient, je suppose, de me réussir une première fois, quelle raison aurais-je pour l'abandonner, pour le remplacer par tel ou tel autre ?

Ce deuxième traitement, je lui donnerai une durée d'environ six semaines, puisque cette *cure de six semaines* est empiriquement celle que supportent les malades sans trop grande fatigue pour l'estomac et avec laquelle il n'est pas à craindre de phénomènes d'accoutumance.

Au delà, deux à trois mois de répit (en moyenne) pourront être accordés au malade, d'une part sans grande crainte de manifestations sérieuses pouvant se jeter à la traverse (car déjà nous avons pris l'avance sur la maladie), et, d'autre part, avec le bénéfice d'une désaccoutumance favorable à l'action ultérieure du remède.

A cette échéance, je reprendrai la médication, et toujours pour le même temps ; — puis je la suspendrai pour quelques mois ; — puis j'y reviendrai encore ; — et ainsi de suite, toujours avec la précaution de faire succéder à chaque stade de traitement un stade intercalaire de repos ou de désaccoutumance. Car c'est là — ai-je besoin de vous le faire remarquer encore une fois ? — *l'esprit* de la méthode ; et, en procédant de la sorte, j'espère réaliser, j'ai la conscience, la certitude expérimentale de réaliser l'intention thérapeutique que je poursuis, à savoir : *conserver au mercure pendant toute la durée du traitement l'intensité d'action qui lui est propre.*

De la sorte, donc, je ferai subir au malade (ceci approximativement) quatre ou cinq traitements mercuriels au cours de la première année ; — quatre au cours de la seconde ; — trois dans la troisième ; — trois dans la quatrième.

Admettons maintenant — ce qui d'ailleurs est le cas presque usuel — que tout ait marché sans encombre, au gré de nos désirs. Nous voici au cours de la troisième ou quatrième année. A ce moment, je juge opportune (d'accord en cela du reste avec tout le monde) l'intervention de l'iodure. Eh bien, je procède pour ce remède comme j'ai procédé pour le mercure. Je l'administre, lui aussi, *par cures intermittentes*, cures variables comme durée suivant la tolérance gastrique (quatre semaines en moyenne) et à dose moyenne de trois grammes par jour.

Il y a quelques années, alors que l'on croyait encore et que, comme tout le monde, je croyais encore aux hautes vertus préventives de l'iodure, je tenais pour obligatoire, à une étape plus ou moins avancée de la maladie, de faire succéder l'influence iodurée à l'influence mercurielle et, dans ce but, je soumettais mes malades systématiquement, dans la troisième ou quatrième année de l'infection, à une série de cures par l'iodure de potassium en alternance avec les cures mercurielles. Par exemple : trois ou quatre cures iodurées dès la première année de ce nouveau traitement, trois au cours de la suivante, deux au cours des années suivantes, etc. Mais vous savez que les idées ont bien changé depuis quelques années sur le compte de l'iodure, du moins en tant qu'agent préventif. Or, accommodant la pratique avec les doctrines en faveur, on a bien délaissé depuis la même époque les cures iodurées dont on avait coutume jusqu'alors de constituer ce que j'appellerai l'arrière-traitement de la syphilis. Certains de mes confrères, et en bon nombre, n'en font plus qu'un usage restreint, et quelques-uns même y ont complètement *renoncé*.

Cela, me semble-t-il, est une faute ; car, s'il est démontré que l'iodure n'est pas rigoureusement indispensable à la conquête de l'immunité, nous sommes loin encore de pouvoir affirmer qu'il ne collabore pas pour une part à ce grand résultat. Or, cette part, pourquoi la sacrifier, pourquoi n'en pas faire bénéficier nos malades ?

Quant à moi, si je me crois autorisé par ce que j'ai vu à donner à mes clients moins et bien moins d'iodure qu'autrefois, je ne me crois pas autorisé à ne plus leur en donner du tout. Les sevrer de ce remède me paraît une imprudence dont je ne veux pas me rendre coupable. Au total, de la troisième ou quatrième année de la diathèse jusqu'à la sixième environ, je leur prescris annuellement deux cures iodurées. Et, bien entendu, j'en deviens plus avare encore si l'iodure leur cause quelque trouble, s'il est mal toléré.

De là une importante réduction du traitement comme durée, ce qui me permet de réclamer de mes malades et de leur faire plus facilement agréer un supplément de mercurialisation sous forme de ce que j'appelle *cures de renforcement*, cures spécialement dirigées contre les affections parasyphilitiques qui commencent à entrer en scène juste à l'époque où nous en sommes arrivés, cures majeures comme intérêt et dont j'aurai bientôt à vous parler.

Ainsi donc, vous le comprenez actuellement : d'une part, *traitement chronique*, ou tout au moins *traitement très prolongé* ; — et, d'autre part, *traitement intermittent*, voilà toute la méthode.

Après cet exposé de l'application de ma méthode à un cas

idéal, ai-je besoin d'ajouter — quitte à me répéter encore, puisqu'on m'a fait une querelle à ce propos — que le programme qui précède n'a et ne saurait avoir rien de fixe, rien d'absolu ? Cela va sans dire, en vérité. Et, en effet, à quelque maladie qu'il s'applique, un traitement ne se prête pas à des statuts inflexibles et ne peut être réglé, déterminé à l'avance comme la marche d'un chronomètre ou les scènes d'une comédie. Il est de toute évidence qu'à l'instar de toute méthode thérapeutique la méthode du traitement chronique intermittent appliquée à la syphilis reste subordonnée dans la pratique aux exigences spéciales, imprévues, impossibles à prévoir, de chaque cas particulier. Il est de toute évidence que le programme qui précède, s'il doit rester fixe dans ses lignes principales, sera forcément soumis en pratique à des *dérogations* multiples non moins que motivées.

C'est ainsi que, suivant les sujets ou suivant les incidences morbides, la durée des stades de thérapeutique active ou bien devra être prolongée dans un cas ou bien pourra être abrégée dans un autre.

C'est ainsi, de même, qu'il pourra se trouver indication tantôt à augmenter et tantôt à diminuer la durée des stades de repos ou de désaccoutumance.

C'est encore ainsi que l'ordonnance réciproque de ces divers stades sera nécessairement modifiée par des circonstances particulières, telles que l'invasion inattendue de symptômes d'ordre secondaire dans une étape chronologiquement tertiaire, l'intensité insolite de la maladie, la fréquence des récidives, le caractère de ces récidives, les caprices de tolérance vis-à-vis de tel ou tel remède, et toutes autres indications des plus variées.

Un exemple, comme spécimen, entre cent autres que j'aurais à produire.

Il n'est pas très rare qu'en dépit du traitement le plus correct et dans une étape plus ou moins avancée de la maladie vienne à surgir tout à coup une manifestation d'ordre secondaire. C'est, par exemple, une syphilide palmaire qui fera invasion au cours de la cinquième, de la sixième, de la huitième année, syphilide qui, de par ses allures, de par son caractère, n'eût pas été déplacée à échéance bien autrement précoce, par exemple au sixième mois de la maladie. Que faire contre cet accident ? L'expérience apprend qu'il résisterait opiniâtrément à l'iodure, tandis qu'il guérira facilement sous l'influence mercurielle. C'est donc au mercure qu'il nous faudra revenir, et cela à une époque où, d'après la lettre (mais non d'après l'esprit) du programme qui précède, le mercure semblerait contre-indiqué. Voilà donc le mercure rentrant utilement en scène à la cinquième, à la sixième, à la huitième année de la maladie ou même plus tard et bien plus tard encore ; voilà donc toute l'économie du traitement bouleversée par un seul incident.

A fortiori, l'invasion d'un accident grave au cours de n'importe quelle période suspendra-t-elle tout assujettissement au susdit programme. Il ne sera plus question alors que d'aller au plus pressé et de satisfaire à l'indication urgente. Dans ce cas, suivant la nature de l'accident on prescrira mercure ou iodure, sans prendre souci de l'étape morbide; souvent même on associera ces deux remèdes pour faire, comme on dit, feu de toutes pièces.

Et ainsi de suite.

De sorte, vous le voyez, Messieurs, qu'en vous proposant pour le traitement de la syphilis le schéma thérapeutique qui précède, je suis bien loin de me faire illusion à son endroit et de vous le présenter (ainsi qu'on m'en a accusé) comme un plan de campagne rigoureusement déterminé à l'avance, fixe, invariable, immuable, etc. ». Je suis bien loin de le considérer comme « systématiquement applicable à tous les cas », comme indépendant des circonstances multiples et variées de la clinique. Je ne saurais donc me reconnaître coupable ni de cette « supputation mathématique » ni de cette « rigidité arbitraire » qu'on m'a reprochées et qui sont si éminemment contraires à l'esprit médical [1]. J'ai tenté seulement de vous tracer à grandes lignes la direction générale du traitement de la maladie, et, pour mieux la graver en vos esprits, de la schématiser par un exemple.

Sous le bénéfice de ces réserves, je compléterai par une dernière indication le tableau qui précède.

Dans la direction du traitement antisyphilitique, il est un point essentiel qui mérite une mention particulière. Le voici.

Il y a avantage, dans les premières étapes du traitement, à rapprocher le plus possible les stades de thérapeutique active; — il y a intérêt, tout au contraire, à les espacer de plus en plus à mesure qu'on s'éloigne de la période initiale de la maladie. Ainsi, au début, entre les deux ou trois premiers stades de traitement, tout au plus pourrez-vous intercaler des stades de repos d'une durée de quelques semaines ; — plus tard, déjà, il vous sera loisible de prolonger ces stades, sans inconvénients.

1. Aussi ai-je toujours désavoué ces schémas en forme de table de Pythagore par lesquels on a maintes fois essayé de représenter graphiquement la méthode de traitement chronique intermittent. De tels graphiques, de par leur physionomie mathématique, de par leur allure de « consigne militaire », sont en opposition complète avec l'esprit médical.

et sans crainte d'accidents, jusqu'à trois ou quatre mois ; — *a fortiori* trouverez-vous avantage, dans une phase plus avancée de la maladie, à interposer aux stades de thérapeutique active des stades de repos d'une durée de quatre, cinq ou six mois. — C'est là du moins ce qui, empiriquement, m'a paru le plus profitable aux malades.

Enfin, ai-je besoin d'ajouter que le temps et l'expérience apporteront sans nul doute au programme de la méthode en question des amendements, des corrections, des perfectionnements, des modifications diverses que nous ne saurions encore soupçonner ?

Déjà, par exemple, voici Neisser qui, après avoir adopté en principe ce mode de traitement, propose de le modifier « par l'alternance de cures énergiques avec des cures plus douces ». Il aurait trouvé avantage, paraît-il, à cette façon particulière de procéder.

De divers côtés on a proposé de varier le mode d'administration du mercure dans les diverses cures qui composent l'ensemble du traitement chronique intermittent, c'est-à-dire de donner tour à tour le mercure par l'estomac, par la peau (frictions), par injections (solubles ou insolubles). Soit dit au passage je ne verrais *a priori* aucun inconvénient à de telles alternances, pourvu, bien entendu, qu'à chacune de ces cures de mode différent le mercure fût donné à doses véritablement actives au double point de vue curatif actuel et préventif.

De même, d'autres médecins, tels que Martineau, Lewentaner, Hallopeau, ont émis l'idée de faire alterner le mercure et l'iodure dans le traitement intermittent, et cela soit immédiatement, dès la première année pour les uns, soit seulement, pour les autres, au cours de la deuxième. « S'il a été démontré, dit Hallopeau, que le mercure ne doit pas être administré d'une façon continue, faut il pour cela s'abstenir de toute intervention pendant les interruptions nécessaires de la cure hydrargyrique et laisser ainsi évoluer la maladie sans la combattre ? Nous ne le pensons pas, car nous avons en main un autre médicament spécifique d'une incontestable puissance... Donc, prescrivons l'iodure pendant les temps de repos de la cure mercurielle. »

Bien d'autres modifications ont encore été proposées à la méthode. A n'en plus citer qu'une seule, un de nos distingués collègues, le Dr Jacquet, est le promoteur d'une médication originale à laquelle il a donné le nom de *traitement intensif*, *plurimercuriel* et *discontinu* ; — *intensif*, car le mercure y est administré à doses élevées ; — *plurimercuriel*, car le mercure y est importé simultanément par plusieurs voies (voies gastrique, rectale, cutanée et sous-cutanée) ; — *discontinu*, enfin, en raison de ses pauses thérapeutiques des plus fréquentes, etc. — En deux mots, le malade prend pour une courte période (4 à 5 jours en moyenne) du protoiodure par l'estomac et du bichlorure par le rectum, en même temps qu'il est frictionné à l'onguent napolitain et qu'il reçoit des injections solubles et insolubles. Puis il suspend toute médication pour une phase plus longue (8 à 10 jours en moyenne). Puis il reprend le traitement antérieur pour quatre à cinq jours, l'interrompt derechef pour un temps à peu près double, et ainsi de suite.— Ce traitement, dit l'auteur, est très énergique quant à ses effets immédiats, ce qu'on croira facilement. Quant à ses résultats extérieurs, préventifs, ils ne sauraient être préjugés [1].

Sans prodiguer à ce degré le mercure, d'autres praticiens ont proposé de *renforcer* le mode usuel d'administration du mercure, à savoir le mode stomacal, par l'addition d'injections solubles (comme exemple, une injection hebdomadaire de biiodure d'hydrargyre iodurée). Un médecin de mes amis, praticien des plus instruits et excellent observateur, m'a affirmé s'être toujours très bien trouvé de ce procédé.

D'autre part enfin, on s'est demandé s'il n'y aurait pas avantage à revenir de temps à autre au mercure dans les étapes avancées, voire dans les stades très éloignés de la maladie.

Quelle est la valeur de ces modifications qu'on a proposé d'introduire dans la méthode, comme d'autres encore que je passerai sous silence ? Je ne saurais le dire. Tout cela reste encore à l'étude.

Résultats fournis par cette méthode. — Quatre avantages principaux. — Mais, à côté de succès habituels, insuccès indéniables. — Syphilis *réfractaires*. — Et surtout, comme origine à ces insuccès, syphilis à manifestations parasyphilitiques.

Ainsi doit être compris, à mon sens, le traitement de la syphilis ; ainsi doit être appliquée la méthode dite des traitements successifs.

Cette méthode, veuillez le croire, je ne l'ai pas imaginée d'emblée et sur de simples conceptions de cabinet. Je n'y ai été conduit que par empirisme, et je ne l'ai édifiée que pierre à pierre, à coup d'observations, par tâtonnements, par révisions, avec retouches et corrections multiples.

Sans doute elle n'est pas parfaite, cette méthode, je l'avoue

1. Pour les détails de ce traitement, que M. Jacquet du reste ne propose qu'au titre d'une méthode seulement applicable aux cas d'ordre grave, consulter l'intéressante thèse d'un de ses élèves, le Dr Hirigoyen, Paris, juillet 1907.

tout le premier, et je suis bien loin de vous la présenter comme telle. Mais il me paraît impossible de lui refuser de sérieux avantages, notamment les quatre suivants :

1° Elle est mieux agréée des malades que celle des traitements continus ; — et cela, *a priori*, parce qu'elle leur paraît plus rationnelle, qu'elle leur fait moins peur ; — après expérience, parce qu'elle les fatigue moins.

2° Elle est plus facilement tolérée par l'organisme que celle des traitements continus.

3° Elle conserve au mercure et à l'iodure l'intégralité de leur influence curative pendant toute la durée de leur administration.

4° Elle permet de prolonger sans inconvénients l'usage de ces deux remèdes pendant un temps presque indéfini, au moins pendant le temps nécessaire à la guérison.

Sans doute, elle est loin, bien loin d'être parfaite, cette méthode, répéterai-je encore. Car elle a ses insuccès, ses revers absolus, que — bien loin de les dissimuler — je dénoncerai dans un instant. Mais, au total, elle constitue à l'heure actuelle ce que nous avons de mieux ou de moins imparfait, à mon sens tout au moins.

Je puis dire en avoir retiré des effets satisfaisants, satisfaisants en général, et plus satisfaisants encore par comparaison, c'est-à-dire quand on les met en parallèle avec les résultats fournis par d'autres méthodes.

Depuis plus d'une trentaine d'années j'ai traité de la sorte des milliers de malades qui, soit à Lourcine, soit ici, soit en ville, se sont confiés à mes soins ; et, à cela près d'un certain nombre d'exceptions dont je vais bientôt parler, je déclare que j'ai vu presque invariablement cette méthode réaliser ce que je lui demandais soit comme effets curatifs actuels, soit même (ce qui est bien autrement essentiel) comme sauvegarde d'avenir. De mes clients de la ville — les seuls dont j'aie droit de parler à ce dernier point de vue — il est bon nombre dont j'ai pu suivre l'état de santé ultérieur à termes de 10, 15, 20, 25, voire 30 ans au delà de l'origine de l'infection, et qui n'ont plus éprouvé aucun accident spécifique jusqu'à ce jour. Il en est bon nombre aussi dont je suis encore le médecin ou avec lesquels je suis resté en relations d'amitié, de camaraderie, de société, et j'ai plaisir souvent à les voir indemnes, pères de famille, bien portants, et entourés d'enfants bien portants aussi. Sont-ils guéris, absolument guéris? Je ne le sais et ne voudrais le dire ; toujours est-il que le traitement leur a rendu la syphilis légère dans le passé, muette dans le présent comme vraisemblablement aussi pour l'avenir, et j'ajouterai inoffensive pour leur famille.

C'est là ce que réalise la méthode en question, je l'affirme une dernière fois. Telle est même, dirai-je, comme résultats, *la règle* en l'espèce. Malheureusement cette règle comporte des exceptions, exceptions rares à coup sûr, mais non moins authentiques que déplorables. Un mot à ce sujet.

Il est des cas vis-à-vis desquels la méthode précédente — comme, du reste, toute autre méthode — reste en défaut. Ces cas sont de deux ordres. Les uns relèvent de syphilis que, faute d'un meilleur mot (car celui que je vais employer ne me satisfait qu'incomplètement), j'appellerai les syphilis *réfractaires;* et les autres sont constitués par les syphilis à manifestations *parasyphilitiques*. — Je m'explique.

I. — Les syphilis dites réfractaires sont de mauvaises syphilis, à malignité particulière, qui se traduisent par des manifestations graves et incessamment récidivantes, *quoi qu'on puisse faire*. Chacune de leurs poussées est grave, et il ne faut rien moins qu'un traitement énergique pour en débarrasser les malades. Mais voici ce qu'il y a de pis avec elles : une de leurs poussées n'est pas plus tôt guérie que, même en dépit d'un traitement correct, voire intervenant dans les stades d'accalmie, une autre entre en scène. Puis, celle-ci guérie à grand' peine, il en survient une troisième, et ainsi de suite, pendant des années, de longues années. Tel est, comme exemple, un cas dont je vous ai déjà parlé et que vous avez encore sous les yeux, celui de la malheureuse malade couchée au lit n° 5 de la salle Henri IV. Cette femme, qui a contracté la syphilis il y a treize ans, s'en est toujours bien traitée ; plusieurs fois même nous lui avons administré une médication énergique, jusqu'à déterminer une vive irritation mercurielle de la bouche. Eh bien, malgré cela, malgré tous nos efforts, elle n'a pas cessé depuis treize ans d'être en proie à des assauts multiples, quelquefois subintrants, d'accidents tertiaires graves ; et tout récemment encore elle vient de rentrer dans nos salles pour la neuvième fois (!) avec une affreuse syphilide qui lui laboure une partie du visage. — Des cas analogues ne seraient que trop faciles à citer [1].

II. — Il est un autre ordre de syphilis qui se jouent bien autrement de la médication dite spécifique. Celles-ci sont les syphilis à manifestations *parasyphilitiques* [2]. A l'origine, elles n'ont rien de spécial, le plus souvent même rien que de bénin.

1. Voir, par exemple, mon *Traité de la Syphilis*, t. I, p. 822 et suiv.

2. Ces affections parasyphilitiques constituent de par leur nombre et leur importance clinique une véritable *syphilis nouvelle*, comme on l'a dit. Elles ont été pour moi le sujet d'une étude assidue, et je ne regrette pas de leur avoir

Puis, à longue échéance, elles déterminent des accidents morbides dont la relation avec la syphilis a été longtemps méconnue, mais n'est plus récusable aujourd'hui; accidents qui n'ont plus la physionomie syphilitique, qui peut-être même ne sont pas de *nature* syphilitique à proprement parler, mais qui n'en sont pas moins d'*origine*, de provenance syphilitique. Ces accidents, pour lesquels j'ai proposé l'épithète de parasyphilitiques, ce sont, à ne citer que les principaux : 1° pour la syphilis acquise, le tabès, comme tête de ligne ; — la paralysie générale ; — le tabès et la paralysie générale associés ; — la neurasthénie ; — la céphalée neurasthénique ; — une épilepsie de modalité spéciale que je me réserve de décrire quelque jour ; — la leucoplasie ; — et 2° pour la syphilis héréditaire, les dystrophies natives ; — l'infantilisme ; — l'hydrocéphalie ; — le rachitisme ; — certains cas de méningite simple du jeune âge ; — peut-être certaines épilepsies ; — sûrement, en tout cas, le tabès juvénile et la paralysie générale juvénile. — Sans compter que cette liste est bien probablement destinée, au train dont marchent les choses, à s'enrichir d'acquisitions nouvelles. Or, contre les accidents de ce genre le traitement spécifique reste presque toujours impuissant, souvent même radicalement inerte. Que si, par exception, il réussit à les influencer, ce n'est que soit d'une façon indirecte, soit à leur début même et au prix de doses très énergiques ; encore son action n'est-elle jamais comparable à celle qu'il a coutume d'exercer sur toutes les autres déterminations de la diathèse.

Ces défaillances du traitement spécifique, Messieurs, il nous faut les connaître, il faut nous les avouer à nous-mêmes, et c'est un devoir pour moi de vous les signaler. Car, d'une part, on croit trop généralement à la *toute-puissance* du mercure et de l'iodure en fait de syphilis. A entendre parler nombre de nos confrères, il semblerait que tout ce qui est d'ordre syphilitique est par cela même justiciable du traitement antisyphilitique, comme aussi, réciproquement, que tout ce qui résiste à ce traitement n'est pas syphilitique. Double erreur, double illusion, que ne sauraient partager les gens du métier, qui, vivant quotidiennement avec la syphilis, la connaissent à ses œuvres et, par expérience, la savent moins docile, moins soumise au traitement, et surtout moins « infailliblement curable ».

Et, d'autre part, la conscience de ces échecs, de ces désastres

consacré les trois livres suivants : *L'ataxie locomotrice d'origine syphilitique*, 1882 ; — *Leçons sur la période préataxique du tabès d'origine syphilitique*, 1885 ; — *Les affections parasyphilitiques*, 1894.

thérapeutiques, n'est-elle pas pour nous une incitation à des efforts nouveaux, à la recherche d'autres voies, d'autres procédés, d'autres méthodes capables de *mieux faire ?*

RETOUR SUR QUELQUES POINTS DE LA MÉTHODE

I. — Avantages d'une première cure mercurielle particulièrement énergique et prolongée. — Quelques exemples cliniques.

Je viens, Messieurs, de vous tracer le plan général de la méthode des traitements successifs.

Dans cet exposé d'ensemble j'ai dû forcément laisser de côté un certain nombre de points particuliers auxquels il me faut revenir actuellement.

De ces points il en est trois qui méritent plus spécialement notre attention, à savoir :

I. — Avantage manifeste à inaugurer le traitement par une première cure énergiquement répressive ;

II. — Nécessité de maintenir le traitement, dans chacune des cures qui le composent, à un taux d'intensité véritablement thérapeutique ;

III. — Appropriation aux étapes morbides des composés mercuriels à mettre en œuvre.

Quelques mots sur chacune de ces questions qui, toutes trois, comportent une très réelle importance pratique.

I. — Je vous le disais il y a quelques instants, un bon commencement est toujours salutaire ; un premier coup solidement frappé semble surprendre l'ennemi et le maîtriser d'emblée. A parler sans figure, il n'est pas douteux pour moi qu'un traitement mercuriel énergique institué dès les premières étapes de la syphilis, n'exerce sur l'ensemble et l'avenir de la maladie une action modificatrice particulièrement puissante.

De cela je trouve la preuve dans une catégorie spéciale de cas que je dois vous mettre sous les yeux.

Maintes fois il m'est arrivé en pratique de rencontrer (et non sans étonnement à l'origine) des malades qui, n'ayant fait qu'*un seul* traitement mercuriel au début même de l'infection, n'en avaient pas moins traversé sans encombre de longues étapes de la diathèse, c'est-à-dire étaient restés indemnes de toute manifestation spécifique pour huit, dix, douze, quinze, vingt ans et plus. Voyez, comme exemples, ce qui s'est produit dans les douze observations réunies dans ce tableau :

PREMIERS ACCIDENTS	LAPS D'IMMUNITÉ MORBIDE	ACCIDENTS ULTÉRIEURS
I. — Chancre induré. — Roséole. Traitement mercuriel de six semaines à deux mois, au début de l'infection.	11 ans.	Syphilide tuberculeuse.
II. — Chancre induré. — Roséole et plaques muqueuses. Traitement mercuriel de trois mois, dès le début de la maladie.	11 ans.	Syphilide gommeuse hypertrophique de la lèvre inférieure.
III. — Chancre induré. Traitement de quatre mois dans les premiers temps de l'infection (un mois et demi par le mercure, deux mois et demi par l'iodure).	9 ans.	Perforation gommeuse du voile palatin.
IV. — Chancre induré. — Nulle manifestation secondaire. Traitement : 60 pilules de Ricord, dans les premiers temps de la maladie. Au cours de la neuvième année, un flacon de sirop de Gibert.	9 ans.	Gomme sous-cutanée.
	23 ans.	Exostose tibiale volumineuse. Sarcocèle spécifique.
V. — Chancre induré. — Roséole. - Syphilides buccales. Trois mois de traitement mercuriel, dans les premiers temps de la maladie.	13 ans.	Syphilis du cerveau.
VI. — Chancre induré. — Quelques accidents secondaires très bénins. Traitement de cinq à six mois, au début, par mercure et iodure.	10 ans.	Syphilide tuberculeuse.
	36 ans.	Syphilide tuberculo-ulcéreuse, à phagédénisme térébrant.

PREMIERS ACCIDENTS	LAPS D'IMMUNITÉ MORBIDE	ACCIDENTS ULTÉRIEURS
VII. — Chancre induré. — Roséole. Traitement mercuriel de deux mois, dès le chancre.	15 ans. 26 ans.	Syphilide tuberculo-ulcéreuse, de forme phagédénique. Syphilide de même forme.
VIII. — Chancre induré. — Pas d'accidents secondaires. Traitem. de quelq. semaines, au début, par mercure et iodure.	24 ans.	Syphilide tuberculo-ulcéreuse.
IX. — Chancre induré. Traitement de quelques semaines, au début, par mercure et iodure.	22 ans.	Exostose tibiale, à récidives multiples.
X. — Chancre induré. — Nul accident secondaire. Quatre mois de traitement, dès le début par pilules de proto-iodure.	34 ans. 35 ans.	Syphilide ulcéreuse du crâne. Syphilide tuberculo-ulcéreuse, de forme phagédénique.
XI. — Chancre induré. — Nul accident secondaire. Quatre mois de traitement mercuriel et iodure, au début de la maladie.	9 ans. 12 ans. 14 ans. 18 ans.	Syphilide gommeuse du palais. Syphilide tuberculo-ulcéreuse. Infiltration gommeuse de la lèvre inférieure. Récidive de la lésion labiale. — Glossite scléreuse. — Syphilide tuberculo-ulcéreuse du voile palatin.
XII. — Chancre induré. — Quelques accid. secondaires au cours de la première année. Six mois de traitement mercuriel, au début de la maladie.	31 ans.	Syphilides gommeuses. — Gomme sous-cutanée. — Exostose du cinquième métacarpien.

Voilà donc 12 malades qui, pour avoir suivi un seul traitement mercuriel de quelques semaines ou de quelques mois dans les premiers temps de l'infection, ont acquis une immunité complète de *neuf à trente-quatre ans (trente-quatre ans!)* et n'ont payé tribut au tertiarisme qu'à des échéances lointaines, voire parfois extraordinairement lointaines. Eh bien, n'y a-t-il pas là, pour nous, matière à méditations ? N'y a-t-il pas là un enseignement à recueillir relativement au point spécial qui nous occupe ?

Et qu'on ne dise pas que l'expectation puisse faire même chose, à savoir proroger de même l'invasion du tertiarisme à des échéances aussi reculées. Car cela n'est pas dans ses habitudes. L'expectation a ses échéances tertiaires bien autrement précoces. A preuve une statistique que j'ai instituée d'après un certain nombre de syphilis absolument abandonnées à elles-mêmes sans le moindre traitement, et d'où ressort ceci:

1° Que, dans 63 cas de ce genre, l'invasion du tertiarisme s'est faite 53 fois au cours des *dix premières années ;* — et 10 fois seulement au delà ;

2° Que, dans ces conditions, l'invasion du tertiarisme a un maximum bien marqué *de la deuxième à la quatrième année* (24 cas sur 63)[1].

D'après cela il ne saurait rester douteux qu'un traitement mercuriel institué au seuil de la diathèse ne puisse avoir pour effet de modifier assez puissamment l'évolution morbide pour retarder l'explosion d'accidents graves et la rejeter à des échéances plus ou moins lointaines. Autant de pris sur l'ennemi,

1. Voici le détail de cette statistique. — Sur 63 cas de syphilis absolument abandonnées à leur évolution propre et sans le moindre traitement, l'invasion du tertiarisme s'est faite:

Au cours de la	première	année.	2 fois.
—	seconde	—	9 —
—	troisième	—	8 —
—	quatrième	—	7 —
—	cinquième	—	3 —
—	sixième	—	6 —
—	septième	—	6 —
—	huitième	—	4 —
—	neuvième	—	3 —
—	dixième	—	5 —
—	onzième	—	2 —
—	treizième	—	1 —
—	quatorzième	—	2 —
—	quinzième	—	1 —
—	dix-septième	—	1 —
—	dix-neuvième	—	1 —
—	vingtième	—	1 —
—	vingt et unième	—	1 —
	Total	. . . . . .	63 fois.

comme on dit vulgairement. Donc, pourquoi ne pas profiter de cet effet suspensif succédant à une intervention précoce du mercure, alors que l'occasion se présente d'en faire bénéficier les malades ?

William Taylor, dans son excellent essai sur le traitement de la syphilis, exprime sur ce point particulier la même opinion que moi. Il la traduit même d'une façon pittoresque en disant que les premiers temps de la syphilis constituent une époque « solennelle » pour l'intervention du mercure et qu'un premier traitement mercuriel énergiquement institué à cette époque *casse les reins* à la maladie.

Conséquemment, je suis d'avis que la première intervention du mercure, au seuil même de la diathèse, soit une intervention particulièrement *énergique*, et énergique à un double point de vue, à savoir : d'une part, comme intensité thérapeutique, et, d'autre part, comme durée.

Donc :

1° Dans un premier traitement, je prescris le mercure à bonnes doses, c'est-à-dire : pour un sujet adulte (homme), dix centigrammes de protoiodure quotidiennement, voire davantage, si je vois que le remède est bien toléré.

2° Je prolonge ce traitement six semaines au minimum, deux mois, si je puis. — J'accorde alors au malade un répit de quelques semaines. — Puis je reprends le traitement sur le même pied pour six semaines.

En sorte que je place au seuil de la diathèse un traitement d'au moins trois mois, coupé par un entr'acte assez court.

En un mot, je m'ingénie de la sorte à réaliser un premier effort thérapeutique qui, surprenant la maladie à son origine, semble susceptible d'exercer sur elle une répression particulièrement active et durable.

II. — Nécessité de maintenir le traitement, dans chacune des cures qui le composent, à un taux d'intensité véritablement thérapeutique.

II. — Second point : Il y a grande importance, je crois, à ce qu'au cours des diverses cures qui composent la méthode des traitements intermittents, le mercure soit administré et toujours administré *à doses véritablement thérapeutiques*, c'est-à-dire à doses susceptibles d'exercer sur la maladie une action sérieusement efficace.

Or, c'est là un précepte auquel il se commet en pratique de continuelles infractions. Alors que la syphilis ne se traduit plus par rien de grave, alors surtout qu'elle est silencieuse, on se laisse naturellement aller à ne plus combattre un ennemi « vaincu » que par de faibles doses médicamenteuses. De même encore pour les cas où l'on a eu affaire à une syphilis originairement bénigne, dont les premiers assauts ont cédé facilement à une petite dose de mercure pour la bonne raison qu'ils ne demandaient qu'à disparaître *sponte suâ* ; on s'applaudit du succès obtenu à si peu de frais ; on croit avoir mis la main d'emblée sur la dose mercurielle efficace, et l'on ne songe pas à la dépasser. « A quoi bon la dépasser, puisqu'elle a bien fait? » Et alors, dans les cures suivantes, on s'en tient toujours à cette petite dose, c'est-à-dire que l'on continue, comme on a commencé, à donner le mercure *au-dessous* de sa dose nécessaire, indispensable, véritablement curative.

Exemple : A un homme jeune, vigoureux, résistant, on prescrit le protoiodure à la dose quotidienne de cinq centigrammes (si ce n'est moins, quelquefois) ; puis, à supposer que cela ait réussi dans une première cure (et pourquoi non ?), on continue sur le même pied, c'est-à-dire à cette même dose de cinq centigrammes dans chacune des cures suivantes.

Eh bien, à ce taux, le mercure est inefficace, comme je vous l'ai dit précédemment ; et il reste d'autant plus inefficace en l'espèce, par effet d'accoutumance, qu'on l'administre par cures plus fréquentes ou plus prolongées. A de telles doses le traitement mercuriel n'est plus un traitement mercuriel ; il devient un simulacre, une *illusion de traitement*, une sorte d'expectation déguisée.

Et alors, de cette mauvaise pratique, de ce traitement *timoré*, « émasculé », résultent deux conséquences, dont l'une surtout mérite toute notre attention.

La première, c'est, tout naturellement, l'invasion possible d'un accident ou d'une poussée syphilitique à terme plus ou moins prochain, par insuffisance de répression thérapeutique. Ce n'est là qu'un demi-mal, à vrai dire ; voire ce peut être un bien, j'entends une éventualité favorable pour le malade, si le médecin sait tenir compte de l'avertissement et en profite comme il convient.

Seconde conséquence, plus regrettable. Celle-ci consiste en ce qu'une série de cures mercurielles à basses doses finit par conférer à l'organisme une sorte d'*insensibilité relative* au mercure, en vertu de laquelle le malade, à un moment donné, ne ressent plus que faiblement l'action de ce remède, même administré à doses supérieures. Voici, en effet, ce qu'on observe parfois en pratique. Un malade a été traité longtemps par le mercure à doses débiles ; — survient sur lui un accident nouveau ; — eh bien, cet accident a toutes chances pour se montrer particulièrement rebelle à l'action du mercure. Souvent on n'en viendra à bout, même avec de fortes doses mercurielles, que lentement, péniblement, alors qu'en toute autre circonstance on en aurait eu rapidement raison. Et pourquoi cela? Parce qu'on a affaire en pareil cas à un malade qui est comme *blasé* vis-à-vis du mercure par une longue accoutumance, et sur qui l'action de ce remède se trouve pour ainsi dire émoussée.

C'est qu'en effet de toutes les méthodes celle qui est en question pour l'instant, à savoir la méthode des cures mercurielles répétées, est la mieux faite naturellement pour conférer aux malades, par voie d'accoutumance, un tel état réfractaire au mercure. Et, d'autre part, vous concevez à quel résultat déplorable on aboutit lorsque chacune des cures qui la composent est tenue *au-dessous* de la dose véritablement active du remède. D'un côté, on administre le mercure à dose non suffisante à influencer sérieusement la maladie ; et, de l'autre, on énerve, on émousse, on paralyse par avance l'action du remède pour le moment où l'on aura besoin de le prescrire à doses supérieures.

Aussi bien suis-je absolument de l'avis de mon distingué collègue W. Taylor, qui s'élève avec énergie contre ces cures multiples à petites doses, qu'il appelle avec toute raison un traitement ÉMASCULÉ de la maladie. Je serais presque disposé à croire avec lui qu'un malade soumis à une nombreuse série de cures mercurielles à faibles doses est plus loin de la guérison qu'un malade qui n'aurait subi qu'un seul traitement mercuriel à doses énergiques ou tout au moins suffisantes.

Je conclurai sur ce point en disant : Si l'on accepte en principe la méthode des traitements successifs, il est essentiel que chacun des stades thérapeutiques qui la composent soit un stade de mercurialisation véritablement active et capable d'apporter son appoint, son contingent à l'œuvre totale. Et le moyen de réaliser ce résultat, c'est de toujours tenir le mercure à sa dose efficace, en dépit des apparences bénignes ou même de l'état latent de la diathèse. Atténuer, abaisser et presque annihiler cette dose, comme on ne le fait que trop souvent, n'aboutit qu'à donner du mercure en pure perte et à laisser le malade *non traité* sous le simulacre d'un traitement.

Cela, Messieurs, est d'importance capitale. D'autant que la faute médicale dont je viens de parler est des plus communes. De par expérience je puis affirmer que, dans la pratique de ville tout au moins, quinze malades sur vingt ne reçoivent que des traitements à doses timides, donc insuffisantes, insuffisantes surtout en tant que sauvegarde d'avenir.

III. — Y a-t-il avantage à varier, dans la succession des cures, le mode d'administration du mercure?

III. — Est-il indispensable ou utile que, dans les cures successives qui composent le traitement chronique intermittent, le même mode d'administration de mercure soit rigoureusement conservé, c'est-à-dire qu'on procède uniformément et exclusivement ou bien par ingestion, ou bien par frictions, ou bien par injections ?

Nullement, et sur ce point la théorie et la pratique sont absolument d'accord. Car, introduit dans l'organisme par n'importe quelle voie, le mercure est toujours le mercure et conserve la même action spécifique sur la maladie.

Laissons les systématiques nous dire, les uns que la méthode par ingestion est *seule* capable d'être tolérée longtemps, en raison des importunités, des douleurs, des vexations presque nécessairement inhérentes aux deux méthodes rivales ; et les autres, tout inversement, que les méthodes dermique ou hypodermique sont *seules* acceptables en raison des troubles digestifs et nutritifs qui ne manqueraient pas de dériver d'un long usage de la méthode par ingestion, etc., etc. Entre tous, les partisans des injections sont les plus intraitables sur ce chapitre. Fanatiques de leur méthode, non seulement ils la proclament « parfaite de tout point », mais ils la déclarent supérieure à toute autre et la prescrivent en toute occasion à l'exclusion de toute autre.

La pratique s'accommode mal de ces procédés systématiques. Je l'ai dit et ne crains pas de le répéter, le choix d'un mode d'administration du mercure doit être fait non pas sur des données théoriques et des conceptions de cabinet, mais d'après des indications cliniques relevant de conditions propres au malade, au cas particulier, à des circonstances afférentes à la maladie, tous éléments essentiellement variables, contingents impossibles à prévoir. La vérité, d'ailleurs, c'est qu'en pratique on aboutit fort souvent à ceci : faire *ce qu'on peut* plutôt que ce qu'on veut. Oui, bien des fois on est forcé pour une raison quelconque de renoncer à un programme dont on avait fait élection pour en adopter un autre. Ainsi, je suppose, on se proposait de traiter tel malade par les injections, et voici que les injections sont mal tolérées, excitent des douleurs, de l'hyperesthésie locale ou générale, et deviennent à un moment donné (ce qui n'est pas rare) tout à fait intolérables. Force est donc d'y renoncer. Dans tel autre cas on avait procédé par ingestion, et tout allait pour le mieux; puis l'estomac ou l'intestin, ou l'estomac et l'intestin à la fois se sont irrités, révoltés, et force a été de recourir aux injections. Et de même plus souvent encore pour les frictions qui, très généralement, ne sont acceptées que pour un temps, passé lequel elles fatiguent, molestent, dégoûtent, horripilent les malades qui n'en veulent plus. Si bien qu'au total on arrive bien souvent, au lieu de se borner à son procédé favori, à faire appel à plusieurs autres tour à tour, fort heureux d'en avoir plusieurs à sa disposition.

Ainsi, comme exemple, les malades de la classe aisée se trouvent-ils très bien, après avoir usé dans la saison froide des injections ou des pilules, d'aller faire l'été une cure de frictions dans quelqu'une de nos belles stations sulfureuses (Uriage, Luchon, Aix-les-Bains, etc.), où ils reposent soit leur estomac fatigué, soit leurs fesses endolories.

MÉDICATIONS AUXILIAIRES

J'en ai fini avec ce qui constitue le traitement *spécifique* proprement dit, mais je n'en ai pas fini pour cela avec le traitement *général* de la vérole.

Il ne suffit pas, en effet, pour traiter un syphilitique, de lui administrer du mercure ou de l'iodure, même avec la meilleure méthode. Il est autre chose à faire pour lui, autre chose d'également médical, d'également digne de notre sollicitude. Il faut encore observer ce malade quant à ce qu'on appelle la *santé*, l'état général; il faut surveiller le tempérament de ce malade, sa constitution, ses tendances morbides, surveiller également les incidences de tout ordre qui peuvent se produire, et satisfaire à telles ou telles indications, qui peuvent être des plus variées. De là, pour nombre de cas, des *médications auxiliaires* (je ne dis pas accessoires, notez-le) qu'il s'agit de combiner avec le traitement spécifique.

Chez certains malades, chez les sujets nerveux, chez la femme surtout, ces médications auxiliaires prennent parfois une grande importance, au point de devenir presque principales et de reléguer par instants au second plan le traitement mercuriel ou ioduré.

En conséquence, je ne saurais assez insister près de vous, Messieurs, sur le conseil que voici: Alors que vous serez appelés à traiter un malade syphilitique, ne vous bornez pas à le traiter en tant que syphilitique; *ne croyez pas avoir tout fait quand vous lui aurez prescrit du mercure ou de l'iodure*. Car cela n'est que partie d'un tout, car il y a ou il peut y avoir, je le répète, autre chose à faire. Étudiez ce malade d'un genre spécial (puisqu'il est ou semble bien portant) comme on observe un vrai malade, un fébricitant par exemple ; interrogez toutes ses fonctions, ayez l'œil sur son état général, en un mot *veillez à la santé* non moins qu'à la syphilis. Cela, croyez-moi, est tout aussi important et bien plus médical que de limiter son horizon aux symptômes purement afférents à la diathèse.

C'est dans cet esprit que vous donnerez d'abord votre attention à l'*hygiène* de vos clients. Vous vous informerez des détails de leur vie habituelle, de leur régime, de leurs occupations, du temps qu'ils consacrent à la marche, au sommeil, etc. ; vous leur ferez comprendre — ce qui est plus difficile que vous ne pensez, surtout dans certains mondes, tels que le monde aristocratique ou le monde féminin, sans oublier le demi-monde — la nécessité d'une vie calme, régulière, sans excès d'aucun genre ; vous leur prescrirez une alimentation tonique où la viande et le vin entreront pour une utile part, un exercice quotidien suffisant, un temps de sommeil suffisant, etc., etc.

C'est dans le même esprit que vous aurez souvent à leur prescrire les divers agents de la *médication tonique et reconstituante*, à savoir : en premier lieu le fer (bien plus efficace, il est vrai, contre l'anémie à laquelle s'associe la syphilis que contre l'anémie d'origine syphilitique qui, elle, a son spécifique réel dans le mercure) ; — le quinquina ; — les amers ; — l'huile de foie de morue ; — les glycérophosphates ; — l'arsenic ; — les cacodylates, etc. ; — les bains stimulants, révulsifs de la circulation capillaire ; — les eaux minérales sulfureuses (Uriage, Cauterets, Barèges, Luchon, Aix (en Savoie), etc.) ; — l'hydrothérapie, ce tonique par excellence, ce régulateur des fonctions nerveuses ; — les bains de mer ; — et, mieux encore, les cures d'air soit dans la vraie campagne, soit au bord de la mer ou sur les plateaux élevés.

Je vous le répète, Messieurs, ces agents reconstituants sont, en bien des cas, les auxiliaires *indispensables* de la médication spécifique et contribuent souvent autant qu'elle au succès définitif que poursuivent nos efforts.

De ces divers points, que je viens seulement d'effleurer d'une façon générale et plus que succincte, il en est quelques-uns qui méritent une attention plus particulière. Je dois leur consacrer encore, avant de terminer ce sujet, quelques développements.

ALIMENTS ; BOISSONS. — EXAGÉRATIONS, EXCENTRICITÉS DU VIEUX TEMPS

I. — On a beaucoup varié sur la question du *régime* au cours de la syphilis et du traitement antisyphilitique.

Au XVe et au XVIe siècle, c'est-à-dire à une époque où les superstitions humorales jouissaient d'une pleine faveur, où les substances de tout ordre, soit médicamenteuses, soit même alimentaires, étaient dotées des propriétés les plus diverses et les plus merveilleuses, on accordait tout naturellement au régime une part majeure dans la curation de la maladie. Tout ce qui était ingéré par les voies digestives devait modifier en un sens quelconque la composition des humeurs. Sur ce chapitre, rien n'était indifférent, et le moindre ingrédient culinaire était recommandé ou proscrit à l'égal du remède le plus actif. La syphilis avait donc son *menu* spécial, adapté à la « crase » de ses humeurs viciées, menu auquel des pages entières étaient consacrées dans les écrits du temps [1]. Le malade devait bannir de sa table tous les aliments de nature à engendrer la « cacochymie » ; il lui fallait, avec un soin rigoureux, s'abstenir de « tous aliments de qualité chaude ou froide », de tous aliments « salés, acides, âcres, amers, humides, incrassants, fluidifiants, etc., propres à exciter le sang, la pituite, la bile et l'atrabile », etc., etc. ; il lui fallait, pour préciser, se priver des viandes de bœuf, de vache, de mouton, de porc, de lièvre, de chevreuil, qui produisent « des obstructions dans le foie » ; — du gibier à plumes qui « engendre un sang impur et effervescent » ; — des poissons de tout genre, « à l'exception toutefois des petits poissons rouges cuits sur le gril » ; encore devait-il en être très réservé ; — des légumes, des aliments herbacés, des fruits, qui « déterminent la putrescence intestinale » ; des œufs, du fromage, du lait « qui offense les reins et le foie » ; — du vin, qui « épaissit le sang et stimule nocivement la glande hépatique et les nerfs », etc. — Le vin blanc, seul, était permis, car « il soutient l'estomac sans congestionner le cerveau ». L'eau même, recommandée par quelques-uns, ne trouvait pas grâce devant certains autres. — Soit dit au passage, quel ne devait pas être l'embarras du malheureux patient pour aboutir à s'alimenter en satisfaisant à de si multiples exigences !

A une autre époque prévalut la doctrine qui consistait à

1. V. Jean Almenar, Jean de Vigo, Jacques de Béthencourt, Nicolas Massa, Fracastor, etc., etc,

affamer le malade sous prétexte d'exténuer par la diète les germes de corruption. Sans descendre aux absurdités extrêmes des cures d'inanition, on n'en condamnait pas moins les malheureux syphilitiques à la portion congrue, en les sevrant de viandes, d'aliments substantiels de toute espèce, de graisses, de poissons, d'œufs, d'alcool, de vin, voire de bouillon, voire de lait, etc. On ne leur permettait que le pain (et encore en petite quantité), « le lait écrémé », les graines farineuses cuites dans l'eau, les légumes, les pruneaux, les raisins de Corinthe, les poires, les pommes « non austères », les oranges et les figues [1]. « Il faut rendre le corps maigre, extrêmement maigre, professait le grand Boerhaave ; c'est le moyen de chasser le virus des humeurs ; et même, si le malade, devenu maigre comme un squelette, venait à reprendre son embonpoint, cela serait signe que le virus s'insinue de nouveau dans le sang. » Et il ajoutait, comme démonstration : « J'ai vu un homme affecté de ce mal auquel on persuada de ne manger que des raves et de ne boire que de l'eau ; il fut parfaitement guéri [2]. »

Il est vrai, comme compensation, qu'à d'autres époques (mais bien plus rarement) on a préconisé pour les syphilitiques un régime riche, substantiel, fortement animalisé, « propre à prévenir ou à combattre l'anémie, la déglobulisation, la dénutrition, qui sont des effets usuels de la maladie ».

Et ainsi de suite.

Toutes ces croyances, toutes ces exagérations sont passées de mode aujourd'hui et n'ont plus qu'un intérêt historique. Le bon sens et l'expérience en ont fait justice, et tout le monde actuellement s'accorde sur ces deux points, à savoir : d'une part, qu'il n'est pas d'aliments qui soient ou particulièrement favorables ou spécialement défavorables à la syphilis ; — et, d'autre part, qu'à cela près de quelques exceptions le syphilitique est un homme bien portant, qu'il convient de nourrir comme tout le monde, qu'il convient seulement de nourrir un peu mieux que tout le monde, j'entends d'une façon plus substantielle, à certains moments et dans certaines éventualités possibles de sa maladie.

Aussi bien, de nos jours, la réglementation du régime est-elle devenue des plus simples, relativement à la syphilis. Au total, elle se résume en ceci :

1° Si le régime habituel du malade est bon, n'y rien changer ;

2° S'il est insuffisant ou défectueux, le compléter ou le modifier en sens convenable ;

1. Voy. H. Boerhaave, *Traité du mal vénérien*, trad. française, 1753.
2. Ouvrage cité, p. 273.

3° S'il est excessif, le tempérer, en le ramenant à un taux hygiénique.

Ce qu'on appelle le « régime bourgeois », le régime de « famille », qui est tonique sans être excitant ni excessif, voilà, purement et simplement, Messieurs, ce que vous recommanderez à vos malades, sans autres prescriptions plus spéciales.

Bien entendu, vous interdirez tout ce qui, pouvant nuire à la santé générale, nuirait par contre-coup à la syphilis, c'est-à-dire les écarts et les irrégularités de régime, les grands repas, les excès de table, et, par-dessus tout, les excès alcooliques. Car l'alcool, comme je l'ai dit et répété tant de fois, est l'ennemi né de la syphilis, qu'il stimule, qu'il exaspère. Il constitue très certainement pour elle ce qu'on appelle un « facteur de gravité », et cela tant d'une façon générale que relativement à certains de ses accidents spéciaux, tels que les dermatoses et les manifestations du système nerveux [1].

Le café, à doses moyennes, sera toléré. Il sera même prescrit, en quelques cas, au titre de remède. Son action stimulante m'a paru maintes fois favorable dans les cas de syphilis asthénique, sur certains malades alanguis, affaissés, adynamiés par l'infection.

Pas un seul de vos clients ne manquera de s'informer près de vous (et c'est pour cela que j'accorderai une mention à ce simple détail) s'il peut, à l'occasion et pour « ne pas s'afficher », accepter le petit verre d'eau-de-vie, de chartreuse ou de liqueur qui fait le complément usuel des réceptions, voire des réceptions de famille. Sauf abus, cette inoffensive licence sera concédée.

En revanche, ce que vous proscrirez, au cours du traitement mercuriel, c'est tout l'ensemble des aliments ou des boissons susceptibles de déterminer la diarrhée, à savoir : crudités, fruits en excès, glaces, boissons glacées, etc. — Et de même pour tout aliment ou boisson que le malade saura, par idiosyncrasie, lui être préjudiciable au point de vue de la régularité des fonctions gastro-intestinales.

1. *Des facteurs de gravité de la syphilis*, Leçons cliniques, 1886. — V. *Traité de la Syphilis*, T. I, p. 834 et suiv.

HYGIÈNE

HYGIÈNE GÉNÉRALE. — HYGIÈNE MORALE

II. — L'*hygiène* et le *genre de vie* du syphilitique ne comportent rien qui soit plus compliqué.

Tout ce qu'on en peut dire se résume en ces deux mots : *pas d'excès,* pas d'excès en aucun genre.

Car, en fait de syphilis, on ne manque guère, suivant le proverbe, de tomber du côté où l'on penche. A parler sans figure, un organe stimulé ou surmené, chez un syphilitique, est un organe menacé par la syphilis, car cette stimulation ou ce surmenage a toutes chances pour diriger sur l'organe en question une décharge de la diathèse. Tenez pour certain que nombre de manifestations spécifiques ne se produiraient pas si elles n'étaient pas incitées à se produire par des sollicitations étrangères. Que d'exemples, en l'espèce, n'aurais-je pas à citer! Voyez combien les excès vénériens, unis à la malpropreté, rendent communes et intenses les syphilides vulvaires chez les prostituées de bas étage. Voyez la stimulation du tabac multiplier, entretenir, éterniser les syphilides buccales. Très communes chez l'homme par le fait du tabac, les glossites tertiaires sont absolument rares chez la femme. De même, les grands excès de fatigue physique ont plus d'une fois dirigé la syphilis sur la moelle. De même et surtout, la syphilis cérébrale est particulièrement commune à la suite du surmenage nerveux, du surmenage par travail intellectuel, par contention d'esprit, et plus encore du surmenage par les plaisirs, les surexcitations de la vie mondaine, les veilles, les dissipations morales, les émotions du jeu, les excès vénériens, etc. Que de viveurs, que d'habitués de clubs ou de cercles, que de bruyantes personnalités du *high life* parisien n'ai-je pas vues finir tristement par la syphilis du cerveau! J'imagine — sans pouvoir le démontrer, bien entendu, — que, sur dix syphilis cérébrales, il en est cinq au moins qui ne se seraient pas produites si l'action de la diathèse n'avait pas été dirigée vers le cerveau par une stimulation habituelle ou excessive de cet organe.

Donc, l'hygiène du syphilitique consistera surtout, sinon exclusivement, en ceci : *Eviter les stimulations organiques susceptibles d'appeler les décharges de la diathèse vers un système quelconque.*

A cela près, elle ne sera rien autre que l'hygiène commune et banale.

III. — Deux mots, enfin, sur ce qu'on pourrait appeler l'*hygiène morale* des syphilitiques.

Un vieux cliché prescrit aux syphilitiques « d'éviter les passions tristes ». Rien de plus sage, car chacun sait que les « passions tristes » retentissent sur l'état général et altèrent la santé; or, une mauvaise santé fait souvent une mauvaise syphilis. Mais, comme les syphilitiques ne régissent pas à leur gré les événements de ce monde et n'ont pas toujours la faculté d'écarter de leur chemin ceux qui pourraient les attrister, la recommandation reste le plus souvent d'ordre platonique.

Voici, en revanche, qui est plus médical : « De toutes les angoisses, a fort bien dit M. Diday, c'est souvent l'*angoisse syphilitique* qui pèse du plus lourd poids sur le syphilitique. » Il est, en effet, certains de nos malades que la syphilis affecte *au moral* d'une façon véritablement sérieuse, et cela par le souci, les alarmes, le chagrin qu'elle leur inflige. Il en est même qu'elle désole, qu'elle désespère, qu'elle bouleverse, qu'elle accable littéralement, voire qu'elle a parfois (et cela plus souvent qu'on ne le croit) poussés au *suicide* [1]. Ces malades jugent leur santé à jamais ruinée; ils se voient en butte, pour l'avenir, à une foule d'accidents plus graves les uns que les autres, notamment aux accidents cérébraux et médullaires; ils se jugent exclus du mariage, ou, s'ils se marient, « ce sera pour engendrer des enfants cacochymes, rachitiques, scrofuleux, tuberculeux, pourris, etc. [2] ». Inutile de dire si un tel état moral est susceptible de réagir sur l'état physique et, indirectement, sur

1. V. une note présentée par moi à l'Académie de médecine (mai 1903) sur le *suicide dans la syphilis*.

2. Chose singulière, cet *effet moral* de la syphilis ne s'observe dans le sexe féminin que d'une façon très rare, presque exceptionnelle. Les femmes n'ont pas, comme l'homme, l'effroi de la syphilis. Elles sont bien, tout d'abord, émues et affligées de leur maladie; mais bientôt — trop tôt pour elles-mêmes, non moins que pour autrui — elles en prennent leur parti, ne s'en inquiètent plus, n'y pensent plus, et surtout ne s'en préoccupent en rien pour l'avenir. Elles n'ont en rien la terreur du tertiarisme. Jamais je n'ai vu une femme être affectée gravement au moral par la syphilis, comme le sont tant et tant de nos clients, c'est-à-dire aboutir de par la syphilis à un véritable état d'hypochondrie, de neurasthénie, de mélancolie dépressive. Pourquoi cela ? Est-ce affaire de tempérament, de nature, de caractère ? Ou bien n'est-ce pas plutôt que la femme est plus ignorante que l'homme de tout ce qui a trait à la syphilis, de ses dangers possibles, de ses éventualités d'avenir ? En tout cas et quelle qu'en soit l'explication, le fait est curieux à enregistrer.

M. le Dr Diday a été également frappé de cette particularité singulière. « Les femmes, dit-il, sont éminemment *insouciantes* de tout ce qui a trait à la syphilis. Elles s'en soignent fort mal; mais, par contre, elles s'en inquiètent fort peu. »

la syphilis, en supprimant l'appétit, en troublant les fonctions digestives, en déprimant le système nerveux, en amoindrissant les forces, vitales, etc.

Ces affligés, ces désolés de la vérole, se divisent en deux classes : les *expansifs* et les *silencieux*. Les premiers (nous ne les connaissons que trop) sont ceux qui courent les cabinets médicaux et nous assiègent de leurs doléances. Les seconds se taisent, concentrent leur chagrin, et n'en sont que plus malheureux; ceux-ci, il faut, à la façon des pauvres honteux, les dépister, les deviner, pour leur venir en aide.

Vis-à-vis des uns et des autres vous aurez, Messieurs, un rôle utile, bienfaisant, à remplir. Ce sera de les réconforter et de les éclairer ; ce sera de leur offrir non pas des consolations banales, mais des consolations *médicales*, en leur représentant la situation telle qu'elle est, et non pas telle qu'ils se l'imaginent ; ce sera de leur dire que la syphilis est une maladie qui, comme tant d'autres, peut guérir, à la condition qu'on s'en occupe et qu'on la traite ; — que, traitée, elle laisse ses victimes bien tranquilles ; — qu'elle permet le mariage après un certain temps de dépuration obligatoire ; — qu'elle permet de même (et que d'exemples à l'appui n'aurez-vous pas à leur citer !) l'espérance d'une postérité saine et valide, etc. Ces quelques bonnes paroles — qui ne sont d'ailleurs que l'expression de la stricte vérité — seront, pour ces malades d'ordre spécial, un tonique plus efficace et plus vivifiant que tous les remèdes du monde. Ne les oubliez pas !

CONSEIL D'ADIEU

Enfin, un dernier conseil, et j'achève.

Je suppose que le long programme thérapeutique qui précède ait été ponctuellement suivi, religieusement observé par un malade qui s'est confié à vos soins. Que vous restera-t-il à dire à ce malade, lorsqu'il viendra vous rendre sa dernière visite et qu'il vous posera — c'est immanquable — la question suivante : « Enfin, docteur, en suis-je quitte désormais avec la vérole ? Suis-je enfin libéré ? Me croyez-vous *guéri*, radicalement guéri ? »

Ce que vous devrez répondre en pareil cas, Messieurs, c'est, loyalement, ce que vous pensez, ce que la science et l'expérience vous donnent le droit de croire et d'espérer.

Or, ce que vous pensez, c'est que votre malade, traité suivant la rigoureuse méthode que nous venons de spécifier, a toutes chances pour être délivré de son mal dans le présent et l'avenir, pour ne plus être sujet à de nouveaux accidents, pour « en être quitte » avec la syphilis. — Cela, vous pouvez le dire, vous êtes moralement autorisés à le dire.

Mais ce que vous pensez aussi, c'est qu'en dépit de tous vos efforts, en dépit de votre longue et active médication, il ne serait pas impossible que ce malade fût exposé, dans un avenir plus ou moins éloigné, à quelque manifestation ou syphilitique ou parasyphilitique. Car, bien malheureusement, il n'est aucun signe qui nous permette, en fait de syphilis, d'affirmer la guérison; car, ainsi que l'a fort bien dit Ricord, « il n'est ni dose, ni forme pharmaceutique, ni durée de traitement, qui confère à coup sûr l'immunité, qui soit la garantie de l'extinction complète, absolue, radicale, de la vérole ». Or, cela aussi, Messieurs, il faut le dire à votre malade.

Qu'à un malade condamné, expirant, qu'à un phtisique ou à un cancéreux qui a déjà un pied dans la tombe, nous promettions la santé, nous affirmions la guérison, soit! Cela est un mensonge licite, cela est une consolation que, dans notre impuissance, nous devons au malheureux patient et qu'il serait cruel de refuser à sa facile crédulité.

Mais à un sujet plein de santé, à un sujet *compos sui*, qui jouit de toutes ses facultés, et que d'ailleurs nous avons presque le droit de croire à jamais débarrassé de sa maladie, nous ne devons que la vérité; et cette vérité, il faut la lui révéler tout entière.

Il faut d'autant plus la lui dire, notez bien ceci, qu'il a tout intérêt à la connaître et à s'en pénétrer. Pourquoi? Le voici.

Advienne chez ce malade (contre notre attente et contre le but de nos efforts) un accident diathésique nouveau à une époque plus ou moins tardive, dix, quinze, trente, quarante ans après le début de l'infection, il pourra se faire que cet accident n'éveille en rien dans l'esprit dudit malade le souvenir d'une affection depuis longtemps évanouie et presque oubliée. Il pourra se faire également que le médecin, non averti des antécédents spéciaux de son client, méconnaisse le caractère syphilitique de cet accident, et cela d'autant mieux, d'autant plus facilement, que les manifestations diathésiques d'une période éloignée sont loin, comme on l'a dit, d'avoir l'allure suspecte et la physionomie vénérienne. Cet accident sera, par exemple, une lésion viscérale, une affection laryngée ou pulmonaire, une hémiplégie, une paralysie, une sclérose de la moelle, une amaurose, une cirrhose, une néphrite, etc., etc. Or, quel rapport, aux yeux d'un homme du monde, de tels symptômes d'apparence vulgaire sauraient-ils avoir avec un péché de jeunesse qu'il croit expié et périmé de longue date? Quel besoin, à leur propos, d'aller faire au médecin une confession complète, en exhumant de l'oubli de compromettants souvenirs? Conséquence : le malade taira, dissimulera même au besoin ses antécédents spéciaux ; et le médecin, non prévenu, si ce n'est trompé, courra grand risque de méconnaître la nature de l'affection.

Et qu'arrivera-t-il finalement? C'est que, non traitée par la seule médication qui lui convienne, cette affection persistera, poursuivra son évolution normale, et pourra aboutir à une terminaison grave ou fatale, tandis qu'elle aurait eu chance de guérir si elle eût été rattachée à sa véritable origine et soumise au traitement spécifique.

Et en effet, Messieurs, tenez ceci pour certain : que nombre de syphilitiques tertiaires sont conduits à des infirmités incurables ou même à la mort par ce seul fait qu'une lésion tardive de leur maladie a été méconnue et non traitée comme elle aurait dû l'être.

Or, c'est contre cette éventualité possible qu'il vous faut tenir en garde vos clients. C'est en raison de la possibilité (serait-elle même improbable) d'accidents tertiaires se manifestant à une époque reculée qu'il y a intérêt majeur à ce que vos malades soient édifiés par vous, pleinement et sincèrement édifiés sur leur situation véritable, à l'époque où, jugeant leur traitement accompli et suffisant, vous les congédierez.

Ne négligez donc jamais, Messieurs, dans cette dernière entrevue, alors que votre client vous posera l'inévitable et périlleuse question : « *Suis-je guéri ?* », ne négligez jamais de lui exprimer votre pensée à découvert, et de lui donner comme adieu ce salutaire et très essentiel avis :

« Oui, je vous crois guéri ; je vous crois guéri, autant que scientifiquement j'ai droit de le croire. Mais, quoi qu'il vous advienne dans l'avenir, quel que soit le trouble qui puisse survenir dans votre santé, souvenez-vous toujours de votre ancienne maladie. Accusez-la à votre médecin ; ne négligez à aucun prix d'éclairer ce médecin sur vos antécédents spéciaux. Dites-lui bien, dites-lui dix fois plutôt qu'une, qu'autrefois vous avez eu la vérole. Il est très probable que ce renseignement lui sera inutile ; mais il n'est pas impossible que telle circonstance se présente où ce renseignement aurait pour lui et pour vous une utilité majeure, capitale ; auquel cas, de l'aveu de vos antécédents, pourrait dépendre votre guérison, votre vie. »

ANNEXE

Voilà, Messieurs, ce que je professais jusqu'à ces dernières années dans mes *Leçons sur le traitement de la syphilis.*

Une troisième édition de ces *Leçons* devant paraître prochainement, il m'a semblé qu'à cette occasion j'avais devoir de reprendre la parole sur le sujet; et cela, non pas pour discuter à nouveau, défendre ou amender sur quelque point le programme thérapeutique qui précède, mais pour le *compléter* ou tout au moins tenter de le compléter. Car le compléter — et cela, bien entendu, utilement, efficacement, si possible — serait par excellence œuvre salutaire à accomplir.

INSUFFISANCE DES TRAITEMENTS ACTUELS. — A LA RECHERCHE DE GARANTIES PRÉVENTIVES PLUS COMPLÈTES

Sans doute la méthode du traitement chronique intermittent, sur laquelle j'ai tant insisté dans ce qui précède, constitue contre la maladie un utile recours; sans doute elle est *bonne*, et j'ai le droit, non moins que la grande satisfaction de la croire telle de par l'assentiment qu'elle a reçu dans le public médical et les éloges dont l'ont honorée plusieurs éminents collègues. Mais, notez bien ceci, elle n'est que bonne cette méthode, et je me suis gardé de vous la donner comme parfaite. Bien sûrement, non, *elle n'est pas parfaite,* car elle ne répond pas à tous les cas, car elle a ses revers et ses cas réfractaires. Cela, je suis le premier à le reconnaître et à le déclarer. Ainsi, s'il me fallait traduire par un chiffre le rendement utile que j'accorde à la dite méthode, je dirais, pour peu qu'on n'exigeât pas de cette évaluation numérique une rigueur que je ne serais pas en mesure de lui donner, que, sur 100 cas de syphilis, elle confère 95 fois une sauvegarde complète, véritable, vis-à-vis de la maladie, tandis que 5 fois sur 100 elle laisse le malade en détresse, absolument à la merci du fléau.

Oui, approximativement, très approximativement, 95 fois

sur 100, guérison, contre 5 fois sur 100, faillite du traitement, voilà ce que nos efforts sont parvenus à réaliser jusqu'ici.

C'est beaucoup, sans nul doute ; — mais non moins sûrement, et tout le monde sera d'accord avec moi sur ce point, ce *n'est pas assez.*

Je précise. En l'espèce il est deux ordres de cas qui font échec à toute puissance habituelle du traitement spécifique, à savoir :

1° Des cas de syphilis vraie, à manifestations rebelles, telles que certaines néphrites, hépatites, encéphalopathies, artérites, syphilides malignes, phagédénismes, etc.

2° Et des cas de parasyphilis à manifestations dont le propre, par définition même, est de ne pas obéir au mercure comme le font les accidents syphilitiques proprement dits.

Ceux du premier ordre sont rares, véritablement rares. Et ils deviennent, et ils deviendront bien plus rares encore certainement avec le perfectionnement progressif de la thérapeutique spéciale. Quelle en est la proportion? Je n'ai pas le moyen de l'apprécier ; mais j'affirme à nouveau cette proportion *minime.*

Ceux du second ordre se rencontrent, au contraire, avec une certaine fréquence bien qu'un traitement suffisant n'en laisse guère subsister plus de 5 0/0 sur la somme totale des cas de syphilis, ainsi que je l'ai démontré ailleurs[1].

Telle est bien la situation, se résumant au total en ceci : que *le malade syphilitique reste à découvert et sans défense contre la syphilis quant à une part des manifestations dont elle est capable.*

Eh bien, c'est là le *point noir*, le gros point noir de la maladie.

Est-ce assez dire en conséquence, d'une part, qu'une nécessité s'impose, à savoir celle d'une révision dans les défenses prophylactiques et thérapeutiques — et autres — dont nous

1. Je renvoie pour cette démonstration aux statistiques que j'ai données dans ma brochure « *En guérit-on?* » (p. 45 à 50) et dont voici les conclusions.

Des chiffres qui précèdent il résulte que :

« LE TRAITEMENT MERCURIEL OFFRE UNE SAUVEGARDE, UNE GARANTIE PRÉVENTIVE, SINON COMPLÈTE, DU MOINS RELATIVE ET VRAIMENT RASSURANTE CONTRE LA PARALYSIE GÉNÉRALE ET LE TABÈS ; — car, sur *100 cas de paralysie générale ou de tabès observés sur des syphilitiques, la statistique en accuse 95 s'étant produits à la suite de syphilis insuffisamment traitées ; — et 5* (voyez la proportion : 5 contre 95) *ayant succédé à des traitements sérieux.*

Qui nous dit même si ce faible quotient ne sera pas susceptible de s'abaisser encore du fait d'un traitement meilleur, d'un traitement ou plus intensif, ou plus long, ou mieux combiné, de façon à fournir un rendement utile supérieur ? Toutes les prévisions sont en ce sens. »

J'emprunterai ce qui suit à une autre de mes publications ayant pour titre *Pour en guérir* (Paris, 1907, Ch. Delagrave).

disposons vis-à-vis de notre ennemi; — et, d'autre part, que cette révision est rendue tout particulièrement indispensable par les néfastes éventualités de la parasyphilis, bien autrement redoutables que celles de la syphilis vraie?

J'insisterai sur ce dernier point, et pour cause.

Messieurs, méditez la situation, et comprenez bien ceci: Jadis la syphilis était considérée comme ne produisant et ne pouvant produire que des accidents de syphilis vraie, c'est-à-dire des accidents *curables* par le traitement spécifique; et l'on se fût cabré à l'idée qu'un symptôme ou une lésion de syphilis pût résister, sauf exceptions extraordinaires, au traitement anti-syphilitique. Donc, dans cet état d'esprit, on avait presque le droit de ne pas trop s'inquiéter de l'avenir d'un syphilitique. Un traitement moyen, je suppose, avait suffi à faire justice des accidents du jour; cela paraissait une garantie suffisante pour l'avenir, et l'on se disait et l'on était presque autorisé à se dire: « Nous avons fait le nécessaire et tout est bien quant à présent. Restons-en là. Si, contre toute attente, un accident vient à surgir plus tard, eh bien, nous serons là pour le recevoir comme il convient et mettre en œuvre contre lui un traitement qui sûrement en aura raison. Donc, inutile de continuer à guerroyer contre des éventualités qui pourront bien ne jamais se produire et que, d'ailleurs, *nous avons les moyens de réprimer*, au cas échéant. »

Oui, je le répète, l'on avait presque le droit de raisonner de la sorte il y a 15, 20 ou 25 ans. Mais, aujourd'hui, c'est une autre affaire, c'est une tout autre affaire. La situation est bien changée. Par triste expérience, en effet, nous avons appris ces quatre choses:

Qu'indépendamment de la syphilis vraie il existe une *parasyphilis;*

Que cette parasyphilis est fréquente, très *fréquente;*

Qu'elle est *grave*, très grave, horriblement grave, puisque ses représentants principaux, constituant ce qu'on a appelé sa *triade néfaste*, ne sont rien moins que le *tabès*, la *paralysie générale* et la *leucoplasie cancérogène;*

Et qu'enfin, dans ces trois derniers types, elle se montre spécialement *indocile et réfractaire au traitement spécifique.*

D'où ceci comme conséquence ultra-logique: C'est qu'il ne s'agit plus maintenant d'attendre la venue de tels accidents pour les combattre, et cela de toute évidence, puisque *nous ne savons pas les guérir*. Les laisser se produire, c'est exposer le malade aux pires catastrophes. Ce dont il s'agit donc, aujourd'hui, c'est de *faire qu'ils ne se produisent pas*. Les prévenir, tout est là, dans la conception nouvelle de la syphilis, telle qu'elle s'impose actuellement, à savoir dans la conception de la *syphilis doublée de la parasyphilis.*

Or, — et c'est sur ce point que précisément j'appelle votre attention — notre médication préventive, telle qu'elle a été comprise, organisée par nos devanciers et telle qu'elle subsiste aujourd'hui, est-elle en mesure de faire face à des dangers de cet ordre ? Non, certes. Avait-on même jamais songé jusqu'à ces derniers temps à l'organiser en vue de telles éventualités? Pas davantage. En sorte que l'obligation s'impose de rompre avec les vieux us thérapeutiques, puisqu'ils laissent subsister de telles éventualités d'avenir, et d'en appeler, si possible, à des moyens nouveaux, à des méthodes nouvelles qui nous confèrent une meilleure sauvegarde.

Voilà ce que dit le bon sens.

Et cependant qu'a-t-on fait dans cette direction, dans cette visée, jusqu'à ce jour ? Qu'ai-je fait moi-même, à qui l'on accordera, je pense, de connaître la parasyphilis mieux que d'autres pour l'avoir inventée ? Rien, je suis forcé d'en convenir.

Et pourquoi n'ai-je donc rien fait ? — J'avais, pour m'abstenir, plus d'une raison ; j'en avais au moins deux : l'une, qui, à la vérité, pouvait me dispenser de toute autre, c'est que je ne savais trop que faire et que j'observais pour l'apprendre. Une autre, et la principale, c'est que je craignais, *pour aspirer au mieux, de tomber dans le pire.* Mon instinct de clinicien me disait que vraisemblablement je n'obtiendrais un supplément de sauvegarde pour les malades qu'au prix d'un supplément de traitement, et je me demandais si je n'allais pas de la sorte tout compromettre, si je ne m'exposais pas à discréditer une bonne méthode en déclarant nécessaire de la renforcer. Ma crainte était de décourager les malades par des exigences nouvelles. A force de vouloir les traiter, ne risquerais-je pas de les exciter à la révolte et d'aboutir finalement à ce qu'ils ne se traitent plus du tout ?

Aussi restai-je longtemps dans l'inaction, maugréant et me désolant de ne rien faire, alors que vraisemblablement il y avait quelque chose à faire.

Et peut-être bien aurais-je encore persisté dans cette politique d'abstention sans un concours fortuit de circonstances désastreuses qui me poussa à bout et vint mettre un terme à mes hésitations. Je m'explique.

En l'espace d'une année, et presque coup sur coup, j'assistai dans ma clientèle aux *six catastrophes* que voici : deux de mes clients devenus tabétiques ; — un troisième faisant de la paralysie générale ; — une belle jeune fille de 18 ans emportée en quelques jours par des accidents méningitiques consécutifs à un tabès hérédo-syphilitique ; — deux de mes amis, médecins, affectés par ce pernicieux hybride de la syphilis et du tabac qui constitue le cancer lingual. — Et cependant ces six malades avaient été traités suivant toutes les règles des méthodes classiques.

C'en était trop. Il ne m'était que trop cruellement démontré qu'il y a autre chose à faire pour se défendre contre la syphilis que ce qu'on a fait jusqu'à ce jour. Mon parti fut pris dès lors et je dirigeai mes efforts en ce sens.

QUE FAIRE POUR MIEUX FAIRE ? — 1° RECHERCHE MINUTIEUSE ET EXCLUSION DE TOUTES CAUSES POUVANT SERVIR D'APPELS, DE SOLLICITATIONS AUX DÉCHARGES INFECTIEUSES. — INFLUENCE DU TABAC PRISE COMME EXEMPLE. — UN DES TROIS FLÉAUX DE LA PARASYPHILIS, LE CANCER BUCCAL, CONJURÉ PAR LA PROSCRIPTION DU TABAC.

I. — Une première réflexion s'imposait à moi. C'est que bien souvent la confiance quasi-exclusive que nous accordons aux deux remèdes dits spécifiques pour nous protéger contre la syphilis nous conduit à négliger certaines mesures, certaines règles prophylactiques qui, elles aussi, pourraient être pour nos malades du plus utile secours. Bien certainement le traitement de la syphilis n'est pas contenu tout entier dans l'administration plus ou moins intense, plus ou moins savante, plus ou moins prolongée, du mercure et de l'iodure. Loin de là. Il comprend en outre dans son cadre la recherche et l'exclusion de *tout ce qui peut nuire au malade*, la recherche et l'exclusion de toutes les causes capables de servir d'occasions, de prétextes, de sollicitations à ce qu'on appelle les « décharges infectieuses ».

Je ne crains pas de me répéter encore pour dire : Ne croyons donc pas avoir tout fait quand nous aurons prescrit du mercure ou de l'iodure à un malade. Ce n'est là que partie d'un tout, et il nous reste autre chose à faire, autre chose de tout aussi médical, de tout aussi important, à savoir : étudier le malade intégralement, en totalité, l'étudier dans tout son être, sa constitution, son tempérament, sa santé, son état général, ses prédispositions héréditaires, ses prédispositions acquises, son genre de vie, ses habitudes, son régime, son hygiène journalière, etc., de façon à *détourner de lui les éventualités morbides* pouvant résulter soit de quelque tare individuelle ou héréditaire, soit d'influences extérieures, etc., de façon en un mot à le protéger le plus complètement possible.

Eh bien, je demande si cette seconde partie de l'examen médical est habituellement réalisée en pratique, et je me crois autorisé à répondre négativement. Même en ville, elle n'est que trop souvent négligée par le médecin qui se laisse absorber par la syphilis, qui ne voit qu'elle, qui n'a d'yeux que pour elle, qui se croit obligé de la combattre incessamment par des remèdes *antisyphilitiques*, mais qui ne s'occupe pas du reste. Et à l'hôpital, c'est bien pis encore. Vraiment est-il matériellement possible de pratiquer sur un malade un examen complet, tel que je viens de le préciser, dans ces turbulentes cohues qu'on appelle les consultations externes de nos grands hôpitaux spéciaux? Là on n'a que tout juste le temps d'écouter la déposition du patient ou de jeter un coup d'œil sur la lésion qu'il présente, et l'on passe outre. Aussi bien qu'arrive-t-il? Ceci presque forcément : qu'un jour ou l'autre la méconnaissance de telle ou telle particularité clinique aboutit à une omission grave dans l'hygiène ou la thérapeutique, et cette faute, c'est le malade qui en fait les frais, qui en subit les conséquences.

Des exemples du genre, je n'aurais que l'embarras du choix pour en citer. Mais aucun ne sera à la fois plus topique et plus convaincant que celui dont je vais vous parler en détail, car il comporte un intérêt de tout premier ordre dont vous allez juger.

Un danger grave, disons mieux, un danger presque inévitablement mortel menace les syphilitiques; — danger indirect, inattendu, surprenant et inexpliqué, méconnu longtemps, contesté encore par quelques-uns, et cependant authentique, irrécusable; — et danger tel qu'il n'en est pas de plus abominable dans la pathologie tout entière.

Ce danger, c'est le *cancer buccal*, dans ses diverses localisations; c'est, à ne parler que de la plus commune de ces localisations, le CANCER LINGUAL, L'ÉPITHÉLIOME LINGUAL.

Oui, le cancer lingual est très fréquemment, très usuellement, un dérivé de la syphilis. Sinon toujours, au moins pour la très grande majorité des cas, il sévit sur des sujets syphilitiques. Ainsi, sur 195 cas de cancer buccal observés dans mon cabinet, j'en ai trouvé 165 affectant des sujets irrécusablement syphilitiques. Proportion : 85 0/0. C'est tout dire. Encore cette proportion est-elle certainement inférieure, très inférieure à la réalité des choses [1].

1. Et, en effet, un certain nombre des observations qui composent cette statistique ont été recueillies à une époque où je ne soupçonnais pas encore la relation étiologique qui rattache à la syphilis le cancer lingual. Il est donc très pro-

Comment, en vertu de quelle cause la syphilis aboutit-elle à déterminer un cancer buccal ? Cela, je ne me charge pas de l'expliquer. Mais, explicable ou non, le fait est là, constant. S'il m'a été donné d'observer dans mon cabinet 195 cas d'une affection qui, sans être rare, cependant ne court pas les rues, c'est que ces 195 cas s'y sont donné rendez-vous pour une raison qui leur était commune, à savoir la syphilis. La syphilis, donc, constitue une provocation, un appel pour le cancer buccal, tout comme pour le tabès, la paralysie générale et toute la séquelle des accidents aujourd'hui compris sous la rubrique de parasyphilis.

Au reste, c'est là un fait avéré dans le petit monde des syphiligraphes, voire agréé déjà, comme j'ai pu m'en convaincre, d'un certain nombre de nos jeunes chirurgiens. Tout récemment le professeur Poirier, dans une retentissante communication à l'Académie de Médecine, ne déclarait-il pas que, sur 32 malades qu'il avait opérés de cancer lingual, 28 étaient « certainement » et 3 « peut-être » syphilitiques ? Proportion : 84 à 96 0/0.

Au nom du bon sens, conséquemment, LE CANCER LINGUAL EST TROP FRÉQUENT CHEZ LES SYPHILITIQUES POUR QUE LA SYPHILIS SOIT ÉTRANGÈRE A SON ÉTIOLOGIE. Positivement, la syphilis crée une prédisposition au cancer ; positivement, elle constitue, elle prépare sur la langue un terrain propice à la germination du germe cancéreux.

Or, chose bien singulière, mais absolument authentique et indéniable : Si la syphilis produit le cancer lingual, elle ne le produit que rarement, exceptionnellement, *à elle toute seule,* si je puis ainsi parler ; j'entends : elle ne le produit que rarement de son propre fonds et sans une incitation annexe. Elle semble avoir besoin pour cette genèse d'une assistance étrangère, d'une collaboration. Or, quel est, en l'espèce, le collaborateur presque indispensable ? *Le tabac.* Oui, le tabac ; car, sur 115 malades affectés de cancer lingual, 112 étaient fumeurs, et 3 seulement n'avaient jamais fumé.

bable que, pour quelques-unes au moins, je n'ai pas poussé la recherche de la syphilis dans les antécédents comme je le ferais aujourd'hui, et que la syphilis sera restée méconnue. — Aujourd'hui, j'entends pour des observations recueillies actuellement, cette proportion, j'en suis bien sûr, s'élèverait à un niveau supérieur à 95 0/0. — Quoi de plus significatif ?

Et ce n'est pas tout. Qui sait aujourd'hui s'il ne revient pas une part à l'*hérédité syphilitique* dans la genèse du cancer lingual ? Il ne se trouverait plus personne de nos jours pour récuser la connexion intime qui relie la leucoplasie au cancer. Or, déjà la leucoplasie a été observée maintes fois comme symptôme d'hérédité syphilitique. Et de la leucoplasie au cancer la transition est facile, commune même, surtout avec l'assistance du tabac.

On peut donc dire[1] que le cancer lingual est un cancer *syphilo-nicotique;* c'est le cancer des syphilitiques fumeurs — et surtout grands fumeurs[2].

Eh bien, si le tabac est capable de tels méfaits, voyez quelle notion pour le traitement! Et quelle indication! Aussi bien notre premier mot à un malade syphilitique qui nous déclare sa qualité de fumeur doit-il être pour lui dénoncer les dangers du tabac par rapport à la syphilis et pour l'engager, l'exhorter le plus vivement du monde à ne plus fumer. *A fortiori* l'obligation s'impose-t-elle à nous de formuler ce même conseil d'une façon plus pressante et presque comminatoire si déjà le malade présente en quelque point de la bouche quelque oasis leuco-

1. M. le professeur Poirier disait de même dans une intéressante communication à l'Académie (30 octobre 1906) : « ...Tout le monde ne peut pas avoir un cancer lingual; deux conditions sont à peu près indispensables pour cela. Il faut être fumeur ou syphilitique ; et ceux qui réunissent ces deux conditions, surtout la dernière, ont beaucoup plus de chances que les autres... On pourrait donc donner au cancer lingual le nom de *cancer des fumeurs syphilitiques*, etc. »

Et, de mon côté, j'ajoutais :

« Dans cette étrange collaboration pathogène de la syphilis et du tabac, quel est, des deux associés, celui dont l'influence nocive se montre prédominante et particulièrement décisive en faveur de cette œuvre néfaste, la production du cancer ?

« Réponse : La syphilis assurément. Car :

« 1° Il est des cas où la syphilis suffit seule à la genèse du cancer. Par exemple notre collègue M. Le Dentu se souviendra d'avoir longtemps soigné avec moi une femme syphilitique pour un cancer lingual, que même il a dû opérer. Or, cent fois interrogée par nous sur la question du tabac, cette femme a nié, absolument nié qu'elle ait jamais fumé.

« 2° Comme je le disais à l'instant, on trouve peu de sujets contractant le cancer lingual dans le camp des syphilitiques non fumeurs.

« 3° On en trouve moins encore dans le camp des fumeurs non syphilitiques, et cela en dépit parfois d'énormes excès de tabac.

« 4° Enfin, certains cas, semblant comme préparés à dessein pour la démonstration que je poursuis, témoignent bien de l'influence efficiente, déterminante, de la syphilis sur la production du cancer. Tel est celui qu'a publié un observateur distingué, le Dr Barthélémy, et que voici en deux mots :

« Un de mes clients, dit-il, était un fumeur extraordinaire; toujours il avait à la bouche soit une pipe, soit un cigare. Or, pendant trente ans, il fuma de la sorte, et cela sans présenter la moindre lésion buccale, notamment la moindre lésion leucoplasique. A cette époque, il contracta la syphilis. Or, deux ans plus tard, ayant continué à fumer malgré mes admonestations, il vint me trouver affecté d'une forme intense de leucoplasie.

« La syphilis, on le voit par ces considérations diverses, est donc particulièrement redoutable au point de vue du cancer. Très positivement elle crée une prédisposition à cette dégénérescence des tissus ; très positivement elle constitue, elle prépare sur la langue un terrain propice à la germination du germe cancéreux. » (A. Fournier, *Syphilis et tabac comme facteurs étiologiques du cancer de la bouche*, Bull. de l'Académie, 27 nov. 1906.)

2. « Et surtout grands fumeurs. » En effet, dans ma statistique je trouve les 112 fumeurs en question catégorisés comme il suit :

Grands fumeurs	60
Moyens fumeurs	45
Petits fumeurs	7
	112

plasique, car la leucoplasie, comme on le sait, si elle n'est pas graine de cancer, est souvent *présage de cancer*. Exemple que je tiens à vous signaler :

J'ai dans mes notes l'histoire de trois malades syphilitiques qui m'ont consulté pour des accidents de leucoplasie buccale il y a sept, cinq et trois ans. Je leur ai prescrit le plus formellement du monde un renoncement immédiat, absolu et définitif au tabac. Ils n'ont pas suivi mon conseil, et tous trois sont morts aujourd'hui de cancer lingual [1].

J'ai dit et répété bien souvent que si le premier devoir d'un médecin qui traite un syphilitique est de lui prescrire du mercure, le second est de lui défendre le tabac. Mais je ne saurais me flatter de n'avoir pas maintes fois prêché dans le désert. Du reste, les médecins, à mon gré, ne croient pas assez à la grande nocivité possible du tabac sur la syphilis et beaucoup ignorent encore le cancer d'origine syphilo-nicotique. La preuve en est dans les doléances des malades que nous entendons bien souvent nous dire ceci : « Ah ! si l'on m'avait prévenu que le tabac pouvait mettre ma langue dans l'état où elle est aujourd'hui ! Mais mon médecin ne m'en a rien dit. » La preuve en est aussi dans ce fait qu'on aurait à citer plusieurs médecins qui ont succombé à des épithéliomes linguaux d'origine syphilo-nicotique. Vous tous qui m'écoutez, Messieurs, n'avez-vous pas entendu parler récemment encore de néfastes cas de ce genre ?

Eh bien, pour en revenir à notre point de départ, est-ce en l'espèce au mercure qu'il faudra faire appel pour sauvegarder les malades du plus grand, du plus cruel des dommages que puisse leur infliger la syphilis, ou bien à une simple, mais bienfaisante prescription d'hygiène se résumant en ceci :

« **Ne pas fumer, et surtout ne pas fumer avec excès, quand on est syphilitique** » !

1. «... Soit dit au passage, quelle étrangeté, quel fait bizarre que cette indéniable prédisposition constituée par la syphilis au cancer lingual ! Et quel sujet à méditations ! D'autant que sûrement cette prédisposition n'est pas exclusive au seul cancer lingual. Certainement, d'abord, elle est commune à tous les cancers buccaux, peut-être bien aussi à ceux du larynx. On a remarqué également la fréquence des antécédents de syphilis dans le cancer rectal, dans le cancer vulvaire à la suite notamment de la leucoplasie vulvaire. Puis, voici que tout récemment, dans les *Annales des maladies vénériennes*, le Dr J. Franceschini vient de consacrer un long article à « *l'origine syphilitique de quelques cancers utérins* » (novembre 1906). De plusieurs côtés même, on s'est demandé si la syphilis n'exercerait pas d'une façon *générale* une prédisposition sur le cancer ; si bien que le jour n'est pas loin, peut-être, où s'ouvrira une enquête sur ce dernier thème, bien autrement vaste et curieux. » (A. Fournier, Acad. de méd., 27 nov. 1906.)

2° Efforts a tenter contre les éventualités nerveuses de la syphilis et de la parasyphilis. — Prodigieuse fréquence de tels accidents. — Statistique de l'auteur. — Rôle préventif possible d'une hygiène anti-nerveuse et d'une thérapeutique anti-nerveuse. — Rôle possible de l'hydrothérapie dans cette réforme. — Surveillance spéciale du système nerveux.

II. — Poursuivons le même ordre d'idées et recherchons comment — toujours en dehors du traitement spécifique — nous pouvons être utiles à nos malades.

Cette recherche nous conduit tout aussitôt à la constatation d'un grand fait qui domine de sa haute importance toute l'histoire clinique du tertiarisme et de la parasyphilis, et que je vais m'efforcer de bien mettre en lumière. Le dit fait est curieux, étonnamment curieux. Vous allez en juger.

Où sont les grands dangers et les dangers les plus fréquents de la syphilis ?

Réponse formelle : *Dans le système nerveux.*

Où sont de même les grands dangers et les dangers les plus fréquents de la parasyphilis ?

Réponse non moins catégorique : *Dans le système nerveux.*

De cela témoignent les statistiques, comme la suivante notamment sur laquelle j'appellerai toute votre attention, Messieurs. Celle-ci est le résumé de tous les cas de tertiarisme et de parasyphilis que j'ai observés dans mon cabinet depuis mon doctorat jusqu'à ce jour. Oh ! je suis loin de vous la donner, cette statistique, comme parfaite, comme représentant la vérité même des choses, car les statistiques de ce genre comportent toutes et fatalement une certaine proportion d'erreurs dérivant de la personnalité même de leur auteur, de sa situation, de sa spécialité, du milieu où il exerce, etc., et j'aurais, à ces divers points de vue, à lui reconnaître bien des défauts. Mais je vous la garantis impartiale, complète et exacte (à cela près des fautes diagnostiques que j'ai pu commettre). Elle sera bien suffisante en tout cas, vu l'écart des chiffres à mettre en regard, pour montrer en pleine évidence la vérité que je veux établir. La voici :

Accidents de tertiarisme et de parasyphilis, observés dans un cabinet médical, avec indication de leur fréquence relative.

(D'après 5.698 malades.)

Syphilides cutanées	1.811 cas.
Gommes sous-cutanées.	236 —
Affections tertiaires de la langue.	316 —
— — du palais, du voile palatin et de la gorge	267 —
— — du squelette palato-nasal.	269 —
— — du pharynx.	98 —
— — du système digestif :	
Œsophage à rectum.	25 —
Foie et rate.	31 —
Rein.	57 —
— — du système lymphatique.	13 —
— — du système respiratoire (larynx, trachée, poumons).	75 —
— — du système circulatoire (cœur, artères, veines).	53 —
— — des organes génitaux.	627 —
— — du système locomoteur :	
Os.	626 —
Muscles.	19 —
Tendons.	9 —
Articulations.	31 —
— — de l'œil.	289 —
— — de l'oreille	33 —
— — du système nerveux :	
Syphilis cérébrale.	993 —
Accidents cérébro-médullaires. .	23 —
Moelle.	196 —
Nerfs.	49 —
Paralysie générale.	116 —
Tabès.	943 —
Divers.	44 —
Total.	7.249 —

A combien de considérations — et de divers genres — ne pourrait prêter ce tableau! En tout cas il en est une qui s'impose, une supérieure à toute autre et qui est d'importance majeure pour l'intention spéciale que j'ai en vue. Quant à présent, celle-ci a trait à la fréquence excessive, extrême, vraiment *extraordinaire*, des manifestations nerveuses qui figurent dans cette liste, comme expressions du tertiarisme ou de la parasyphilis. Cette fréquence dépasse tout ce qu'on pourrait croire, surtout relativement, j'entends par rapport à d'autres localisations syphilitiques qui sont généralement réputées comme constituant les symptômes les plus habituels, les symptômes de prédilection de la maladie. Qu'on en juge :

Parallèlement aux syphilides cutanées et aux lésions osseuses qui figurent dans ce tableau (les premières pour un chiffre de 1.811 et les secondes pour celui de 626) nous voyons y prendre place :

La syphilis cérébrale pour un chiffre de		993 cas
La syphilis médullaire	—	196 —
La paralysie générale	—	116 —
Et le tabès	—	943 —

Et, si nous joignons à ces quatre groupes principaux différentes affections nerveuses de fréquence moindre, nous aboutissons à un chiffre de 2.310 cas d'affections nerveuses sur un total de 7.249 affections syphilitiques. — 2.310 cas! Chiffre *énorme* (où même ne se trouve pas comprise une autre détermination nerveuse très commune chez nos malades, à savoir : la neurasthénie, que je n'ai pas voulu introduire dans cette statistique, et cela parce que, complexe d'origine le plus souvent, elle reste le plus souvent aussi discutable en tant que dérivée de la syphilis); — voire, dirai-je, chiffre *phénoménal*, puisqu'il répond exactement à ceci : 31 0/0 de la somme totale des accidents de tout ordre dérivant de la syphilis. En autres termes, sur 100 accidents de provenance syphilitique il y en aurait 31 intéressant le système nerveux; 31 0/0, c'est-à-dire *tout près du tiers!*

Cette moyenne, il est vrai, a été attaquée, contestée, surtout à l'étranger. « Vous l'avez exagérée, m'a-t-on dit en substance ; ou plutôt, sans que vous vous en soyez rendu compte, elle s'est trouvée surfaite par votre personnalité même, par vos travaux sur les affections nerveuses, notamment le tabès et la paralysie générale, qui ont fixé l'attention sur vous et appelé à vous nombre de nerveux. » L'objection est trop obligeante pour que je la discute ; mais il ne faut pas en exagérer la portée. Cette moyenne est excessive, dites-vous. Eh bien, réduisez-la, je le veux bien; réduisez-la, par exemple, d'un dixième (ce qui serait vraiment me faire beaucoup d'honneur) ; elle n'en resterait pas moins *considérable* encore et de nature à justifier la proposition suivante, la seule que vise mon argumentation, à savoir :

Que, *de tous les systèmes organiques, c'est le système nerveux qui est le plus souvent éprouvé par la syphilis ; — que c'est lui qui paie au tertiarisme et à la parasyphilis le plus lourd tribut;*

— au total, donc, que *c'est lui la victime usuelle, la victime préférée du fléau.*

Voilà un premier point acquis à la thèse dont je poursuis le développement. Venons à un second.

Tout le monde n'est pas égal devant la syphilis nerveuse. Il est nombre de gens qui ne présentent aucune prédisposition en ce sens, au moins appréciable ; et il en est d'autres qu'un œil médical reconnaît facilement pour des *prédestinés* aux catastrophes nerveuses de la maladie. Ainsi, on a dit non sans raison qu'il est de par le monde de véritables « *candidats à la paralysie générale* ». Ces prédisposés aux accidents nerveux de la syphilis sont de deux ordres, à savoir : les prédestinés héréditaires, c'est-à-dire de souche névropathique, les « nerveux de naissance », — et les prédisposés par tare acquise, personnelle.

Or, très certainement, ce nervosisme héréditaire ou acquis est au nombre des prédispositions qu'on a dit constituer des *causes localisatrices* de la syphilis ; c'est là une de ces causes qui dirigent, qui *aiguillent* la syphilis vers les centres nerveux. Très certainement, je le répète, il est des sujets dont on peut dire, le jour où ils contractent la syphilis : « Voilà des gens spécialement menacés pour l'avenir quant à leur système nerveux. Si la syphilis, sur eux, aboutit au tertiarisme, c'est au système nerveux que, suivant toute vraisemblance, ledit tertiarisme donnera l'assaut. » Chacun de nous a fait des prévisions de ce genre, prévisions que l'avenir a le plus souvent confirmées. J'en citerai deux exemples, car je tiens à bien fixer ce point majeur en vos esprits.

Le premier est relatif à l'un de nos maîtres qui contracta la syphilis professionnellement et que j'eus l'honneur de traiter. Ce médecin éminent était non seulement un grand travailleur, mais aussi un de ces hommes à cerveau toujours occupé, tendu, assidûment en état d'effort, d'enfantement. « Vous verrez, m'a-t-il dit bien des fois, que ma syphilis se portera quelque jour sur mon cerveau et que c'est par le cerveau qu'elle finira. » Et de point en point sa prophétie se réalisa.

L'autre concerne une affection cérébro-spinale qui dériva d'un surmenage nerveux d'un ordre tout différent, celui qui est le plus fréquent dans la haute société, celui des privilégiés du rang et de la fortune, à savoir le surmenage mondain. Là encore le cataclysme nerveux fut prévu et prédit longtemps à l'avance par le médecin du malade. « La syphilis sur un pareil terrain, me dit ce perspicace confrère lorsque je fus appelé à voir son client avec lui dès les premiers temps de la maladie, la syphilis sur un tel sujet, mauvaise affaire ! Cela finira par un cataclysme nerveux. » Et cela finit de la sorte en effet. Ce cas mérite bien d'être conté, et le voici en deux mots :

Sujet issu d'une souche très pure : père et mère encore vivants et jouissant d'une santé irréprochable. Lui-même avait reçu en partage une constitution vigoureuse, un tempérament parfait, une vigueur peu commune. C'est assez dire qu'il ne présentait ni héréditairement, ni personnellement la moindre prédisposition à une affection des centres nerveux. — Mais, enfant gâté de la fortune, doué de tous les dons de la nature, maître de sa liberté avant l'âge et lancé de bonne heure dans le high life parisien, c'était une victime désignée à l'avance pour la syphilis. Et, en effet, dès l'âge de 17 ans, il contractait la syphilis, que, du reste, il ne soigna jamais qu'avec la plus dédaigneuse indifférence. — Puis de 17 à 35 ans, sa vie devint celle des désœuvrés du grand monde, partagée qu'elle fut entre les femmes, les théâtres, les bals, les plaisirs de tout genre, le jeu, les cercles, les voyages, les émotions de Bourse, les duels, toutes les aventures possibles d'une jeunesse folle et dissipée. Peu d'excès alcooliques, il est vrai, mais beaucoup de grands repas, de soupers spécialement. Beaucoup de succès amoureux et de prouesses érotiques. Bien peu de nuits accordées au sommeil ; la plupart passées au club, jusqu'à six et huit heures du matin, dans une atmosphère de tabac, etc., etc.

Conséquence nécessaire : usure précoce de l'organisme, grisonnement et calvitie avant l'âge, débilitation des forces et de la résistance vitale; — puis, invasion d'un *tabès*, comme résultat mixte de l'ancienne syphilis et du surmenage nerveux que je viens de vous dépeindre. — Puis, quelques années plus tard, invasion d'une *paralysie générale* qui termina la scène.

Eh bien, ces deux prémisses démontrées et acceptées, à savoir fréquence considérable des accidents nerveux dans la syphilis et prédisposition indéniable de certains sujets à cet ordre d'accidents, je demande si, dans notre thérapeutique usuelle, courante, nous tenons un compte suffisant de ces deux données. *Avons-nous suffisamment en vue dans notre traitement l'élément nerveux, les éventualités nerveuses ?* Je précise :

Voici, par exemple, deux malades qui viennent consulter pour la syphilis. L'un d'eux est un nerveux par excellence, un prédestiné à toutes les misères du nervosisme ; et l'autre, au contraire, est indemne de toute prédisposition de cet ordre. Je demande si, dans l'état actuel des esprits, la prescription qui sera remise au premier différera notablement, différera même en quoi que ce soit de celle que recevra le second. Très vraisemblablement, non, n'est-ce pas? au moins pour la plupart des cas. Eh bien, dirai-je, c'est une mauvaise pratique que cette uniformité de pratique. Traiter de la même façon deux malades si inégalement et si différemment menacés, sans rien faire d'autre pour le premier que ce qu'on fera pour le second, c'est absurde en principe, c'est désastreux en fait. N'est-il donc pas d'indications spéciales à remplir vis-à-vis du *prédestiné* en question, c'est-à-dire en faveur du sujet que, de par ses tendances soit innées soit acquises, nous avons lieu de croire exposé à des dangers spéciaux d'avenir et surtout à des dangers tels que la syphilis cérébrale, le tabès et la paralysie générale? N'est-il donc rien de plus à faire pour lui que de lui délivrer comme à tout autre la banale et exclusive formule ou de protoiodure, ou d'huile grise, ou de sirop de Gibert, ou d'iodure de potassium? Je ne puis le croire, je ne veux pas me résigner à le croire. Le bon sens me dit qu'il est un *effort thérapeutique* à tenter en faveur de ce malade d'un ordre spécial ou, pour parler d'une façon plus générale, qu'il est *un effort à tenter contre les éventualités nerveuses pouvant dériver de la syphilis.*

Maintenant, cet effort, quel sera-t-il? Comment le concevoir et en quel sens le diriger? Voilà autant de questions à déterminer.

I. — A commencer par un point qui ne souffre pas discussion, on recommandera à ce malade spécialement prédestiné aux calamités nerveuses une *hygiène spéciale*, l'hygiène dite « antinerveuse ». D'emblée et dès les premiers temps de l'infection, on fera le possible pour le soustraire à toutes les causes capables de réagir sur le système nerveux et de constituer ce système en état de réceptivité morbide par rapport aux décharges menaçantes de la syphilis.

Dans cette intention (indépendamment des règles de l'hygiène commune dont je ne parlerai pas), on proscrira tout surmenage, à savoir :

1° *Surmenage intellectuel*, dangereux par la tension d'esprit continue, par l'*effort* cérébral. Qu'on se rappelle comme exemple la navrante histoire précitée d'un jeune lycéen qui, infecté de syphilis à seize ans, fut pris deux ans plus tard d'une hémiplégie à la suite de grands excès de travail en vue d'une préparation hâtive aux examens de l'Ecole polytechnique ; — qui, traité, en guérit ; — puis qui, l'année suivante, encore à propos d'un nouveau surmenage cérébral, d'un nouveau « coup de collier » motivé par les mêmes examens, fut repris d'hémiplégie et, cette fois, resta paralysé d'une façon définitive.

2° *Surmenage d'affaires*, tout aussi dangereux parce qu'il réunit souvent à l'excès d'occupations les préoccupations, les émois, les soucis.

3° *Surmenage vénérien*, qui a sa réputation faite et bien méritée. Ainsi j'ai vu plusieurs fois (une demi-douzaine de fois pour le moins) des syphilis cérébrales faire invasion sur de jeunes mariés au cours même de la « lune de miel », à la suite et par le fait de prouesses érotiques [1].

4° *Surmenage mondain*, par irrégularités d'habitudes, agitation, turbulence de la vie, fêtes, veilles, soupers, théâtres, nuits passées au cercle, dissipations et excès de tout genre.

Bref, on s'efforcera d'astreindre le malade aux exigences d'une vie calme, méthodique, d'une vie « à la papa », sédative par sa régularité et son uniformité. — On recommandera un exercice quotidien, voire quelque sport, mais sans aller jusqu'à la fatigue ; — un temps de sommeil suffisant (8 heures en moyenne). — Si possible, on conseillera de préférence l'habitation à la campagne ou tout au moins, de temps à autre, des séjours en pleine campagne, bien plus reposants — soit dit au passage — que les villégiatures agitées des plages maritimes ou des stations thermales à casinos turbulents. — Etc.

II. — A côté de l'hygiène antinerveuse existe-t-il une *thérapeutique antinerveuse* qui puisse être utile au genre spécial de malades que nous avons en vue ? Oui et non tout à la fois. Sans doute il est des incidents, voire des accidents qui, chez nos syphilitiques comme chez les malades de tout ordre, peuvent se trouver bien de l'action des « antinerveux ». Sans doute, il est une médication calmante qui rend de grands services pour atténuer l'excitation, l'instabilité nerveuse (bromures, valériane, par exemple), comme aussi il est une médication tonique, névrosthénique (fer, amers, glycérophosphates, cacodylate, etc.) propre à relever les forces, à stimuler l'atonie, la débilité nerveuse ; et, à l'occasion, nos malades pourront profiter de l'une ou de l'autre. Mais il n'est pas ou du moins je ne connais pas de médicament, non plus que de médication spécifique du nervosisme. Je ne vois pas d'agent pharmaceutique capable de corriger le tempérament nerveux, capable de faire qu'un sujet né nerveux ou devenu tel puisse se présenter à la syphilis sans ses aptitudes, ses tendances

1. En voici un exemple, bien démonstratif :
Un malade avait éprouvé divers accidents cérébraux d'origine manifestement syphilitique : paralysie de la langue dans une première attaque ; et, plus tard, hémiplégie passagère. J'avais réussi à le guérir par un traitement spécifique longtemps continué. Il se trouvait rétabli, complètement rétabli depuis plusieurs mois, lorsque, malgré mes avis, malgré mes instances, il se marie. Privé de femmes depuis longtemps, il s'empresse aussitôt (le mot est de lui) de « rattraper le temps perdu ». Or, le dixième jour de son mariage, à la suite d'excès vénériens, et à la suite aussi des fatigues d'un long voyage, il est repris subitement d'hémiplégie. Sa jeune femme le ramène à grand'peine à Paris dans le plus lamentable état, paralytique, hébété, délirant. Les accidents s'aggravent en dépit du traitement, et la mort termine cette triste scène en l'espace de quelques mois.

nerveuses, sa *vulnérabilité nerveuse*, dirai-je, capable en un mot de préserver ledit sujet des grandes éventualités nerveuses du tertiarisme ou de la parasyphilis. — Du reste, j'ai hâte de le dire, rien encore n'a été fait de ce côté et le champ reste ouvert à l'expérimentation.

Je serai bien moins sceptique en revanche à l'égard de l'HYDROTHÉRAPIE. Méthodiquement et chroniquement appliquée, l'hydrothérapie pourrait, je crois, être appelée à jouer un rôle préventif vraiment utile contre les accidents nerveux de la syphilis et de la parasyphilis. D'une part, en effet, on sait qu'elle est susceptible d'effets variés et même opposés suivant son mode d'application ou, comme disait Trousseau, « suivant la note touchée de son clavier thérapeutique » ; c'est-à-dire qu'elle peut également produire et des effets calmants, sédatifs de l'excitation nerveuse, et des effets stimulants, excitants, et des effets toniques, reconstituants, tout à fait modificateurs de l'être, etc. ; on sait en particulier qu'elle constitue par excellence un agent « *régulateur* des fonctions nerveuses »[1]. D'autre part, en ce qui concerne son action sur les accidents de la syphilis nerveuse, l'expérience est faite. A ne citer qu'un exemple, Charcot et moi n'avons-nous pas établi, chacun de notre côté et sans nous être concertés sur ce point, que le meilleur traitement de l'épilepsie syphilitique consiste en l'association de l'hydrothérapie à la médication mercurielle intensive ?

Eh bien, j'ai été amené à croire que l'influence *préventive* de l'hydrothérapie n'est pas inférieure, dans la syphilis, à son action curative. Dans cette pensée, j'ai pris l'habitude depuis un certain nombre d'années de prescrire systématiquement les pratiques hydrothérapiques (sous des formes variées, bien entendu, et appropriées à chaque cas particulier) à tous les sujets syphilitiques que leurs prédispositions héréditaires ou leurs tendances personnelles me permettent de considérer comme des prédestinés aux manifestations nerveuses, directes ou indirectes, de la syphilis. Et non seulement je la prescris d'emblée, c'est-à-dire au cours du traitement spécifique, mais encore et surtout je la prescris au delà, après le traitement, et cela pour de longues années. Je la recommande même à ces malades comme pratique habituelle, indéfinie.

Conviendrait-il d'aller plus loin et de généraliser (en respectant, bien entendu, les contre-indications légitimes), c'est-à-dire de prescrire l'hydrothérapie à *tous* les sujets entachés

1 On trouvera tous ces points discutés à fond et avec une haute compétence dans l'excellent *Exposé de la méthode hydrothérapique* publié par le Dr Beni-Barde (1905, Masson et Cie).

de syphilis et pour cette raison seule qu'ils sont entachés de syphilis? Auquel cas l'hydrothérapie deviendrait la compagne du mercure dans le traitement de cette maladie. Je me garderai, vu la nouveauté du sujet, d'émettre cette proposition d'une façon ferme. Mais je suis assez satisfait des résultats que je crois avoir obtenus d'une telle pratique depuis quelques années pour préjuger que ladite proposition a chance d'être acceptée dans l'avenir et légitimée cliniquement.

III. — Autre point, tout différent.

Dans le cas où, au cours de l'évolution morbide, viendrait à surgir quelque symptôme de nature à présager une invasion de la syphilis sur le cerveau ou la moelle, c'est-à-dire — parlons net — de nature à faire craindre une syphilis cérébrale, une paralysie générale ou un tabès, l'indication d'une *ponction lombaire* ne se présenterait-elle pas comme critérium diagnostique à consulter? Et conviendrait-il d'y avoir recours?

Je le crois. Car la ponction lombaire, sauf exceptions rares, ne comporte pas d'inconvénients sérieux. Et elle peut fournir les plus utiles renseignements, en dénonçant l'intoxication du liquide céphalo-rachidien, la *lymphocytose* rachidienne, dont on sait la signification et le danger. Elle permettrait donc conséquemment de recourir à une dernière intervention de l'art, sous forme d'un traitement mercuriel surintensif, aidé ou non d'une révulsion rachidienne par ventouses scarifiées, ventouses sèches multiples et répétées, pointes de feu, cautères, dérivatifs, etc. Je ne prétends pas, certes, que cette pratique aurait grand succès; mais c'est là, en tout cas, une dernière chance à tenter, et l'on serait vraiment coupable, me semble-t-il, de ne pas la tenter[1].

1. Tout récemment le Dr Milian, mon ancien chef de clinique, actuellement médecin des hôpitaux, vient de publier un très intéressant article sur la nécessité de ce qu'il appelle la *surveillance du système nerveux chez les syphilitiques*. Après avoir rappelé la fréquence extrême, extraordinaire, des affections cérébrales et médullaires dues à la syphilis et le pronostic désolant qu'elles comportent dans un très grand nombre de cas, il conclut à ceci : « que de tels accidents et de telles catastrophes pourraient certes être évités, au moins pour une part : 1° si une surveillance systématique du système nerveux était pratiquée chez les syphilitiques ; — et 2° si les malades avaient recours à des cures mercurielles préventives beaucoup plus longtemps qu'il n'est classique de les prescrire.

A ne parler ici que de la première de ces conditions, la surveillance systématique du système nerveux devrait être pratiquée à termes fixes, tous les six mois, par exemple. Naturellement elle devrait porter sur la recherche des symptômes qui constituent les préludes habituels des grandes affections cérébrales ou médullaires, tels que : céphalée, douleurs fulgurantes, douleurs névralgiques, douleurs « cérébrales des membres » (Dr Fournier); — fourmillements; — engourdissements; — insomnie; — état des réflexes cutanés et tendineux; —

RÉFORMES THÉRAPEUTIQUES

III. — J'arrive à un dernier point : RÉFORMES THÉRAPEUTIQUES.

Quatre à cinq années (et plutôt cinq que quatre) consacrées par cures intermittentes à un traitement mercuriel de suffisante énergie, telle est la formule thérapeutique la plus usuellement opposée de nos jours à la syphilis en tant que médication curative et préventive.

Cette formule, j'ai longtemps guerroyé pour la faire admettre dans la pratique, et, je le répète, il m'est impossible de ne pas croire aujourd'hui, après longue expérience, qu'elle n'ait pas constitué un progrès sur les méthodes thérapeutiques d'un âge antérieur.

Elle n'est pas parfaite cependant, et il s'en faut. Cela encore, je l'ai dit de vieille date et répété cent fois. Cela aussi, la parasyphilis s'est chargée tout particulièrement de le démontrer d'une façon plus que péremptoire. Il s'agit donc maintenant de *trouver mieux,* si possible, c'est-à-dire de reviser, d'amender, de compléter, de renforcer notre thérapeutique, en vue de la mettre au niveau des progrès et des exigences nouvelles de la clinique moderne. Mais que faire, que tenter en ce sens? C'est là ce qu'il me reste à étudier.

Ici, plusieurs points à établir.

NÉCESSITÉ DE CURES MERCURIELLES MULTIPLES. — NÉCESSITÉ DE CURES MERCURIELLES TARDIVES.

Quelle impression nous laisse, quant à son action sur la syphilis, l'agent le plus puissant dont nous disposions contre elle, à savoir le mercure?

Celle, d'abord, d'un remède énergiquement et, disons le mot, merveilleusement répressif des manifestations syphilitiques, c'est entendu. Mais ensuite? Bien malheureusement,

état des pupilles (inégalité, déformation, signe d'Argyll Robertson), etc., etc.
« Finalement, ajoute M. Milian, dans les cas suspects il conviendrait d'avoir recours à la ponction lombaire. Cette petite intervention, aidée de l'examen microscopique du liquide céphalo-rachidien, pourrait fournir des renseignements d'une valeur incontestable pour apprécier l'invasion du système nerveux par la syphilis. Et, en effet, la constatation d'une lymphocytose céphalo-rachidienne en est le témoin irrécusable, voire le seul bon et mathématiquement sûr, puisqu'il réalise une véritable biopsie des méninges. »

aussi, celle d'un remède *provisoirement* actif, actif pour un temps, passé lequel son influence semble s'amoindrir et s'éteindre. De cela que de preuves n'aurais-je pas à citer!

Exemples :

D'abord, un fait courant, d'observation journalière. Voici un malade qui, débutant dans la période secondaire, est affecté de quelques-uns des accidents usuels de cette période. Si je lui administre aujourd'hui le mercure, je sais très bien que dans quelques semaines justice sera faite de ces accidents; ils auront disparu. Mais je sais très bien aussi que, si je suspends le mercure à ce moment, ils ne tarderont pas, eux ou d'autres, à reparaître. Et de cela personne ne s'étonnera, tant le fait est sinon constant, tout au moins habituel. C'est le contraire qui étonnerait tout le monde.

Il est même dans la syphilis certains accidents qui sont doués d'une faculté singulière de récidive. Les plaques muqueuses buccales chez les fumeurs (et parfois même chez les sujets qui ne fument pas) sont sujettes à des pullulations et repullulations incessantes dès que le malade abandonne le traitement, voire parfois en dépit du traitement.

Il y a plus : c'est que certaines syphilis sont par nature essentiellement sujettes à récidives, voire à récidives presque subintrantes, et qui, pour rester silencieuses, doivent être tenues en bride par une médication quasi-continue. Un de nos éminents confrères, qui eut le malheur d'être contagionné professionnellement, m'a souvent raconté que, pendant six à huit ans, il avait été forcé de se tenir à un traitement sinon continu, du moins renouvelé à satiété, la syphilis n'attendant guère plus de quelques semaines après chaque suspension de traitement pour faire une explosion nouvelle.

Pas n'est besoin du reste d'en appeler à de tels exemples qui sont plus ou moins rares. Car il est absolument commun de voir la syphilis, après avoir cédé au traitement et être restée silencieuse plusieurs années, trois, cinq, six, dix ans par exemple, faire des rentrées en scène des plus inattendues et souvent aussi des plus graves.

C'est qu'en effet et bien positivement il en est du mercure comme du vaccin. Comme le vaccin, le mercure est un préventif; qui oserait aller à l'encontre? Mais, comme le vaccin aussi, c'est un préventif *provisoire* à portée préservatrice temporaire. Il faut revacciner pour acquérir une immunité prolongée contre la variole ; de même il faut *remercurialiser* pour mettre le malade à l'abri d'assauts ultérieurs de la syphilis. Je suis persuadé de ceci : En prenant du mercure, le syphilitique contracte avec la syphilis un *bail d'immunité* pour un temps ; c'est parfait. Mais il en est de ce bail comme de tous les baux; vient un temps où il ne vaut plus rien, où il est périmé ; et alors, sous peine d'en perdre les avantages, il faut le renouveler.

Une belle preuve, voire, comme disent les mathématiciens, une « démonstration élégante » de ce qui précède nous est donnée par un fait clinique bien connu des accoucheurs, à savoir *l'alternance possible, dans les ménages syphilitiques, de grossesses heureuses et de grossesses malheureuses, suivant l'intervention ou la non-intervention du traitement.* Je m'explique par un schéma : Une femme affectée, je suppose, d'une syphilis récente, devient enceinte et se traite correctement; elle accouche à terme d'un enfant vivant, qui continue à vivre et, pour le moins, semble exempt de syphilis. — Elle cesse alors de se traiter, et, peu après, devient enceinte à nouveau; cette fois elle avorte ou bien accouche d'un enfant qui naît syphilitique et qui meurt le plus souvent. — Alors, elle reprend son traitement. Survient une troisième grossesse, laquelle amène un enfant sain.

Des observations de cet ordre existent en bon nombre dans la science [1] et témoignent d'un fait actuellement avéré.

Cela est tellement vrai, j'entends l'influence mercurielle est si puissante sur le produit de conception et, d'autre part, cette influence est susceptible de se dissiper si rapidement que je

1. Telle est la célèbre observation de Turhmann qui est et restera un prototype du genre. Cette observation se résume en ceci :

Femme syphilitique devenant enceinte onze fois.

Au cours des sept premières grossesses, pas de traitement spécifique. — Résultat de ces sept grossesses : sept enfants syphilitiques qui, tous, succombent.

Au cours de la huitième et de la neuvième grossesse, intervention du traitement spécifique. — Résultat : deux enfants vivants et sains.

Dixième grossesse. — Pas de traitement. — Accouchement d'un enfant syphilitique, qui meurt de syphilis.

Onzième grossesse. — Reprise du traitement. Enfant né vivant et restant sain.

Un cas de même ordre a été relaté par W. Taylor et mérite mention en ce que, dans celui-ci, l'alternance a dérivé d'une influence thérapeutique s'exerçant non pas sur la mère, mais *sur le père.*

Le voici sommairement :

« Un homme syphilitique, marié à une femme saine, commence par avoir un enfant mort-né, probablement syphilitique.

« Alors il se traite. — Second enfant, qui naît sain.

« Alors il ne se traite plus. — Troisième enfant fortement syphilitique.

« Alors, il se traite à nouveau. — Quatrième enfant, sain. »

Enfin, à titre d'analogie, citons encore cet autre cas, emprunté à mes notes :

Mari et femme syphilitiques. — Quatre grossesses.

Au cours de la première et de la troisième grossesse, la jeune femme est laissée sans traitement et avorte.

Au cours de la seconde et de la quatrième grossesse, elle est traitée par les frictions mercurielles et l'iodure de potassium ; — elle amène à terme deux enfants vivants et sains.

me chargerais volontiers, si l'expérience n'était profondément immorale, de faire faire à une femme syphilitique alternativement des enfants sains et des enfants syphilitiques, suivant que je la traiterais ou ne la traiterais pas. Mais cette expérience, qui n'est pas réalisable sur l'espèce humaine, le sera peut-être quelque jour sur les animaux. Comme elle est majeure et des plus instructives, je la recommande à l'attention des expérimentateurs.

Eh bien, s'il en est de la sorte, si le mercure a un pouvoir préventif tel que la question de vie ou de mort pour un fœtus soit réglée par lui, ne sommes-nous pas vraiment autorisés à nous demander si son intervention ne serait pas également apte à *conjurer* de la même façon une manifestation quelconque de syphilis (gomme, exostose, sarcocèle, artérite, et pourquoi pas paralysie générale ?) Ainsi, je précise bien ma pensée. Une manifestation syphilitique quelconque est en préparation, je suppose ; elle va se produire prochainement, elle va éclore. A ce moment le mercure est mis en œuvre. Ce mercure aura t-il le pouvoir de faire qu'elle ne se produise pas ; exercera-t-il sur elle l'effet inhibitoire que tout à l'heure il exerçait sur le fœtus ? Certes je ne saurais le dire, mais on m'accordera que j'ai l'analogie pour moi et une analogie de bon aloi. On conviendra de plus qu'il est bien rare de voir une explosion de tertiarisme se produire au lendemain d'une cure mercurielle, surtout d'une cure mercurielle à la fois active et prolongée, succédant elle-même à d'autres cures semblables.

Une considération d'un autre ordre dépose encore dans le même sens et mérite toute notre attention.

De par expérience et sans contradiction possible, les syphilis les plus mauvaises, les plus redoutables comme terminaisons, ne sont pas toujours — et tant s'en faut — celles qui sont fécondes en accidents, celles qui se signalent par des rechutes, des réveils, des « poussées », comme l'on dit. Et de même pour certaines syphilis à grand fracas, qui font beaucoup de bruit pour un temps, puis qui, finalement, rentrent dans le silence et n'ont pas de conséquences éloignées.

Mauvaises au contraire par excellence et périlleuses sont les syphilis initialement bénignes et douces, qui débutent par un cortège discret de manifestations anodines, qui se laissent bientôt dominer par le traitement, qui restent muettes au delà pour des laps de temps considérables, puis qui tout à coup, inopinément, dix, vingt, vingt-cinq ans plus tard, se révèlent par un coup de foudre tertiaire, lequel coûte aux malades un organe ou la vie.

Eh bien, pourquoi la bénignité relative des syphilis du premier ordre et pourquoi la gravité de celles du second ? La raison n'en est autre que celle-ci, quand on descend au fond des choses, c'est-à-dire à l'analyse des observations :

C'est que les premières, du fait même de la multiplicité de leurs accidents et de leurs récidives, ont été forcément traitées à maintes reprises et traitées à des *étapes diverses* de la maladie, étapes *plus ou moins tardives, donc plus ou moins distantes du début morbide ;* — tandis que les secondes, rentrées immédiatement dans le silence, n'ont guère été traitées que dans leurs premiers stades, n'ont pas subi les atténuations, les dépurations successives d'une série de cures mercurielles, et, par suite, ont conservé, et conservé non amoindri, leur degré de virulence originelle.

En sorte que, sous une forme apparemment paradoxale, mais qui ne serait en réalité que l'expression d'un fait absolument vrai, on pourrait dire ceci : les bonnes syphilis sont celles qui, par des accidents multiples, se rappellent à l'attention du malade, obligent à ce qu'on s'occupe d'elles et, somme toute, *se font traiter ;* — tandis que les mauvaises sont celles qui, faute d'accidents, *se font oublier*.

Or, logiquement, qu'est-il à déduire des constatations cliniques qui précèdent ? Deux conclusions qui sont d'importance tout à fait majeure, à savoir :

1° Que, si la syphilis peut être efficacement combattue, elle a besoin pour cela, non pas seulement d'être traitée longtemps (cela ne fait plus question de nos jours), mais d'être traitée par une SÉRIE DE CURES QUI, INTERVENANT A ÉTAPES DIVERSES DE SON ÉVOLUTION, RÉALISENT POUR ELLE COMME UNE SÉRIE DE VACCINATIONS ET DE REVACCINATIONS MERCURIELLES.

2° Qu'il y aurait certainement avantage à ce que quelques-unes de ces cures, pour arriver en leur temps, à leur heure, en un mot d'une façon propice, FUSSENT RAPPROCHÉES LE PLUS POSSIBLE DU TERME D'ÉCHÉANCE HABITUEL DES PLUS GRAVES ACCIDENTS DE LA MALADIE.

C'est à la première de ces indications qu'a répondu mon ancien traitement dont je vous ai exposé la formule, dit *traitement chronique intermittent ;* — c'est à la seconde qu'essaiera de satisfaire, dans la mesure du possible, du réalisable, la méthode des cures *mercurielles à termes tardifs*, dont il va maintenant être question.

CRITIQUE DU TRAITEMENT INAUGURAL EN BLOC. — DISTRIBUTION RATIONNELLE DES MERCURIALISATIONS SUCCESSIVES

Un point sur lequel on s'est mis d'accord depuis une vingtaine d'années environ, c'est qu'il n'est possible de venir à bout de la syphilis (tel est le cas du reste pour toutes les maladies chroniques) qu'au prix d'un traitement long, très long, et dont en l'espèce il n'est pas d'exagération à fixer la durée moyenne à *quatre ou cinq ans.*

Or, ce traitement de quatre ou cinq ans, comment l'accomplit-on généralement de nos jours? On le place *en bloc* et *tout entier* au début de la maladie. C'est-à-dire : durant les quatre ou cinq années qui suivent le chancre on soumet le malade à une série de cures mercurielles séparées les unes des autres par des intervalles de repos thérapeutique ; puis, cela fait, on juge avoir tout fait au mieux des intérêts du malade et on le congédie. Telle est bien — n'est-il pas vrai ? — la pratique actuelle et presque générale.

Eh bien, cette pratique, je n'hésite pas à la condamner, et j'ai assez contribué à l'établir pour avoir droit de la juger mauvaise dans ce qu'elle me paraît avoir de mauvais.

Et, en effet — prétention singulière, vraiment exorbitante, quand on l'analyse de près — nous entendons bien certes traiter la syphilis, mais nous entendons ne la traiter que pour un temps, pour un temps très court par rapport à sa durée totale, et pour un temps que très arbitrairement nous fixons et limitons à son tout jeune âge. Que voyons-nous en pratique courante? Tout médecin consent bien à militer contre la syphilis au cours de ses deux, trois, quatre, voire (mais cela est déjà bien plus rare) cinq premières années. Mais qui a jamais proposé de continuer la lutte plus avant? Et cependant nous savons que la syphilis est douée d'une longévité à nulle autre pareille, qu'elle est susceptible de manifestations à longue portée, à portée pouvant dépasser un demi-siècle. N'importe. Si elle veut guérir, il faut qu'elle guérisse de par un traitement *qu'il nous plaît de limiter à ses toutes jeunes années* et dont l'action (du moins il nous plaît également de le supposer ainsi) ne saurait être épuisée par le temps, même à lointaines échéances.

Vais-je donc pour cela abandonner absolument et désavouer une méthode que j'ai eu tant de peine autrefois à faire prévaloir? Je m'en garderai bien, car ce serait là une révolution improductive, du genre de celles qui détruisent sans rien met-

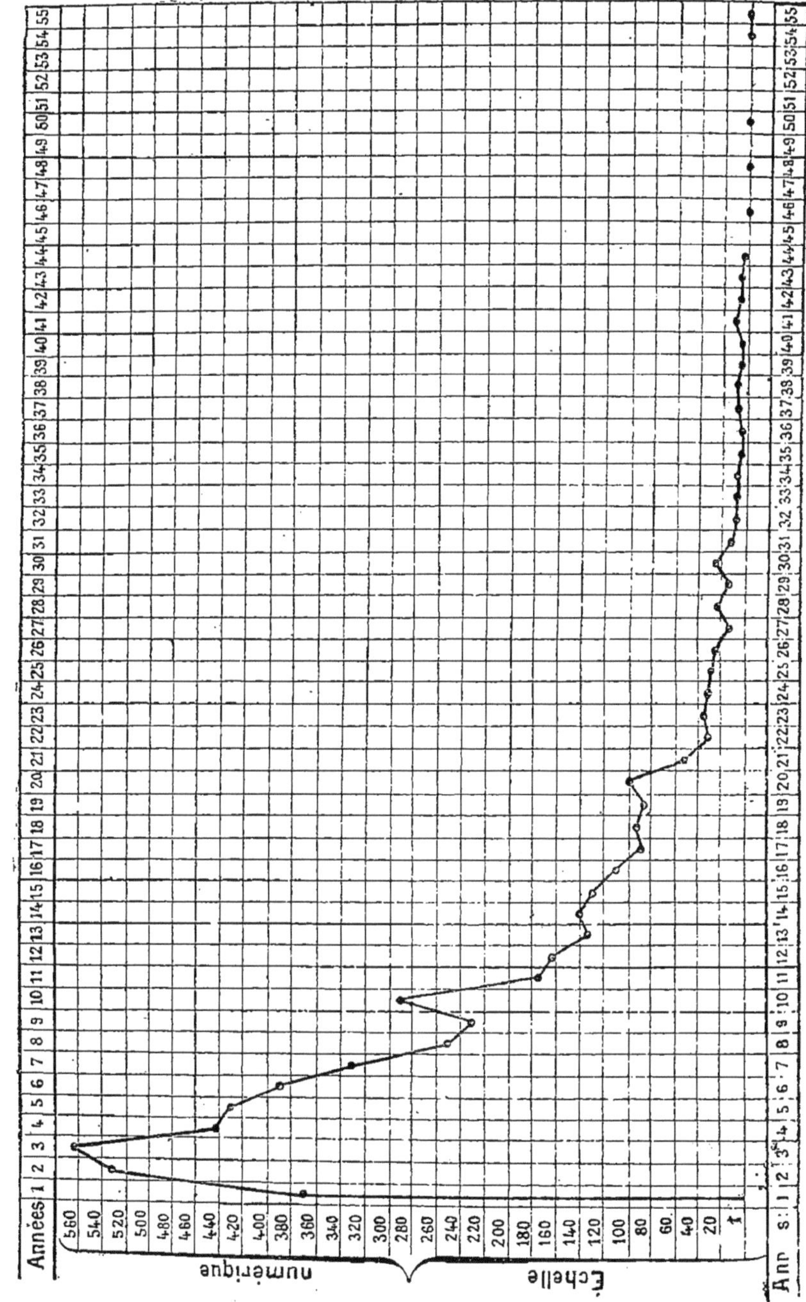

Graphique 1. — ÉCHÉANCES DU TERTIARISME (d'après 5.466 cas).

tre à la place de ce qu'elles ont détruit. Ce que je propose seulement, c'est une révision de l'ancien programme, révision conservant ce qui est bon, excluant ce qui me semble actuellement défectueux. Ainsi :

Je commencerai par conserver intégralement, tel qu'il a été exposé ci-dessus, le principe des quatre premières années consacrées à un traitement méthodique et fort, distribué en cures intermittentes. Et cela pour une bonne raison qu'expliquera et légitimera mieux que tout commentaire le graphique n° 1, que je recommande à l'attention de mes lecteurs.

Qu'est-ce donc que ce graphique ? La représentation, sous forme d'un tracé linéaire, de la fréquence des divers accidents du tertiarisme aux divers âges de la maladie [1]. Rien de plus

1. Sur un total de 7.172 accidents de tertiarisme ou de parasyphilis j'ai pu déterminer la *date précise d'invasion*, au cours de la maladie, de 5.466 de ces accidents. C'est d'après cette statistique qu'a été dressé le graphique n° 1.

Voici les résultats de cette enquête, éminemment instructive à divers égards, notamment pour le sujet dont il est ici question.

Échéances des accidents au cours des années suivantes :	Nombre de cas :
Première année	366
Seconde —	535
Troisième —	560
Quatrième —	440
Cinquième —	430
Sixième —	387
Septième —	334
Huitième —	253
Neuvième —	235
Dixième —	288
Onzième —	179
Douzième —	163
Treizième —	136
Quatorzième —	140
Quinzième —	132
Seizième —	110
Dix-septième —	94
Dix-huitième —	96
Dix-neuvième —	83
Vingtième —	100
Vingt et unième —	54
Vingt-deuxième —	37
Vingt-troisième —	39
Vingt-quatrième —	38
Vingt-cinquième —	29
Vingt-sixième —	26
Vingt-septième —	19
Vingt-huitième —	24
Vingt-neuvième —	19
Trentième —	26
Trente et unième —	15
Trente-deuxième —	11
Trente-troisième —	10
Trente-quatrième —	5
Trente-cinquième —	4

instructif — n'est-il pas vrai? — qu'un document de cet ordre pour apprécier ce que fait la maladie à telle ou telle période et ce que devrait faire le traitement pour en contrarier l'évolution aux termes correspondants.

Or, consultons ce tableau. Qu'y voyons-nous relativement à la première des questions qui nous intéresse pour l'instant? Ceci :

1° Que le tertiarisme est très prompt à entrer en scène; — qu'il fait invasion dès la première année, et cela pour une proportion déjà notable (366 cas sur 5.466 ou 6,6 p. 100), proportion presque équivalente au quotient du tertiarisme de la sixième année.

2° Que, dès la seconde année, un fort élan ascensionnel l'élève à celle de 9,7 p. 100.

3° Qu'enfin il atteint son *apogée à la troisième année* (où son quotient de fréquence devient au pourcentage 10,2). C'est dire que cette troisième année de la maladie réalise à elle seule environ 10,2 pour 100 du total complet des échéances du tertiarisme. C'est dire qu'elle constitue *l'année culminante du tertiarisme*, *l'année néfaste*, *l'année terrible* par excellence.

Et ce n'est pas tout. Car, maintenant additionnons ensemble les quotients du tertiarisme pour ces trois premières années, et non sans étonnement nous aboutirons à constater ceci : que DÈS SA TROISIÈME ANNÉE LA SYPHILIS A RÉALISÉ PLUS DU QUART DE LA SOMME TOTALE DES MANIFESTATIONS TERTIAIRES QU'ELLE EST APPELÉE A PRODUIRE DANS TOUTE SA CARRIÈRE! — Je le répète, plus du quart, exactement 26,5 p. 100.

Cette constatation est majeure, et tant au nom du bon sens que par injonction arithmétique, il en ressort une déduction formelle, à savoir :

Qu'il y a un INTÉRÊT CAPITAL A CE QUE LES MALADES SOIENT PROTÉGÉS CONTRE CES IMMINENCES PRÉCOCES DU TERTIARISME, ET PROTÉGÉS

Trente-sixième année	6
Trente-septième —	7
Trente-huitième —	4
Trente-neuvième —	5
Quarantième —	9
Quarante et unième —	4
Quarante-deuxième —	3
Quarante-troisième —	3
Quarante-quatrième —	2
Quarante-sixième —	2
Quarante-huitième —	1
Cinquantième —	1
Cinquante-quatrième —	1
Cinquante-cinquième —	1
Total	5.466

NOTAMMENT CONTRE LES ÉVENTUALITÉS DE CETTE TROISIÈME ANNÉE, si particulièrement prodigue en méfaits de tout ordre.

Et voilà pourquoi je réclame en premier lieu une application vigoureuse et intégrale du traitement chronique intermittent, tel qu'il a été formulé plus haut, aux premières années de la maladie. Je crois donc bonne, je persiste à croire bonne cette partie de mon ancien programme et je conseille de la conserver.

Cela, je le conseille d'autant plus que, d'autre part, une remarque a été faite. C'est que, de l'avis à peu près général, «un bon commencement est d'effet favorable sur l'ensemble de la maladie ».On s'accorde à penser que les traitements inaugurés tardivement, les traitements dits « de rattrapage » sont loin d'équivaloir à ceux qui ont été institués au début même de l'infection. Et je me plais à répéter ici le propos pittoresque de W. Taylor « qu'il convient de débuter par un coup de main qui *casse les reins* à la maladie ».

Je conclus donc à ceci : Ne rien changer au traitement actuel jusqu'à un terme de trois ou quatre ans à dater du chancre.

Mais voici ce terme accompli, et tout est au mieux, je suppose, suivant la coutume, car il est d'observation que, sauf exceptions assez rares, un traitement mercuriel d'énergie moyenne (je ne dis même pas intensif), méthodiquement appliqué pendant les premières années de la maladie, suffit très généralement à imposer silence aux manifestations diathésiques et à obtenir ce que nous appelons la *trève* ou l'*accalmie secondaire*, accalmie usuellement persistante pour un laps d'au moins quelques années.

S'il en est ainsi, allons-nous continuer le traitement sans interruption et avec la même sévérité? Mais à quoi bon? Puisque pour l'instant nous avons de l'avance, profitons de notre crédit pour laisser « souffler le malade », suivant une expression de métier, j'entends pour laisser quelque peu reposer l'organisme de sa longue imprégnation mercurielle.

Empiriquement j'ai été conduit à donner à ce temps de repos la durée d'au moins un semestre, pendant lequel je suspens absolument toute médication.

Nous voilà de la sorte arrivés à la cinquième année.

Au cours de cette année je prescris deux ou trois cures mercurielles, chacune d'une durée de six semaines.

Puis, au delà ? C'est ici que vont entrer en scène les modifications que je crois nécessaire d'introduire dans le traitement, sous le nom de *cures complémentaires* ou *cures de renforcement*, et sur lesquelles je dois m'expliquer maintenant.

CURES COMPLÉMENTAIRES ou CURES DE RENFORCEMENT

OÙ LES PLACER POUR QU'ELLES SOIENT EN PLACE UTILE ? — ÉCHÉANCES D'INVASION DES TROIS PIRES MANIFESTATIONS DE LA SYPHILIS (SYPHILIS DU CERVEAU, PARALYSIE GÉNÉRALE ET TABÈS). — LA PASSE PÉRILLEUSE DE LA MALADIE.

La nécessité de ces cures complémentaires une fois reconnue (et qui se refuserait à la reconnaître ?), une question surgit : Ces cures complémentaires, *où donc les placer pour qu'elles soient à leur place ?* C'est-à-dire : quand, à quels termes de la maladie, les faire intervenir pour qu'elles interviennent utilement ? Comment les faire tomber juste *à point*, de façon opportune, de façon à prévenir un orage tertiaire qui se prépare, de façon à conjurer, par exemple, un tabès ou une paralysie générale qui s'élabore, qui va bientôt entrer en scène ?

La logique répond : *Leur place est là où est le danger*. C'est évident.

On dira : « Mais, en fait de syphilis, le danger n'a pas d'échéances ; il est de tous les âges, de tous les instants. » — Sans doute, répondrai-je, mais il n'est pas égal pour tous les âges de la maladie. Un simple coup d'œil jeté sur le graphique d'ensemble des échéances du tertiarisme (page 438) suffit à montrer que ce danger est bien autre à la troisième année (qui constitue son apogée) qu'à la sixième par exemple, et bien autre de même à la sixième qu'à la dixième, et bien autre encore à la dixième qu'à la vingtième, etc. D'ailleurs, ce n'est pas tout encore. Car ce qui est vrai pour l'ensemble de la maladie ne l'est pas moins, en particulier, pour chacune de ses manifestations. Ainsi, de ces manifestations, il en est qui ont des éclosions précoces, remarquablement précoces. (Exemple : pour la moelle, l'année néfaste, l'année terrible, est — l'imaginerait-on *à priori ?* — la seconde année de la maladie) ; — et il en est d'autres dont l'entrée en scène se montre au contraire relativement tardive. Cela étant, faisons intervenir le bon sens pour juger la question qui nous occupe, à savoir : Où placer logiquement (ce qui équivaut à dire utilement) nos cures complémentaires ?

Nul doute, je ne crains pas de me répéter, que le bon sens,

interrogé de la sorte, ne réponde ceci : Il convient de les placer vers l'époque (et un peu avant cette époque, naturellement) où les manifestations à la fois les plus graves et les plus fréquentes de la maladie font leur explosion habituelle.

Or, quelles sont les manifestations de la maladie à la fois les plus graves et les plus fréquentes ? Le choix n'est pas embarrassant. Il en est trois de ces manifestations qui s'imposent comme telles, et chacun les a citées d'avance. Ce sont :

1° La *syphilis cérébrale*, la plus commune des localisations tertiaires, après les localisations cutanées ;

2° Le *tabès* qui marche immédiatement après elle, c'est-à-dire au troisième rang ;

Et 3° la *paralysie générale*, bien moins fréquente à la vérité que les deux précédentes, mais la plus inaccessible de toutes à l'influence médicatrice.

Eh bien, à quels termes ces trois types, communs et redoutables par excellence, font-ils invasion au cours de la maladie ? Réponse, d'après ce que m'ont appris des recherches spéciales sur ce sujet :

I. — La syphilis cérébrale fait son *entrée en scène dès la première année* de l'infection, et déjà même elle s'y accuse par un quotient de fréquence important.

Graphique 2. — Échéances d'invasion de la Syphilis cérébrale

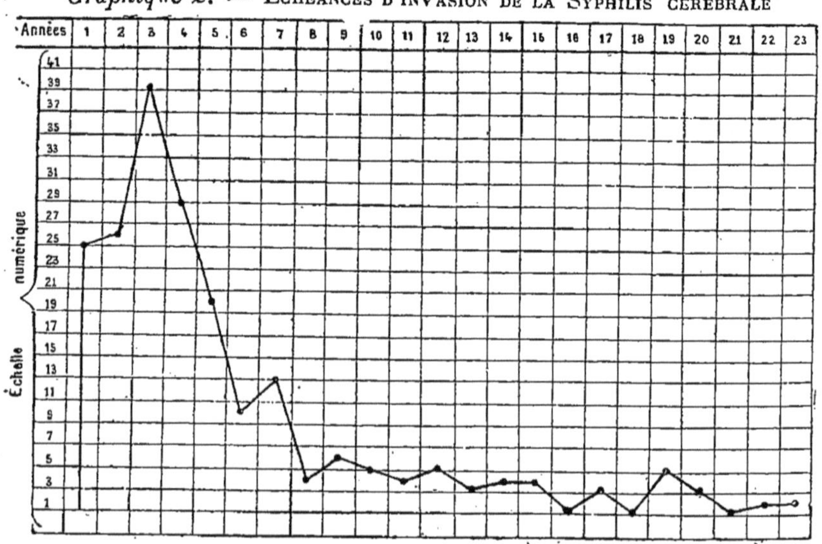

Elle s'accroît tout aussitôt de fréquence, pour atteindre son fastigium — et fastigium bien marqué — *dès la troisième année* après le chancre (dès la troisième année, qu'on remarque bien

ce chiffre). Elle produit dans cette seule année plus du dixième de la somme totale de ses cas.

Puis, sa fréquence va décroissant très hâtivement au delà de cette troisième année, si bien qu'à sa cinquième année, la syphilis a déjà produit, en tant que déterminations cérébrales, plus de la moitié des cas qu'elle doit produire (Voy. graphique 2).

II. — Très différente est l'évolution de la paralysie générale. Celle-ci est encore à naître (d'après ma statistique personnelle, du moins) dans la première année de l'infection. On peut la dire inconnue à ce terme.

Elle commence à poindre seulement dans la deuxième ou

Graphique 3. — ÉCHÉANCES D'INVASION DE LA PARALYSIE GÉNÉRALE AU COURS DE LA SYPHILIS

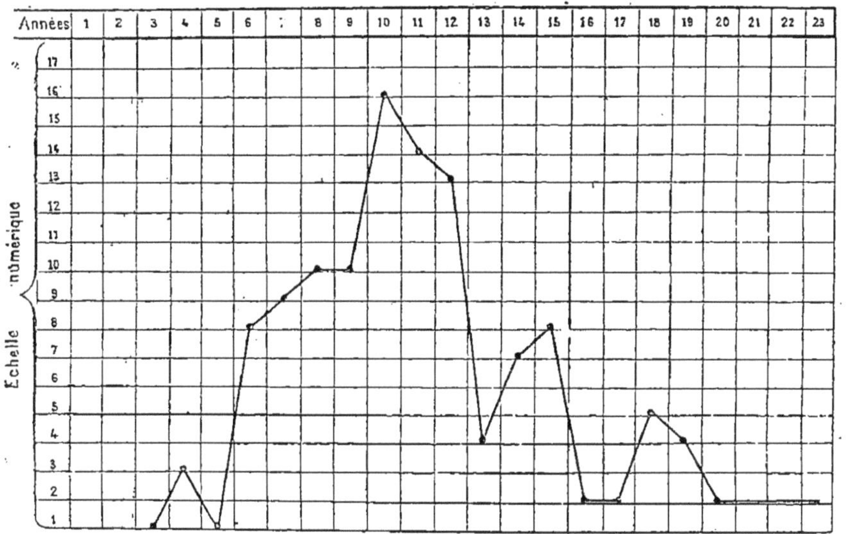

(plus sûrement) dans la troisième année, alors au contraire que la syphilis cérébrale proprement dite a déjà conquis son fastigium. En tout cas elle est rare, très rare jusqu'à la cinquième année.

Elle s'élève de fréquence au delà, pour atteindre son *fastigium à la dixième année.*

On peut dire que *ses échéances les plus habituelles sont comprises entre la sixième et la douzième année*, avec un maximum plus ou moins marqué pour la dixième[1]. C'est là ce que traduit encore en pleine évidence le graphique n° 3.

1. Ai-je besoin de rappeler que le *début vrai* de la paralysie générale est toujours *antérieur* à son début apparent, au début qui est accusé au médecin

Au delà de la treizième à la vingtième année elle devient, et cela progressivement, beaucoup moins fréquente.

Enfin, au delà de la vingtième année, elle ne constitue plus qu'une très rare exception.

III. — En troisième lieu, venons au tabès [1].

Le tabès ne débute guère plus tôt que la seconde année,

Graphique 4. — Échéances d'invasion du tabès au cours de la Syphilis

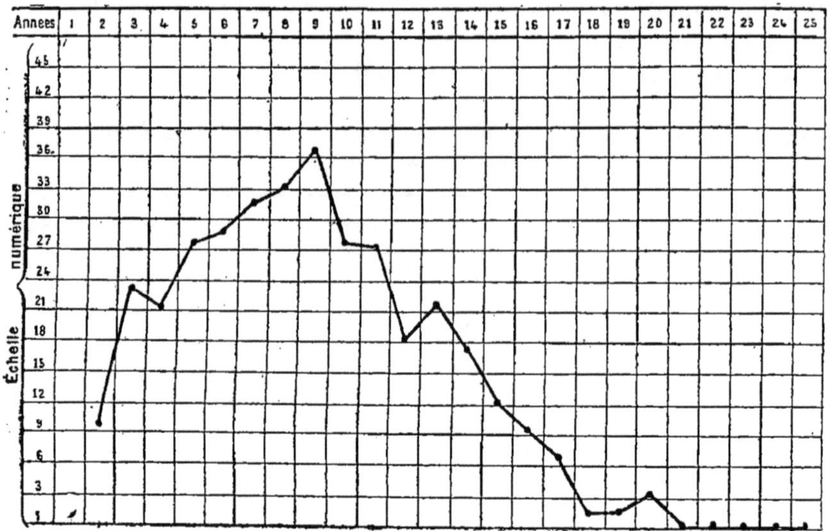

pour s'accroître ensuite rapidement de fréquence et atteindre son apogée de la cinquième à la neuvième année.

par l'entourage du malade ? Quand on va au fond des choses, quand on pénètre dans la vie intime du paralytique général, on ne manque jamais d'apprendre que plus ou moins longtemps avant que le malade ait été reconnu *malade*, il avait déjà commis quelque incorrection, quelque bizarrerie, quelque singularité qui n'avait pas été remarquée tout d'abord, mais qui témoignait bien dès ce moment d'un véritable trouble cérébral. Cette période où l'affection reste soit inaperçue soit incomprise est toujours plus ou moins longue. Au minimum, elle est de quelques mois, mais on l'a vue s'élever jusqu'à un an, deux ans, voire davantage, et cela d'une façon indéniable. - Il faut donc toujours *antidater* le début d'une paralysie générale sur le début déclaré au médecin.

1. Il est très difficile d'être fixé sur l'échéance d'invasion du tabès au cours de la syphilis. Bien souvent on est trompé sur ce point par de fausses déclarations des malades qui se trompent eux-mêmes. Et il est à cela plus d'une raison : ou bien symptômes tabétiques méconnus quant à leur nature (Exemples : douleurs fulgurantes prises pour névralgies ou rhumatismes, ce qui est d'une excessive, d'une extraordinaire fréquence), ou bien symptômes tabétiques restant ignorés, inaperçus (troubles pupillaires, perte des réflexes, etc.). On est souvent forcé d'antidater de plusieurs années l'origine d'un tabès, telle qu'elle est déclarée par les malades. — Je me suis appliqué à colliger un certain nombre de cas à l'abri de telles causes d'erreurs, et c'est d'après ces cas que j'ai dressé la statistique reproduite ici par le graphique n° 4.

Au delà, il décroît, et plus rapidement encore, au point, par exemple, qu'à la vingtième année il n'est plus, par rapport à la dixième, que dans la proportion de 4 à 28 (V. graphique n° 4).

Eh bien, rapprochons maintenant ces divers chiffres qui sont essentiels à notre sujet actuel. Il en ressort, avec une exactitude mathématique, que *le sujet syphilitique est menacé particulièrement de la cinquième à la dixième année de sa maladie par les trois pires manifestations de cette maladie* (sans parler des autres), à savoir : par la syphilis cérébrale qui, bien que déjà en décroissance, est cependant encore d'activité moyenne ; — par la paralysie générale et le tabès qui sont alors en pleine période d ascension et vont atteindre leur apogée.

Il y a donc là pour les malades, à savoir DE LA CINQUIÈME A LA DIXIÈME ANNÉE, une PASSE PÉRILLEUSE par excellence.

C'est donc là, conséquemment, à savoir *de la cinquième à la dixième année*, que nous devons placer et que nous placerons nos défenses thérapeutiques.

Ainsi, du moins, parle le bon sens. Malheureusement, il n'en dit pas plus, et le reste n'est plus qu'affaire d'observation clinique et d'empirisme.

CURES COMPLÉMENTAIRES (*suite*)

Que doivent-elles être comme composition, comme durée, comme nombre, etc.?

Le principe des cures complémentaires reconnu et leur localisation fixée, comme nous venons de le voir, de la cinquième à la dixième année de la maladie, reste à établir ce que seront ces cures.

D'abord, elles n'auront besoin que d'être *discrètes* comme nombre et durée, car elles sont *complémentaires*, rappelons-le bien. Elles n'ont pas mission de constituer un traitement, mais bien de compléter, de renforcer un traitement préalable, accompli.

A ce titre on ne saurait leur demander plus que d'être *semestrielles,* ou même peut-être *annuelles*, si cela était compatible avec la sécurité des malades.

En revanche, ces cures rares, je les voudrais *énergiques;* car ce sont nos derniers boulevards contre les plus redoutables assauts de la maladie, contre le tabès et la paralysie générale notamment. Je les voudrais donc, par exemple, constituées de la sorte : une demi-douzaine d'injections d'huile grise, pratiquées à dix ou douze jours d'intervalle l'une de l'autre. — Si de telles injections comportent parfois de réels inconvénients alors que besoin est, comme dans le traitement initial de la maladie, de les multiplier, il n'est plus à compter avec elles quand elles se réduisent à une demi-douzaine pour tout un semestre. A ce degré elles deviennent d'une pratique tolérable.

Au reste, je ne verrais pas grand désavantage à ce qu'elles fussent remplacées, du moins pour quelques-unes, par une autre cure mercurielle de modalité différente, pourvu que cette cure fût énergique, car c'est là ce que je réclame d'elle. Pour la classe aisée, par exemple, j'agréerais bien volontiers comme suppléance une cure par frictions mercurielles, faite à quelque eau sulfureuse, où le malade trouverait en plus le triple bénéfice du repos, de l'air vivifiant des montagnes et de la tonicité du traitement sulfureux.

Finalement, combien de temps conviendrait-il de continuer ces cures de renforcement? Ai-je à dire que je l'ignore? L'avenir pourrait seul me renseigner sur ce point, et il me faudrait bien une dizaine d'années pour commencer seulement à le savoir.

Toutefois, il me paraîtrait prudent de prolonger ces cures jusqu'à la dixième année, prudent surtout pour certains sujets, à savoir pour cette catégorie de sujets *nerveux*, que nous avons qualifiés de « prédestinés au tabès », de « candidats à la paralysie générale ». Mais pour d'autres, mieux doués, je veux croire que ce traitement complémentaire pourrait être allégé d'une façon ou d'une autre, soit, par exemple, en le suspendant après 2, 3 ou 4 ans (nous ne manquerons pas de malades pour nous éclairer sur les résultats de cette pratique) ; — soit, plus prudemment, en intercalant entre deux années à cures semestrielles, une année à cure unique ou même une année sans cure ; — soit de toute autre manière qu'il serait vraiment prématuré de nous ingénier à prévoir pour l'instant.

Car tout ceci — je le répète encore une fois — n'est pas un programme ; c'est, tout simplement, un ensemble de vues, un plan de campagne, un projet ou, mieux encore, une *ébauche de projet*, basée, d'une part, sur une série d'inductions rationnelles et, d'autre part, sur la petite expérience que j'ai pu acquérir de ces cures complémentaires depuis quelques années. Tout cela donc reste modifiable, considérablement modifiable suivant des conditions multiples et variées, suivant surtout les enseignements et les résultats de l'observation clinique, notre souveraine maîtresse.

RÉPONSE A UNE CRITIQUE.

Cela dit, laissez-moi suspendre un instant cet exposé pour répondre à une critique.

On m'a dit, et trop amicalement d'ailleurs pour que je ne sois pas le premier à remercier les auteurs de cette critique, puisque c'est pour moi occasion de la réfuter :

« Convenez que, dans votre programme de révision du traitement de la syphilis, la première place, la place principale, ce qu'en langage familier on appelle la « pièce de résistance », appartient à vos « cures de renforcement ». A parler net, elles vous servent à traiter la syphilis plus longuement qu'il n'est d'usage, et vous faites fond sur ce *supplément* de dépuration pour diminuer le nombre ou atténuer la gravité des explosions tertiaires ou parasyphilitiques.

« — J'en conviens.

« — Mais convenez aussi, maintenant, que si vous obteniez de votre nouveau programme (ce qui est bien possible), non pas un succès complet, mais seulement un succès *relatif*, un demi-succès, vous interviendriez derechef pour introduire dans ce programme un supplément à votre premier supplément.

« — J'en conviens encore.

« — Et ainsi de suite, alors ?

« — Peut-être bien, mais cela je l'ignore, naturellement.

« — De sorte donc qu'en dernière analyse vous aboutiriez au traitement chronique, au *traitement à perpétuité*. Il faudrait donc, pour s'en traiter assez d'après vous, se traiter *à vie* de la vérole, s'en traiter *éternellement* pour arriver à n'en plus craindre les suites.

« — Je ne crois pas que j'aille jusque-là. Mais poursuivons la plaisanterie, dirai-je en terminant, puisque vous l'avez commencée. Si j'allais jusque-là, ce serait en tout cas une nécessité *que je subirais*, mais que je n'aurais pas créée et dont mon traitement ne serait pas coupable. Et après tout, laissez-moi vous dire ceci : c'est que j'aimerais mieux encore me traiter « *à vie* », toute ma vie, et à ce prix échapper à la paralysie générale que subir la paralysie générale pour échapper à un traitement qui n'a rien de bien terrible. Et vous aussi, sans nul doute. Voyez alors combien vous êtes d'accord avec moi. »

LES TRAITEMENTS EN RETARD

LE TRAITEMENT SPÉCIFIQUE CONSERVE-T-IL A LOINTAINE ÉCHÉANCE SA DOUBLE ACTION CURATIVE ET PRÉVENTIVE ? — CONSERVE-T-IL SON INFLUENCE HABITUELLE SUR L'HÉRÉDITÉ SPÉCIFIQUE ?

Une dernière question se présente, ou plutôt nous est imposée par les malades.

Il arrive souvent — bien plus souvent surtout depuis qu'une certaine vulgarisation de tout ce qui touche à la syphilis s'est faite dans le public — que des sujets syphilitiques restés longtemps indifférents à leur maladie s'en inquiètent *sur le tard* et viennent sur le tard réclamer du médecin une sauvegarde contre des éventualités qu'ils avaient dédaignées jusqu'alors. C'est ainsi que maintes fois depuis quelques années j'ai reçu dans mon cabinet la visite de clients qui m'abordaient par le discours suivant :

« Docteur, j'ai eu la syphilis quand j'étais jeune, et il y a longtemps de cela (par exemple, suivant les cas, 15, 20, 25 ans). Sans doute je m'en suis traité, mais comme on se traite quand on est jeune, c'est-à-dire légèrement, irrégulièrement, de bric et de broc, et le moins longtemps possible. Cependant, je n'ai pas eu trop à me plaindre de la maladie, puisqu'elle m'a laissé tranquille depuis lors. Mais aujourd'hui je sais ce qui en est ; je sais qu'on n'en a jamais fini avec elle et qu'elle peut revenir au moment où l'on s'y attend le moins ; on dit même qu'elle peut produire des choses affreuses, des gommes, des caries d'os, le ramollissement, l'ataxie, la folie des grandeurs, le gâtisme, etc. Or, aujourd'hui que j'ai charge d'âmes, femme et enfants, je n'ai pas envie que pareilles choses m'arrivent, car vous voyez le tableau et les conséquences si ma syphilis faisait un retour actuel. Donc, je viens vous demander, monsieur le docteur, s'il y a quelque chose à faire pour me mettre à l'abri de telles éventualités, et je suis bien décidé, dans ce but, à suivre absolument les avis que vous allez me donner. »

D'autres fois et assez souvent ces traitements tardifs ont une autre visée. Des « malheurs » (c'est l'euphémisme d'usage) sont arrivés dans une famille, à savoir une fausse couche, plusieurs fausses couches, une mort d'enfant, des morts d'enfants. Le mari s'est alors interrogé et rappelé une ancienne syphilis à laquelle il ne songeait plus. Il a consulté un médecin qui l'a confirmé dans ses soupçons en l'engageant à se traiter, et c'est en ce traitement quoique tardif — et parfois très tardif — qu'il place l'espoir d'une paternité plus heureuse.

Pour ces raisons et d'autres encore le recours à des traitements *lointains* (laissez-moi qualifier ainsi ces traitements à terme tardif, à terme parfois très éloigné du début morbide) est souvent sollicité, réclamé de nous par certains malades. Or, que nous est-il permis d'attendre de tels traitements? Que nous est-il possible d'en attendre au double point de vue curatif et préventif? La question certes est d'importance et mérite examen. Nos clients mêmes d'ailleurs ne manquent guère de soulever de leur inspiration propre l'objection de circonstance, en ajoutant au discours que je viens de reproduire la réflexion que voici : « Croyez-vous, monsieur le docteur, *qu'il soit encore temps* de me traiter ? Est-ce que je n'arrive pas trop tard? A l'époque où j'en suis de la maladie, les remèdes agiront-ils encore sur moi, tout imprégné que je sois du poison depuis si longtemps? » Etc. — Ou bien encore: «... Croyez-vous qu'à si long terme le traitement puisse encore me rendre capable d'avoir des enfants viables et sains ? »

Que répondre à cela? — Ce qui est la vérité et ce que voici.

Besoin est de distinguer ici deux choses : l'effet curatif actuel et l'effet préventif.

Sur le premier, nul doute. L'effet curatif des deux grands agents spécifiques, mercure et iodure, se produit *à tout âge* de la maladie, aussi bien à une période lointaine, très lointaine, qu'à une époque rapprochée de son début. De cela j'aurais cent exemples à produire. J'en choisirai trois qui feront votre conviction parce qu'ils sont particulièrement significatifs. Dans ces trois cas des accidents importants se produisirent à termes très avancés de la période tertiaire, à savoir la *trente et unième année* pour le premier, la *quarantième* et la *quarante-sixième* pour le second, la *cinquante-deuxième* et la *cinquante-cinquième* pour le troisième. Que devinrent ces accidents en face du traitement spécifique? Le voici en quelques mots.

Premier cas : Syphilis en 1844, constatée et traitée pendant six mois par M. le Dr Ricord (chancre induré, suivi de quelques légers accidents secondaires). — Absence de tout symptôme spécifique jusqu'à l'année 1875. — Je vois le malade en juillet 1875, affecté : 1° d'une syphilide tuberculo-crustacée aussi typique que possible, siégeant sur le front et l'un des avant-bras ; — 2° d'une exostose légère du cinquième métacarpien droit, datant seulement de quelques jours ; — 3° d'une petite tumeur gommeuse siégeant sous la peau du même avant-bras et grosse à peu près comme une noisette. — Traitement spécifique (pilules de protoiodure et iodure de potassium). Dix jours après, considérable modification des symptômes : l'exostose notamment n'est plus qu'à peine apparente et la gomme est aplanie.— Au dix-septième jour du traitement, l'éruption est passée à l'état maculeux. — *Guérison achevée avec la fin de la troisième semaine.*

Second cas : Syphilis à 18 ans, constatée et traitée par M. Ricord. Chancre induré, suivi de quelques accidents secondaires. — Douze ans plus tard, éruption, dont le diagnostic est relevé sur une ordonnance du même grand maître en les termes suivants : « Syphilide squameuse palmaire, et syphilide annulaire de l'avant-bras. » Nouveau traitement. — A cinquante-huit ans, le malade est repris d'une éruption pour laquelle il vient me consulter et qui est un type de syphilide tuberculeuse sèche, siégeant sur les fesses et le cuir chevelu. — Traitement par le sirop de Gibert que le malade me dit « lui avoir toujours très bien réussi, et mieux que tout autre remède ». — Guérison rapide. — Six ans plus tard (donc quarante-six ans après le début de l'infection), nouvelle syphilide présentant le type de la syphilide tuberculeuse sèche de forme circinée. — Derechef, traitement par sirop de Gibert et *disparition complète des accidents en un mois exactement.*

Troisième cas. — Un jeune homme de 17 ans contracte la syphilis (chancre, suivi à bref délai d'éruptions cutanées et d'éruptions buccales à répétitions). Il est traité en conséquence pendant plusieurs mois. Tout s'efface. — En dépit de la brièveté de ce traitement, il n'éprouve plus aucun accident de sa maladie jusqu'à l'âge de 69 ans. — A cette époque, il est affecté d'une « lésion du maxillaire inférieur » qui, examinée par plusieurs médecins, notamment par MM. Ricord, Nélaton et Demarquay, est considérée comme syphilitique et traitée comme telle. Il en guérit.

Finalement, trois ans plus tard (c'est-à-dire à 72 ans, donc *cinquante-cinq ans au delà du chancre*, il vient me consulter pour une grosse tumeur qui s'est produite sur l'une des cuisses, latéralement, depuis quelques mois. Cette tumeur (dont j'ai longuement décrit les caractères dans une relation que j'en ai faite devant la Société des hôpitaux) (1870), représentait assez exactement comme volume et comme forme générale la moitié d'une belle orange; elle était indolente, exempte de tout phénomène inflammatoire, consistante, mais sans dureté, manifestement adhérente à l'aponévrose crurale, etc. Bref, elle offrait tous les attributs d'une gomme, à cela près de son volume qui dépassait de beaucoup les moyennes habituelles des tumeurs de ce genre. Je l'attaquai donc par l'iodure de potassium aux doses quotidiennes de 3 à 5 grammes. Le résultat ne se fit pas attendre. Car huit jours ne s'étaient pas écoulés que déjà la tumeur avait subi un retrait notable ; — trois semaines plus tard, elle était presque entièrement résorbée; — enfin, au bout de six semaines, il n'en restait plus vestige !

Donc, c'est un fait acquis : Bien certainement le traitement spécifique conserve dans les phases avancées de la syphilis, voire les plus avancées, voire à distance d'un demi-siècle et plus du début morbide, l'action *curative* qui lui est dévolue dans un âge plus jeune de la maladie. Inutile d'insister sur ce premier point.

Mais ce traitement conserve-t-il de même son action *préventive ?* En vérité, pourquoi supposer que cette action préventive se séparerait à long terme de l'action curative à laquelle elle est si habituellement connexe? *A priori*, on ne voit guère de raisons pour introduire l'hypothèse d'un tel divorce. Et, empiriquement, on n'a pas accusé, que je sache, le traitement de défaillances en ce sens. Tout au contraire, pour avoir eu l'occasion maintes fois de recourir à ces traitements de l'heure tardive, je les ai vus, comme règle, comme fait usuel, non pas seulement produire la guérison dans le présent, mais encore assurer l'immunité subséquente.

Je ne dirai pas certes que ces traitements tardifs, ces « traitements de rattrapage », comme on les qualifie — et non sans quelque défiance — équivalent comme effets préventifs aux traitements inaugurés plus tôt, notamment à une époque jeune de la maladie ; mais, à coup sûr, ils ne sont pas sans valeur. Ils ne sont pas sans valeur alors même que, sans précédent de même ordre, ils inaugurent la défense thérapeutique de l'organisme ; pourquoi donc seraient-ils frappés d'impuissance quand ils sont complémentaires de médications antérieures? Je crois, pour ma part, en avoir tiré profit très utilement quant à leur action préventive, et cela en nombre de cas.

J'ajouterai, relativement à un point particulier qui préoccupe fort certains malades, que ces traitements tardifs ne sont pas moins propres à corriger les influences héréditaires. Je les ai vus maintes fois permettre à des ménages cruellement éprouvés par cette polymortalité infantile parfois si persistante de l'hérédo-syphilis d'avoir enfin des enfants viables et sains.

Enfin, au point de vue pratique il ne sera pas indifférent de noter encore que ces traitements d'une époque tardive sont généralement bien vus des malades et agréés par eux avec faveur parce qu'ils leur semblent logiques, rationnels, voire qu'ils sont parfois sollicités, réclamés par certains clients. A preuve ces consultants spéciaux dont je parlais au début de ce chapitre ; à preuve aussi la pratique personnelle d'un certain nombre de médecins, qui conseillent à leurs clients, après terminaison de ce qu'on appelle « le traitement inaugural des premières années », de *revenir de temps à autre à la médication spécifique* sous telle ou telle de ses formes. Je connais même plusieurs de nos confrères qui, affectés autrefois de syphilis, prêchent d'exemple sur ce point, en ce sens qu'après s'être convenablement traités dans les premières années de leur maladie, ils se sont ensuite soumis à une longue série de « cures préventives », cures tantôt mercurielles, tantôt et plus souvent iodurées, l'iodure constituant à leurs yeux (indûment, je crois) le remède par excellence de la syphilis dans ses étapes avancées. J'en citerai deux entre beaucoup d'autres. L'un, que j'ai eu pour élève, a pris la syphilis il y a vingt-deux ans, et depuis ce temps il n'a jamais abandonné complètement le traitement mercuriel, bien qu'indemne de tout accident depuis une vingtaine d'années. Au début, il a fait une série de cures mercurielles pendant quatre à cinq ans, et depuis lors il s'est astreint chaque année à ce qu'i appelle « sa cure », composée de ceci : 60 pilules de Dupuytren prises en un mois, à raison de deux par jour, puis un mois de traitement ioduré. — Un autre, médecin éminent (dont je regrette bien, en raison de sa haute autorité scientifique, d'être forcé de taire le nom), me disait textuellement ceci il y a quelques jours : « Voilà vingt-quatre ans que j'ai eu le malheur de contracter la syphilis. Les premières années, je me suis traité au mercure, puis à l'iodure, comme vous me l'aviez conseillé, et rien ne s'est plus reproduit. Mais, depuis lors je n'ai jamais cessé de me soumettre deux fois chaque année à l'iodure, et je continuerai de la sorte. Car, plus je vieillis dans la pratique, plus la conviction s'affermit en mon esprit, d'après ce que je vois, que la syphilis ne fait jamais que sommeiller dans l'organisme, toute prête à se réveiller à propos d'une provocation suffisante; et, de par expérience, j'estime qu'il est prudent de la tenir toujours en bride *par une série de cures annuelles*. D'ailleurs, l'iodure n'a jamais fait de mal à personne, et la précaution ne peut avoir qu'un tort, c'est d'être superflue. Mais, loin d'être superflue, je la considère, moi, comme nécessaire, indispensable, et je la recommande à tous mes malades, comme je m'y astreins moi-même. »

Ledit collègue est-il dans le vrai ? Il se trompe, je crois, quant à sa préférence pour l'iodure ; mais que penser de sa doctrine comme fond ? Il exagère, c'est encore bien certain. Mais n'y aurait-il pas avantage *à ne jamais oublier complètement la syphilis* et à placer encore quelques cures préventives (mercurielles de préférence, d'après moi) dans ses étapes avancées, voire les plus avancées ? Je n'oserais vraiment pas, pour ma part, et qui donc oserait dire le contraire?

***

Dernière remarque. Un point spécial fait encore l'intérêt de ces cures tardives et je ne veux pas l'oublier.

Ce n'est pas à titre curatif seulement que ces cures tardives ont leur place marquée dans le traitement des syphilis à manifestations tardives; c'est aussi bien à titre *préventif*. N'oublions pas en effet ceci, que m'a démontré une longue étude de l'évolution tertiaire, à savoir : qu'*un accident tertiaire est souvent le présage d'un autre accident de même ordre à échéance plus ou moins rapprochée* [1].

Or cela est vrai à toute période de l'infection, voire à ses périodes les plus distantes du début morbide. Ainsi, à ne parler pour l'instant que d'accidents d'étape reculée, tout à fait reculée, par exemple d'accidents postérieurs à la *trentième* année, je trouve dans mes notes, et en nombre, des cas comme les quelques suivants :

Dans la trente et unième année d'une syphilis, exostose frontale, exostose tibiale et syphilide tuberculo-ulcéreuse sur une jambe; — puis, l'année suivante, exostose cubitale.

A la trente-quatrième année d'une syphilis, syphilide tuberculeuse criblant le front et le cuir chevelu; — puis, de même, à la trente-neuvième, syphilide tuberculeuse du cuir chevelu et des joues.

A la trente-cinquième année d'une syphilis, syphilide tuberculo-ulcéreuse des cuisses; — puis, à la trente-huitième, syphilide gommeuse du prépuce, suivie d'ulcération.

De même : à la trente-sixième année, syphilide tuberculeuse sèche, en larges îlots disséminés ; — guérison ; — puis, à la trente-huitième

1. Je ne puis qu'énoncer ici ce point curieux, que j'ai longuement étudié dans mon *Traité de la syphilis* (t. II, p. 40 et suiv.).

Des statistiques que j'ai instituées sur l'évolution du tertiarisme à différents points de vue il résulte, relativement au point spécial en question ici, que, si les entr'actes qui séparent deux poussées tertiaires peuvent être très inégaux, cependant *ceux de courte durée (d'un à deux ans, par exemple) sont infiniment plus communs que les entr'actes moyens (de six à huit ans), et que ces derniers à leur tour sont bien plus communs que les entr'actes longs (de quinze ans et au-delà)*. Or, ce résultat n'est pas dû au hasard, car je l'ai vu se produire avec une fréquence tout à fait significative.

Il n'est donc pas douteux qu'une explosion tertiaire témoigne d'un réveil de la syphilis *destiné à se traduire par d'autres explosions prochaines*, si cette tendance n'est pas réprimée par le traitement. En autres termes :

UN ACCIDENT TERTIAIRE SEMBLE ÊTRE LE PRÉSAGE D'UN AUTRE ACCIDENT TERTIAIRE A ÉCHÉANCE PLUS OU MOINS RAPPROCHÉE.

Eh bien, cette notion ne doit pas être perdue pour la pratique, car il en dérive un gros enseignement, non moins qu'une indication d'importance majeure, à savoir : *nécessité d'une intervention énergique à propos de tout accident tertiaire*, cela en raison de la double visée à laquelle cette intervention doit tendre : d'une part, guérir l'accident actuel, et, d'autre part, *prévenir les imminences tertiaires* dont celui-ci peut être le précurseur.

Cette indication, je crois, n'avait pas encore été relevée jusqu'ici ; — les résultats des statistiques précitées me font un devoir de la signaler aux praticiens. Car, je le répète, il s'y rattache un intérêt *de pratique*.

année, syphilide de même ordre, disséminée sur les membres inférieurs le dos et les avant-bras ; — en plus, glossite tertiaire.

De même encore : à la quarantième année, syphilide tuberculeuse sèche, siégeant sur les fesses et le cuir chevelu ; guérison. — Puis, à la quarante-sixième année, nouvelle syphilide de même ordre, mais de forme circinée.

Enfin, dans un cas relaté précédemment, à la cinquante-deuxième année d'une syphilis bien avérée, lésion osseuse du maxillaire inférieur, diagnostiquée syphilitique par un trio irrécusable, composé de MM. Ricord, Nélaton et Demarquay ; — puis, à la cinquante-cinquième année, grosse gomme de la cuisse, traitée par moi et guérie avec une rapidité tout à fait significative.

S'il en est ainsi, c'est assez dire qu'à toute période de l'infection et même dans ses phases les plus avancées, voire (comme dans le dernier cas cité) au delà d'un demi-siècle, l'invasion d'un accident tertiaire implique l'indication d'une intervention *préventive* en vue de conjurer l'imminence tertiaire dont cet accident peut être et n'est en réalité que trop fréquemment le présage.

Finalement, est-il besoin d'ajouter que ces traitements tardifs resteraient notre dernière et suprême ressource au cas d'impuissance démontrée des méthodes préventives anciennes ou nouvelles ? Oui, s'il devenait évident que nous n'avons rien, au moins rien de certain, comme sauvegarde d'avenir, à attendre de ces méthodes préventives, force nous serait bien de chercher ailleurs le salut, et je ne vois pas quel plus sûr recours nous pourrions avoir qu'un système de cures tardives échelonnées sur le long parcours de la période tertiaire. Mais je n'insiste pas sur une éventualité de ce genre que nous n'avons pas, je l'espère, à envisager.

Résumé.

Résumant cette dernière partie de mon exposé, je dirai :

Il n'est pas contestable que nos traitements actuels restent parfois insuffisants et laissent se produire, surtout à lointaines échéances, des manifestations graves de syphilis et, plus souvent encore, de parasyphilis.

Il y a donc obligation à chercher pour nos malades des garanties de prévention plus efficaces. Or, ces garanties, où les trouver ?

Dans l'hygiène et la thérapeutique.

I. — Dans l'HYGIÈNE. — Deux exemples.

1° Le *cancer lingual* est irrécusablement, pour la très grande majorité des cas, un dérivé de la syphilis. Or, presque invariablement (107 fois sur 110), il ne se produit que par adjonction à sa cause première, la syphilis, d'une cause seconde, le tabagisme chronique. — De sorte que très légitimement on est autorisé à formuler ce dire, que d'ailleurs confirme l'expérience :

La suppression du tabac dans la syphilis aboutirait à la quasi-suppression du cancer lingual.

2° La statistique nous apprend que les dangers les plus fréquents de la syphilis et ses pires méfaits résident dans le système nerveux, et cela sous forme, par ordre de fréquence, d'encéphalopathies spécifiques, de tabès et de paralysies générales. — D'autre part, nous savons de par la clinique que tout le monde n'est pas égal, tant s'en faut, devant la syphilis nerveuse, que bien au contraire certains sujets y sont particulièrement prédisposés, voire quasi-prédestinés. — Eh bien, notre traitement actuel ne tient certes pas un compte suffisant de ces indications. Car, très vraisemblablement il y aurait d'heureux effets à attendre :

1° d'une *hygiène antinerveuse* ayant pour visée de soustraire les malades (et spécialement les « prédisposés » dont je parlais à l'instant) à toutes les causes d'excitation morbide du système nerveux, à toutes les stimulations susceptibles d'appeler sur ce système les décharges de la diathèse ;

2° d'une *thérapeutique antinerveuse*, où l'hydrothérapie serait sans doute appelée à tenir un premier rôle.

Agent tonique, reconstituant, modificateur de tout l'être, et spécialement régulateur des fonctions nerveuses, l'hydrothérapie a d'excellentes raisons pour être associée au mercure dans le traitement de la syphilis ; peut-être même conviendrait-il de la prescrire systématiquement (sauf contre-indications, bien entendu) à tous les sujets syphilitiques.

II. — En second lieu, des garanties de préservation peuvent être encore espérées d'une *thérapeutique* mieux inspirée.

Puisque les statistiques s'accordent à démontrer que les accidents de la syphilis et, en particulier, ses pires accidents sont constamment en rapport inverse de fréquence avec l'importance et la durée du traitement spécifique, il est rationnel d'inférer que cette fréquence, déjà si fortement atténuée par les progrès de la thérapeutique contemporaine s'abaisserait encore devant un traitement ou plus actif ou plus long ou mieux distribué. Que faire donc en ce sens ?

Nous avons un tort, me semble-t-il. C'est de vouloir condenser, masser tout le traitement de la syphilis dans ses toutes premières années. En dépit de la longévité extrême dont nous la savons susceptible, nous entendons la guérir par un traitement *en bloc* qui ne dépasse pas la troisième ou la quatrième année, et nous entendons que 10, 20, 30 ans au delà, elle soit encore sous l'action du mercure que nous aurons administré 10, 20, 30 ans auparavant ! Mauvaise stratégie. Prétention d'autant plus singulière, d'autant moins recevable, que, d'autre part, nous tenons tous le mercure pour un préventif à portée limitée et simplement *provisoire*, pour un préventif ne conférant, à l'instar du vaccin, qu'une immunité temporaire. D'où comme conséquence logique, nécessité pour entretenir cette immunité, de *vaccinations mercurielles répétées à échéances plus ou moins distantes.*

A cette pratique défectueuse il conviendrait donc, je crois, de substituer la suivante :

1° Pour les trois ou quatre premières années de la maladie, appliquer dans toute sa rigueur le traitement chronique intermittent, tel que je l'ai formulé dans ce qui précède. Et cela pour la raison suivante : c'est que le tertiarisme prend déjà dès la seconde année un fort élan ascensionnel de fréquence, et qu'il atteint son apogée (son apogée, qu'on remarque bien le mot) dès la troisième année. L'indication formelle est donc de *tenir les malades à cette période sous une forte influence mercurielle.*

2° Au delà de cette troisième ou quatrième année, la fréquence du tertiarisme diminuant rapidement, accorder un certain répit aux malades dans la double intention de ne pas les fatiguer par une mercurialisation assidue trop prolongée, et de ne pas produire une accoutumance au mercure qui émousse les vertus du remède.

3° Puis, dès la cinquième ou sixième année, se mettre en garde par une intervention nouvelle et énergique contre les deux grands fléaux de la parasyphilis, qu'il faut *prévenir* — (je dis *prévenir*) à tout prix *puisque nous ne savons pas les guérir,* et qui s'appellent paralysie générale et tabès. C'est **de la cinquième à la dixième année** que l'un et l'autre atteignent leur fastigium de fréquence. Il y a donc là une *passe essentiellement périlleuse* pour les malades. Conséquemment, c'est à ce terme que logiquement il convient d'établir nos défenses. Et que peuvent être ces défenses, sinon des interventions itératives du sauveur habituel, le mercure ?

Ces cures nouvelles de mercure, ces « **cures de renforcement** », comme je les ai appelées, quelles devraient-elles être pour répondre à ce que nous leur demandons? Je ne saurais le préciser encore. Je ne prétends pour l'instant qu'en poser le principe, en établir la nécessité. Quant au reste, c'est affaire d'empirisme clinique.

Qu'on me laisse dire toutefois que ces cures de renforcement, je les voudrais à la fois *discrètes* et *énergiques :* discrètes, puisqu'elles ne sont que complémentaires, puisqu'elles ne constituent qu'une addition à un traitement principal accompli ; — énergiques, puisqu'elles ont pour mission de résister aux deux plus redoutables assauts de la maladie.

Pour répondre à cette double intention, je les ai instituées dans ma pratique : 1° *semestrielles* ; — et 2° composées chacune d'une *demi-douzaine d'injections d'huile grise.*

Enfin, il me paraîtrait prudent de prolonger ces cures de renforcement jusqu'à la dixième année.

Mais tout cela, je le répète, ne saurait encore être précisé ; tout cela reste soumis à des conditions multiples et variées.

Encore une fois je ne suis pas en mesure d'apporter dès aujourd'hui un programme de traitement complet et défini en tous ses points. Ce qui précède n'est qu'un projet, une ébauche, un plan de campagne, essentiellement modifiable suivant les résultats de l'observation clinique. Et je me borne pour l'instant à affirmer en principe ces deux points, à savoir :

La **nécessité d'un renforcement de notre thérapeutique préventive ;**

Et l'**opportunité de cette intervention préventive dans** l'**étape morbide où se fait le plus habituellement** l'**entrée en scène des pires méfaits de la maladie.**

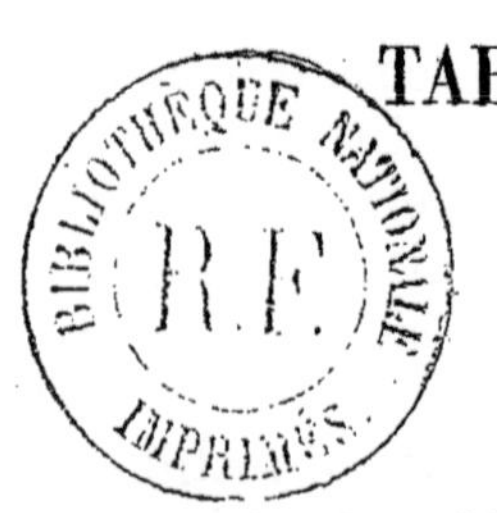

TABLE DES MATIÈRES

TRAITEMENT DE LA SYPHILIS.

TRAITEMENT GÉNÉRAL DE LA SYPHILIS.

Direction générale du traitement.

ANNEXE

MAYENNE, IMPRIMERIE DE CHARLES COLIN

www.ingramcontent.com/pod-product-compliance
Ingram Content Group UK Ltd.
Pitfield, Milton Keynes, MK11 3LW, UK
UKHW012145240726
13966UKWH00001B/164